생명윤리학

BIOETHICS

an introduction

Original English Language Edition Published by
Cambridge University Press
University Printing House, Cambridge CB2 8BS, United Kingdom

생명윤리학

2016년 1월 15일 1판 1쇄 발행
2022년 1월 10일 1판 2쇄 발행

지은이 | Marianne Talbot
옮긴이 | 강철 · 김도경 · 김묘경 · 김아진 · 김지연 · 심지원 · 이미경 · 정대성
감 수 | 권복규
펴낸이 | 김진환
펴낸곳 | 정담미디어 · (주) 학지사
121-838 서울특별시 마포구 양화로 15길 20 마인드월드빌딩
대표전화_ 02-330-5188 팩스_ 02-326-0338
등 록 | 2010년 2월 8일 제313-2010-36호
메 일 | jdmpub@jdmpub.com
홈페이지 | http://www.jdmpub.com

ISBN 978-89-6069-479-8 93510

가 격 | 27,000원

※ 정담미디어는 학지사의 자매회사입니다.

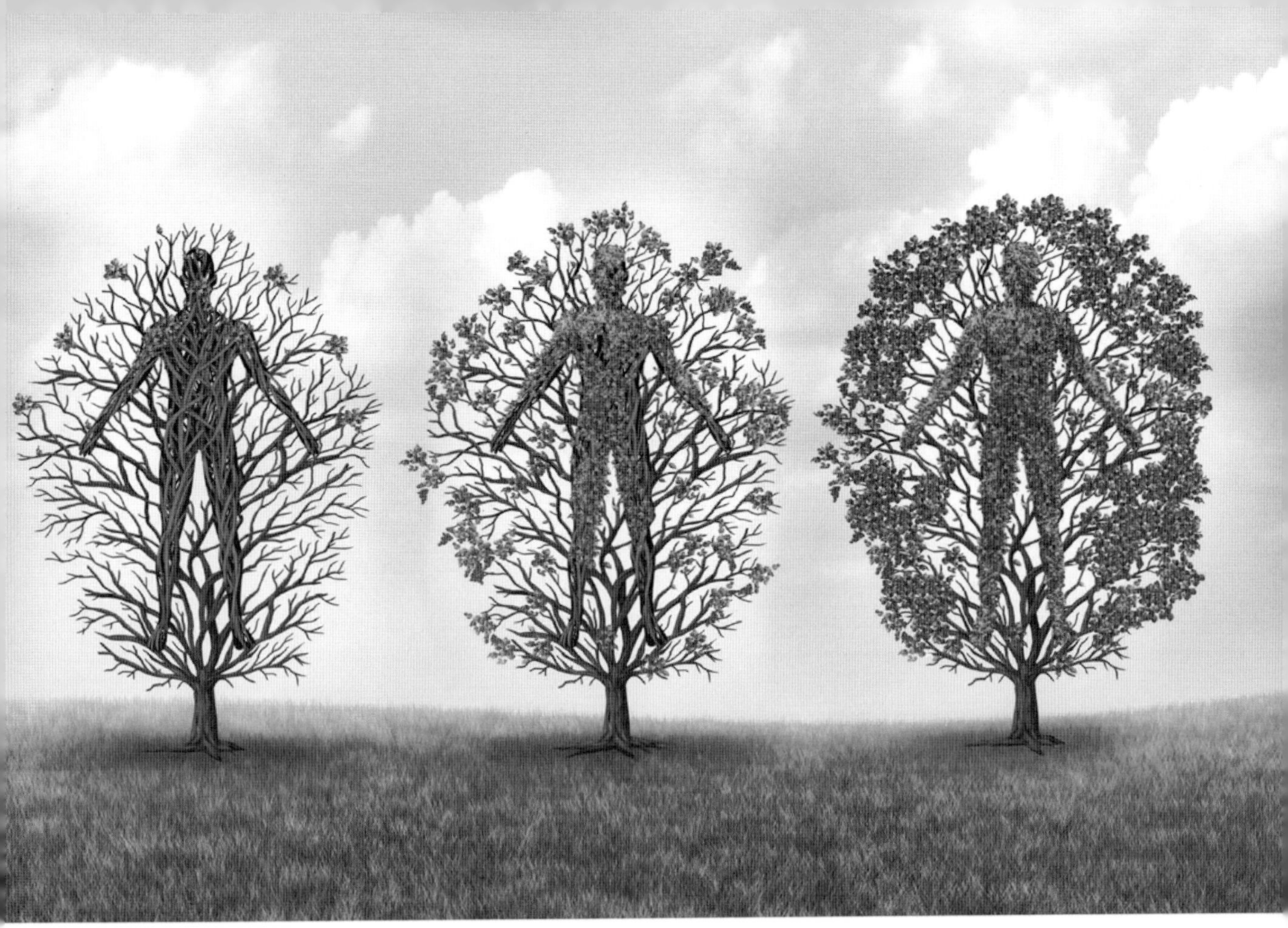

BIOETHICS
an introduction
생명윤리학

Marianne Talbot 지음

강철 · 김도경 · 김묘경 · 김아진 · 김지연 · 심지원 · 이미경 · 정대성 옮김

권복규 감수

역자 소개

강 철 연세대학교 철학과

김도경 동아대학교 의과대학

김묘경 서울여자간호대학교 간호학과

김아진 인하대학교 의과대학

김지연 서울대학교 보건대학원

심지원 인제대학교 인간환경미래연구소

이미경 이화여자대학교 생명의료법연구소

정대성 대전대학교 혜화인성교육센터

감수

권복규 이화여자대학교 의과대학

저자 서문

여러분이 지금 이 책을 펼쳐 보고 있다는 것은 생명공학기술이 야기하는 윤리적 · 사회적 문제에 어느 정도 흥미가 있다는 뜻일 것이다. 신문 기사나 텔레비전 프로그램을 접하고 인간복제나 인간–동물 합성생명체 등에 대해 우려한 적이 있는가? 어쩌면 여러분은 체외수정 기술로 인한 현재의 생명윤리 문제에 이미 휘말리고 있는 자신을 보고 있는지도 모른다. 아니면 생명윤리학을 수강해야 하는 학생일 수도 있을 것이다. 아니면 생명윤리학을 가르쳐야 하는 강사이거나 교수일 수도 있다. 만약 그러한 직업에 종사하고 있다면 여러분에게 도움이 될 만한 참고자료를 각 장의 말미에 수록해 놓았다.

급변하는 과학기술이 초래하는 윤리적 · 사회적 문제에 관심을 가진 독자들에게 도움이 되고자 이 책을 집필하였으며, 이 책은 다음과 같은 점에서 독자들에게 도움을 줄 것이다.

- 생명윤리학의 핵심 쟁점과 그 쟁점에 대해 사람들이 취하는 서로 다른 입장을 이해하는 데 도움을 준다.
- 서로 다른 입장에 찬성하거나 반대하는 논거를 평가하는 데 도움을 준다.
- 확신을 가지고 쟁점에 대해 토론하는 데 도움을 준다.
- 미래에 발생할 수 있는 쟁점을 생산적으로 고려하는 데 도움을 준다.
- 다양한 쟁점에 관한 자신의 입장에 대해 찬반 논거를 이해하면서 그러한 입장을 취하도록 하는 데 도움을 준다.

필자는 철학자이지 과학자가 아니다.[1] 이러한 사실은 이점이 될 수 있다. 왜냐하면 윤리학은 철학의 분과이지 과학의 분과가 아니기 때문이다. 철학자와 과학자 모두 진리를 식별하려고 하지만, 그들이 식별하려는 진리는 다르다. 왜냐하면 그들이 식별하기 위해 사용하는 방법이 다르기 때문이다.

철학적 배경: 과학과 철학

과학자들은 세계가 자연법칙에 의해 지배되는 방식을 이해하기 위해서 관찰, 추론, 경험적 실험에 의존한다. 철학자들은 세계가 논리법칙에 의해 지배되는 방식을 이해하기 위해서 추론, 논증, 사고 실험[2]에 의존한다.

철학자가 맡는 일은 과학자가 맡는 일보다 범위가 더 넓다. 과학자는 단지 다음과 같은 사항에만 관심을 가진다.

- 경험적 가능성(자연법칙과 일관된 사건들)
- 사실의 문제

그러나 철학자는 다음과 같은 사항에도 관심을 가진다.

- 논리적 가능성(논리법칙과 일관된 사건들)
- 당위의 문제

실험실에서 더 나아가 현장에서 아무리 많은 실험을 한다고 해도 그 실험들이 옳고 그름에 대한 적합한 설명을 제공해 주지는 않을 것이다. 관찰과 실험은 사물이 존재하는 방식만을 말해 줄 뿐이지 존재해야만 하는 방식에 대해서는 말해 주지 않는다. 옳고 그름을 결정하기 위해서는 철학자의 방법론에 호소해야만 한다.

필자는 수년간 생명윤리학을 강의해 왔다. 웰컴 트러스트(Wellcome Trust)에서 랩노트(Labnotes) 활동을 작성하는 것부터 시작하여, 현재는 옥스퍼드 대학교, 임페리얼 칼리지, 런던 대학교, 셰필드 대학교 그리고 맨체스터 대학교에서 공학 및 물리학 연구위원회(Engineering and Physical Sciences Research Council, EPSRC)[3]가 후원하는 박사과정 학생들에게 정기적으로 생명윤리학을 가르치고 있다. 필자는 생명윤리학에 관한 옥스퍼드 대학교의 온라인 강좌 두 개를 맡았는데, 하나는 생물정보학을 전공하는 석사과정 학생들을 위한 것이고 다른 하나는 일반인들을 위한 것이다. 필자는 지적인 사람들이 윤리를 생각할 때 처할 수 있는 곤경에 대해 생각하기를 좋아하며, 이 책이 그러한 곤경을 피하는 데 도움을 줄 것이라고 생각한다.

필자는 독자들이 철학적 배경이 없다고 가정하고 논의를 시작하였다. 따라서 논증을 구성하고, 분석하며, 평가하는 방식에 관해 설명하는 데 한 장(chapter)을 할애하였다. 독자들은 이 책에 수록한 활동들을 탐구하면서 이러한 추론 기술을 실행에 옮길 수 있을 것이다. 그 활동들 중 큰 비중을 차지하는 것이 바로 토론 활동이다. 그 까닭은 진리에 관한 최선의 협동적인 탐구가 바로 (철학적 방법의 생명선이라고 할 수 있는) 논증이기 때문이다. 이 책에서는 어떤 사안에 대해 의도적으로 반대 의견을 말하게 하여 토론을 활성화시키거나 다른 선택의 여지가 있는지를 모색하는 방법인 악마의 변호인(devil's advocate, 번역서에서는 의미를 명확히 하기 위해 '악역 담당하기'라는 표현을 사용하였음: 역자 주) 토론 방법을 활용하기도 하였다.

필자는 독자들에게 특별한 관심을 추구할 수 있도록 추가적인 자료를 제시하면서, 철학적 배경은 최소한으로 유지하도록 노력하였다.

사실에 입각한 정보: 악마의 변호인

로마가톨릭교회에서 후보자가 성인의 자격이 있는지를 검증할 때, 그 후보자는 신의 대변인(God's Advocate, 라틴어로는 Advocatus Dei)이라고 불리는 '신앙의 촉진자' 역할을 한다. 1587년 교황인 식스투스(Sixtus) 5세가 처음으로 악마의 변호인(Devil's Advocate, 라틴어로는 Advocatus Diaboli)을 임명했는데, 그의 임무는 성인을 승인하는 것에 반대하는 주장을 하는 것이다.

'악마의 변호인'은 일상 대화에서도 사용되는데, 자신의 입장과는 무관하게 어떤 입장에 대해 반대하는 주장을 하는 사람을 말한다.

만약 악마의 변호인의 주장이 성공한다면, 검토 중인 논증은 좋은 논증이 아니다. 반대로 실패한다면, 그 주장은 검토 중인 논증을 강화시켜 줄 것이다.[4]

이 책은 생명공학기술의 윤리에 관한 책이다. 이 말은 환자의 비밀 보장이나 자율성과 관련된 문제, 과학 활동의 부도덕한 행위와 관련된 문제, 논문을 내야 하는 압력으로 인해 야기되는 문제에 대해서는 논의하지 않는다는 의미이다. 이러한 문제들은 의료윤리학이나 일반적인 과학윤리에서 주로 다루는 문제이다. 이 책에서는 생명공학기술의 관점에서 생명윤리학의 공통된 문제들을 논의할 것이다.

이와 같은 책을 어떻게 구성할지는 항상 어려운 과제이다. 생명윤리학처럼 광범위한 분야를 책 한 권에 산뜻하게 다 담을 수는 없기 때문이다. 이 책의 구성은 다음과 같다.

1부에서는 생명공학기술과 생명윤리학, 더 나아가 윤리학 일반과 사회적 맥락에서의 윤리학, 끝으로 중요한 윤리이론을 소개한다. 또한 논증의 성격과 논증에 대한 평가 방식을 검토하고, 이 책에서 논의하는 모든 쟁점과 관련해 발생하는 논증과 독자들에게 친숙한 일반적인 논증도 검토한다.

2부에서는 부모로서, 자녀로서, 그리고 늙어 죽어가는 사람으로서 집단적 · 개인적으로 직면하는 윤리적 결정을 검토한다. 이러한 결정에는 치료복제와 생식복제, 생식의 자유, 생식 자원의 부족과 이에 대한 해결 방안, 배아 선택과 우생학, 죽음의 본성, 죽음을 '치료하는 것'의 도덕적 수용 가능성, 그리고 마지막으로 의사 조력자살과 안락사의 도덕적 수용 가능성 등이 있다.

3부에서는 생의 한가운데에서 자신에 대한 의무, 서로에 대한 의무, 그리고 자연에 대한 의무를 가지는 시민이자 주체로서의 우리가 집단적 · 개인적으로 숙고해야 할 문제들을 조망할 것이다. 자신에 대한 의무에서 우리는 생물학적 강화, 생체정보, 차고 생물학과 세균전 등을 검토할 것이다. 서로에 대한 의무에서 우리는 식량과 에너지안보, 생체물질 소유권, 개발도상국과 선진국 간의 정의 등을 검토할 것이다. 마지막으로 자연에 대한 의무에서는 인간이 아닌 동물과 무생물적 환경 등에 대한 우리의 책임과 의무를 살펴본다.

이 책의 이러한 구성은 우리가 직면하는 결정에 초점을 맞추기 때문에 인간중심적이라는 반론이 제기될 수 있다. 필자는 이를 수용하지만, 이것이 정당화된다고 믿지는 않는다. 우리가 내리는 결정의 상당 부분은 우리 자신과 다가올 세대의 미래, 환경과 인간이 아닌 동물의 미래를 형성할 것이다. 이러한 결정이 이성과 반성에 의해 바람직하게 도출될 수 있도록 하는데 이 책이 도움이 되기를 바란다.

이것으로 서문을 마치고자 한다. 필자가 이 책을 쓰면서 누린 기쁨을 독자들도 이 책을 읽으면서 누리기를 희망한다.

주석

1 http://www.philosophy.ox.ac.uk/members/marianne_talbot (the author's website at the Faculty Of Philosophy, University of Oxford); www.mariannetalbot.co.uk (the author's official website).

2 http://www.philosophybites.libsyn.com/category/Julian%20Baggini (Philosopher Julian Baggini on thought experiments for Philosophy Bites). See also: http://www.practicalethics. ox.ac.uk/audio/analysis_280609.mp3. Janet Radcliffe-Richards on the same topic.

3 http://www.epsrc.ac.uk/Pages/default.aspx.

4 http://www.newadvent.org/cathen/01168b.htm (The Catholic Encyclopedia entry on the Devil's Advocate).

역자 서문

철학자이자 생명윤리학자인 마리안 탤벗(Marianne Talbot)이 집필한 이 책은 생명윤리학에 관심을 가진 사람이라면 누구에게나 권해 주고 싶은 훌륭한 책이라고 생각된다.

이 책은 철학이나 생명윤리학 분야를 아직 접해 보지 못한 독자들을 염두에 두고 집필되었으며, 기본적인 용어 설명, 스스로 학습할 수 있도록 도움을 주는 활동, 유발된 관심을 촉진시켜 주는 유용한 참고 자료 등으로 구성되어 있다. 뿐만 아니라 해당 분야의 전문가들에게도 최신 정보는 물론 생명윤리학의 주요 쟁점에 관한 균형 잡힌 시각을 제공하고 있다. 이 책을 읽으면서 독자들은 생명윤리학의 쟁점에 관한 지식뿐만 아니라 깊이 있는 철학적 통찰과 논리학적 분석 및 추론을 접하게 될 것이다.

이 책은 '생명윤리학과 윤리학', '삶의 시작과 끝에서', '삶의 한가운데'라는 제목을 지닌 3개의 부로 구성되어 있으며, 우리의 삶에서 직면하게 되는 핵심적인 생명윤리 쟁점을 섬세하고 짜임새 있게 다루고 있다. 예를 들어 생명공학기술의 발달에 의해 야기되는 인간복제, 생식 문제, 노화와 죽음, 인간 강화, 생체물질의 소유권, 선진국과 개발도상국 간의 정의, 동물의 권리, 식량과 에너지안보, 기후변화 등 다양하고 폭넓은 쟁점에 관해 논의하고 있다.

이 책의 저자인 탤벗은 논리학 강연으로도 유명한데, 옥스퍼드 대학교 팟캐스트를 통해 저자의 강연을 직접 접해 볼 수 있다. 다음 주소로 접속하면 된다.

http://podcasts.ox.ac.uk/series/critical-reasoning-beginners

이 책은 생명윤리학 관련 강의를 하고 있는 학자들이 힘을 합쳐 번역하였다. 1장부터 6장까지는 강철(연세대학교 철학과), 7장과 8장은 김아진(인하대학교 의과대학), 9장에서 12장까지는 김지연(서울대학교 보건대학원), 13장에서 16장까지는 심지원(인제대학교 인간환경미래연구소), 17장과 18장은 김도경(동아대학교 의과대학), 19장과 22장은 김묘경(서울여자간호대학교 간호학과), 20장은 정대성(대전대학교 혜화인성교육센터), 21장은 이미경(이화여자대학교 생명의료법연구소) 등이 책임 번역하였다. 그리고 이화여자대학교 의과대학의 권복규 교수가 이 책 전반을 감수하였다. 이 책을 통해 우리 사회에 생명윤리학에 관한 관심이 더 확대되고 심화되기를 기대한다.

2016년 1월

역자 일동

차례

PART II 삶의 시작과 끝에서

Section 1 복제

Section 2 생식

Section 3 노화와 죽음

PART III 삶의 한가운데

Section 4 우리 자신에 대한 의무

Part I

생명윤리학과 윤리학

Bioethics and Ethics

1 생명공학기술과 생명윤리학: 무엇에 관한 것인가

Biotechnology and bioethics: what it's all about

목표

- 생명윤리학의 본질에 대해 생각한다.
- 이 책에서 우리가 사용할 생명공학기술의 정의에 익숙해진다.
- 생명공학기술의 학제적 성격과 다학문적 성격을 생각한다.
- 생명공학기술에서 생물학의 위치를 고려한다.
- 생명공학기술의 역사를 간략하게 고찰한다.
- 생명윤리학이 생명공학기술에 의해 어떻게 생겨나게 되었는지 고찰한다.
- 사회적 · 윤리적 쟁점을 생성하는 다양한 생명공학기술에 대해 이해한다.

생명윤리학(bioethics)은 생명공학기술에 의해 발생한 윤리적 · 사회적 쟁점을 탐구하는 학문이다.[1] 박스 1.1에 이 책에서 우리가 사용할 생명공학기술에 대한 정의가 나와 있다.

박스 1.1 정의: 생명공학기술

생명공학기술이란 살아 있는 유기체와 그 부분들에, 또는 유기체의 산물과 모형에 적용되는 과학과 기술을 말하며, 이러한 정의를 바탕으로 우리의 이해를 증진시키거나 재화나 서비스를 산출할 수 있다.

예를 들어, 생명공학기술에 종사하는 사람들은 다음과 같은 일을 한다.

- 물리학자와 공학자는 다양한 질병을 치료할 목적으로, 협력하여 혈관 속에 들어가 약물을 전달할 수 있을 정도로 작은 나노-매개체를 생산하려고 한다.
- 유전학자와 정보기술자는 약물의 역효과를 제거하고 개인맞춤형 의료를 현실화하려고 노력한다.
- 공학자와 생물학자는 협력하여 우리가 환경오염물질을 의식하게 하거나 심지어 그것을 제거해 줄 유기체를 만들어 낸다.[2]

생명공학기술(biotechnology)에 대한 정의는 생명공학기술의 '생명(bio)'이 관련 학문 분야를 지시하지 않고 생명공학기술의 주제를 지시하고 있다는 점을 명백히 해 준다. 생명공학기술은 순수학문이든 응용학문이든 다양한 학문을 포함한다는 점에서 다학문적(multidisplinary)이며, 이러한 모든 학문과 기술이 생명공학기술적인 목적을 협력하여 성취하려고 한다는 점에서 학제적(interdisciplinary)이다.

'생명'이 중요한 까닭은 생명공학기술에서는 다양한 학문과 기술이 생명유기체에 모두 적용되기 때문이다. 즉, 살아 있는 유기체와 그 부분과 산물, 그리고 그러한 유기체의 모형에 적용된다. 생물학은 생명공학기술의 목적을 추구하는 데 핵심적인데, 왜냐하면 생명공학기술이 학문과 기술을 생명유기체에 적용하는 기술이기 때문이다.

박스 1.2 활동: 개념 분석

'생명공학기술'을 검색엔진의 검색란에 입력해 보자. 박스 1.1에 있는 정의와 구별되는 서로 다른 두 가지 정의를 선택하여, 세 가지 정의를 비교하고 대조해 보자.

'생명공학기술'의 정의가 중요해질 상황을 생각할 수 있는가?

생명공학기술은 기원전 1750년 수메르인들이 효모균으로 맥주를 만드는 방법을 발견한 이래 지속적으로 실행되어 왔다. 현대의 생명공학기술은 20세기에 이르러 발전하였는데, 이는 우리가 분자 수준에서 유기체를 이해하고 조작할 능력, 특히 유기체의 유전자를 변형하기 위해 요구되는 이해와 기술을 습득하였기 때문이다.[3]

그러한 이해와 그로 인해 발달한 기술은 우리의 조상들이 꿈꾸지 못했던 많은 일들을 가능하게 만들었다. 예컨대 식물과 동물의 특성을 조작하는 우리의 능력은 선택적 교배에 더 이상 의존하지 않는다. 우리는 유기체의 유전자를 직접 만들어 흥미로운 특성을 만들어 낼 수 있으며, 이러한 특성을 가진 복제동물, 심지어 우리가 바라는 기능을 수행하는 합성유기체(synthetic organism)를 창조할 수도 있다.

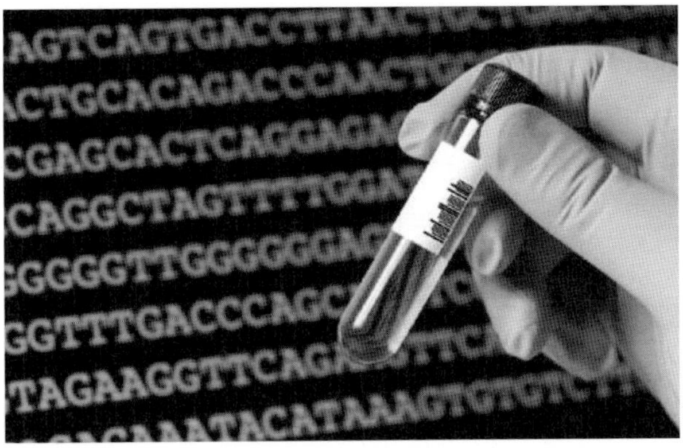

그림 1.1 인간 DNA 배열. © iStockphoto.com/dra_schwartz.

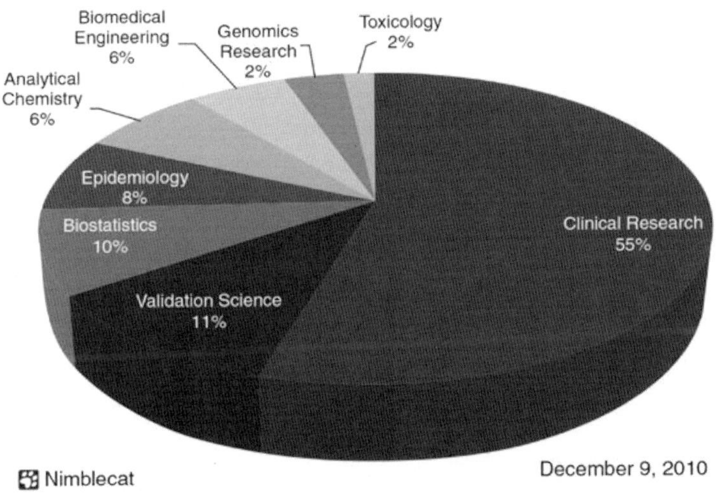

그림 1.2 미국의 생명공학기술 회사에서 고용하고 있는 사람들의 비율(2010년 12월 기준). Image courtesy of nimblecat.com(http://nimblecat.typepad.com/thecareerists/2010/12/55-of-new-biotech-jobs-in-clinical-research.html)

인간과 관련된 생명공학기술은 인간 게놈 프로젝트(Human Genome Project, HGP)[4]가 2003년 완성됨으로써 괄목할 만한 성장을 하게 되었는데, 이 프로젝트로 인간 유전체의 25,000~26,000개의 유전자를 배열하는 지도를 완성하였다.

현재 진행되는 프로젝트는 다음과 같으며, 이 중 많은 프로젝트가 이미 성공적으로 수행되고 있다.

- 다양한 유전자의 기능을 발견하는 것
- 개인 간 공통적인 변이의 위치에 관한 지도를 작성하는 것
- 변이의 생명-구성인자(bio-maker)와 흥미로운 표현형적 특성을 관련시키는 것
- 중요한 생명-구성인자의 실재를 탐지할 기술을 개발하는 것
- 유전자의 표현을 조작하는 기술을 개발하는 것

생명공학기술은 눈부신 국면에 접어들고 있으며, 생명을 강화시키고 생명을 구조하는 수많은 기술의 발전을 촉진시키고 있다.[5]

박스 1.3 사례연구

2009년 영국의 한 사기업은 '처방전 없이 살 수 있는(over-the-counter)' 친자확인 기술에 대한 상업화를 시작하였다. 고객들이 자신의 DNA 표본과 친자 여부를 확인하고 싶은 아이의 표본을 보내 주면, 수수료를 받고 5일 내로 (높은 수수료를 낸다면 하루 만에) 그 결과를 보내 준다.

단, 성인 두 명이 그 절차에 동의해야 한다. 즉, 아이의 어머니와 아버지로 추정되는 사람의 동의가 있어야 한다. 신원확인 절차가 필요하며, 성인 한 명이 '여러 테스트 결과가 제대로 검토되었는지'를 확인하기 위해 전화를 받게 된다.

많은 사람들은 '그러한 기술은 동의의 요건이 너무 쉽게 해결되고', '자신이 아이의 생물학적 아버지가 아니라는 것이 밝혀질 경우 아이를 버릴 수 있다'는 근거를 들어 이러한 기술의 상업화가 금지되어야 한다고 주장한다.

생명공학기술이 그러한 결과를 용이하게 처리해 줄 기술을 찾아내기 전까지 친자확인은 신뢰에 근거해서 이루어져야만 한다. 많은 사람들은 이렇게 하는 것이 도덕적으로 더 바람직한 상황이며, 따라서 사회는 그러한 결과물의 사용을 금지하거나 적어도 규제해야만 한다고 생각한다. 일부에서는 사람은 모두 자신의 자녀가 누구인지 알 권리가 있으며, 자녀 역시 아버지를 알 권리가 있다고 주장한다.[6]

생명공학기술은 예전에는 인간이 결코 할 수 없었던 많은 일들을 가능하게 하기 때문에, 많은 윤리적 문제를 초래할 수 있다. 예를 들어 우리가 해야 하거나 하지 말아야 하는 행위에 관한 문제나, 사회가 허용해야 하거나 허용하지 말아야 하는 문제, 또는 재정적인 후원을 해야 하거나 하지 말아야 하는 새로운 사회적 문제들이 그것이다. 생명윤리학이란 생명공학기술이 허용하는 행위, 즉 복제나 유전공학적 행위를 연구하는 학문이며, 이러한 행위가 도덕적으로 허용될 수 있는지를 제기한다. 그리고 만약 허용된다면 사람들의 복지를 증진하고 그들의 권리를 보호하며 그들을 공정하게 대우할 목적으로, 그 행위를 사회적으로 어떻게 다루어야 하는지를 묻는다.

박스 1.4 사실에 입각한 정보: 생명공학기술을 이 책의 문제와 연결시키기

생명공학기술은 그로 인해 발생한 윤리적 문제와 간결하게 대응하지는 않는다. 예컨대 유전공학은 맞춤아기(designer baby: 희귀 질환을 가진 자녀를 치료하는 데 이용할 줄기세포를 얻기 위해 탄생시킨 아기), 유전자변형식품, 동물자원 이용 등과 관련된 윤리적 문제를 야기한다.

만약 여러분이 특정 생명공학기술에 관심이 있다면, 이 책은 그 기술에 의해 발생한 윤리적 문제에 관한 논의를 찾는 데 도움을 줄 것이다.

보조생식술[7]

보조생식술(technique of assisted reproduction)은 임신을 하는 데 문제가 있는 사람들이 건강한 자녀를 얻도록 도와주는 모든 기술을 포함한다. 이러한 기술 중에 체외수정(배양접시에서 정자와 난자를 결합하여 수정 확률을 높이는 방법)이 일반적으로 잘 알려져 있다. 이러한 기술로 인해 발생하는 사회적 · 윤리적 문제는 9, 10, 11장에서 논의된다.

복제[8]

한 식물을 잘라낸 부분이 성공적으로 뿌리를 내린다면 그 식물은 복제(cloning)된 것이다. 수세기 동안 이러한 방법으로 우리는 식물을 복제해 왔다. 그러다 20세기 후반에 포유류가 체세포핵치환에 의해 처음으로 복제되었다(복제양 돌리). 복제가 야기하는 사회적 · 윤리적 문제는 7, 8장에서 논의된다.

유전자 검사/테스트[9]

유전자 검사(genetic screening)/테스트 기술에는 개인의 유전적 가계(그 가계의 일부)를 확인할 수 있게 해 주는 수단이 포함된다. 이 기술에서 가장 논쟁적인 부분은 '착상 전 유전자 진단(pre-implantation genetic diagnosis)'이다. 이 기술에는 8세포기의 배아에서 분석을 위해 단지 세포 하나를 제거하는 것도 포함된다. 이러한 기술이 초래하는 사회적 · 윤리적 문제는 11장에서 논의된다.

생명유지기술[10]

생명유지기술(technology of life support)에는 심장이 더 이상 자동적으로 뛰지 않을 경우에 순환을 유지시켜 주는 기술과 환자가 먹거나 마실 수 없을 때 영양과 수분을 제공해 주는 기술이 포함된다. 이러한 기술로 인해 발생하는 사회적 · 윤리적 문제는 12, 13장에서 논의된다.

유전공학[11]

때때로 유전자변형(genetic modification)이라고도 불리는 유전공학(genetic engineering)은 개인이나 식물 또는 인간이 아닌 동물(그리고 그 자손)의 속성이나 행동에 영향을 미치는 유전자의 도입, 제거, 변형을 포함한다. 이러한 기술과 연관된 문제는 17장에서 논의된다.

생물정보학[12]

생물정보학(bioinformatics)은 분자생물학의 다양한 분야에 정보기술을 적용하는 것을 포함한다. 특히 생물학적 자료를 분류, 검색, 비교, 분석하는 기술의 개발을 포함한다. 생물정보학이 초래하는 사회적 · 윤리적 문제는 18장에서 논의된다.

약물유전학/약물유전체학[13]

약물유전학(pharmacogenetics), 약물유전체학(pharmacogenomics)은 교환 가능한 모든 실천적 목적을 위해 다양한 약물에 대한 개인의 대사와 반응을 결정하는 유전적 변이에 관한 연구를 구성한다. 이러한 기술로 인해 발생하는 사회적 · 윤리적 문제는 19장에서 논의된다.

합성생물학[14]

생명공학기술 분야에서 비교적 최근에 등장한 것이 합성생물학(synthetic biology)인데, 합성생물학은 존재하는 유기체를 재설계하거나 제조하는 것, 자연에 존재하지 않는 유기체를 설계하거나 제조하는 것을 포함한다. 이러한 행위로 인해 발생하는 사회적 · 윤리적 문제는 18장에서 논의된다.

나노기술[15]

나노미터(nanometre)란 10억 분의 1미터(1×10^{-9})를 말한다. 나노기술(nanotechnology)은 매우 작은 물질

의 속성과 행동을 탐구하는 것이다.[16] 나노기술은 생물학적 체계(연성)를 탐구하느냐, 아니면 기계적 체계(경성)를 탐구하느냐에 따라 연성 혹은 경성으로 분류된다. 연성 나노기술이 초래하는 사회적 · 윤리적 문제는 18장에서 논의된다.

생명윤리학의 특수한 문제를 검토하기 위해서는 윤리학의 일반적인 성격을 이해해야 한다. 다음 장에서 이에 대해 다룰 것이다.

요약

- 생명윤리학은 생명공학기술에 의해 발생된 윤리적 · 사회적 문제를 연구하는 학문이다.
- 이 책에서 사용할 생명공학기술의 정의를 살펴보았다.
- 생명공학기술의 역사에 대해 간단히 알아보았다.
- 생명공학기술은 예전에는 우리가 결코 하지 못했던 행위를 할 수 있게 함으로써 윤리적 · 사회적 문제를 발생시킨다.
- 생명공학기술은 윤리적 문제와 간결하게 연결되지는 않는다.
- 이 책에서 논의하는 기술과 그 기술을 몇 장에서 다루는지 살펴보았다.

더 생각해 볼 문제

생명공학기술의 학제적(interdisciplinary) 성격과 다학문적(multidisciplinary) 성격의 차이는 무엇인가?

생명공학기술의 학제적 성격에서 도출될 수 있는 이익과 불이익에는 어떤 것이 있는가?

생명공학기술의 다학문적 성격에 대해 이익이나 불이익이라고 생각하는 것에는 어떤 것이 있는가?

생명공학기술의 발달은 윤리적 문제를 어떻게 야기하는가?

윤리적 문제와 사회적 문제의 차이는 무엇이라고 생각하는가?

생명공학기술이 야기하는 윤리적 문제와 사회적 문제의 예를 각각 들 수 있는가?

추가 활동

생명공학기술로 인해 현재는 가능하지만 100년 전에는 불가능했던 행위의 목록을 작성해 본다.

그 목록을 이용해서 해당 행위에 의해 발생된 윤리적 · 사회적 문제를 적어도 한 가지 이상 확인해 본다.

'생명윤리학'을 검색엔진에서 검색하여 자신에게 흥미로운 주제를 조사해 본다.

'생명윤리학'을 어떻게 이해하고 있는지 가족, 친구, 동료 학생들을 대상으로 비공식적인 여론조사를 해 본다(그들에게 생명윤리학에 대해 설명할 일이 많기 때문에 철저히 준비해야 한다!).

이 책을 통해 전개되는 자신의 사고를 적기 위해 연습장을 마련한다. 거기에 생명윤리학의 성격에 관해 자신이 이해하고 있는 것을 적어 본다.

박스 1.4에 있는 목록에서 자신에게 특별히 흥미로운 생명공학기술을 찾아본다. 그리고 해당 생명공학기술이 초래할 수 있다고 생각되는 윤리적 · 사회적 문제를 적어 본다.

생명공학기술 연구를 지원하는 단체의 웹사이트 검색란에 '윤리학'을 입력하여 자신에게 흥미로운 주제를 찾을 수 있는지 확인해 본다.

주석

1 'Bioethics' can also be used more widely to cover the biomedical sciences, but we are concentrating on this aspect of bioethics (see Preface, p. viii).

2 http://www.biotechinstitute.org/careers/career_profiles.html. Biotechnologists talk about their careers on the website of the Biotechnology Institute.

3 http://www.biotechinstitute.org/what_is/timeline.html. A timeline of biotechnology from the Institute of Biotechnology in the United States.

4 http://www.ornl.gov/sci/techresources/Human_Genome/home.shtml. Information pages from the Human Genome Project.

5 http://www.wellcome.ac.uk/Funding/Biomedical-science/Funded-projects/Major-initiatives/WTDV029748.htm. Information about the 1000 Genomes Project from the Wellcome Trust.

6 http://www.dailymail.co.uk/health/article-1200420/Fathers-30-DNA-paternity-test-countercost-119-results-back.html. An article from the UK's *Daily Mail* on the introduction of paternity testing kits.

7 http://www.fertilityexpert.co.uk/chapter-three-assisted-reproduction-techniques.html. An article on the techniques of assisted reproduction from the website of Fertility Expert in the UK.

8 http://www.reuters.com/article/idUSN1551320720080115. Facts and a timeline on cloning from the Reuters website.

9 http://www.ukgtn.nhs.uk/gtn/Home. Information about genetic testing in the UK from the UK Genetic Testing Network.

10 http://www.deathreference.com/Ke-Ma/Life-Support-System.html. Definition of 'Life Support' from the Encyclopedia of Death and Dying.

11 http://www.eurekascience.com/ICanDoThat/gen_eng.htm. A simple explanation of genetic engineering from Eureka Science.

12 http://www.bioinformatics.org/wiki/Bioinformatics_FAQ. Information about bioinformatics from the Bioinformatics Organization in the United States.

13 http://ghr.nlm.nih.gov/handbook/genomicresearch/pharmacogenomics. An account of pharmacogenomics from the US National Library of Medical Information.

14 http://www.youtube.com/watch?v=XIuh7KDRzLk&feature=related. YouTube video of Drew Endy (an assistant professor at Palo Alto) explaining synthetic biology.

15 http://www.nano.gov/nanotech-101/nanotechnology-facts. FAQ from the national Nanotechnology Initiative in the United States.

16 http://cpd.conted.ox.ac.uk/nanotechnology/nanobasics/nano/accessweb/history.html. The basics of nanotechnology from the University of Oxford.

더 읽어 볼 것과 유용한 웹사이트

Okasha, S. (2002) *A Very Short Introduction to Philosophy of Science.* Oxford: Oxford University Press.

Smith, J.E. (2009) *Biotechnology.* Cambridge: Cambridge University Press.

Stephansson, H. (ed.) (2002) *Life Sciences in Transition: A Special Edition of the JMB.* London: Academic Press.

Walker, S. (2006) *Biotechnology Demystified.* New York: McGraw-Hill Professional.

http://wings.buffalo.edu/faculty/research/bioethics/osce.html. Standardised Patient Scenarios for teaching bioethics from the University of Toronto.

http://www.bbsrc.ac.uk/. The website of the UK's Biotechnology and Biological Sciences Research Council.

http://www.beep.ac.uk/content/46.0.html. The website of the Bioethics Education Project funded by the Wellcome Trust and based at the Graduate School of Education, University of Bristol.

http://www.bioethics.ac.uk/index.php. The Biocentre, a site which examines new biotechniques from a social and ethical perspective.

http://www.nsf.gov/about/. The website of the National Science Foundation, who fund research in the United States.

2 윤리학 일반: 윤리, 행위, 자유

Ethics in general: ethics, action and freedom

목표

- 윤리학의 실천적 성격에 대해 고찰한다.
- 윤리적 의사결정에서 규칙이 차지하는 위치를 고려한다.
- 윤리적 딜레마가 생겨나는 이유를 이해한다.
- 일차 윤리와 이차 윤리를 어떻게 구별할 수 있는지 학습한다.
- 윤리와 진리의 관계를 고찰한다.
- 인식론과 형이상학을 어떻게 구별할 수 있는지 학습한다.
- 윤리에 대한 자유의지의 중요성과 우리가 자유의지를 갖지 않을 가능성에 대해 검토한다.
- 종교가 윤리에 어떻게 관련되는지 고찰한다.

사람들은 윤리학이 일차적으로 실천적 학문이라는 것을 발견하고 놀랄 수 있다. 그러나 만약 윤리학이 행위와 연결되지 않는다면 윤리학은 쓸모없을 것이다. 결국 윤리학은 우리가 해야만 하거나 하지 말아야 하는 행위와 관련된다. 우리는 인간을 복제해야 하는가(7, 8장)? 우리는 영속성을 추구해야 하는가(12장)? 우리는 유전자변형작물을 생산해야 하는가(17장)? 우리의 유전자를 '공학적으로 설계'해야 하는가(14장)? 아니면 동물의 유전자를 그렇게 해야 하는가(17, 20장)? 이러한 모든 결정은 윤리적 결정이다.

윤리와 규칙

윤리적 의사결정이 단지 우리가 해야 할 일이 적힌 일련의 규칙을 준수하는 것이라면 쉬울 것이다. 예를 들어 우리가 자라면서 배운 '거짓말을 하지 마라', '약속을 지켜라' 등의 규칙이 그것이다. 그러나 도덕적 의사결정에는 이러한 규칙들 이상이 존재한다. 다음 상황을 생각해 보자.

여러분의 친구가 미용실에서 머리를 자르고 돌아와 젠체하면서, "내 머리 스타일 어떻게 생각해?"라고 묻자, 여러분은 혐오스러운 반응인 '우엑'을 머릿속에서 생각한다.

여러분은 어떤 문제에 직면해 있다. 그런데 이 문제는 여러분이 아이의 경우 제공되는 규칙에 호소함으로써 해결할 수 있는 문제가 아니다. 그러한 규칙에는 확실히 '정직하라'와 '친절하라'라는 규칙이 포함될 수 있지만, 이 문제는 정직과 친절 모두를 실천하기는 불가능한 것처럼 보인다는 데 있다.

여러분은 정직하게 반응할 수도 있다(그렇게 함으로써 친구의 감정을 상하게 할 위험을 감수할 것이다). 아니면 친절하게 반응할 수도 있다(그렇게 함으로써 여러분이 정직하지 않다는 것을 친구가 나중에 발견할 위험을 감수할 것이다). 어느 한쪽의 반응은 정당화될 수 있지만, 양쪽 모두는 자라면서 습득한 규칙 중 하나를 위반하는 것과 관련된다.

친절함이 때로는 잔인함이 될 수도 있다는 주장을 하고 있는 자신을 발견할지도 모른다. 친구의 머리 모양이 예쁘다고 거짓말하는 것은 친구가 혐오스러운 외모로 돌아다니게 만들 수도 있다. 만약 여러분이 옳다면 정직한 것은 불친절한 것을 반드시 포함할 필요는 없으며 이 문제는 해소된다.

여러분은 친구에게 세련돼 보인다고 말하는 것은 선의의 거짓말(white lie)일 뿐이라고 주장할지도 모른다. 그리고 선의의 거짓말을 하는 것은 부정직과 관련이 없다고 주장할지 모른다. 만약 여러분이 옳다면 다시 한 번 문제는 해소된다. 즉, 친절함이 반드시 부정직으로 이어지는 것은 아니다.

박스 2.1 활동: 짝 토론

위 상황에서 여러분은 어떻게 할 것인가? 그리고 자신의 행위를 어떻게 정당화할 것인가?

'이 상황에서 옳은 것으로 간주될 수 있는 다양한 행위가 존재한다는 사실은 어느 것도 그른 것으로 간주될 수 없다는 것을 뜻한다'고 생각하는가? 여러분이 생각하기에 이 상황에서 그른 것이 될 수 있는 두 가지 행위를 설명해 보자.

토론 참여자들은 피드백을 위한 질문을 받기 전에 10분 동안 논의해야 한다.

힌트: 한 개인은 그릇된 행위를 할 수 있다.

- 그들이 하는 행위에 의해(만약 친구가 여러분에게 자신이 어리석은지 물었을 때 여러분이 친구에게 그렇다고 말했다면, 많은 사람들은 무례하다고 생각할 것이다.)

- 그들이 그 행위를 하는 방식에 의해(만약 여러분이 친구에게 세련돼 보인다고 말하지만 빈정거리는 말투로 한다면, 많은 사람들은 무례하다고 생각할 것이다.)
- 그들이 행위를 하는 이유 때문에(만약 여러분이 친구에게 진실을 말하지만 순전히 악의만 가지고 말한다면, 여러분의 행위는 그릇된 것으로 입증될 것이다.)

그러나 주목해야 할 것은 도덕적 의사결정이 우리의 가치에 관해서, 그리고 우리가 옳거나 그르다고 믿는 것이 정확히 무엇인지에 관해서 반성을 하게 만드는 방식이다. 친절은 사람들에게 상처를 줄 수도 있고, 정직은 항상 진실을 말하는 것을 의미하지는 않는다.

하지만 제한이 있어야 하고, 그 제한이 무엇인지를 스스로에게 물어야 한다. 그 지점에서 우리의 딜레마는 다시 생길 것이다.

어떤 사람들은 자신에게 부가적인 규칙을 제시함으로써 그러한 딜레마에서 회피하려고 한다. 그들은 정직과 친절이 충돌할 경우 항상 진실을 말할 것이라고 결심할 수도 있다. 아니면 그들은 항상 친절해야만 한다고 결심할 수도 있다. 그들의 가치에 순서를 매김으로써 그들은 도덕적 딜레마를 피하기 바란다.

그러나 이는 과연 현명한 처사인가? 만약 여러분의 친구가 미용실에서 돌아왔을 때 6개월 만에 처음으로 친구의 미소를 보았다고 해 보자. 여기서 정직이 친절을 능가해야 하는가? 아니면 친구의 머리 모양이 보기 흉해서 친구를 웃음거리로 만들 것이라고 상상해 보자. 여전히 정직보다는 친절을 우선시해야 하는가? 엄격한 가치의 순서를 만들어 내는 일은 종종 그릇된 행위를 하게 할 수 있다.

박스 2.2 활동: 악역 담당하기

정직보다 친절을 항상 우선시하는 가치의 순서를 상상해 보자. 그렇게 함으로써 그릇된 행위를 만들어 내는 상황의 예를 제시할 수 있는가?

변형된 형태에는 항상 다음과 같은 순서를 포함할 수도 있다.

- 정직은 친절에 우선한다.
- 충직은 정직에 우선한다.
- 정직은 충직에 우선한다.[1]

윤리와 진리

어린아이에게는 제시되는 규칙과 그러한 규칙의 순서를 준수하는 것 이상이 도덕적 의사결정에 존재하는 것 같다. 그러나 이때 '이상'이란 무슨 뜻인가? 만약 우리의 도덕적 추론을 이끌어 낼 수 있는 규칙이 존재하지 않는다면, 어떻게 우리는 도덕적 추론이 옳다는 것을 확신할 수 있는가?

어떤 사람들은 도덕적 추론은 옳다고 단정 지을 수 있는 종류의 추론이 아니며, 따라서 도덕적 판단 역시 참(또는 거짓)일 수 있는 종류의 판단이 아니라고 생각한다. 우리는 6장에서 이러한 논증을 검토할 때 일부의 사람들이 그렇게 생각하는 까닭을 검토할 것이다.

대부분의 철학자들이 포함된 또 다른 사람들은 도덕적 판단은 옳거나 그를 수 있으며, 도덕적 추론을 옳거나 그르게, 도덕적 판단을 참 또는 거짓으로 만드는 것에 관해 어떤 언급을 하는 것이 가능하다고 믿는다.

윤리 이론화하기

하지만 그러한 문제를 숙고한다는 것은 도덕의 이론화를 시작하는 것인데, '어떤 유형의 행위가 옳거나 그른지에 관해서(일차적인 도덕적 문제)'가 아니라 '도덕적 판단이 참이거나 거짓일 수 있는지, 만약 참이거나 거짓일 수 있다면 그것을 참 또는 거짓으로 만드는 것에 관해서(이차적인 도덕적 문제)' 생각하기 시작하는 것이다.

박스 2.3 활동: 개인 성찰

거짓말은 그르다.

이 진술은 항상 참이라고 생각하는가, 아니면 때때로 참이거나 결코 참이 아니라고 생각하는가?

만약 때때로 또는 항상 참이라고 생각한다면, 그 진술을 참으로 만들어 주는 것은 무엇이라고 생각하는가? 만약 어떤 종류의 사실이라고 한다면, 그것은 무엇인가?

만약 결코 참이 아니라고 생각한다면, 대부분의 사람들이 그 진술을 (적어도 때때로) 참이라고 간주하는 이유를 어떻게 설명할 것인가?

일단 참여자들이 이 질문을 생각해 볼 시간을 가진다면, 이 질문을 집단 토론에 사용할 수 있을 것이다.

어느 과학이론이든지 과학자들 사이에 견해의 불일치가 존재하는 것처럼, 옳고 그름을 판단하는 도덕이론 역시 철학자들 사이에 견해의 불일치가 존재한다. 4장에서 그러한 일부 이론을 소개할 것이다.

생명과학기술에 의해 발생되는 윤리적 · 사회적 문제를 논의할 때 우리는 서로 다른 딜레마를 해결하기 위해 적용할 이론을 확인할 것이다. 또한 이 이론 중 어떤 것도 윤리에 관한 최종 결론이라고 간주할 수 없는 까닭도 알게 될 것이다.

박스 2.4 활동: 개념 분석

다음 질문을 '일차적인(실천적)' 질문과 '이차적인(이론적)' 질문으로 분류할 수 있는가?

(i) 생식복제는 도덕적으로 허용될 수 있는가?
(ii) 약물중독자에게 체외수정을 이용하는 것을 허용해야 하는가?
(iii) 특정한 도덕적 판단이 참인지 어떻게 알 수 있는가?
(iv) 임상시험은 선진국이나 후진국에서 서로 다른 규칙에 따라 시행되어야 하는가?
(v) 무고한 인간을 죽일 권리가 도대체 있을 수 있는가?
(vi) 도덕적 판단을 참이나 거짓으로 만들어 주는 것은 무엇인가?
(vii) 헌팅톤병을 야기하는 유전자를 지닌 배아를 버리는 것은 도덕적으로 허용될 수 있는가?
(viii) 어떤 행위가 옳거나 그르다는 주장을 하기 위해 어떤 종류의 증거를 인용할 수 있는가?

정답
일차적인 것: (i), (ii), (iv), (v), (vii)
이차적인 것: (iii), (vi), (viii)

옳고 그름에 관한 인식

철학과의 모든 학생들이 배워야 할 첫 번째 내용 중 하나는 형이상학(metaphysics)과 인식론(epistemology) 간의 차이이다. 요컨대 형이상학은 존재하는 것이 무엇인지를 다룬다. 반면 인식론은 존재하는 것을 우리가 어떻게 알 수 있는지를 다룬다. 이 두 이론의 차이를 살펴보기 위해 다음 두 질문의 차이를 검토해 보자.

(i) 노인의 물건을 빼앗는 것은 도덕적으로 그른가?
(ii) 노인의 물건을 빼앗는 것이 도덕적으로 그르다는 것을 우리는 어떻게 아는가?

첫 번째 질문은 특정 행위의 윤리에 관해 '예' 또는 '아니오'의 답변을 요구하는 질문이다. 두 번째 질문은 첫 번째 질문에서 대답한 답변에 관한 정당화를 요구한다.

단순히 형이상학적 질문은 일차적 질문이고 인식론적 질문은 이차적 질문이라고 생각할지도 모른다. 그러나 이는 사실이 아니다. 다음 질문을 검토해 보자.

(i) 공리주의는 도덕에 관한 올바른 설명인가?
(ii) 공리주의가 도덕에 관한 올바른 설명이라는 것을 우리는 어떻게 아는가?

(공리주의는 4장에서 학습할 도덕이론 중 하나이다.) 여기서 형이상학적 질문 자체는 이차적 질문이다. 형이상학과 인식론의 구분은 일차적 질문과 관련해서 나타나는 방식와 동일한 방식으로 이차적 질문과 관련해서도 나타난다. 우리는 항상 질문을 할 수 있으며(무엇이 참인지 물을 수 있으며), 그 질문에 대해 옳은 답을 우리가 가지고 있다는 것을 어떻게 알 수 있는지(그것이 참이라는 주장을 우리가 어떻게 정당화할 수 있는지) 물을 수 있다.

물론 형이상학과 인식론의 구분은 단지 질문 때문에 발생하지는 않으며, '거짓말은 그르다'와 같은 형이상학적 주장들도 존재하고, '거짓말을 하는 것은 그르다고 나는 믿는다'와 같은 인식론적 주장들도 존재한다. 첫 번째 주장은 거짓말에 관한 주장이며, 두 번째 주장은 화자 자신과 화자의 믿음에 관한 주장이다.

지금 이러한 내용이 이해가 안 되더라도 걱정할 필요는 없다. 형이상학과 인식론의 구분을 이해하는 최선의 길은 그것을 직접 사용하는 것이다. 여러분은 이 책을 공부하면서 그것을 사용하게 될 것이다.

박스 2.5 정의: 형이상학, 존재론, 인식론

형이상학과 존재론: 형이상학이란 존재하는 어떤 것에 관한 학문이며, 그것의 성격에 관한 학문이다. 존재론(ontology)[2]이란 존재하는 어떤 것과 관련된 형이상학의 분야이다.

예시: 형이상학자는 물리적 대상이 존재한다는 믿음(과학자들이 어떤 행위를 하게 된다면 그들에 의해서 가정되어야 하는 믿음)을 가질 것이고, 그 믿음을 합리적으로 철저히 조사할 것이며, 물리적 대상이 존재한다고 우리가 말할 경우에 우리가 정말로 말하고 있는 것이 무엇인지를 질문한다. 예컨대 그는 물리적 대상이 어떤 본질적인 특성(가령 사차원성)을 지니는지[3] 질문할 것이며, 그 본성이 정말로 무엇인지도 질문할 것이다.

인식론: 인식과 정당화를 연구하는 학문이다.

예시: 인식론자는 물리적 대상이 존재한다는 취지에서 어떤 주장이든 할 것이며, 그것을 믿어야 할 우리의 이유는 무엇이고, 그 이유가 얼마나 결정적인지, 설령 물리적 대상이 존재하지 않는다고 하더라도 그러한 이유가 타당할 수 있는지를 질문할 것이다.[4]

윤리, 의도적 행위, 자유의지

윤리는 실천적 주제이기 때문에 윤리에 관해 생각할 때 우리는 행위를 생각하지 않을 수 없다. 하지만 행위를 생각할 때 우리가 행하는 모든 행위를 생각하는 것은 아니라는 점에 주목해야 한다. 우리는 의도적으로 하는 행위, 즉 하려고 선택하는 행위만을 생각하는 것이다.

어떤 방에 들어가서 매트 위를 경쾌하게 걷는 것을 생각해 보자. 이제 그 방으로 들어가서 매트 위를 경쾌하게 걷는 척한다고 해 보자. 두 경우 모두 우리가 하고 있는 것은 동일해 보이지만 후자, 즉 우리가 의도적으로 하는 것만이 행위이며 전자는 결코 행위가 아니라, 우리에게 우연히 일어난 일인 것이다.

우리가 윤리에 관해 말하면서 행위에 대해 언급한다면, 우리는 의도적으로 하는 것만을 언급하고 있는 것이다. 옳거나 그른 것으로 간주될 수 있는 것은 오직 우리가 선택하는 것이기 때문이다. 우리는 우리에게 우연히 일어난 일에 대해서 칭찬도 비난도 받을 수 없다.

윤리에서 의도적 행위의 중요성은 자유의지 개념이 윤리에 대해 지니는 중요성에 의해 밑받침된다. 성숙한 인간만이 오직 다음 두 가지를 할 수 있기 때문에 도덕적인 (그리고 비도덕적인) 행위를 할 수 있다고 사람들은 믿는다.

(i) 옳음과 그름의 차이를 이해한다.
(ii) 행위는 옳기 때문에, 또는 그름에도 불구하고, 그 행위를 하는 것을 자유롭게 선택할 수 있다.

다른 말로 바꾸면, 오직 성숙한 인간만이 도덕적 이유 때문에 행위를 자유롭게 선택할 수 있다는 것이다.

어린아이들이 충분한 도덕적 행위자로 간주되는 경우는 드물다. 비록 그 아이들이 의도적으로 행위를 할 수 있다고 하더라도, 그들이 옳음과 그름의 차이를 이해할 수 있다고 생각되지는 않기 때문이다. 그들은 어떤 행위가 옳기 때문에 그 행위를 할 수는 없는 것이다. 또한 그들은 그 행위가 그르기 때문에 그 행위를 스스로 삼갈 수는 없는 것이다. 많은 국가에서 아이들이 법을 어기더라도 책임을 온전히 그들에게 부과하지 않음으로써 이러한 점을 승인하고 있다.

인간이 아닌 동물에게 도덕적 행위자로서의 지위가 부여되는 경우는 흔하지 않다.[5] 그 이유는 그 동물이 옳고 그름의 차이를 이해할 수 있다고는 믿어지지 않기 때문이다. 또한 많은 사람들이 동물은 의도적으로 행위를 할 수 없다고, 즉 어떻게 행위할지를 자유롭게 선택할 수 없다고 생각하기 때문이다. 대부분의 사람들은 인간이 아닌 동물의 모든 행동은 본성의 법칙, 즉 그 동물이 속한 물리적 상태와 환경적 조건에 의해 결정된다고 믿는다. 그러한 것들에 의해서 결정되는 행동은 자유롭게 선택된 행동이 아니며, 도덕적으로 평가될 수 없다는 것이다. 동물(인간 또는 인간이 아닌)은 본성의 법칙과 그 동물이 속한 물리적 여건 전체를 전제로 행하지 않을 수 없는 행동에 대해 어떻게 책임을 질 수 있는가?

표 2.1 형법적 책임의 연령

18세 미만 1천만 명 이상의 미성년자가 있는 나라에서 형사처벌을 받는 아이들의 최소 연령

국가	연령	국가	연령
멕시코	6~12[a]	터키	11
방글라데시	7	대한민국	12
인도	7	모로코	12
미얀마	7	우간다	12
나이지리아	7	알제리	13
파키스탄	7	프랑스	13
남아프리카공화국	7	폴란드	13
수단	7	우즈베키스탄	13
탄자니아	7	중국	14
태국	7	독일	14
미국	7[b]	이탈리아	14
인도네시아	8	일본	14
케냐	8	러시아연방	14
영국(스코틀랜드)	8	베트남	14
에티오피아	9	이집트	15
이란	9[c]	아르헨티나	16
필리핀	9	브라질	18[d]
네팔	10	콜롬비아	18[d]
영국(잉글랜드)	10	페루	18[d]
영국(웨일스)	10	콩고민주공화국	–
우크라이나	10		

a 모든 주에서 11세 또는 12세이다. 연방범죄에 대해서는 11세가 적용된다.

b 연령은 주에 의해 결정되며, 영미법을 따르는 대부분의 주에서 최소 연령은 7세이다.

c 여아는 9세, 남아는 15세이다.

d 형사책임에 대한 공식 연령이며, 12세부터 아이들의 행위는 청소년 형사처벌을 따른다.

Sources: CRC Country Reports (1992–1996); Juvenile Justice and Juvenile Delinquency in Central and Eastern Europe, 1995; United Nations, Implementation of UN Mandates on Juvenile Justice in ESCAP, 1994; Geert Cappelaere, Children's Rights Centre, University of Gent, Belgium. http://www.unicef.org/pon97/p56a.htm.

박스 2.6 철학적 배경: 옳고 그름에 대한 이해

여러분은 개가 옳고 그름의 차이를 이해한다고 반론을 제기할지 모른다. 여러분은 '그 개가 어떤 극악한 행위를 하다가 붙잡힐 경우에 양심의 가책을 느끼는 것처럼 보인다'는 것을 매번 인식한다.[6]

비록 여러분의 개가 이해하는 것이 처벌을 초래하는 것과 그렇지 않은 것 사이의 차이이기는 하지만, 이 차이는 옳은 것과 그른 것 간의 차이와는 매우 다르다.

만약 이 점이 의심스럽다면, 누군가의 지갑을 훔치는 행위를 막을 이유를 다음 두 가지 중에 선택해 보자.

(i) 훔치다 붙잡혀서 처벌을 받을 것이다.
(ii) 그 행위는 잘못된 행위일 것이다.

옳고 그름의 차이를 이해하는 것은 설령 붙잡혀서 처벌을 받을 확률이 없다고 하더라도 그 지갑을 훔치지 않는 것을 말한다.

그 행위가 그르다는 것을 인식하기 때문에 지갑을 훔치지 않는 것이다. 설령 그러한 행위가 처벌의 두려움에 대한 일종의 내면화라고 하더라도, 동물이 할 수 있는 것과는 다른 종류인 것이다.

자유의지와 결정론

많은 사람들은 인간이 아닌 동물이 비록 옳음과 그름의 차이를 이해할 수 없더라도 자유롭게 행위를 한다고 주장할 것이다. 그러나 우리의 목적을 위해 보다 흥미로운 주장은 인간은 자유롭게 행위를 할 수 없다는 것이다. 결정론자들은 모든 인간의 행위는 자연의 법칙에 의해, 즉 행위자의 물리적 상태와 그가 속한 환경적 조건에 의해 결정된다고 주장한다.

만약 결정론(determinism)이 참이라면, 그러나 자유의지(free will)가 도덕적으로 행위하기 위한 필수조건이라면, 아무도 도덕적으로 행위하지 않을 것이다. 여러분이 어떤 조건(질병), 예를 들어 병적 도벽을 가지고 있는 것으로 확인된다면, 즉 자신이 한 행위를 하지 않을 수 없었다고 한다면, 저지른 범죄에 대해 합당하게 유죄 판결을 받을 수 없듯이, 만약 우리의 모든 행위가 결정된 것이라면 우리는 우리가 한 행위에 대해서 칭찬이나 비난을 받을 수 없다. 결국 도덕은 환상인 것으로 입증될 것이다.

확실히 결정론이 참인지 여부를 판정하는 것은 이 책이 다루려는 주제의 범위를 넘어선다. 우리는 결정론이 거짓이라고, 즉 도덕은 존재하며 옳고 그름의 개념은 적용된다고 단순히 가정할 것이다. 이 가정을 정당화시켜 주는 것은 만약 도덕이 존재한다면 그것에 관해 사유하는 것은 매우 중요하다는 것이다. 만약 도덕이 존재하지 않는다면, 우리는 시간을 낭비하고 있는 것일 수 있지만, 결정론이 참이기 때문에 다른 어떠한 일도 우리가 할 수 없다면 아무것도 잃는 게 없는 상황과 마찬가지가 될 것이다.

박스 2.7 철학적 배경: 자유의지와 결정론

자유의지와 결정론의 문제에 관해 선택할 수 있는 입장이 세 가지 존재한다.[7]

결정론(hard determinism): 이 입장에 따르면 모든 행위는 인과적으로 결정된다. 누구도 어떤 행위를 실제로 선택한 것은 아니다.

양립가능론(soft determinism): 이 입장에 따르면 행위는 결정될 수 있으며, 동시에 자유로울 수 있다.

자유의지론(libertarian): 이 입장에 따르면 일부 행위, 즉 의도적 행위는 정말로 자유롭게 선택되며 결코 인과적으로 결정되지 않는다.

이 중에서 많은 사람들이 양립가능론을 선택할 것이다. 그 이유는 다음 주장이 가능하기 때문이다.

(i) 모든 것은 인과적으로 결정되는데, 이 점은 과학적 이론이 요구하는 것과 같다.
(ii) 우리는 모두가 자신이 선택한 대로 자유롭게 행위한다는 매우 강한 직관을 정확한 것으로 승인할 것이기 때문이다.

한편 '양립가능론자는 '어떤 행위(즉, 단일한 행위)는 인과적으로 결정된다(행위자는 다른 선택을 할 수 없었을 것이다)'와 '자유롭게 선택된다(행위자는 다른 선택을 할 수 있었을 것이다)' 모두를 믿어야 한다'는 것이 참일 것이다.

만약 이 주장(그리고 이와 같은 유형의 다른 많은 주장)이 논리적 비일관성을 포함한다고 생각한다면, 여러분은 결정론자 또는 자유의지론자가 되어야 하거나, 우리의 문제에 대답하기 위해 제3의 길을 찾아야 할 것이다.

윤리와 종교

최초의 철학자들(고대 그리스에서 '지혜를 사랑한 자들')은 초자연적 설명을 수용하기를 거부함으로써 다른 사람들과 구분된다. 그들은 만물에 대한 설명은 신의 의지 속에서 발견된다고 믿지 않았다. 즉, 그들은 항상 논리적이거나 자연적인 설명을 먼저 찾았다. 이는 그들이 종교적이지 않았기 때문이 아니다. 그들이 믿지 않았던 것은 유일한 설명으로서의 종교였다.

수세기가 지나서 그 철학자들이 옳았다는 것이 입증되었다. 즉, 신이 우주를 창조했다고 하더라도, 그 신조차도 우주의 사건들을 지배할 다양한 법칙과 기제를 선택했을 것이다. 과학이 탐구하는 것이 바로 이러한 법칙과 기제이다. 이러한 것들의 발견은 사건들을 예측하고 설명할 수 있게 해 주며, 우리 자신의 의지에 따라서 그것들을 조작할 수 있게 해 준다.

하지만 많은 사람들은 신에 호소하지 않고는 도저히 설명할 수 없는 현상이 존재한다고 생각한다. 도덕이 바로 그것이다. 도덕을 지배하는 절대적 규칙을 명령하고 신적인 판단을 하며 악한 자를 처벌하는 신이 없다면, 많은 사람들은 도덕과 같은 것은 존재할 수 없을 것이라고 믿는다.

일부에서는 특히 최근에 이러한 주장에 이의를 제기해 왔다. 그들은 다윈의 진화론에 호소함으로써 도덕을 설명하는 것이 전적으로 가능하다고 주장한다. 즉, 이타적 행위는 특히 인간과 같은 사회적 동물에게 생존과 생식을 용이하게 하기 때문에 자연에 의해 선택되었다는 것이다.[8]

반복하자면, '신이 없이도 도덕이 존재할 수 있는가'라는 형이상학적 문제에 관해 어떤 입장을 취하는 것은 이 책의 주제 범위를 넘어선다. 하지만 설령 신이 도덕의 원천이라고 하더라도 도덕적 의사결정에 참여해야 할 우리의 책임을 경감시켜 주지 않는다는 점은 이 책의 주제 범위에 속한다. 우리는 몇 가지 이유 때문에 이러한 주장을 할 필요가 있다.

(i) 설령 우리가 신의 의지를 안다고 생각하더라도, 토론을 위해서는 어떠한 공통의 토대가 필요하다.
(ii) 믿음을 가진 많은 사람들은 옳고 그름에 관해 견해를 달리 한다.
(iii) 우리가 매우 소중하게 여기는 것들에 대해서조차 우리 모두는 그를 수 있다.
(iv) 많은 사람들은 무엇에 대해서든지 종교적인 정당화를 수용하지 않을 것이다.
(v) 종교는 많은 사람들이 끔찍하게 혐오하는 행위를 정당화하는 데 이용되어 왔다.

이 책에서 우리는 어떤 주장을 정당화하기 위해 신이나 종교에 호소하지 않을 것이다. 그러나 이는 신이 존재하고 우주를 창조했다는 가능성, 신이 없다면 도덕이 존재하지 않았을 것이라는 가능성, 그리고 많은 사람들이 신을 믿음으로써 도덕적 행위를 하려는 동기를 가질 것이라는 가능성과 완전히 양립될 수 있다.[9]

박스 2.8 활동: 개념 분석

1. '신이 없이 도덕은 존재할 수 있는가?'라는 질문이 형이상학적 질문이라면, 이 질문과 연관된 인식론적 질문은 무엇인가?
2. '거짓말이 그르다는 주장을 우리는 어떻게 정당화하는가?'라는 질문이 인식론적 질문이라면, 이 질문과 연관된 형이상학적 질문은 무엇인가?

정답
1. 신이 없이 도덕이 존재한다는 것을 우리는 어떻게 아는가?
2. 거짓말은 그른가?

윤리와 도덕

이 책 전체에서 '윤리(ethics)'와 '윤리적인(ethical)', '도덕(morality)'과 '도덕적인(moral)'이라는 단어는 다양한 형태로 등장한다. 엄밀히 말해서 '도덕'은 일차적인 질문과 의사결정을 위해 사용하는 것이 적합하며, 이차적인 질문을 위해서는 '윤리적인'이 적합하다. 윤리학은 도덕을 체계적으로 연구하는 학문이며, 윤리학 그 자체가 옳음과 그름에 관한 우리의 일상적인 의사결정으로 구성되어 있다. 그럼에도 불구하고, 우리는 두 용어 집단을 엄격하게 구분하지 않을 것이다. 예컨대 우리는 '윤리적 의사결정'과 '도덕적 의사결정'을 교환 가능한 말로 사용할 것이다. 이는 이 용어들에 관한 우리의 일상적 용법에 부합하며, 따라서 오해를 일으키지 않을 것이다.

이는 '윤리에 관한 학문이 우리의 일상적인 도덕적 의사결정에 어떻게 관련되는지', 그리고 '우리의 윤리적 사고의 전제나 결과'에 관한 논의를 완전하게 해 준다.

요약

- 윤리학의 실천적 성격을 살펴보았다.
- 윤리적 의사결정에는 규칙을 따르는 것 이상이 존재한다.
- 일차적인 도덕적 사고(어느 행위가 옳거나 그른지에 관한 사고)와 이차적인 도덕적 사고(어떤 행위를 옳거나 그른 것으로 만들어 주는 사고)를 구분하였다.
- 형이상학(존재하는 것은 무엇인가에 관한 질문)과 인식론(어떤 것이 존재한다는 것을 알 수 있다는 우리의 주장을 어떻게 정당화할 수 있는가에 관한 질문)을 구분하였다.
- 우리의 행위를 옳거나 그른 것으로 만들어 주는 다양한 이론의 존재를 고찰하였다.
- 도덕적으로 평가될 수 있는 행위란 오직 의도적 행위이며, 결정론자들은 그러한 행위가 존재한다는 것을 부정한다는 점을 학습하였다.
- 철학자로서 우리는 윤리적 사고와 종교에 관한 사고를 분리할 수 있어야 한다.

더 생각해 볼 문제

도덕적 의사결정에서 규칙의 역할은 무엇인가?

'거짓말은 그르다'와 같은 도덕적 주장은 참인가, 거짓인가? 만약 참 또는 거짓이라면 항상 그러한가?

어떤 행위를 도덕적으로 수용할 수 있거나 수용할 수 없게 만드는 것은 무엇인가?

일차적인 윤리와 이차적인 윤리의 차이는 무엇인가?

형이상학과 인식론은 어떻게 다른가?

왜 의도적 행위와 자유의지가 윤리에 그토록 중요한가?

만약 모든 행위가 행위자의 물리적 상태나 환경 그리고 자연법칙의 결과라면, 우리는 정말로 자유의지를 지니는가?

우리는 종교에 대한 사고 없이 도덕에 대한 사고를 할 수 있는가?

추가 활동

여러분의 친구와 그 친구의 머리 모양에 관한 도덕적 딜레마를 간단히 설명해 본다. 주위의 다른 친구나 가족, 동료 학생들에게 그 딜레마에서 그들이 할 결정과 이유를 물어본다.

'도덕적 딜레마'를 검색엔진에 입력해 보고 더 많은 도덕적 딜레마를 발견할 수 있는지 확인해 본다.

도덕철학에 관한 개론서를 도서관에서 찾아보고, 그것에 관해 자신의 개괄적인 의견을 제시해 본다.

이 책의 저자가 운영하는 '윤리학 개론(An Introduction to Ethics)' 팟캐스트를 청취해 본다.

철학자 대니얼 데닛(Daniel Dennett)의 자유의지에 관한 동영상을 시청해 본다(http://www.youtube.com/watch?v=Utai74HjPJE).

데닛의 동영상을 자유의지에 관한 토론을 하기 위해 사용해 본다.

주석

1 http://news.bbc.co.uk/1/hi/magazine/4954856.stm. A BBC website offering four moral dilemmas with poll results from readers.

2 'Ontology' has been borrowed by the computing world (and by science in general), to mean something more like standardising word usage, as in: 'we need to define ontologies for the physiology' meaning, e.g. 'when we're talking about a "hand" are we including the thumb or not?' Beware of confusing the two meanings.

3 http://plato.stanford.edu/entries/metaphysics/. Information on metaphysics from the *Stanford Encyclopedia of Philosophy*.

4 http://plato.stanford.edu/entries/epistemology/. Information on epistemology from the *Stanford Encyclopedia of Philosophy*.

5 http://ezinearticles.com/?A-Pardons-Process-for-a-Moose:-Animal-Trials&id¼5954369. An 'Ezine' article about animals facing trial.

6 http://news.bbc.co.uk/1/hi/education/8096912.stm. A BBC report of research on the 'guilty look' of dogs.

7 http://www.rep.routledge.com/article/V014. The entry on free will from the *Routledge Encyclopedia of Philosophy*.

8 Ridley, M. (1997) *The Origins of Virtue*. London: Penguin Press.

9 This claim can be modified appropriately for pantheists, polytheists, etc.

더 읽어 볼 것과 유용한 웹사이트

Blackburn, S. (2003) *A Very Short Introduction to Ethics.* Oxford: Oxford University Press.

LaFolette, H. (2005) *The Oxford Handbook of Practical Ethics.* Oxford: Oxford University Press.

Pink, T. (2004) *Free Will: A Very Short Introduction.* Oxford: Oxford University Press.

http://plato.stanford.edu/. The *Stanford Encyclopedia of Philosophy* – an invaluable online resource. A bit hard-going for non-philosophers.

http://bioethics.od.nih.gov/casestudies.html. A series of bioethics resources from the US NIH.

http://www.mariannetalbot.co.uk. The author's podcasts on ethics.

http://www.philosophy.ox.ac.uk/podcasts. A series of podcasts on moral philosophy given by the author.

http://www.rep.routledge.com/about. The *Routledge Online Encyclopedia of Philosophy.*

http://www.scu.edu/ethics/practicing/decision/. A series of ethics resources from the Santa Clare University, a Jesuit University in Silicon Valley.

3 사회 속 윤리: 윤리, 사회, 법

Ethics in the context of society: ethics, society and the law

목표

- 윤리적 문제와 사회적 문제를 구별하는 것을 학습한다.
- 사회가 원활하게 발전하기 위한 조건을 생각한다.
- 사회적 의사결정의 성격을 고찰한다.
- 도덕적인 것과 법적인 것을 구별하는 것을 학습한다.
- 정의로운 사회를 지배하는 원칙을 고찰한다.
- 정치적 권위의 성격에 대해 간략하게 고찰한다.

우리는 어느 행위가 옳거나 그른지를 윤리적으로 생각하여 결정하려고 하는데, 그러한 행위는 우리가 수행해야 하거나 하지 말아야 하는 행위이다. 그러나 인간은 고립된 섬이 아니며, 어떤 행위를 해야만 하는가에 관한 우리의 결정은 우리가 살고 있는 나라의 법을 바탕으로 만들어지지 않을 수 없다. 따라서 가장 중요한 윤리적 결정 중 어떤 것은 일차적으로 개인이 어떤 행위를 해야 하거나 하지 말아야 하는가에 관한 결정이 아니라, 어떤 행위가 불법이냐 아니냐에 관한 결정이다.

● 불법이어야 하는가, 불법이 아니어야 하는가

대부분의 국가에서는 생식(reproduction)을 목적으로 인간을 복제하는 행위를 불법으로 정해 놓았다. 따라서 인간을 복제하는 행위가 도덕적으로 허용될 수 있다고 누군가가 믿고 있더라도, 그는 그 행위가 불법이라는 점과 국가가 그가 하는 행위를 알게 될 경우에 그를 처벌할 것이라는 점을 고려하지 않은 채 인간을 합리적으로 복제할 수는 없다(우리는 8장에서 생식복제의 문제를 고찰할 것이다).

● 법에 의해 규제해야 하는가, 하지 말아야 하는가

영국과 미국의 일부 주(로드아일랜드, 캘리포니아, 뉴저지 등)에서는 연구를 목적으로 배양된 배반포 단계까지의 배아에 한해서 인간을 복제하는 것(소위 치료복제)은 합법이다. 하지만 이러한 목적을 위해 인간을 복제하려고 하는 사람들은 누구든지 무수히 많은 관문을 통과해야 한다. 예를 들어 영국의 경우, 인간 수정과 발생학 기구(the Human

Fertilisation and Embryology Authority, HFEA)[1]로부터 허가를 받아야 하는데, 연구활동 자체를 관장하는 다양한 규칙을 준수해야 하고, 수정 후 14일이 지난 배아는 폐기해야 한다(7장에서 치료복제를 살펴볼 것이다).

● **공적인 자금을 지원받아야 하는가, 받아서는 안 되는가**

미국의 경우 부시 대통령 집권 시기에 치료복제는 공적 기금을 필요로 하는 누구에 의해서든 수행될 수 없다고 법으로 규정하였다. 즉, 그러한 활동에 공적 기금을 사용하는 것을 금지한 것이다. 자신의 연구에 자금을 댈 수 있는 사조직만이 미국에서 치료복제의 합법성을 이용할 수 있게 된 것이다.

이러한 결정은 보통 개인들에 의해서는 이루어질 수 없으며, 개인이 시민으로 속한 지역에 의해 이루어져야 하거나, 아니면 해당 지역의 결정권한을 위임한 소속 기관에 의해 이루어져야 한다.

박스 3.1 철학적 배경: 자연상태

국가를 지배할 원칙을 결정할 때 정치철학자들은 '자연상태(state of nature)'를 언급한다. 자연상태란 정부가 존재하기 이전에 인간이 속하는 조건을 말한다. 자연상태에 관해 묻는 질문에는 다음과 같은 것들이 있다. 인간은 어떻게 행위했는가? 모든 인간이 준수해야 할 규칙이 있었는가? 왜 인간은 국가를 만들었는가?[2]

자연상태에서 인간의 삶이 어떠했는지에 관해서는 서로 다른 견해들이 존재한다. 예컨대 (미국 헌법을 작성하는 데 있어 중요한 인물이었던) 영국의 철학자 존 로크(John Locke)는 자연상태에서 인간은 본성에 따라 공감적이고 협동적일 것이라고 믿었다. 그는 또한 자신이 부르는 '자연법(law of nature)'인 자연적 도덕이 존재할 것이라고 믿었다. 로크의 견해에 따르면 이 법에 따라 인간은 자기방어의 권리와 '자신의 노동을 투입한(mixed our labour)' (만약 우리가 어떤 땅을 경작한다면, 우리가 그 땅의 소유주가 되는 식으로) 재화를 소유할 권리를 가진다. 로크는 '자연법이 공정하고 다수결에 부합하여 부과되는 것을 확실하게 해 주는 더 나은 방법이 바로 국가의 존재라는 점을 우리가 곧 인식할 것이기 때문에 국가가 존재하게 된 것'이라고 생각하였다.

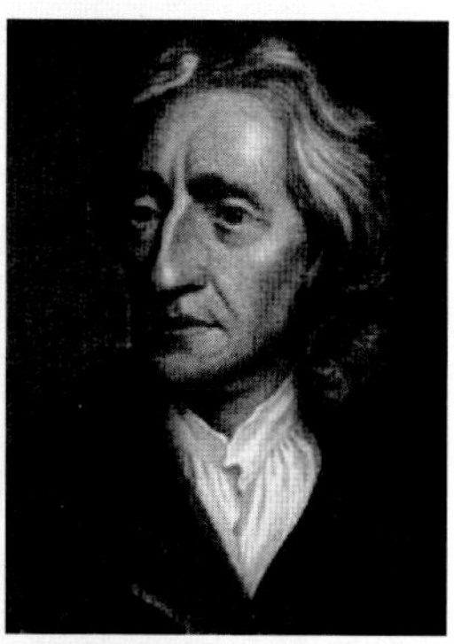

그림 3.1 ■ 존 로크
© Photolibrary.com.

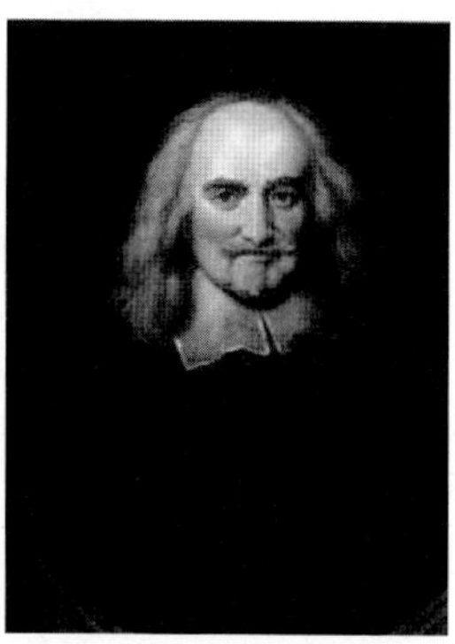

그림 3.2 ■ 토머스 홉스
© Photolibrary.com.

또 한 명의 영국 철학자인 토머스 홉스(Thomas Hobbes)는 인간 본성에 관한 로크의 성선설에 입각한 견해를 거부하였다. 그는 자연상태에서 우리는 서로 끊임없이 전쟁을 할 것이며, 삶은 '고독하고, 빈곤하며, 비참하고, 야만스러우며, 짧다'고 믿었다. 국가를 형성하는 동기는 타인으로부터 자신을 보호하기 위해서라고 홉스는 생각하였다. 다시 말해서 우리는 한 명의 지도자, 즉 그러한 지도자의 통치가 없다면 불가피하게 발생하게 될 내란, 다툼, 내분 등을 진압할 수 있는 강한 자를 원한다는 것이다.

이러한 결정을 할 때 국가는 때때로 매우 어려운 과제를 안게 된다. 모든 사회에는 커다란 논쟁을 야기하는 문제, 종종 도덕적인 문제들이 존재한다. 이러한 문제들에 대해 대부분의 시민은 자신이 옳다고 믿지만, 무엇이 옳은지에 관해서는 서로 다툰다. 때때로 이러한 다툼은 매우 비참한 것이 될 수 있다. 가령 동물실험이나 낙태가 잘못된 것이라고 믿는 사람들은 (20장에서 살펴볼 것이다) 주장의 정당함을 보이기 위해서 극단적인 폭력에 호소한다.

하지만 그러한 것들이 잘못된 것이라고 믿는 사람들 대부분은 부당한 행위를 하지 않는다. 그러나 이성적인 사람들이 논쟁을 벌일 때 국가는 중재를 할 수 없다.[3] 국가가 할 수 있는 일이란 어떤 결정을 내릴 때 단지 그 논쟁들을 설명하는 일이다.

국가나 조직에 의해 이루어지는 결정에는 자유, 권력, 공적 자금 등과 같은 중요한 사회적 자원을 할당하는 일이 포함된다. 시민들이 자유롭게 할 수 있는 일과 없는 일은 무엇인가, 누가 국가를 대신할 권한을 가져야 하는가, 국가가 후원하는 활동에 자금이 어떻게 지원되어야 하는가 등을 결정하는 것은 다름 아닌 국가이다.

다양한 국가는 다양한 의사결정 과정을 수행한다. 어떤 국가는 독재국가이다. 최근까지 짐바브웨에서는 로버트 무가베(Robert Mugabe)[4]라는 한 사람에 의해 대부분의 결정이 이루어졌다. 동일한 사정이 북한에도 해당된다.[5] 그러나 서구의 많은 나라를 포함해서 대부분의 국가는 국민을 대표하기 위해 선거로 뽑은 자들에 의해서 결정이 이루어지는 민주주의 국가이다. 서로 다른 민주주의 국가에서 서로 다른 방식으로 의사결정 과정을 수행한다. 그 결정은 때때로 매우 다른 결정이 될 수도 있다.

박스 3.2 활동: 집단 활동

이 활동은 두 부분으로 이루어지는데, 한 부분은 (글쓰기와 같은) 개인활동으로 진행되고, 다른 한 부분은 집단 토론으로 진행된다. 아니면 두 부분 모두 개인활동이나 (서로 다른 시간에 하는) 집단 토론일 수도 있다.

집단의 모든 구성원은 자신이 자연상태에 있다고 상상해야 하며(박스 3.1), 자신이나 자신의 가족을 스스로 돌보아야 한다. 법은 존재하지 않으며, 개인을 보호해 줄 법에 의한 보호도 존재하지 않는다.

1. 소규모 집단에서 참여자는 다음과 같이 해야 한다.
   (i) 자신이 처한 상황의 유리한 점과 불리한 점을 확인하려고 해야 한다.
   (ii) 자신이 법의 도움 없이도 계속 살아가기를 원하는지, 또는 법의 지배에 따라 함께 살아가는 데 동의하고 싶은지를 결정해야 한다.

각 집단은 그 집단의 견해와 견해의 배후에 있는 추론을 설명해 줄 대변인을 지명해야 한다.

2. 참여자는 자신이 생각하기에 최선이라고 여길 정부 형태를 논의해야 한다. 그들은 다음 사항 중에 선택할 수 있다(결합해서 선택할 수도 있다).
   (i) 세습적 군주제를 신성한 것으로 수용하는 것

(ii) 대의정부를 수립하는 것
(iii) 어떤 지도자를 종신제로 지명하는 것
(iv) 어떤 지도자를 단기제로 지명하는 것
(v) 참여자들이 생각할 수 있는 그 밖의 것[6]

다시 한 번 각 집단은 그 집단의 견해와 견해의 배후에 있는 추론을 설명해 줄 대변인을 지명해야 한다.

민주주의에서 개인은 자신들의 정부가 해야 하거나 하지 말아야 하는 결정 과정에 참여할 수 있다. 어떤 이들은 대의제에 투표를 하는 한에서만 참여하고, 다른 이들은 그조차도 하지 않는다. 또 다른 이들은 그 이상을 한다. 국가가 내리는 결정(그로 인해서 사람들이 준수해야 하는 법)에 더 많은 관심을 가질수록 결정 과정에 더 많은 사람들이 적극적으로 참여해야 한다는 것은 명백하다.

개인이 그러한 의사결정에 적극적으로 참여하기 위해서는, 그들에게 이루어질 결정에 관한 정보가 제공되어야 한다. 또한 그들이 생각하기에 이루어져야 할 결정에 관해서 숙고해야 하며, 이상적으로는 견해가 다른 사람과의 논쟁에 참여함으로써 자신의 숙고를 시험할 것이다. 그러한 논쟁은 자신이 가진 다양한 믿음 간에 '반성적 평형(reflective equilibrium)'을 달성할 기회를 그들에게 제공해 준다.[7] 이 평형은 다른 사람의 논증에 귀 기울임으로써, 그리고 스스로 생각할 때 좋은 논증을 고려함으로써 달성할 수 있다.

이상적 차원에서 민주주의는 그러한 활동에 참여하는 시민들을 돕기 위해 공론의 장을 제공하려 할 것이고, 시민들의 참여를 준비시킬 학교의 역할을 기대할 것이며, 참여하도록 시민들에게 동기를 부여해 줄 것이다.[8]

생명공학기술이 발전하면서 예전에는 불가능했던 많은 활동에 우리가 참여하도록 만들어 주듯이, 가능해진 활동이 도덕적으로 허용되거나, 요구되거나, 금지될지 여부를 결정해야 하는 사람은 단지 개인만이 아니다. 국가 또한 그러한 결정을 하지 않으면 안 된다. 물론 국가가 하는 결정은 개인의 결정과 중요하게 상호작용할 것이다.

도덕과 국법

국법(the law of the land)은 많은 사람들이 부르는 소위 '도덕법칙'과는 매우 다른데, 이 점은 부도덕하지만 불법적이지 않은, 또는 불법이지만 부도덕하지 않은 많은 행위가 존재한다는 사실에서 확인할 수 있다.

예컨대 거짓말을 하는 것은 비록 대부분의 사람들이 거짓말은 (종종) 도덕적으로 그르다는 데 동의하기는 하지만, 불법은 아니다. 물론 불법인 거짓말의 유형이 존재하지만(사기는 흔히 법에 반하는 행위이며, 거짓말의 한 유형이다), 어느 국가도 개인이 자신의 친구가 섹시해 보인다고 거짓말하는 것을 금지하는 법을 통과시키려고 하지는 않는다.

박스 3.3 활동: 개인 성찰

왜 여러분은 친구의 머리에 대해 거짓말하는 것을 금지하는 법을 어느 (양식 있는) 국가도 통과시키려 하지 않을 것이라고 생각하는가?

법을 위반한 자들과 부도덕하게 행위하는 자들을 처벌하는 서로 다른 방식에 대해 숙고해 보자. 왜 서로 다른 종류의 처벌이 존재해야 하는가?

불법이지만 명백히 부도덕하지는 않은 행위들도 존재한다. 예를 들어 영국에서는 자동차의 우측 운행이 불법이지만, 미국에서는 좌측 운행이 불법이다. 하지만 도덕은 어느 쪽으로 운전해야 하는지에 관해 아무런 말도 하지 않는다. 어떤 법이 통과된 것이 아직 아니라면 도덕은 '법을 준수하라'는 말을 할 수 있을 것이다. 하지만 도덕은 또한 '영국에서는 좌측으로, 미국에서는 우측으로 운전하라'고도 말할 수 있을 것이다. 그럼에도 불구하고 여기서 우리는 법에는 임의적 요소가 존재한다는 점을 쉽게 확인할 수 있다. 즉, 그 법은 도덕을 강제하지 않으면서 행위를 조정하기 위해 요구되는 것이다.

예를 들어 '살인하지 마라'라는 법은 명백한 도덕적 요소를 가지고 있는 것으로 보인다. 만약 인간이 생명권을 가진다면 도덕은 '살인하지 마라'라고 말할 것이고, 국가는 국법을 통해서 그 도덕적 요구를 단지 표현하는 것이다. 그렇게 함으로써 국가는 타인을 살인하는 누구든 처벌할 권한을 국가 자신(또는 국가의 조직)에게 부여하는 것이다. 살인을 할지 말지 결정할 때 살인의 비도덕성에 설득되지 않는 자는 살인의 불법성에도 설득되지 않을 수 있다. 설득되지 않아 범죄를 저지르게 되고, 결국 체포되어 처벌을 받게 되는 것이다.

국법과 도덕법칙이 같지 않다는 또 다른 암시는, 도덕은 어떤 법을 제정하거나 폐지할 것을 요구할 수도 있다는 사실에서 알 수 있다. 예컨대 미국의 많은 사람들은 사형이 비도덕적이라고 생각한다. 국법을 능가하는 것이 도덕에 존재하지 않는다면 어떤 법이 어떻게 비도덕적일 수 있겠는가? 영국의 많은 사람들은 도덕이 조력자살을 허용하는 법이 통과될 것을 요구한다고 생각한다. 국법을 능가하는 것이 도덕에 존재하지 않는다면 존재하지 않는 어떤 법을 도덕이 어떻게 요구할 수 있겠는가?

박스 3.4 사실에 입각한 정보: 시민불복종

시민불복종(civil disobedience)이란 법을 바꿀 목적으로 처벌을 기꺼이 감수하면서 공개적으로 법에 대해 불복종을 하는 행위이다. 마하트마 간디(Mahatma Gandhi)는 영국과의 관계에서 시민불복종을 사용한 것으로 유명하다. 그는 시민불복종에 참여하는 자들이 지켜야 할 규칙을 제안하였다.[9]

1. 분노를 품지 말 것
2. 상대의 분노에 고통스러워할 것

3. 공격이나 처벌에 결코 앙갚음하지 말 것. 그러나 상대의 분노에 항복해서 처벌이나 공격의 두려움으로 인해 하라는 대로 복종하지는 말 것
4. 체포나 재산 몰수에 자발적으로 복종할 것
5. 만약 남의 재산을 맡고 있는 자라면, 그 재산을 자신의 목숨을 바쳐 몰수되지 않도록 (비폭력적으로) 방어할 것
6. 저주하거나 욕하지 말 것
7. 상대를 모욕하지 말 것
8. 상대의 국기나 지도자에게 경례를 하지 말고 모욕도 하지 말 것
9. 만약 누군가가 상대에게 모욕을 하거나 공격을 하려고 한다면 자신의 목숨을 바쳐 (비폭력적으로) 보호할 것
10. 수형자로서 예의 바르게 행동하고 감옥의 규칙을 준수할 것(단, 자기존중에 위배되는 규칙은 예외)
11. 수형자로서 호의적인 대우를 요구하지 말 것
12. 수형자로서 없어도 자기존중에 해가 되지 않을 편의를 얻기 위해 단식을 하지 말 것
13. 시민불복종 행위의 지도자들의 명령에 기쁘게 복종할 것
14. 자신이 복종할 명령을 선택해서 하려고 하지 말 것. 만약 그 행위가 완전히 부적절하거나 비도덕적이라고 생각되면 그 행위와의 연관성을 완전히 단절할 것
15. 비폭력 운동에 참여하는 동안이나 감옥에 있는 동안 자신의 동료가 자신의 가족을 돌보아 준다는 조건으로 참여하지 말 것. 즉, 그들이 그런 도움을 줄 것이라고 기대하지 말 것
16. 공적인 언쟁을 야기하는 원인이 되지 말 것
17. 그러한 언쟁에 한쪽 편을 들어서는 안 되지만, 옳다고 입증되는 편만을 지지할 것. 즉, 내적인 종교적 충돌의 경우 위험한 쪽에 있는 자들을 (비폭력적으로) 보호하기 위해 목숨을 바칠 것
18. 공적인 언쟁을 야기할 수 있는 경우를 피할 것
19. 공동체의 종교적 감수성을 해칠 수 있는 과정에는 참여하지 말 것

법을 제정하는 것은 활동인데, 그 활동은 도덕에 의해 지배된다. 국가가 내리는 모든 결정에서 고려해야 할 3가지 중요한 도덕적 고려사항이 있다.

- 공적인 번영
- 개인의 권리
- 개인 간의 정의

이 책에서 논의를 해나갈 때 우리는 이러한 고려사항을 조정하는 것이 대단히 어려운 과제임을 확인할 것이다. 개인의 행위를 지도해 줄 가치들이 상충할 수 있듯이 국가의 결정을 지도해 줄 가치들도 상충한다. 판단하기 어려운 결정을 피할 수는 없다.

박스 3.5 활동: 창의적 글쓰기

지금은 2020년이다. 과학자들은 처음 사용할 경우 우리의 수명에 건강히 보낼 수 있는 10년을 확실히 추가시켜 줄 어떤 방법을 발견하였다. 두 번째 사용할 경우에는 10년을 더 추가시켜 주지만, 건강히 보낼 수 있는 10년은 아니다. 불행하게도 그 방법을 사용하기 위해서는 매우 비싼 비용을 지불해야 한다. 그러나 그 소식이 알려지자 수많은 사람들이 그 방법을 이용할 수 있기를 몹시 원하고 있다.

이러한 상황에서 정부의 최종적인 결정을 내릴 수 있는 사람(대통령 또는 국무총리)의 생각을 짧은 글(500단어 이내)로 작성해 보자.

우리는 12장에서 이 문제에 대해 더 자세히 생각해 볼 것이다.

이로써 사회 속에서의 윤리에 관한 논의, 도덕법칙과 국법의 관계에 관한 논의를 마치고자 한다.

요약

- 많은 윤리적 결정은 개인이 아닌 정부에 의해 내려진다.
- 개인적인 윤리적 결정은 고려되어야 할 법에 의해 지배되는 사회 속에서 항상 이루어진다.
- 민주주의에서 개인은 정부의 결정을 내리는 절차에 참여할 수 있다.
- 생명공학기술의 발달은 개인뿐만 아니라 정부에 의해 다루어야 할 많은 도덕적 결정을 발생시킬 것이다.
- 국법은 도덕규칙과 구분되는데, 이상적으로는 국법이 도덕규칙에 의해 제약된다고 할 수 있다.
- 도덕적 결정을 할 때 정부는 복지, 권리, 정의에 대한 고려에 의해 제약된다.

더 생각해 볼 문제

'윤리적 문제'와 '사회적 문제'의 차이는 무엇인가?

국법의 규칙은 도덕의 규칙과 어떻게 관련되는가?

'자연상태'는 무엇이며 정치철학자들에게 중요한 이유는 무엇인가? 우리는 법을 준수해야 할 도덕적 의무가 있는가, 없는가? 그 이유는 무엇인가?

법에 대한 반역은 정당화되는가? 정당화된다면, 언제인가? 반역이 도덕적으로 정당화된다면 그 반역은 어떤 형식을 취하겠는가?

국가의 결정을 이끌어 낼 원칙은 무엇인가?

민주주의 시민들은 국가의 결정 과정에 참여해야 하는가? 그 이유는 무엇인가?

추가 활동

'하트-풀러 논쟁(Hart-Fuller debate)'을 검색엔진에 입력하여, 도덕과 법이 함께할 수 있는 정도에 관한 이 유명한 논쟁을 찾아본다.

두 사람이 짝을 이루어 자연상태에서의 삶이 어떠한지에 관한 로크와 홉스의 논쟁에서 각자 역할을 맡아 토론해 본다.

http://www.wgp.cf.ac.uk/CitizensJury.htm에 접속하여, 웨일스 진 팍(Wales Gene Park)이 글러모건 대학교(University of Glamorgan), 테크니퀘스트(Techniquest)와 함께 만들어 낸 맞춤아기에 관한 시민 배심원에 대해 알아본다.

생명공학기술에 의해 야기된 사회적 문제에 관해 시민 배심원을 설정하는 것을 고려해 본다.

http://webarchive.nationalarchives.gov.uk/20100824180635/ http://yourfreedom.hmg.gov.uk/에 접속하여, 영국 시민들이 폐기해야 한다고 믿고 있는 법을 찾으려는 영국 정부의 시도에 대해 알아본다.

지역 주민들이 폐기해야 한다고 믿고 있는 법에 관해 가족, 친구, 동료 학생 등을 대상으로 여론조사를 수행해 본다.

http://www.pbs.org/wnet/religionandethics/episodes/march-20-2009/civil-disobedience/2473에 접속하여, 팀 디크리스토퍼(Tim DeChristopher)가 교도소에 가야 하는지 결정해 본다.

우리나라에서 시민불복종에 관한 유명한 사례를 찾을 수 있는지 알아본다.

주석

1 http://www.hfea.gov.uk. The website of the HFEA.
2 http://www.open2.net/historyandthearts/philosophy_ethics/state_of_nature_p.html. The state of nature from the BBC with the Open University.
3 http://www.procon.org/. A US website offering the pros and cons on many controversial issues. The website: http://www.sac.edu/students/library/nealley/websites/controversial.htm contains many useful resources on controversial issues.
4 http://www.guardian.co.uk/world/robert-mugabe. Articles on Robert Mugabe from the UK's *Guardian* newspaper.
5 http://www.bbc.co.uk/news/world-asia-pacific-15256929. A BBC Country Profile on North Korea.
6 http://news.bbc.co.uk/cbbcnews/hi/find_out/guides/world/united_nations/types_of_government/newsid_2151000/2151570.stm. A BBC website on different types of government.
7 http://philosophy.hku.hk/think/value/reflect.php. An OpenCourseWare website on the type of critical thinking known as striving for 'reflective equilibrium'.
8 http://www.ncl.ac.uk/peals/dialogues/juries.htm. A website from PEALS (Policy, Ethics and the Life Sciences) describing its 'Citizens' Jury' project.
9 Gandhi, M.K. (23 February 1930) 'Some Rules of Satyagraha'. Young India (Navajivan) (*The Collected Works of Mahatma Gandhi*, vol. 48, p. 340).

더 읽어 볼 것과 유용한 웹사이트

Boucher, D and Kelly, P. (ed.) (2009) *Political Thinkers from Socrates to the Present.* Oxford: Oxford University Press.

Haldane, J. (2009) *Practical Philosophy: Ethics, Society and Culture.* St Andrews: St Andrews Studies in Philosophy and Public Affairs, Imprint Academic.

Miller, D. (2003) *Political Philosophy: A Very Short Introduction.* Oxford: Oxford University Press.

http://www.citizen.org.uk/. The website of the UK's Institute for Citizenship offering plenty of resources and activities to promote citizenship.

http://www.changemakers.org.uk/. A website aimed at encouraging young people to engage in active citizenship.

http://www.youtube.com/watch?v=nmVtdFLzlvI. A lecture on the history of political philosophy by John Rawls, a highly influential contemporary political philosopher.

4 윤리이론: 덕, 의무, 행복

Ethical theories: virtue, duty and happiness

목표

- 도덕의 형이상학과 인식론에 대해 고찰한다.
- 아리스토텔레스와 덕윤리학에 관해 학습한다.
- 덕윤리의 장점과 단점에 대해 고찰한다.
- 임마누엘 칸트와 의무론에 대해 이해한다.
- 의무론의 장점과 단점에 대해 고찰한다.
- 존 스튜어트 밀과 공리주의에 대해 이해한다.
- 공리주의의 장점과 단점에 대해 고찰한다.
- 도덕적 딜레마에 접근할 때 세 가지 이론을 어떻게 조정할 수 있을지 고려한다.

만약 우리가 모든 윤리이론을 검토한다면, 이 책은 너무 길어지게 될 것이다. 대신에 우리는 추종자들이 가장 많은 세 가지 이론을 검토하려고 한다. 세 가지 이론은 다음과 같다.

덕윤리(virtue ethics): 이 이론에 따르면, 옳은 행위란 유덕한 자에 의해 수행될 수 있는 행위이다.

의무론(deontology): 이 이론에 따르면, 옳은 행위란 의무로부터(또는 '도덕법칙에 대한 존중'으로부터) 수행되는 행위이다.

공리주의(utilitarianism): 이 이론에 따르면, 옳은 행위란 최대 다수의 최대 행복을 산출하는 행위이다.

이론들 각각은 도덕에 관한 형이상학(즉, 어떤 행위를 도덕적으로 옳거나 그른 행위로 만들어 주는 것)에 관한 설명과 도덕에 관한 인식론(즉, 어떤 행위가 옳거나 그른지를 우리가 어떻게 알 수 있는지)에 관한 설명을 전제한다.

이 이론들에 관해 해석할 때, 그리고 이 책 전반에서 이 이론들을 구체적인 사례에 적용할 때, 아마도 여러분은 한 이론에 먼저 끌리고 이어서 다른 이론에 끌리게 될 것이다. 각 이론은 우리가 어떻게 행위해야 하는지를 결정할 때 비교할 수 있는 강점과 약점을 지니고 있다.

우리는 가장 오랫동안 장수해 온 이론을 검토하는 것부터 시작할 텐데, 그 이론은 모든 시대를 통틀어 가장 위대한 철학자들 중 한 명인 아리스토텔레스의 저작에 기원을 두고 있는 이론이다.

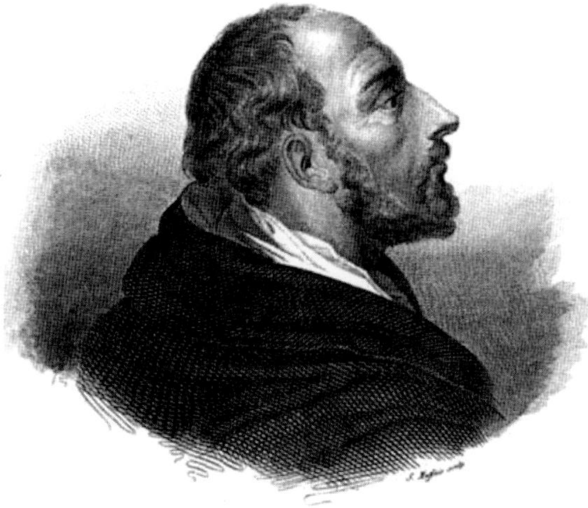

그림 4.1 토머스 아퀴나스(1225~1274). 이탈리아 철학자이자 신학자. © Photolibrary.com.

아리스토텔레스의 이론을 채택한 철학자 중에는 토머스 아퀴나스(Thomas Aquinas), 엘리자베스 앤스콤(Elizabeth Anscombe), 앨리스데어 매킨타이어(Alisdair Macintyre)가 있다.

덕윤리[1]

덕윤리학자는 우리가 어떤 시점에서 무슨 행위를 하는지가 아니라 시간에 걸쳐 어떤 사람이 되는지가 도덕적으로 중요하다고 주장한다. 우리 모두는 오류를 범하지만 자신의 오류를 인식하고 그로부터 배우기 때문에, 우리는 좋은 성격을 습득하는 도정에 있는 것이다. 덕윤리학자에게 우리의 도덕적 목표는 좋은 성격의 습득이다.
위 주장에 동의하게 만들 수 있는 다음과 같은 몇 가지 상황이 있다.

- 두려움에도 불구하고 어떤 소방관은 '불타는 집으로 뛰어들어 자신에게 상해를 입히지 않으면서 어떤 아이를 구할 수 있다'고 판단한다. 그는 뛰어든다. 그러나 안타깝게도 아이를 구하는 데 실패하고 자신에게 상해를 입히고 만다.

덕윤리학자는 그 소방관의 행위는 용기라는 덕을 표현하고 있으며, 따라서 옳은 행위라고 주장한다. 설령 그 행위의 결과가 그 소방관이 목표로 했던 것은 아니라고 하더라도 말이다.

- 가난에 찌든 과학자가 경쟁회사로부터 그가 하던 작업의 세부적인 내용을 알려 줄 경우 금전을 지급할 것이라는 제안을 받는다. 그 과학자는 세부적인 내용은 곧 공개될 것이고, 따라서 그 제안을 수용한다고 하더라도 회사에 아무런 해도 입히지 않을 것이라는 점을 알고 있다. 그럼에도 불구하고 그 과학자는 그 제안을 거부하는데, 자신의 회사를 배신할 수 없기 때문이다.

덕윤리학자는 그 과학자의 행위는 충직이라는 덕을 표현하고 있으며, 따라서 옳은 행위라고 주장한다. 비록 충직한 행위를 할 때 아무에게도 명백한 이익을 주지 않으면서 자신의 이익에는 반하는 행위를 하는 것이 분명하더라도 말이다.

- 일자리가 없던 생물학자가 자신이 꿈꾸던 직업을 가질 수 있는 면접을 보게 된다. 면접이 진행되면서, 그는 자신이 지원하는 회사가 피고용인이 기독교인이기를 바라는 기독교 조직으로부터 후원을 받는 회사임을 알게 된다. 비록 기독교인이 될 것이라는 거짓된 주장을 할 수도 있지만, 그는 거짓말하기를 원하지 않으며, 따라서 그 직업을 얻지 못한다.

이 생물학자의 행위는 자멸하는 행위로 생각될지도 모른다. 그러나 덕윤리학자에게 그의 행위는 정직이라는 덕을 표현하는 행위이며, 따라서 옳은 행위인 것이다.

성향으로서의 덕

덕윤리학자는 우리가 준수함으로써 옳은 행위를 하게 될 일련의 규칙은 존재하지 않는다고 믿는다. 덕윤리학자는 또한 우리가 어떤 결과(행복이나 평등)를 산출하려고 단순히 노력하는 것만으로는 옳은 행위를 하는 데 성공할 수 없을 것이라고 한다. 덕윤리학자에 따르면, 옳은 행위를 확실히 하는 유일한 방법은 올바른 개인이 되는 것인데, 올바른 개인은 덕을 전적으로 소유한 개인이 되는 것이다. 그러한 개인은 도덕적으로 행위하지 않을 수 없는데, 그의 행위가 유덕한 성격을 표현한 것이기 때문이다.

도덕에 관한 이 설명의 핵심은 덕이라는 개념이다. 덕(virtue)이란 어떤 방식으로 용기있게, 정직하게 또는 자비롭게 행위를 하려는 성향을 말한다. 덕을 습득하는 것은 쉬운 문제

부족	중용의 덕	과도
비겁	용기	무모
무관심	절제	방탕
인색	관대	낭비
볼품없음	장엄	천박
소심	대범	허영
야망 없음	(이름 없음)	야망
생기 없음	온화	성마름
자기비하	진실함	허풍
촌스러움	재치	저속
까칠함	친절	아첨

그림 4.2 아리스토텔레스적 덕: 중용과 양 극단으로 이루어져 있다.

From the Moral Premise Blog based on 'The Moral Premise: Harnessing Virtue and Vice for Box Office uccess' by Stanley D. Williams, PhD published by Michael Wiese Productions Books, Studio City, 2006 (http://moralpremise.blogspot.com/2010/07/aristotles-nicomachean-ethics-mean.html).

가 아니다. 정직하고, 용기 있으며, 현명하고, 절제 있으며, 친절하고, 충직한 사람이 되는 문제이다. '중용(golden mean)'을 준수하는 문제이며, 따라서 행위를 할 때 극단으로 가지 않는 것이 중요하다. 위험에 직면해서 무모하거나 비겁하게 행동하지 않고 용기 있게 행동하며, 타인과의 상호작용에서 까칠하거나 아첨하지 않고 친절하게 대하는 것이다.

덕을 습득하기 위해서는 덕을 숙고하고 덕의 참된 특성은 물론 덕이 요구하는 것을 익히는 것이 필수적이다. 그 덕에 부합하는 행위를 하는 것 또한 필수적이다. 만약 정직이 요구하는 행위를 하지 않는다면 정직이 무엇인지와 무엇을 요구하는지를 안다고 해 보았자 소용이 없다. 마지막으로 덕이 요구하는 행위를 하는 것이 필수적인데, 그 덕이 그 행위를 요구하기 때문이다. 순간적인 양심 때문에, 또는 설득력 있는 거짓말을 생각해 낼 수 없기 때문에 진실을 말하는 것은 정직이라는 덕을 표현하는 것이 아니다.

박스 4.1 철학적 배경: 아리스토텔레스(Aristotle, BC 384~322)

아리스토텔레스[2]에게 유덕한 사람이란 다음과 같다.

- 옳은 행위가 무엇인지를 알면서
- 그 행위를 수행하며
- 그 행위가 옳은 행위이기 때문에 그 행위를 수행하는 사람이다.

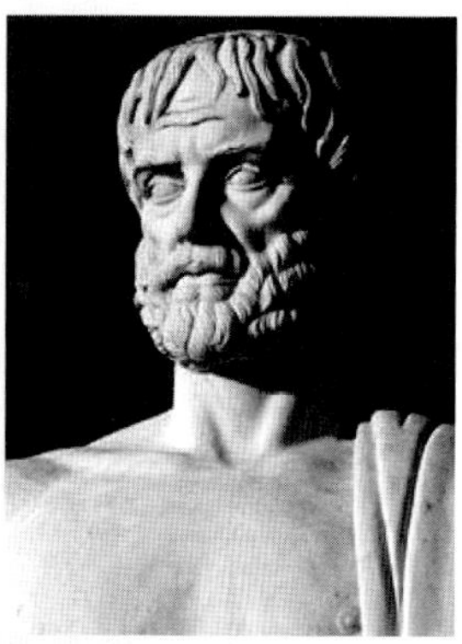

그림 4.3 ■ 아리스토텔레스
© iStockphoto.com/ Panagiotis Karapanagiotis.

아리스토텔레스에게 유덕함이란 옳은 습관을 습득하는 문제이다. 운동선수가 자신의 자연적 재능을 발달시키기 위해서 옳은 습관을 습득하지 않으면 안 되듯이, 인간은 도덕적으로 연약하게 되지 않기 위해서 덕에 부합하는 행위를 습관적으로 하지 않으면 안 된다.

아리스토텔레스는 인간은 자신의 노력을 통해 성취할 수 있는 잠재성을 지닌 유일한 존재라고 믿었다. 그는 이 잠재성을 실현하고 행복[3]을 성취할 수 있는 유일한 방법은 덕을 습득하는 것이라고 믿었다.

물론 자신의 자녀가 사고로 죽는다면 어느 부모도 그가 아무리 유덕하다고 하더라도 행복하지는 않을 것이다. 운과 돈도 행복을 위해 또한 필요한 것이다. 아리스토텔레스에게 덕은 행복의 필요조건이지 충분조건은 아니다.

중요한 측면에서 덕을 습득하는 것은 행복을 위한 수단으로 이해될 수 없다. 자신의 행복을 원하기 때문에 유덕해지려고 하는 사람은 핵심을 놓치고 있는 것이다. 왜냐하면 덕은 그 자체가 보상이기 때문이다.[4]

덕윤리와 인식론

어떤 이들에게는 덕과 윤리 간에 불편한 순환성이 존재하는 것처럼 보일 수 있다. '어떤 이는 그가 유덕한 이유 때문에 유덕한 행위를 한다면 유덕한 것'이고, 그러면 '유덕한 행위는 유덕한 이유 때문에 유덕한 자에 의해서 수행된 행위일 것'이라고 주장한다. 그렇다면 '어떤 행위를 해야 할지에 대해 아무런 지침도 주지 않는 윤리학의 이론은 도대체 무슨 소용이 있는가'라는 의문이 제기될 수 있다.

이 비난에 대해 덕윤리학자는 어떤 행위가 도덕적 행위인지를 말해 줄 지침과 같은 것은 존재하지 않는다고 응수할 것이다. 도덕적으로 행위하는 방식을 우리가 배울 수 있는 유일한 방법은 이미 도덕적인 행위를 한 사람을 모방하는 것이다. 만약 도덕적으로 행위하기 위해 자신이 어떻게 행위해야 하는지를 스스로 알 수 있을 정도까지 모방한다면, 그리고 도덕적으로 행위하는 것이 습관이 된다면, 우리는 유덕하게 된 것이다. 그때조차도 우리가 습득한 지식은 어떤 지침 속에 있는 그러한 종류의 지식은 아닐 것이다. 즉, 도덕과 관련해서 우리를 도와줄 일련의 규칙은 존재하지 않는다. 도덕적 지식은 실천적인 지식이지, 이론적인 지식이 아니다.

따라서 우리 자신의 행위와 관련해서 덕이론이 우리에게 제공하는 유일한 지침은 유덕한 사람을 찾아서 그를 모방하라고 조언하는 것이다. 하지만 그러한 조언은 공허하지 않다. 그 조언은 도덕적 딜레마에 직면해서 우리가 통상 하는 행위를 적절히 설명해 주고 있다. 즉, 우리는 자신이 존경하는 자에게 도움을 요청한다.

도덕적 딜레마에 직면해서 그러한 결정 절차를 따르는 것은 비단 개인만이 아니다. 정부도 생명윤리학 분야에서 '훌륭하고 선량한 사람들(the great and the good)'이 속해 있는 위원회와 공조하며, 그러한 위원회는 매우 흔하다.[5] 위원회 중 최선의 위원회는 광범위한 배경과 견해로 이루어진 인재들 중에서 입증된 실적이 있는 자들을 뽑은 것이고, 모든 관점을 포괄하는 것이 좋으며, 어느 관점이든 단순히 받아들이는 것은 아닐 것이다.

박스 4.2 사실에 입각한 정보: 훌륭하고 선량한 사람들의 위원회

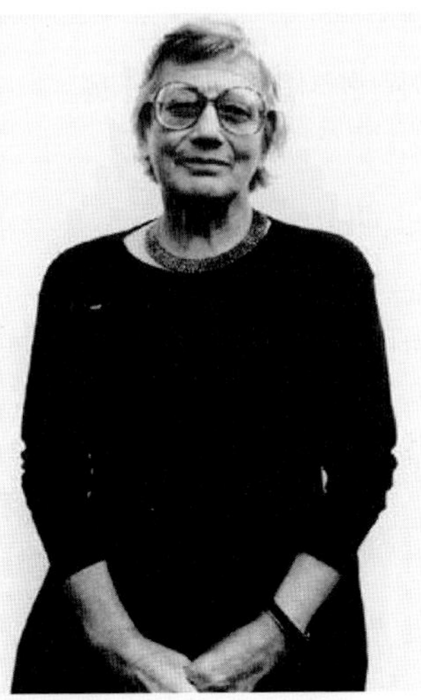

그림 4.4 ■ 메리 워녹(1990)
© Steve Pyke/Premium Archive/Getty Images.

1982년 영국 정부는 체외수정과 발생학을 규제하기 위한 원칙을 개발하기 위한, 특히 배아의 도덕적 지위를 결정하기 위한 조사위원회를 발족하였다(7장 참조). 이 위원회는 나중에 바로니스 워녹(Baroness Warnock)으로 개명한 철학자 메리 워녹(Mary Warnock)이 위원장을 맡았다.

이 위원회에서는 인간 배아는 보호되어야 하지만, 배아에 관한 연구와 체외수정은 적절한 규제조치를 전제로 허용될 수 있다고 주장하였다. 이 위원회는 인간 배아의 사용, 저장, 연구를 규제할 기구를 설립할 것을 제안하였다. 이 기구가 바로 인간 수정과 발생학 기구(Human Fertilisation and Embryology Authority, HFEA)이다.

이 위원회의 결과물은 인간 수정과 발생학 기구의 초석을 만들어 준 1984년의 워녹 보고서(Warnock Report)로 출간되었다.[6]

덕윤리의 문제

덕윤리학자들이 고심해야 할 몇 가지 문제가 있다.

유덕한 사람을 어떻게 아는가?

유덕한 체하는 것은 가능한가? 예컨대 부정직한 자는 자신을 신뢰하기를 원할 것이다. 이 점이 그에게 대부분의 경우 진실을 말할 이유를 제공해 준다. 그러나 그는 자신에게 이익이 될 경우에 거짓말을 할 준비가 되어 있을 것이다. 우리는 이러한 자와 정말로 정직한 자를 어떻게 구분할 수 있는가?

유덕한 사람이 존재하는가?

인간은 (종종 자신이 무슨 행위를 하고 있는지 모르듯이) 무지할 수 있고, (종종 자신이 해야 하는 행위를 하지 않듯이) 유약할 수 있으며, (때때로 잘못된 이유 때문에 어떤 행위를 하듯이) 부정직할 수 있다. 만약 어느 누구도 유덕하지 않다면, 덕윤리는 실천적이지 않은 이론이라는 것이 확실한가?

유덕한 자가 그 행위를 하기 때문에 그 행위는 유덕한 행위인가, 아니면 그 행위가 유덕하기 때문에 유덕한 자가 그 행위를 하는 것인가?

어느 것이 먼저 오는가? 유덕한 자인가, 아니면 유덕한 행위인가? 어떤 행위가 (i) 유덕한 행위이며, (ii) 어떤 유덕한 자도 수행할 수 없는 그러한 행위가 존재할 수 있는가?

덕이란 무엇인가?

아리스토텔레스의 목록은 확정적인 목록인가? 기독교의 목록은 어떠한가?

박스 4.3 활동: 짝 토론

다음 두 진술에서 마더 테레사(Mother Teresa)를 상상해 보자.

> 마더 테레사 1은 분홍빛 실크 옷을 입고 춤추기를 갈망하지만, 가난한 자를 돕는 것이 옳은 일이라는 믿음이 그 욕구를 압도한다.
>
> 마더 테레사 2는 가난한 자를 돕는 삶 이외의 삶은 생각해 본 적이 없다.

아리스토텔레스는 테레사 1이 더 유덕하다고 주장할 것이다. 그 까닭은 '그녀가 본성적으로 이타적이라는 이유' 때문이 아니라 '그녀가 그 행위가 옳은 행위라고 믿기' 때문에 그 행위를 한다는 것이다. 여러분은 이 의견에 동의하는가?

10분간의 토론 후에 참여자들은 논의 내용에 대해 피드백을 받게 될 것이다.

이 책의 덕윤리

7장에서 배아의 도덕적 지위에 관한 논쟁과 관련된 덕윤리를, 4장에서 인간의 유전자 강화와 관련된 덕윤리를 접하게 될 것이다.

의무론

어떤 행위가 도덕적으로 허용되는지, 또는 금지되는지에 대해 강한 직관이 존재한다.[7] 이러한 상황은 여러분의 직관을 촉발시킬 수 있다.

- 의사가 건강한 노숙인 한 명을 고통 없이 죽여서 그의 장기를 자신의 죽어가는 환자 7명에게 이식시킴으로써 그 환자들의 생명을 구할 수 있다.

의무론자는 그 노숙인을 죽이는 것은 아무리 고통 없이 죽이더라도, 그리고 그를 죽임으로써 7명의 생명을 구할 수 있다고 하더라도, 그르다고 주장한다.

- 정부의 어떤 관료가 식량위기를 필사적으로 막기 위해, 그리고 유전자변형식품에 대한 공포가 과장되었다고 믿기 때문에, 자신의 부하직원에게 유전자변형식품의 상표를 떼서 그렇지 않은 식품으로 유통시키라고 명령한다.

의무론자는 어떤 이가 자신이 하기를 바라는 행위를 하게 하기 위해 사람들에게 거짓말을 하는 것은 그르다고 주장한다. 심지어 그 사람들의 믿음이 거짓이고 거짓말을 함으로써 그들의 생명을 구할 수 있다고 하더라도 말이다.

- 이미 두 딸을 둔 어떤 아버지는 혼인 지참금을 또 한 번 지불해야 한다면 자신의 가족은 굶어 죽을 것이라고 믿기 때문에, 셋째도 딸이라는 것을 알고는 낙태를 원치 않는 자신의 아내에게 낙태를 강요한다.

의무론자는 어떤 사람을 강요해서 그가 원하지 않는 행위를 하게 하는 것은 설령 그것이 그에게 이익이 된다고 하더라도 그르다고 믿는다.

자유에 대한 제약으로서의 규칙

의무론자에게 목적은 수단을 정당화할 수 없다. 즉, 어떤 행위가 내재적으로 그르다면, 그 행위의 결과가 아무리 좋더라도 상관이 없으며, 그 행위는 금지되어야 한다. 마찬가지로 어떤 행위가 만약 내재적으로 옳다면, 그 결과가 어찌되든 간에 그 행위를 할 것이 도덕적으로 요구된다.

의무론자가 내재적으로 옳거나 그르다고 믿는 다양한 유형의 행위에 의거해서 의무론(deontology: 'duty'에 해당하는 그리스어에서 유래)도 다양한 유형이 생겨났다. 예컨대 십계명을 소중히 여기는 자들도 의무론자이듯이, 칸트적인 '정언명령(categorical imperative)'을 소중히 여기는 자들도 의무론자이다(박스 4.4). 의무론의 핵심에는 어떤 유형의 행위를 금지하거나 명령하는 규칙이 있다. 덕윤리학자와 달리 의무론자에게 도덕이란 전적으로 규칙에 관한 것이다. 비록 그러한 규칙이 자라면서 배운 단순한 규칙은 아니지만 말이다.

박스 4.4 철학적 배경: 임마누엘 칸트(Immanuel Kant, 1724~1804)

칸트의 관점에서 우리는 무엇을 믿을지 자신의 삶을 어떻게 살지를 결정할 권리를 스스로 가진다.[8] 칸트는 타인이 우리 자신과 같다는 것을 인정할 때 타인의 자기결정권도 인정하지 않으면 안 된다고 주장한다. 칸트에 따르면 이로부터 '도덕법칙'의 전체 내용이 귀결된다.

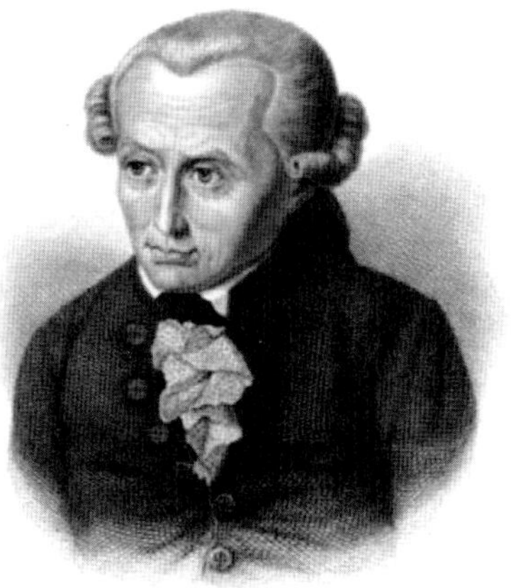

그림 4.5 ■ 임마누엘 칸트
© iStockphoto.com/Steven Wynn.

칸트는 도덕법칙을 구체화한 몇몇 정식, 즉 정언명령을 제시하는데, 가장 중요한 두 가지는 다음과 같다.

인간성 원칙(the principle of humanity): 자신이나 타인 안에 있는 인간성을 오직 수단으로만 대우하지 말고 항상 목적으로 대우한다.

자기결정을 하는, 즉 '자체 목적으로' 대우받아야 할 권리를 발생시키는 것은 우리가 이성과 자유의지를 소유하기 때문이라고 칸트는 믿었다. 칸트에 따르면 타인을 우리 자신의 목적을 달성하기 위한 한낱 도구로 사용하는 것은 항상 그르다.

보편화 가능성 원칙(the principle of universalisability): 자신이 보편적 법칙으로 의지할 수 있을 준칙에 따라서만 행위한다.[9]

우리는 이유에 근거해서 행위에 관한 선택을 한다. 칸트는 이유에 근거한 행위의 지침을 '준칙(maxim)'이라고 부른다. 그는 어떤 이유 때문에 행위를 하기 전에 '모든 사람들이 그 행위를 했다면 어떻게 되겠는가?'라고 우리 자신에게 항상 물어야 한다고 주장한다.

만약 어떤 이가 여러분을 위해 어떤 일을 하도록 하기 위해 그 사람에게 거짓말을 하려고 한다고 해 보자. 자신이 원하는 것을 하도록 하기 위해 모든 사람들이 어떤 사람에게 거짓말을 한다면 어떻게 되겠는가? 그러한 행위는 신뢰를 불가능하게 만들 것이라는 점은 명백하다. 그리고 신뢰가 없다면 사회는 존속할 수 없을 것이다. 칸트는 이러한 점을 스스로 승인하는 것은 자신을 특별한 예외로 취급하지 말아야 할 이유를 제시해 준다고 한다. 만약 여러분이 원하는 것을 하도록 하기 위해 누군가에게 거짓말을 한다면, 그 밖의 모든 사람들도 그렇게 할 것이다.

칸트가 말하는 도덕법칙은 이유에 따라 행위를 하는 우리의 능력으로 인해 우리를 절대적으로 구속한다. 즉, 부도덕하게 행위를 하는 것(to act immorally)은 비합리적으로 행위를 하는 것(to act irrationally)이다.

의무론과 절대주의

많은 사람들은 의무론을 멀리 하는데, 왜냐하면 의무론자는 절대주의자이기 때문이다. 그들은 어느 곳, 어느 때, 어느 누구에게나 참인 도덕법칙이 존재한다고 믿는다. 만약 여러분이 이를 거부한다면 의무론을 거부하는 것이다.

그러나 다양한 유형의 규칙이 존재한다. '거짓말을 하지 마라'와 '약속을 지켜라'와 같은 규칙이 있고 '자신이 대우받고 싶은 대로 상대방을 대우하라'는 규칙도 있으며, '타인을 자신의 목적을 이루기 위한 수단으로 대우하지 마라'와 같은 규칙도 있다.

많은 사람들은 절대주의를 무시하는데, 첫 번째 종류의 어떠한 규칙도 절대적으로 참이 아니라고 믿기 때문이다. 그러나 이 점이 두 번째 종류의 규칙 또한 절대적으로 참이 아니라는 점을 입증하지는 못한다. 두 번째 종류의 도덕규칙이 절대적으로 참이라고 생각하게 할 이유들이 존재하기 때문이다. 만약 자신이 원하는 방식으로 대우받기를 원한다면, 그 밖의 모든 사람들도 자신이 원하는 방식으로 대우받기를 원한다고 생각하는 것은 합당한 것이다. 물론 그들이 여러분이 원하지 않을 방식으로 대우받기를 원할지도 모르지만, 여러분이 원하는 방식으로 대우받는 것에 대해서 가지는 권리와 마찬가지의 권리를 그들도 가지는 것이다.

많은 사람들은 '서로 다른 문화는 (또는 서로 다른 개인은) 서로 다른 도덕적 믿음을 가지기 때문에 이 점은 도덕적 진리는 틀림없이 상대적이라는 점을 함축한다'고 생각한다. 믿음에서의 차이를 설명하는 한 가지 방식은 진리는 담론이 이루어지는 영역에 상대적이라고 설명하는 것이다. 이는 확실히 맞는 말이다. 가령 프랑스인이 오후 5시라고 믿는 시각을 미국인은 오전 11시라고 믿는 경우가 그 경우이다. 양쪽 모두가 참인데, 시간적인 진리란 시간의 영역에 상대적이기 때문이다.

그러나 믿음에서의 차이를 상대주의에 호소하지 않는 설명도 있다. 도덕적 믿음에서의 차이를 설명하는 비상대적인 두 가지 방식이 있다.

(i) 서로 다른 상황에서 서로 다른 '저차 수준(lower level)'의 믿음을 발생시키는 '고차 수준(higher level)'의 믿음이 있다.
(ii) 어떤 믿음은 사실상 거짓일 수 있다.

에스키모족은 연로한 자들을 고통 없이 죽게 하곤 한다. 하지만 우리는 가능한 한 자신의 생명을 유지시키고자 한다. 그러나 에스키모족이 살려고 하는 삶과 우리가 살려고 하는 삶의 차이를 전제로, '우리는 연로한 자를 존중해야 한다'는 공통적인 믿음이 에스키모족과 우리에게 서로 다르게 표현된 것일 수 있다. 비유하자면, 유전적으로 동일한 두 개의 씨앗이 서로 다른 환경에서 자라는 경우에 표현형은 매우 다를 수 있다.

'연로한 자를 고통 없이 죽게 해야 한다'는 어떤 '저차 수준'의 믿음은 단지 어떤 문화에 상대적으로만 참이어야 한다는 점이 절대주의가 거짓이라는 점을 입증하지는 못한다. 왜냐하면 '모든 사람들은 그 자체 목적으로 대우받아야 한다'와 같은 '고차 수준'의 믿음이 절대적 진리가 아니라는 점을 입증하지는 못하기 때문이다.

도덕적 믿음에서의 차이는 또한 오류로 인한 것일 수 있다. 여성들에게 할례를 시킴으로써 그들을 존중한다고 주장하는 사회는 단순히 오류를 범한 것인가? 연로한 자들을 고통 없이 죽게 하지 않는 것은 그르다는 것도 그럴 수 있는가? 다른 사람들의 믿음이 우리 자신의 믿음과 다르다는 것을 알게 될 때, 이 인식은 적어도 우리 중 하나는 그르다는 점만을 말해주는 데 그칠 수도 있는 것이다(자비의 원칙을 논의하는 5장에서 이 문제를 다시 검토할 것이다). 특히 이 인식이 그 자체로 절대주의는 그르다는 점을 우리에게 말해 주지는 않는다.

박스 4.5 철학적 배경: 통속적 상대주의

어떤 사람들은 도덕적 절대주의를 흔한 논리적 오류 때문에 거부한다. 그들은 모든 사람의 도덕적 믿음은 존중되어야 한다고 생각하며, 그 점은 도덕적 상대주의는 참이어야 한다는 것을 뜻한다고 생각한다.

다음 논증을 살펴보자.

전제 1: 모든 사람의 도덕적 믿음은 존중되어야 한다.
결론: 따라서 어떠한 도덕적 믿음도 절대적으로 참인 것은 아니다.

철학자 버나드 윌리엄스(Bernard Williams)는 이 논증을 '통속적 상대주의(vulgar relativism)'라고 불렀는데, 그 까닭은 다음과 같다.

- 만약 그 전제가 참이라면, 그 결론은 거짓이다(왜냐하면 그 전제는 절대적으로 참이라는 도덕적 믿음이기 때문이다).
- 만약 그 결론이 참이라면, 그 전제는 거짓이다(왜냐하면 어떠한 도덕적 믿음도 절대적으로 참일 수 없기 때문이다).

통속적 도덕 상대주의는 자멸한다.

설령 우리가 모든 사람의 도덕적 믿음을 존중해야 한다고 하더라도, 이 점이 '우리가 그 믿음이 참이라고 주장할 필요가 있다'는 것을 뜻하지 않는다. 어떤 자들을 존중하면서 그들이 거짓 믿음을 가지고 있다고 믿는 것은 전적으로 가능한 일이다. 어떤 자들을 존중하면서 그들이 거짓된 믿음을 가지고 있다고 말하는 것도 가능한 일이다. 중요한 것은 여러분이 그것을 말하는 방식이다.[10]

이 점에 관한 추가적인 논의는 5장과 6장을 참조하기 바란다.

의무론의 문제

의무론자가 고심해야 할 몇 가지 문제가 있다.

어느 행위가 내재적으로 옳거나 그른지를 어떻게 아는가?

어떤 의무론자들은 우리는 특별한 도덕적 능력을 가지고 있다고 믿는다. 즉, 어떤 나뭇잎이 푸르다는 것을 인식하듯이, 우리는 어떤 행위는 그르다는 것을 인식한다. 다른 의무론자들은 신은 우리에게 어느 행위가 옳거나 그른지를 계시해 준다고 믿는다. 다른 의무론자들은 이성이 어느 행위가 옳거나 그른지를 말해 준다고 믿는다(박스 4.4).

내재적으로 옳거나 그른 행위가 있는가?

많은 사람들은 내재적으로 옳거나 그른 행위의 존재를 거부한다. 예컨대 결과주의자들은 어떤 행위를 옳거나 그른 것으로 만들어 주는 것은 오직 결과라고 믿는다.

일련의 규칙을 맹목적으로 준수하는 것이 어떻게 우리를 도덕적으로 만들 수 있는가?

일상적인 도덕규칙이 그렇게 쉽게 충돌할 때 도덕에 대한 '규칙모음집(rulebook)'이 존재한다고 생각해야 할 어떤 이유가 있는가?

'자신이 대우받을 방식으로 상대방을 대우하라'와 같은 규칙이 행위에 대한 어떤 지침을 제공할 수 있는가?

만약 의무론자가 '우리는 위와 같은 또는 '다른 사람들을 항상 목적으로 대우하라'와 같은 규칙을 준수해야만 한다'고 주장한다면, 그는 어떤 행위의 지침을 제시하고 있는 것인가?

도덕규칙을 위반해야 할 도덕적 이유가 때때로 존재하는 것이 아닌가?

우리가 어떤 한 사람을 죽임으로써 다수의 죽음을 막을 수 있는데도, 의무론자들은 여전히 죽이지 말아야 한다고 주장할 것인가?

박스 4.6 활동: 소집단 활동

주선으로 돌진하고 있던 기차의 방향을 지선으로 돌림으로써 지선에서 작업을 하고 있던 1명을 죽이고 주선에 있던 5명을 살릴 수 있다고 해 보자. 만약 우리가 기차의 방향을 지선으로 돌리면 1명을 죽일 것이고, 돌리지 않는다면 그 5명은 죽을 것이다.

어떤 의무론자들은 기차의 방향을 돌려서는 안 된다고 주장할 것이다. 돌리지 않을 경우 5명의 죽음이 야기되겠지만, 우리의 어떠한 행위(작위)도 그들을 죽음에 이르게 한 원인은 아니며 우리는 자신이 하지 않은 행위에 대해서 도덕적 책임을 지지 않는다. 그런 의무론자들은 '작위-부작위 구분(act-omission distinction)'[11]에 의거하고 있는 것이다.

다른 의무론자들은 5명을 구하기 위해 기차의 방향을 돌려야 한다고 주장할 것이다. 돌릴 경우에 1명의 죽음은 우리 행위의 예견된, 그러나 의도하지 않은 결과이다. 우리는 자신의 행위가 의도하지 않은 결과에 대해 도덕적으로 책임이 없다고 그 의무론자는 말할 것이다. 그러한 의무론자는 '이중결과론(doctrine of double effect)'[12]에 의거하고 있는 것이다.

소규모 집단에서 참여자들이 토론을 해야 하는 과제가 있다. 즉, '자신이 하지 말아야 하는 행위를 해야 하거나, 자신이 해야 하는 행위를 하지 말아야 한다'고 주장해야 하는 상황으로부터 작위-부작위 구분과 이중결과론이 의무론을 구할 수 있는지에 대해 토론해야 한다.

각 집단의 발표자는 나머지 학생들에게 그 집단의 결론을 제시해야 한다.

13장에서 살펴볼 안락사와 조력살인(assisted killing)에 대한 논의에서는 '작위/부작위', '의도/단순 예견'이라는 두 구분을 특정한 문제에 적용시킨다. 참여자들은 그 학습활동을 하기 전에 위 논의를 읽을 필요가 있다.

이 책의 의무론

5장에서 치료복제에 반대하는 의무론적 논증을, 7장에서 배아의 도덕적 지위에 관한 논의를, 19장에서 충분한 정보 속에서의 동의라는 조건을 살펴볼 것이다.

결과주의

많은 사람들은 도덕적으로 중요한 것은 오직 행위의 결과뿐이라고 보는 강한 직관을 가지고 있다.[13] 아래에는 이 직관을 촉발시킬 수 있을 몇 가지 행위가 제시되어 있다.

- 고통스러운 말기 질병을 앓고 있는 환자가 죽기를 간절히 원한다. 그의 가족은 지쳤으며 의사가 그를 도와주기를 간청한다. 의사는 죽음에 이를 수 있는 진통제를 그에게 준다.

결과주의자는 비록 사람을 죽이는 행위는 일반적으로 말해서 그르긴 하지만, 그를 의사가 도울 때 그 의사는 도덕적으로 행위한 것이라고 주장할 것이다.

- 적군이 어떤 호텔을 공격할 것이라는 것을 알고 있는 고위층 관료가 음식에 독약이 발견되었다는 근거를 들어 호텔을 폐쇄할 것을 호텔 지배인에게 명령한다.

결과주의자는 비록 거짓말을 하는 것이 그르긴 하지만, 거짓말을 하지 않는 결과가 끔찍해서 피해야만 하는 경우가 있을 수 있다고 주장한다.

- 실직한 아들이 우울해 있다는 것을 알고 있는 아버지는 그의 자존감을 회복시켜 주기 위해 집안일을 하도록 그에게 강요한다.

결과주의자는 보통은 사람들로 하여금 어떤 일을 하도록 강요하지 않지만, 강요를 하는 결과가 그렇지 않은 결과보다 때때로 더 좋다는 점을 수용할 것이다.

경험에 근거한 규칙

결과주의자는 어느 행위든 그 자체로 좋거나 나쁘다고 믿지 않는다. 결과주의(consequentialism)에 따르면, 행위를 좋거나 나쁜 것으로 만들어 주는 유일한 것은 그 행위의 결과이다.

만약 어떤 행위의 결과가 다른 행위의 결과보다 좋다면, 그 행위는 수행해야만 한다. 설령 그러한 행위가 다른 경우에서는 종종 수행하지 말아야 하더라도 말이다. 만약 어떤 행위의 결과가 다른 행위의 결과보다 더 나쁘다면, 그 행위는 수행하지 말아야 한다. 설령 그 행위가 좋은 결과를 가져오리라고 종종 예상되는 종류의 행위에 속한다고 하더라도 말이다.

의무론자와 달리, 결과주의자는 목적이 수단을 정당화한다고 생각한다. 어떤 행위를 수행한 결과가 가용한 시간에 다른 행위를 수행한 결과보다 더 좋다면, 수행할 수 없는 행위는 없다는 것이다.

행위의 적합한 목적이라고 생각되는 서로 다른 유형의 결과(행복, 자유, 평등 등)에 따라 서로 다른 유형의 결과주의가 발생한다. 21장에서 생명을 내재적 가치를 지니는 유일한 것으로 생각하는 유형의 결과주의를 살펴볼 것이다. 한편, 가장 잘 알려진 결과주의의 형태는 공리주의이다. 공리주의자는 옳은 행위란 최대 다수의 최대 행복을 산출하는 행위라고 믿는다.

박스 4.7 철학적 배경: 존 스튜어트 밀(John Stuart Mill, 1806~1873)

존 스튜어트 밀[14]은 '우리 모두가 자신의 행복(또는 '공리(utility)')을 요구한다'는 사실은 옳은 행위란 최대 다수의 최대 행복을 산출하는 '성향을 지닌' 행위임을 입증하기에 충분하다고 믿었다. 그는 우리가 요구하는 다른 모든 것, 가령 자유, 평등, 사랑 등을 우리는 행복에 속하는 것으로 원한다고 주장하였다.

밀에게 있어서 행복해진다는 것은 쾌락을 느끼고 고통을 느끼지 않는 것을 말한다. 우리의 도덕적 의무는 쾌락을 극대화하고 고통을 극소화하는 방식으로 행위를 하는 것이다.

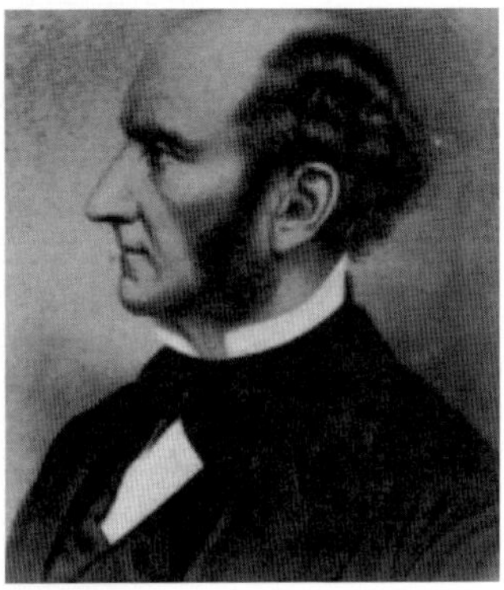

그림 4.6 존 스튜어트 밀
© Photolibrary.com.

밀은 쾌락에는 '고차적' 쾌락과 '저차적' 쾌락이 존재한다고 주장했다. 전자의 예로는 철학 논문을 성공적으로 작성함으로써 얻는 느낌이 있을 수 있고, 후자의 예로는 맛있는 음식을 먹은 후에 가지는 느낌이 있을 수 있다. 밀은 우리가 어떻게 행위를 할지 결정할 때 쾌락의 양뿐만 아니라 질도 고려하지 않으면 안 된다고 믿었다.

밀은 공리주의에 제기되는 많은 반론을 통렬히 비판했는데, 공리주의가 중요한 도덕규칙에 관해서 입에 발린 말 말고는 아무것도 할 수 없다는 반론을 제기하는 경우에만 그랬던 것은 아니다. 어떤 행위에 의해서 얼마나 많은 행복이 산출될지를 계산할 때 신뢰나 약속 관행의 약화와 같은 것을 고려하지 않는 것은 매우 잘못된 것이라고 밀은 주장하였다.[15]

규칙공리주의와 행위공리주의

두 가지 유형의 공리주의, 즉 행위공리주의(act utilitarianism, AU)와 규칙공리주의(rule utilitarianism, RU)가 존재한다고 전통적으로 알려져 있다. 규칙공리주의는 일상적인 도덕규칙을 공리주의자가 승인하도록 하기 위해서 도입되었는데, 행위공리주의에 제기되었던 반론 중 하나가 행위공리주의는 그런 것들을 승인하지 않는다는 데 있기 때문이다.

행위공리주의의 핵심 특성은 최대 다수의 최대 행복을 산출해야만 한다는 최대 행복의 원칙(the greatest happiness principle)에 직접적으로 반하는 모든 개별적 행위를 억제해야 한다는 데 있다. 따라서 어떤 행위가 거짓말이라는 사실은 그 행위를 수행할지를 결정하는 데 중요하지 않다. 왜냐하면 도덕적으로 유일하게 중요한 것은 그 행위가 최대 다수의 최대 행복을 산출하는지 여부이기 때문이다.

규칙공리주의의 핵심 특성은 최대 행복의 원칙에 반하는 모든 행위 유형을 억제해야 한다는 데 있다. 규칙공리주의는 일상적인 의사결정에서 우리를 지도해 줄 규칙을 제시한다. 그리고 특정 행위를 행할지 결정할 때 우리는 그 규칙에 의거해야 한다는 것이다. 따라서 규칙공리주의는 거짓말이 통상적으로 최대 다수의 최대 행복을 산출하는지를 물으면서, 행위 유형으로서의 거짓말을 검토한다. 일반적으로 거짓말은 최대 다수의 최대 행복을 산출하지 않기 때문에 규칙공리주의는 '거짓말을 하지 마라'라는 규칙을 만들 것이다. 어떤 개별 행위를 행할지를 결정할 때, 규칙공리주의자는 자신의 규칙을 고려할 것이다. 예컨대 어떤 개별 행위가 거짓말이기 때문에, 그는 그 행위를 하지 않을 것이다.

하지만 규칙공리주의는 결국 행위공리주의에 의해 무너진다는 주장이 제기되어 왔다. 이를 확인하기 위해, 어떤 규칙을 위반하지만 개별 상황에서 최대 다수의 최대 행복을 의심의 여지 없이 산출하는 행위를 규칙공리주의자가 검토할 때 무슨 일이 벌어지는지를 스스로에게 물어보자. 예컨대 규칙공리주의자가 검토 중인 어떤 개별 행위가 거짓말이라고 해 보자. 그의 규칙은 '거짓말을 하지 마라'인데, 거짓말은 통상적으로 최대 다수의 최대 행복을 산출하지 않기 때문이다. 그러나 이 개별 거짓말이 최대 다수의 최대 행복을 산출할 경우가 명백히 존재한다. 다음 세 가지 가능성을 살펴보자.

(i) 규칙공리주의자가 그 규칙을 위반하는 경우(이때 그는 행위공리주의자와 다르지 않다)
(ii) 규칙공리주의자가 그 규칙을 준수하는 경우(이때 그는 의무론자와 다르지 않다)
(iii) 규칙공리주의자가 새로운 규칙을 제시하는 경우(다음의 경우를 제외하고 거짓말을 하지 마라)

오직 마지막 선택지만이 규칙공리주의자(의무론자가 아니라)가 공리주의자가 되면서도 행위공리주의자와는 다른 경우이다.

그러나 규칙공리주의자는 단지 결정 방식에서만 행위공리주의자와 다를 것이다(그가 하는 결정의 내용은 행위공리주의자가 하는 것과 정확히 일치할 것이다). 행위공리주의자가 규칙을 위반하고 거짓말을 할 때마다, 규칙공리주의자는 새로운 규칙을 제시하고 거짓말을 할 것이다. 따라서 실천적으로 말해서 행위공리주의자와 규칙공리주의자 간의 차이는 없는 것이다.

행위공리주의와 규칙공리주의 간의 구별을 유지하려고 하기보다는, 서로 다른 규칙이 존재한다는 것과 규칙을 고려해야 할 서로 다른 맥락이 존재한다는 것을 승인하는 것이 더 나을 것이다. 예컨대 우리가 입법자로서 살인을 불법으로 할지를 고려한다고 해 보자. 일반적으로 말해서 살인이 최대 다수의 최대 행복을 산출할지를 결정하기 위해서 우리가 최대 행복의 원칙을 직접적으로 적용할 것이라는 점은 명백하다. 살인을 금지하는 법이 최대 다수의 최대 행복을 산출할 것이라고 주장하면서 우리는 그 법을 통과시킬 것이다. 만약 우리가 살인을 한 자를 처벌할지 결정하는 판사라면, 우리는 최대 다수의 최대 행복을 직접 적용할 자격은 없으며, 그 법 자체에 호소를 해야 하는 것이다.

법안을 만드는 입법자는 최대 행복의 원칙을 직접 검토한다. 판결을 하는 판사는 단지 그 규칙(법)만을 고려한다. 그러나 어느 누구도 전통적 의미에서(이 의미에서 모든 결정은 최대 행복의 원칙 또는 규칙을 직접 적용해야 한다는 의미에서) 행위공리주의자나 규칙공리주의자로 간주될 수 없는 것이다.[16]

우리는 도덕적 사고에서 규칙의 역할이 매우 복잡하다는 것을 의무론을 논할 때 이미 확인하였다. 여기에서의 복잡성은 그러한 복잡성의 또 다른 예이다.

공리주의의 문제

공리주의자가 고심해야 할 다음과 같은 몇 가지 문제가 있다.

내재적으로 그른 행위는 정말 존재하지 않는가?

우리가 죽이는 사람들이 소수 집단에 속하고 그 소수 집단이 없을 때 나머지 사람들이 훨씬 더 행복하다면 집단학살은 허용될 수 있는가?

공리주의자는 권리의 존재를 승인할 수 있는가?

만약 결과가 충분히 좋은 한 어떤 이의 권리를 유린할 수 있다면, 권리라는 것이 도대체 존재하는가?

최대 다수의 최대 행복을 산출하는 것을 목적으로 해야 한다는 주장을 어떻게 정당화하는가?

자유, 평등 또는 다른 가치가 아닌 행복을 왜 극대화해야 하는가?

행위의 결과가 어떠할지 우리는 어떻게 미리 아는가?

만약 한 제약회사가 대단히 유용하다고 믿고 어떤 약품을 시장에 유통시키지만 결국 많은 사람들을 죽게 하는 부작용이 있는 것으로 판명된다면, 그 회사는 부도덕하게 행위한 것인가?

우리는 항상 최대 다수의 최대 행복을 산출하는 행위를 하지 않으면 안 되는가?

이 말은 암 치료법을 발견할 수 있음에도 불구하고 술을 마시며 휴식을 취하는 것은 그르다고 말하는 것을 뜻하지 않는가? 우리는 가족의 행복보다 최대 다수의 최대 행복을 우선시해야 하는가?

행복이란 무엇이며 어떻게 측정하는가?

우리는 무엇이 어떤 이를 행복하게 만든다고 어떻게 말할 수 있는가? 우리는 한 사람의 행복과 다른 사람의 행복을 어떻게 비교할 수 있는가?

누구의 행복이 고려되어야 하는가?

우리는 인간이 아닌 동물의 행복을 고려해야만 하는가, 그렇지 않은가? 미래의 인간 세대의 행복을 고려해야 하는가? 아니면 현존하는 세대의 행복만을 고려해야 하는가? 히틀러가 유태인의 행복을 고려하지 않았다는 사실을 제외한다면 그는 좋은 공리주의자인가?

공리주의는 개인적인 강직함을 설명할 수 있는가?

동물실험에 반대하는 어떤 이가 동물실험을 막을 수 있다는 이유로 그 실험실에서 일을 해야만 하는가?

박스 4.8 활동: 사고 실험

생명공학기술이 어떤 기계를 만들어 냈는데, 사람들이 그 기계에 접속할 경우 만족스럽고 유덕하며 행복한 삶을 살고 있다고 믿게 되며 아무 일도 하지 않은 채 그들의 신체에 화학물질을 주입해 주는 기계가 있는 건물의 침대에 누워만 있다고 해 보자.

공리주의적 정부는 모든 사람이 그 기계에 접속을 해야 하는지를 검토 중에 있다.

물론 모든 사람이 접속할 수는 없을 것이다. 왜냐하면 그 기계에 접속하는 자들은 먹고, 용변을 보고, 보호를 받아야 하기 때문이다. 그러나 접속하지 않은 자들의 불행을 고려하더라도 최대의 행복이 그 기계에 다수를 접속시킴으로써 여전히 산출될 수 있다는 것은 확실할 것이다.

정부는 시민들을 그 기계에 접속시켜야 하는가? 이러한 사고 실험의 수행은 공리주의를 수용하는 데 좋은 영향을 미치는가?[17]

이 책의 공리주의

5장에서는 치료복제를 옹호하는 공리주의적 주장이 논증을 평가하는 논의에서 사례로 사용되며, 7장에서는 공리주의를 배아의 도덕적 지위와 관련하여 논의한다.

세 가지 이론 서로 비교하기

지금까지 언급한 세 가지 이론은 강점들을 지니고 있다. 이 이론들은 또한 약점도 지니고 있다. 다행스럽게도 우리의 과제는 어느 이론이 옳은 이론인지를 결정하는 것이 아니라, 생명공학기술이 가능하게 할 행위들이 도덕적으로 허용될 수 있을지를 결정하는 것이다. 따라서 우리는 세 가지 이론 모두(또한 우리가 다른 고려를 해야 할 적절한 논거를 가지고 있는 한, 적용될 수 있는 논거들도)를 자유롭게 사용할 수 있다.

만약 도덕적 결정이 처음이라면, 이 이론들 각각이 주장하는 바를 밝히기 위해 각각에 대한 도덕적 딜레마를 의식적으로 시험하는 것은 도움이 될 것이다. 각 이론이 주장하는 바를 알게 됨으로써 자신이 생각하는 것을 훨씬 더 잘 결정할 수 있는 위치에 있게 될 것이다. 이로써 윤리이론에 대한 논의를 마치고자 한다. 이 책 전반에서 논의되는 다양한 도덕적 · 사회적 딜레마에 이 세 가지 이론을 모두 적용할 것이다.

박스 4.9 활동: 발표

치료적 인간복제란 인간복제를 통한 연구를 수행하기 위해, 또는 손상된 인간 장기를 회복시키는 데 사용될 줄기세포를 배양하기 위해 인간을 복제하는 것을 말한다. 인간복제는 질병이 있는 환자나 의료인 그리고 가족에게 큰 도움이 될 것이다.

치료적 인간복제의 목적을 달성하기 위해 우리는 인간배아가 (정자와 난자가 유합되는 시점인) 배우자 합체의 순간부터 생명권을 가진다고 가정할 것이다.

다음 질문에 답해 보자.

1. 덕윤리학자는 치료적 인간복제를 허용할 것인가? 그는 자신의 견해를 뒷받침하기 위해 어떤 이유를 제시할 것인가? 그의 견해에 반대할 논거로는 어떠한 것이 있는가?
2. 의무론자는 치료적 인간복제를 허용할 것인가? 그는 자신의 견해를 뒷받침하기 위해 어떤 이유를 제시할 것인가? 그의 견해에 반대할 논거로는 어떠한 것이 있는가?
3. 결과주의자는 치료적 인간복제를 허용할 것인가? 그는 자신의 견해를 뒷받침하기 위해 어떤 이유를 제시할 것인가? 그의 견해에 반대할 논거로는 어떠한 것이 있는가?

수업 참여자들을 세 집단으로 나누어 보자. 각 집단은 위의 한 가지 질문을 선택해서 나머지 참여자들을 위해 발표를 준비해야 한다.

우리는 7장에서 치료복제를 논의할 것이다. 그 논의를 읽기 전에 이 학습활동을 하는 것이 매우 도움이 될 것이다. 그리고 그 논의를 읽은 후에 이곳으로 다시 돌아올 수도 있다.

요약

- 세 가지 윤리이론인 덕윤리, 의무론, 결과주의(특히 공리주의)를 살펴보았다.
- 이 세 이론들 각각을 지지하는 주요 이유를 알아보았다.
- 각 이론이 (덕윤리의 경우에는 인식론에, 의무론의 경우에는 절대주의에, 공리주의의 경우에는 규칙 사용에) 미치는 주요한 영향을 살펴보았다.
- 각 이론의 주요 주창자(아리스토텔레스, 칸트, 밀)에 대해 알아보았다.
- 각 이론이 직면한 문제를 살펴보았다.
- 세 가지 이론은 모두 강점과 약점을 지닌다.
- 이 책 전반에서 우리는 도덕적 딜레마에 이 세 가지 이론을 모두 적용할 것이다.

더 생각해 볼 문제

어떤 자를 유덕하게 만드는 것은 무엇인가? 유덕하게 태어날 수 있는가? 덕은 인간 행복의 필수조건인가? 우리는 덕을 어떻게 습득하는가?

'도덕법칙'이란 것이 존재하는가? 그것은 어디에서 유래하는가? 우리는 도덕법칙이 우리에게 요구하는 내용을 어떻게 아는가? 규칙들은 서로 상충될 때 그러한 상충을 항상 종결 짓지는 못하는 것 아닌가? 의무의 도덕은 감정이 없는 도덕이지 않은가?

옳은 행위란 최대 다수의 최대 행복을 산출하는 행위인가? 행복이란 무엇인가? 행복은 어떻게 측정되는가? 행복이 측정된다는 주장은 소수의 권리를 위반하는 것을 정당화시키지 못하는 것 아닌가?

추가 활동

선호하는 도덕적 문제를 선정하고 각 유형의 이론가들이 그것을 어떻게 다룰지를 물어본다.

'덕윤리', '결과주의', '의무론'을 검색엔진에 입력하여 그 결과를 확인해 본다.

덕 목록을 만들 수 있는지, 덕에는 서로 다른 범주들이 존재하는지 논의해 본다.

어떤 종류의 결과주의가 있을 수 있는지, 행복 이외에 내재적으로 가치 있다고 생각될 수 있는 것은 무엇인지를 검토해 본다.

(박스 4.6에서 예로 든 문제처럼) 어떤 도덕적 딜레마를 선택하여 가족, 친구, 동료 학생들에게 '사람들이 어떠한 행위를 할지, 왜 그런 행위를 하는지'에 대해서 여론조사를 해 본다. 그들이 호소할 수 있을 도덕이론에 의거해서 답변을 분류해 본다.

도스토옙스키(Dostoevsky)의 『죄와 벌(*Crime and Punishment*)』을 읽어 본다(무료 다운로드: http://www.online-literature.com/dostoevsky/crimeandpunishment/). 라스콜니코프(Raskolnikov)가 의존하는 윤리이론을 고찰해 본다.

주석

1 http://www.bbc.co.uk/ethics/introduction/virtue.shtml. A BBC website on virtue ethics.
2 http://www.youtube.com/watch?v=uNIPAwZVqb4&feature=related. Philosopher Martha Nussbaum talks to Bryan McGee about Aristotle.
3 http://www.philosophybites.libsyn.com/category/Miles%20Burnyeat. Philosopher Miles Burnyeat on Aristotle's notion of happiness for Philosophy Bites.
4 http://www.philosophybites.libsyn.com/roger_crisp_on_virtue. Philosopher Roger Crisp on Virtue for Philosophy Bites.
5 http://www.nuffieldbioethics.org/. The website for the Nuffield Council for bioethics, which often puts together committees to think about specific bioethical issues. http://

www. bioethics.gov/. The website for the Presidential Commission for the Study of Bioethical Issues in the United States.

6 http://www.hfea.gov.uk/2068.html. The website of the Human Embryo and Fertilisation Authority. http://www.bionews.org.uk/page_68168.asp?dinfo=Y7N4PAmZl5Sorwq27ejPeY3Y. An article about the possibility of the HFEA being scrapped.

7 http://www.bbc.co.uk/ethics/introduction/duty_1.shtml. The BBC on deontology.

8 http://www.youtube.com/watch?v=kN5XzaWumV0. Philosopher Geoffrey Warnock talking to Bryan McGee about Kant.

9 In less formal language this could read 'act only on that maxim you could rationally wish to hold universally true'.

10 http://www.philosophybites.libsyn.com/simon_blackburn_on_moral_relativism. Philosopher Simon Blackburn being interviewed on moral relativism on Philosophy Bites.

11 http://www.bbc.co.uk/ethics/euthanasia/overview/activepassive_1.shtml The BBC gives a good account of the act-omission doctrine on this page.

12 http://www.bbc.co.uk/ethics/euthanasia/overview/doubleeffect.shtml. An explanation of the doctrine of double effect from the BBC.

13 http://www.bbc.co.uk/ethics/introduction/consequentialism_1.shtml. Consequentialism from the BBC.

14 http://ethics.sandiego.edu/theories/Utilitarianism/index.asp. Information on utilitarianism from Lawrence Hinman's site at the University of San Diego.

15 http://www.philosophybites.libsyn.com/roger_crisp_on_utilitarianism. An interview with philosopher Roger Crisp on Utilitarianism for Philosophy Bites). See also http://www.philosophybites.libsyn.com/category/Brad%20Hooker. Brad Hooker on the same topic.

16 http://www.dif.unige.it/dot/filosofiaXXI/rawls.pdf. In this philosophy paper - a bit difficult for non-philosophers - John Rawls, a famous political philosopher, discusses these ideas.

17 A version of this thought experiment was described by philosopher Robert Nozick in his book *Anarchy, State and Utopia*.

더 읽어 볼 것과 유용한 웹사이트

Fieser, J. (1999) *Metaethics, Normative Ethics, and Applied Ethics: Contemporary and Historical Readings.* Stamford, Connecticut: Wadsworth Publishing.

Graham, G. (2011) *Theories of Ethics: An Introduction to Moral Philosophy with a Selection of Classic Readings.* London: Routledge.

Timmons, M. (2002) *Moral Theory.* Lanham, Maryland: Rowman & Littlefield Publishers, Inc.

http://www.bbc.co.uk/ethics/introduction/. The BBC's Introduction to Ethics course.

http://caae.phil.cmu.edu/cavalier/80130/. An online guide to ethics posted by Dr Robert Cavalier of Carnegie Mellon University.

http://www.mariannetalbot.co.uk. Lectures discussing each of these ethical theories.

5 논증 확인 및 평가: 논리와 도덕

Identifying and evaluating arguments: logic and morality

목표

- 논리학 용어를 습득한다.
- 연역과 귀납에 대해 학습한다.
- 연역적 타당성과 귀납적 강도 간의 차이를 검토한다.
- 논증을 평가하는 방식을 학습한다.
- 논증을 분석하고 '논리학 책의 방식'으로 그것을 제시한다.
- 몇몇 중요한 논리적 오류를 학습한다.
- 자비의 원칙의 중요성을 고찰한다.

논증(argument)이란 철학적 방법을 말한다. 철학자들이 논리학을, 즉 좋은 논증과 나쁜 논증을 구별하는 방법을 언급하는 학문을 연구하는 것도 논증을 위해서이다. 논리학을 사용해서만 접근할 수 있는 많은 문제가 존재한다. 예컨대 다음 문장을 검토해 보자.

(1) 치료복제는 도덕적으로 허용될 수 있다.

(7장에서 다룰 주제인) 치료복제(therapeutic cloning)란 배아를 만들어서 연구를 수행하거나 줄기세포를 배양할 목적으로 수행하는 복제를 말한다. 우리 중 일부는 문장 (1)이 참이라고 생각할 것이다. 다른 일부는 거짓이라고 생각할 것이다. 둘 다 옳을 수는 없다. 우리 중 누가 옳을 수 있는지는 관찰이나 실험에 의해 참인지가 결정될 수 있는 종류의 질문이 아니다. 그 질문은 논증을 제시함으로써만 결정될 수 있다.

논증의 성격

박스 5.1 정의: 논증

우리가 어떤 논증(argument)을 구성할 때, 주장과 이 주장을 믿어야 할 한 가지 또는 그 이상의 근거들을 제시한다. 우리가 제시하는 주장은 결론(conclusion)이라고 하고, 그 주장을 믿어야 할 근거는 전제(premise)라고 한다.

예: '우리는 인간 아닌 동물을 착취하지 말아야 할 의무를 가지지만, 그들의 유전자를 변형할 때 우리가 하고 있는 일이 바로 착취이다. 따라서 인간 아닌 동물에 대한 유전자 변형은 하지 말아야 한다.'

전제 1: 우리는 인간 아닌 동물을 착취하지 말아야 할 의무를 가진다
전제 2: 우리는 그들의 유전자를 변형할 때 인간 아닌 동물을 착취한다.
결론: 우리는 인간 아닌 동물을 유전적으로 조작하지 말아야 한다.

우리는 '논리학 책의 방식'으로 논증을 제시하고 있다.

논증에서는 어떤 입장을 지지해 줄 적어도 한 가지 또는 그 이상의 근거와 함께 입장(결론)을 취하게 된다. 서로 다른 유형의 논증이 있지만, 두 가지 범주 중 하나에 속한다. 연역논증(deductive argument)과 귀납논증(inductive argument)이 그것이다.

연역과 귀납

다음 두 가지 논증이 있다.

논증 1	논증 2
만약 환자가 영구적 식물인간 상태(permanent vegetative state, PVS)에 있다면, 그는 의식이 없을 것이다. 그 환자는 영구적 식물인간 상태에 있다. 따라서 그 환자는 의식이 없을 것이다.	헌팅톤병에 걸린 사람은 항상 4번 염색체에 HD 유전자가 있는 것으로 관찰되어 왔다. 따라서 헌팅톤병으로 발전될 사람은 4번 염색체에 HD 유전자가 있는 것이 관찰될 것이다.

논증 1은 연역적으로 타당한 논증이다. 만약 이 논증의 전제들이 참이라면, 결론은 참이지 않으면 안 된다. 논증 2는 귀납적으로 강한 논증이다. 만약 이 논증의 전제가 참이라면, 결론은 참일 확률이 매우 높다. 연역논증은 타당하거나 부당하다. 즉, 둘 중에서 이것이냐, 저것이냐의 문제이다. 반면 귀납논증은 강하거나 약할 수 있다. 즉, 귀납의 강도는 정도의 문제이다.

귀납논증은 가장 강한 경우에서조차 철석같은 보장을 해 주지는 못하는데, 왜냐하면 그러한 모든 논증은 철학자 흄(Hume)이 말한 '자연의 제일성 원칙(principle of the uniformity of nature)'에 암묵적으로 의존하고 있기 때문이다. 자연의 제일성에 대한 이 믿음은 우리의 모든 경험적 추론의 바탕을 이룬다. 그러나 순환을 범하지 않고서 이 믿음은 정당화될 수 없다(박스 5.2).

박스 5.2 철학적 배경: 자연의 제일성 원칙

귀납[1]은 과학적 방법에서 핵심이다. 귀납은 관찰된 것으로부터 관찰되지 않은 것으로 외삽(extrapolation)을 한다. 그러한 외삽은 미래의 관찰이 과거의 관찰과 같을 것이라고 가정한다.

그러나 버트런드 러셀(Bertrand Russell)이 제시한 닭의 사례[2]에서, 농부가 매일 닭에게 모이를 주기 때문에 오늘 아침에도 자신에게 모이를 줄 것이라고 가정하는 닭의 입장에 우리가 있다는 것을 어떻게 아는가? 하지만 오늘 아침 그 농부는 일요일 점심을 위해서 닭의 목을 비틀 것이다. 전에도 태양이 항상 떠올랐기 때문에 내일도 떠오르리라고 기대할 때 우리는 닭의 처지와 같지 않은가?

철학자 데이비드 흄(David Hume)은 우리가 자연의 제일성이라는 원칙을 사용하는 것을 정당화하려고 매번 우리의 추론이 순환적이라는 점에 주목했다.

우리는 미래가 과거와 항상 같아 왔기 때문에 앞으로의 미래도 과거와 같을 것이라고 주장하려고 할지 모른다. 그러나 곧바로 순환이 등장한다. 지난 시절에 미래가 과거와 항상 같아 왔다는 이유만으로, 왜 우리는 앞으로도 미래가 과거와 같을 것이라고 가정해야 하는가?

연역적으로 타당한 논증의 결론은 확실하다는 사실과 귀납적으로 강한 논증의 결론은 거의 확실할 뿐이라는 사실은 귀납을 열등한 것으로 만들지 않는다. 과학은 연역이나 귀납이 없이는 불가능할 것이며, 귀납은 과학적 방법의 핵심이다.[3]

박스 5.3 활동: 개념 분석

어느 논증이 연역이고 어느 논증이 귀납인지를 말할 수 있는가?

1. 태양이 뜨고 있으며, 따라서 비가 곧 멈추어야 한다.
2. 제인(Jane)은 존(John)이 부재한 파티에 참석한다. 제인은 파티에 참석하며, 따라서 존은 부재할 것이다.
3. 집안이 엉망이다. 따라서 루시(Lucy)가 집에 있을 것임에 틀림이 없다.
4. 그는 욕실에 있거나 아니면 거실에 있다. 그는 욕실에 있지 않으며, 따라서 그는 거실에 있을 것임에 틀림이 없다.
5. 그 개는 낯선 자를 보는 경우에 짖어 왔을 것이다. 그 개는 짖지 않았으며, 따라서 낯선 자를 보지 않았을 것이다.
6. 파리의 어느 누구도 나를 이해하지 못하며, 따라서 나의 프랑스어는 형편없거나, 파리 사람들은 어리석다.

정답

1. 귀납, 2. 연역, 3. 귀납, 4. 연역, 5. 연역, 6. 귀납

논증 1과 논증 2는 결론이 전제로부터 도출된다는 사실 덕분에 모두 좋은 논증이다. 그러나 다음 두 논증의 경우 그 말이 맞지 않다.

논증 3	논증 4
만약 환자가 영구적 식물인간 상태에 있다면, 그는 의식이 없을 것이다. 그 환자는 의식이 없다. 따라서 그 환자는 영구적 식물인간 상태에 있다.	그 시험에 통과했을 때 나는 붉은 셔츠를 입었다. 따라서 다음에 시험을 볼 때 붉은 셔츠를 입는다면, 나는 그 시험에 통과할 것이다.

논증 3은 부당한 논증이다. 이 논증의 전제는 설령 그것이 참이라고 하더라도 그 결론을 믿어야 할 어떠한 이유도 제시해 주지 않는다. 그 전제의 참을 우리가 확신한다고 하더라도 이 점은 그 결론의 참에 관해 아무것도 말해 주지 않는다.

논증 4는 귀납적으로 약한 논증이다. 그 전제가 설령 참이라고 하더라도, 그 결론이 참일 확률은 높아지지 않을 것이다. 설령 그 결론의 참을 우리가 확신한다고 하더라도 이 점은 그 결론이 참일 확률에 관해 우리에게 아무것도 말해 주지 않는다.

논증 3과 4의 경우에 전제로부터 그 결론으로 옮겨 가지 전까지 어느 결론도 그 전제로부터 도출되지 않는다는 점을 확실히 알 수 있다.

논증 평가하기

나쁜 논증은 우리에게 아무것도 말해 주지 않는다. 그러나 그 논증이 나쁘다는 것을 인정하지 않는다면 우리는 잘못된 길로 들어설 수 있다. 따라서 논증을 평가하는 방법을 익히는 것은 중요하다. 논증을 평가할 때 우리는 다음 두 질문을 제기해야 한다.

(i) 그것의 전제는 모두 참인가?
(ii) 전제로부터 결론이 '도출'되는가?

'도출된다'는 관계는 (일련의) 전제와 결론 간의 두 가지 서로 다른 관계를 포괄한다. 연역논증의 결론은 만약 그 논증이 타당하다면 그것의 전제로부터 도출된다. 귀납논증의 결론은 만약 그 논증이 귀납적으로 강하다면 그것의 전제로부터 도출된다. 우리는 다음에서 이 두 가지 관계가 어떻게 다른지를 검토할 것이다. 당분간은 두 논증이 공유하는 것을 검토하고자 한다. 즉, 어떤 논증이 타당하거나 귀납적으로 강하다면, 논증의 결론은 논증의 전제로부터 도출된다는 것이다.

위의 두 가지 질문을 살펴볼 경우, 질문 모두에 대해 네 가지 답변이 가능하다.

1. 두 질문 모두에 대한 대답이 '예'인 경우

이 논증은 전제들 모두가 참이고 그 전제들로부터 그 결론이 도출되는 논증이다. 이러한 상황에서 그 논증은 건전하다(sound)고 말할 수 있다. 건전한 논증은 그 결론을 믿어야 할 탁

월한 이유를 우리에게 제시해 준다. 건전한 논증은 좋은 논증임이 매우 확실하다.

2. (i)에 대한 대답은 '예'이지만, (ii)에 대한 대답은 '아니오'인 경우

이 논증은 비록 그 전제들 모두가 참이지만, 그 결론은 그 전제들로부터 도출되지 않는 그런 논증이다. 이러한 상황에서 전제들의 진리는 그 결론의 참을 믿을 이유를 결코 제공해 주지 않는다. 즉, 전제들과 결론은 어떤 것을 믿도록 납득시킬 올바른 방식으로 관련되어 있지 않다. 예컨대 논증 3과 4의 전제들이 참이라고 가정해 보자. 이 점은 그 결론을 믿어야 할 이유를 우리에게 제공해 주지 않을 것이다. 이러한 논증들은 어떤 의미에서 '좋은' 논증으로 간주될 수 없다.

3. (i)에 대한 대답은 '아니오'이지만, (ii)에 대한 대답은 '예'인 경우

이 논증은 비록 그 결론이 그 전제들로부터 도출되기는 하지만, 그 전제들 중 적어도 하나가 거짓인 논증이다. 이 상황에서 어떤 전제가 거짓이라는 사실은 전제들로부터 결론이 도출됨에도 불구하고 그 결론을 믿어야 할 이유를 우리는 가지지 않는다는 것을 뜻한다. 하지만 그 결론이 그 전제들로부터 도출된다는 사실은 그 논증이 '좋은' 논증으로 간주될 수 있다는 것을 뜻한다. 어떤 논증이 논증으로서는 좋은 논증이며 우리가 논증의 전제들이 참인지 거짓인지를 종종 모른다는 사실을 전제한다면, 이것이 우리가 얻을 수 있는 최선의 귀결인 것이다.

4. 두 질문 모두에 대한 대답이 '아니오'인 경우

사실상 우리는 이 상황에 대해 염려할 필요는 없는데, 왜냐하면 만약 그 질문 중 어느 것에 대한 대답이 '아니오'라면, 그 논증은 그 결론을 믿어야 할 이유를 우리에게 제공해 주지 않을 것이라는 점을 막 확인했기 때문이다. 따라서 더 강력한 근거에서 만약 두 질문 모두에 대한 대답이 '아니오'라면, 그 논증은 그 결론을 믿어야 할 이유를 제공해 주지 않는다(여기서 '더 강력한 근거에서'란 '훨씬 더 확실한 의미에서'라는 뜻이다). 이 논증은 매우 나쁜 논증이다.

박스 5.4 활동: 퀴즈

1. 논증이란 무엇인가?
2. 논증은 하나의 전제를 가질 수 있는가?
3. 연역은 귀납과 어떻게 다른가?
4. '도출하기'의 관계는 서로 다른 두 가지 관계를 포함하는데, 어떤 관계인가?
5. 왜 귀납은 확실성을 갖지 못하는가?
6. 논증을 평가하기 위해서 우리가 물어야만 하는 두 가지 질문은 무엇인가?
7. 건전한 논증과 단순히 좋은 논증 간의 차이는 무엇인가?
8. 논증이 건전하기 위해서 모든 전제는 참이어야만 하는가?

정답

1. 논증을 구성할 때 우리는 주장(결론)과 그 주장을 믿어야 할 하나 이상의 이유(전제)를 제시한다. 논증은 전제와 결론으로 이루어진 집합이다.
2. 예
3. 연역논증은 건전할 경우에 확실성을 제공한다. 귀납논증은 건전할 때조차도 그 결론을 다소간 개연적이게 한다(훨씬 더 개연적일 수도 있다).
4. (연역의 경우에는) 타당성, (귀납의 경우에는) 귀납적 강도
5. 모든 귀납논증은 자연의 제일성이라는 가정에 의존한다. 즉, 미래도 과거와 같을 것이라고 가정한다. 이 가정은 확실하게 참은 아니기 때문에 어떠한 귀납논증도 확실성을 줄 수 없다.
6. (i)전제는 참인가? (ii)결론은 전제로부터 도출되는가?
7. 건전한 논증은 모든 전제가 참이고 결론이 그 전제로부터 도출되는 논증이다. 좋은 논증은 결론이 전제로부터 도출되는 논증이다(우리는 그 전제들이 참인지 아닌지를 알 수 없다).
8. 예

진리와 건전성: 용어 올바로 사용하기

우리가 전제와 결론에 대해 말할 때 그것을 참 또는 거짓이라고 부른다는 점에 주목할 수 있다. 그러나 우리가 논증에 대해 말할 때 우리는 그 논증을 '좋은' 또는 '나쁜', '건전한' 또는 '불건전한'이라고 부른다. 이 점은 중요하다.

만약 어떤 책상이 시끄럽다고 어떤 사람에게 성실하면서 비유적이지 않게 말한다면, 그 사람은 어리벙벙할 것이다. 왜냐하면 책상이란 시끄러울 수 있는 것이 아니기 때문이다. 책상이 시끄럽다고 말할 때 화자는 '책상'이라는 단어나 '시끄러운'이라는 단어를 이해하지 못하고 있다는 점을 증명하는 것이다. 마찬가지로 만약 논증이 '참' 또는 '거짓'이라고 말한다면, 화자는 '논증'이라는 단어나 '참' 또는 '거짓'이라는 단어를 이해하지 못하고 있다는 것을 철학자에게 증명하는 것이다. 전제와 결론은 참이거나 거짓일 수 있다. 그러나 논증은 그럴 수 없다.

전제와 결론은 모두 문장이며 참이거나 거짓일 수 있는 문장(또는 그 문장이 표현하는 믿음)일 뿐이다. 무엇이 문장(그리고 믿음)을 참이거나 거짓으로 만드는지에 관해 많은 철학적 이론이 있지만, 아마도 가장 수용할 수 있는 이론은 어떤 문장이 사실에 대응할 때 그 문장은 참이라고 말하는 형태의 이론이다.

박스 5.5 철학적 배경: 진리의 이론

무엇이 문장을 (문장이 표현하는 믿음을) 참으로 만들어 주는가? 한 가지 대답은 문장이 어떤 사실에 대응한다는 대답일 것이다. 따라서 '리트머스 종이가 붉게 변한다'라는 문장은 만약 우리가 언급하고 있는 그 리트머스 종이가 붉게 변한다면 참이고, 변하지 않는다면 거짓이다.

진리에 관한 많은 이론이 존재한다.[4] 이 모든 이론은 철학적 논리학(philosophical logic)이라는 하위분과에 속한다.

'진리에 관한 이론(theories of truth)'이란 말을 스탠퍼드 철학 백과사전(Stanford Encyclopedia of Philosophy: http://plato.stanford.edu/)에 입력해서 더 많은 진리에 관한 이론을 찾아보자.

논증은 문장과 동일하지 않다. 그것은 문장으로 구성되어 있지만, 논증이 되기 위해서는 적어도 두 개의 문장이 존재해야 하는데, 하나는 전제로 다른 하나는 결론으로 기능하며, 그 문장들은 특정한 방식으로 서로 연결되어야 한다. 그 문장들 중 하나는 다른 것으로부터 도출되어야 한다. 논증을 평가할 때 우리는 논증을 구성하는 문장 각각을 참이나 거짓으로 평가해야 한다.

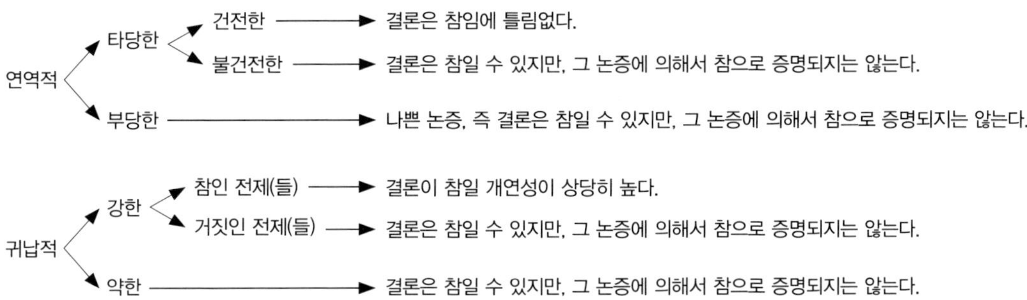

그림 5.1 연역논증과 귀납논증

그러나 우리는 논증 그 자체(즉, 결론이 전제로부터 도출된다는 주장)를 평가해야 한다. 만약 도출된다면 그 논증은 좋은 논증이다(그리고 만약 전제들 또한 참이라면 그 논증은 건전한 것으로 평가된다). 만약 그 논증이 좋지 않다면(전제들의 진리와 상관없이) 나쁜 것으로 평가된다. 논증 자체(책상이 시끄러운 것도 시끄럽지 않은 것도 아닌 것과 마찬가지로)는 참도 거짓도 아니다.

좋은 논증

좋은 논증을 나쁜 논증으로부터 구별하는 것은 참인 문장을 거짓인 문장으로부터 구별하는 것보다 쉽다. 때때로 좋은 논증을 나쁜 논증으로부터 구별하는 유일한 방법은 참인 문장을 거짓인 문장으로부터 구별하는 것이다. 이 점은 우리가 이 장을 시작하면서 제시했던 다음 문장에 관해서 맞는 말이다.

(1) 치료복제는 도덕적으로 허용될 수 있다.

논증에 관해 알기 위해 만약 여러분이 위 문장을 참이라고 믿고 남들에게 설득시키기를 원한다면, 그 문장을 연역적 · 귀납적으로 추론할 수 있는 (일련의) 전제를 찾아야만 한다. 반대로 위 문장이 거짓임을 남들에게 설득시키기를 원한다면, 위 문장의 거짓을 연역적 · 귀납적으로 추론할 수 있는 논증이 필요하다.

어떤 논증의 결론이 그 논증의 전제로부터 도출될 경우 그 논증은 좋은 논증이고, '도출'에는 연역적 타당성(deductive validity)과 귀납적 강도(inductive strength)라는 두 가지 종류가 있음을 확인하였다. 이제 문장 (1)이 참인지, 거짓인지를 우리가 결정하는 데 있어 그 두 종류가 어떻게 도움을 줄 수 있는지를 검토해 보자. 연역을 검토하는 것부터 시작해 보자.

연역적 타당성

문장 (1)의 참을 검토하기 위한 적절한 출발점이 되는 두 가지 연역논증이 있다.

논증 5	논증 6
우리 중 무고한 자를 죽이는 것은 그르다. 배아는 우리 중 무고한 자이다. 치료복제에서는 배아가 죽는다. 따라서 치료복제는 그르다.	옳은 행위는 최대 다수의 최대 행복을 산출하는 행위이다. 치료복제는 최대 다수의 최대 행복을 산출한다. 따라서 치료복제는 옳다.

이 논증들은 연역적으로 타당하다. 만약 그 전제가 참이라면 결론도 반드시 참이어야 한다. 그 전제가 적어도 설득력이 있다고 생각한다면, 논증 5든 6이든 문장 (1)에 대한 여러분의 견해를 다른 사람에게 설득할 수 있는 좋은 출발점이 될 것이다.

박스 5.6 활동: 연역논증 평가

논증은 전제들이 참이고 결론이 거짓인 것이 가능하지 않을 경우에만 연역적으로 타당하다. 그리고 단지 그러한 상황이 있을 수 있다변 반례가 존재하게 된다. 따라서 반례의 존재는 그 논증의 부당성을 입증해 준다.

우리는 논증 3이 부당하다는 것을 알고 있으며, 따라서 적어도 반례 하나가 틀림없이 있다는 것도 알고 있는데, 이는 전제들은 참이고 결론은 거짓인 상황이 존재할 수 있기 때문이다.

아래에 논증 3이 있다. 반례를 찾을 수 있는지 확인해 보자.

만약 어떤 환자가 영구적 식물인간 상태에 있다면, 그는 의식이 없을 것이다.

그 환자는 의식이 없다.

따라서 그 환자는 영구적 식물인간 상태에 있다.

정답: 이 논증에 대한 반례는 많다. 환자가 영구적 식물인간 상태가 아닌 다른 이유로 의식이 없는 상황이기만 하면 된다. 만약 환자가 머리를 부딪혔기 때문에 의식이 없다면, 이는 논증 3에 대한 반례가 될 것이다. 부당성을 증명하기 위해서는 단지 하나의 반례로도 충분하다.

타당성과 진리

그러나 그른 것이 존재할 것임에 틀림이 없다는 점은 명백하다. 치료복제는 동시에 옳고 그를 수는 없다. 그럴 경우 모순이 된다. 따라서 앞의 두 타당한 논증인 논증 5와 6 중 적어도 하나에는 그른 것이 포함되어 있을 것임에 틀림없다. 그러나 만약 어떤 논증이 타당하다면, 그 논증은 좋은 논증인가?

만약 우리가 타당성 개념을 이해하고 있다면, 우리는 무엇이 그른 것인지를 즉각적으로 알게 된다. 우리는 그 논증들 중 적어도 하나는 불건전할 것임(그 전제들 중 적어도 하나가 거짓일 것임)에 틀림없다는 점을 알게 된다. 논증 5와 6 모두의 전제가 모두 참이라는 것은 맞는 말일 수 없는데, 왜냐하면 두 논증의 타당성을 전제한다면 두 결론 모두 참일 것이지만, 이는 불가능하기 때문이다. 즉, 그 두 논증은 서로 모순인 것이다.

이러한 고려는 타당한 논증도 거짓된 결론을 가질 수 있다는 점을 명백히 해 준다. 이 점을 사람들은 종종 놀라워한다. 왜냐하면 흔히 사람들은 논증의 타당성 개념을 참·거짓 개념, 건전성 개념과 혼동하기 때문이다. 때때로 사람들은 '일상에서 우리가 타당성을 좋음으로, 진리를 좋음으로, 그리고 건전성을 좋음으로 생각한다는 것은 타당성, 참, 좋음 모두가 틀림없이 동일하다는 것을 뜻하는 것'으로 생각한다. 그러나 이는 나쁜 추론에 속한다.

박스 5.7 활동: 개념 분석

타당성, 참/거짓, 건전성의 개념을 확실히 하기 위해 타당성에 대한 정의를 살펴보고 아래 질문에 대답해 보자.

정의: 타당성

논증은 전제들이 참이고 결론이 거짓인 상황이 가능하지 않을 경우에만 타당하다.

이제 다음 질문에 답해 보자.

1. 타당한 논증의 모든 전제는 거짓일 수 있는가?
2. 부당한 논증의 결론은 항상 거부해야 하는가?
3. 타당한 논증의 전제가 되는 일련의 문장과 그 결론의 부정은 일관될 수 있는가(즉, 그것들 모두는 함께 참일 수 있는가)?
4. 부당한 논증은 참인 결론을 가질 수 있는가?

정답

1. 예(만약 이것이 사실이라면, 그 논증은 좋을 수 있지만 건전하지는 않다)
2. 아니오. 부당한 논증은 결론의 참에 대해서는 아무것도 말해 주지 않으며, 결론은 그 논증이 아닌 다른 근거들로 인해서 참이라고 합당하게 믿을 수 있다.
3. 아니오. 왜냐하면 전제가 참인 타당한 논증은 결론이 참이어야 하기 때문에 참인 전제로 이루어진 일련의 문장과 결합된 '결론의 부정(즉, 결론 앞에 '아니다'가 붙는 것)'은 일관되지 않아야 한다(즉, 그것들 모두는 함께 참일 수 없다).
4. 예. 물론 부당한 논증은 결론이 거짓일 수 있다. 어떤 논증의 부당성은 그 결론의 진리에 관해 우리에게 아무것도 말해 주지 않는다.

따라서 우리는 두 개의 타당한 논증을 가지며 각각의 결론은 서로 모순이다. 이 점은 그 논증들 중 적어도 하나의 논증은 건전하지 않을 것임(그 전제들 중 적어도 하나가 거짓임)에 틀림없다는 점을 우리에게 말해 준다.

당연히 우리는 오류가 있는 논증의 결론은 거부한다고 믿을 것이다. 만약 치료복제가 도덕적으로 허용될 수 있다고 우리가 믿는다면, 논증 5의 전제 중 적어도 하나는 그르다고 생각할 것이다. 만약 우리가 치료복제는 도덕적으로 허용될 수 없다고 믿는다면, 논증 6의 전제 중 적어도 하나는 거짓이라고 생각할 것이다. 그러나 검토를 하면서 만약 우리가 거부하기를 원하는 논증 6의 전제 중 하나나 그 이상이 거짓이라는 점을 입증할 수 없다면, 우리는 그 논증의 결론을 합리적으로 거부할 수 없다.

따라서 논증이 연역적으로 타당하다는 사실은 두 가지 정보를 우리에게 제공해 준다.

(i) 만약 그 논증의 전제들이 참이라면, 그 결론은 반드시 참이어야 한다.
(ii) 만약 그 논증의 결론이 거짓이라면, 전제들 중 적어도 하나는 반드시 거짓이어야 한다.

타당한 논증과 타당성의 성격에 관해 제대로 이해했다면 우리의 논증은 순환적이지 않을 것이다. 만약 우리가 전제들을 받아들인다면, 그 결론도 받아들여야 한다. 만약 우리가 결론을 거부한다면, 우리는 오류를 발견하기 위해 그 전제들을 검토해야 한다는 점을 알고 있다.

타당한 논증과 설득

타당한 논증도 결론이 거짓일 수 있다. 따라서 우리는 그 결론이 타당한 논증의 결론이라는 단순히 이유 때문에 그 결론을 믿어서는 결코 안 된다. 만약 우리가 그 결론을 그 자체에 의거해서 수용하려는 경향이 있나면, 득별히 주의해야 한다. 우리는 그 논증이 좋은 논증이며 그 전제가 참이라는 점을 검토하기 위해 한 번 더 주의를 기울여야 한다.

다음은 이러한 점에 관해 유명한 과학철학자 칼 포퍼(Karl Popper)가 언급한 내용이다.

'만약 우리가 무비판적이라면 우리는 자신이 원하는 것을 항상 발견할 것이다. 즉, 우리는 입증된 것을 찾아서 발견할 것이고, 신뢰하는 이론에 대해 위험이 될 수 있는 것을 항상 외면할 것이며, 보지 못할 것이다.'[5]

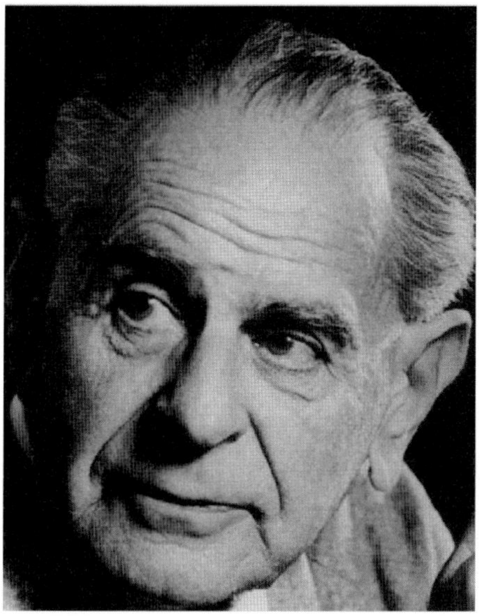

그림 5.2 ■ 칼 포퍼. Image courtesy of The Library of the London School of Economics and Political Science, LSE ACHIVES/IMAGELIBRARY/5.

하지만 전제들이 거짓이 아닌 경우에 우리는 논증의 타당성으로 인해 그 결론이 참이라고 설득당해서는 안 된다. 가령 순환적이거나 선결문제의 오류를 범하는 논증의 결론의 참을 우리는 받아들이지 않을 것이다.[6]

논증 7	논증 8
배아는 생명권을 가진다. 따라서 배아는 생명권을 가진다.	인간의 아기를 죽이는 것은 그르다. 치료복제는 인간의 아기를 죽이는 것을 포함한다. 따라서 치료복제는 그르다.

논증 7은 순환적인 논증이다. '순환적'이라고 불리는 이유는 그 결론이 그 전제 속에 (여기서는 그 결론과 전제가 동일한데) 있기 때문이다. 논증 8은 선결문제의 오류(question-begging)를 범한 논증이다. 그 까닭은 두 번째 전제의 '인간의 아기'라는 문구의 사용은 그 논증의 결론을 참이라고 가정하고 있기 때문이다. 만약 우리가 치료복제에서 죽는 초기 배아를 '인간의 아기'라고 무비판적으로 부른다면, 아마도 그 논증의 결론을 이미 수용하고 있기 때문일 것이다.

만약 박스 5.7의 타당성 정의를 다시 한 번 살펴본다면, 논증 7과 8 모두 타당하기 위해서 만족시켜야 할 조건들을 만족시키고 있음을 확인하게 될 것이다. 즉, 그 논증들의 전제가 모두 참이고 그 결론이 거짓인 상황은 가능하지 않은 것이다. 논증 7에서 이 점은 명백하다. 결론과 전제가 동일한 경우에 전제가 참이면서 결론이 거짓인 것이 어떻게 가능할 수 있겠는가? 논증 8에서는 덜 명백하다. 그러나 그 결론을 이미 받아들이고 있는 것이 아닌 이상 논증 8의 두 번째 전제를 아무도 받아들이고 있지 않은 것이다. 이 점은 논증의 타당성은 그 논증의 결론을 합리적으로 받아들이기 위한 필요조건이지 충분조건은 아니라는 점을 보여준다.

물론 논증 7처럼 노골적으로 순환적인 논증의 결론에는 아무도 설득되지 않을 것이다. 그러나 순환 논증의 문제점은 그 논증이 순환적인지를 말하기가 항상 쉽지는 않다는 데 있다. 가령 전제 10개를 논증에 추가한다고 해도, 비록 노골적으로 그렇게 한 것은 아니더라도, 여전히 순환적일 것이라는 점을 알 수 있는가? 결론이 어떤 논증의 전제들 속에 등장하는 한에서 그 논증의 모든 전제는 참이지만 결론은 거짓인 경우는 있을 수 없다.

어떤 논증이 선결문제의 오류를 범하고 있다는 사실도 손쉽게 놓칠 수 있다. 그러나 선결문제 오류의 논증은 순환논증과 마찬가지로 우리를 설득시키지 못한다. 우리가 연역논증을 평가할 때 그 논증이 순환적이거나 선결문제의 오류를 범하기 때문에, 타당할 가능성에 민감해야 한다는 것은 특히 중요하다. 이 점은 그 결론을 믿으려는 성향을 우리가 미리 가지고 있다면 특히 맞는 말이다.

오류

순환성과 선결문제의 오류 모두 오류 논증의 사례이다. 오류(fallacy)란 좋은 논증으로 쉽게 착각할 수 있는 나쁜 논증을 말한다. 어떤 오류 논증은 여기서 검토한 논증처럼, 그것이 타당하기 때문에 설득력이 있다. 또 다른 오류 논증은 그것이 타당한 논증이라고 쉽게 착각되기 때문에 설득력이 있다.

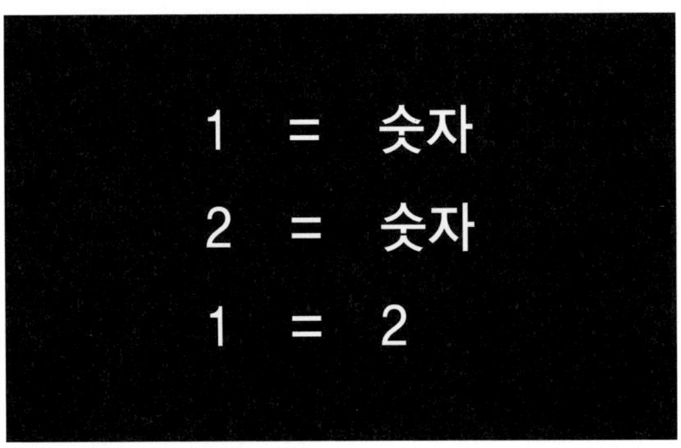

그림 5.3 ▒ 오류의 예

예컨대 만약 우리가 논증 3을 면밀히 살피지 않는다면 논증 1과 동일한 형태의 논증으로 쉽게 착각할 수 있다. 그러나 논증 3은 '결론긍정(affirming the consequent)'의 오류(후건긍정 형식)의 예이다. 이 오류의 '논리적 형식(논리적 구조)'은 다음과 같다.

'만약 P이면 Q이고, Q이면 따라서 P이다.'

이 형식의 어느 논증이든 부당하다. 한편 논증 1의 논리적 형식은 다음과 같다.

'만약 P이면 Q이고, P이면 따라서 Q이다.'

이 형식의 모든 논증은 타당하다. 이 논증 형식을 '전건긍정 형식(Modus Ponens)'이라고 부른다. 논증의 형식에 대해 연구하는 학문을 형식논리학(formal logic)이라고 부른다.[7]

박스 5.8 철학적 배경: 상식적 오류[8]

인신공격의 오류(ad hominem): 논증이 아니라 사람을 공격하는 것. '폰 다니켄(Von Daniken)의 책들은 가치가 없는데, 왜냐하면 그가 위조죄와 횡령죄를 범했기 때문이다(이 말은 참이지만, 그의 책들이 왜 가치가 없는지에 대한 이유는 아니다).'

허수아비의 오류(straw man): 논쟁에서 상대방 주장의 희화화한 형태를 공격하는 것. 예컨대 '상원의원인 존은 잠수함 프로그램에 기금을 지원하는 것을 반대한다. 그는 우리를 무방비 상태로 두기를 원하는가?'

기원의 오류(fallacy of origin): 만약 어떤 논증이나 논증을 하는 자가 특정한 기원을 가진다면(가령, 가난하거나 흑인이라면), 그 논증은 타당(또는 부당)해야만 한다.

심리적 오류(psychological fallacy): 만약 논쟁의 상대방이 어떤 논증을 좋아하는 심리적 이유가 있다면, 그는 편견이 있는 것이고 그의 논증은 그를 것임에 틀림없다. '아, 물론 당신은 여성주의자이다.'

더미의 오류(argument of the heap): 스펙트럼의 양 끝이 동일하다고 가정하는 오류인데, 매우 작은 단계를 거쳐서 그 스펙트럼을 이동할 수 있기 때문이다. 가령 매우 작은 돌더미에 모래알을 보탠다고 하더라도 여전히 작은 돌더미일 것이기 때문에, 모든 돌더미는 작다고 추론하는 경우이다.

거짓 원인의 오류(false cause): 두 사건이 우연히 발생한다면, 첫 번째 사건이 두 번째 사건을 야기한다고 가정하는 것. '여성의 투표권이 있기 전에는 핵무기가 존재하지 않았다.'

일반화의 오류(argument by generalisation): 대표성이 없는 적은 수로부터 포괄적인 결론을 도출하는 것. 예컨대 '그들은 5명 중에 1명은 중국인이라고 말한다. 그러나 나는 수백 명을 알고 있고 그들 중 누구도 중국인은 아니다.'

비도출의 오류(non sequitur): 도출되지 않는 것. 예컨대 '수천 명의 미국인은 밤하늘에서 자신들이 확인할 수 없는 불빛을 보았다. 다른 행성에서 생명의 존재는 급속도로 확실해지고 있다!'

훨씬 많은 오류의 목록이 http://www.nizkor.org/features/fallacies/에 있으니 참조하기 바란다.

귀납적 강도

다양한 종류의 귀납논증이 존재한다(예: 아인슈타인이 P를 말한다. 따라서 P는 참이다). 권위로부터의 논증은 유비논증(예: 우주는 시계와 같다. 따라서 우주는 설계자가 있어야 한다)과 일반화 논증(예: 모든 A는 B를 야기한다. 따라서 B는 A에 의해 야기되어야 한다)처럼 귀납논증이다.

논증은 좋은 논증이 되기 전에 전제로부터 도출되는 결론을 가져야 한다. 연역논증의 결론은 그 논증이 타당할 경우 전제로부터 도출된다. 그러나 귀납논증의 결론은 언제 그 전제로부터 도출되는가? 다음 두 논증은 모두 귀납논증이다.

논증 9	논증 10
약물중독자는 좋은 부모가 되지 못하는 경우가 흔하다. 따라서 우리는 약물중독자가 부모가 되는 것을 허용하지 말아야 한다.	건강한 성인을 죽이는 것은 그르다. 건강한 배아는 건강한 성인과 유사하다. 따라서 건강한 배아를 죽이는 것은 그르다.

이 논증들은 귀납논증이기 때문에 전제의 진리는 결론의 참을 보장하지 않는다. 따라서 이 논증들의 반례를 발견하는 것이 이 논증들이 좋은 논증이 아니라는 점을 입증하지는 않을 것이다.

귀납적 강도는 타당성처럼 이것이냐 저것이냐의 문제가 아니다. 귀납논증(논증 2처럼)은 전제가 결론이 참일 가능성을 높이는 경우에 한해 좋은 논증이다. 귀납논증을 평가하는 것은 연역논증을 평가하는 절차보다 더 섬세하다.

귀납논증의 결론이 그 전제들로부터 도출되는지를 평가하는 최선의 방법은 일련의 질문에 어떻게 대답하느냐에 달려 있다. 다음과 같은 질문을 제기할 수 있다.

(i) 어느 집단의 표본이 그 집단의 나머지 사람들에 외삽되고 있는(적용되고 있는) 논증인가? 이 외삽(적용)은 합당한가?

논증 9는 어떤 약물중독자로부터 모든 약물중독자로 외삽을 하고 있다. 모든 약물중독자가 똑같다고 생각할 이유가 있는가? 어떤 측면에서 모든 약물중독자는 그 외삽에서 똑같아야만 하는가?

논증 10은 건강한 성인을 죽이는 것의 그름에서부터 건강한 성인과 유사한 것들을 죽이는 것의 그름으로 외삽을 하고 있다. 건강한 성인을 죽이는 것은 왜 그른가? 이 이유가 건강한 성인과 유사한 것들로 확장되는가? 어떤 측면에서 어떤 것은 그 외삽에서 건강한 성인과 유사해야만 하는가?

(ii) 우리는 그 논증의 전제에 의문을 제기할 수 있는가?

어떤 증거가 어떤 약물중독자는 나쁜 부모라는 주장을 옹호하는가? 이 증거에 의문을 제기할 수 있는가?

건강한 성인을 죽이는 것은 항상 그른가? 이 주장의 반례, 즉 그것이 그르지 않은 상황을 생각할 수 있는가?

(iii) 그 외삽에 바탕이 되는 유사한 주장의 근거를 무너뜨릴 수 있는가?

약물중독자가 좋은 부모가 되게 하기 위해 어떠한 일을 할 수 있는가?

건강한 성인과 건강한 배아 간의 차이점, 건강한 배아를 죽이는 것은 그르지 않다는 것을 보장해 줄 그런 차이점이 있는가?

이런 질문을 제기하면서 여러분은 그 논증이 귀납적으로 얼마나 강한지를 느끼게 될 것이다.

박스 5.9 철학적 배경: 인과적 일반화

인과에 관한 논증은 귀납논증의 하위 집합에 속한다. A들이 B들을 야기한다는 주장은 A의 발생은 B의 발생에 충분하다는 주장과 같다. 특정한 A가 특정한 B를 야기한다는 주장은 A가 발생하지 않았다면 B가 발생하지 않았을 것이라는 주장과 같다.

인과적 주장에 대해서 우리가 가질 수 있는 유일한 증거는 A들과 B들이 상관적이라는 주장이다. 하지만 이 상관관계가 원인을 항상 지시하지는 않는다. 그 관계가 우리로 하여금 항상 원인과 결과를 구별할 수 있게 해 주는 것은 아니다.

예컨대 어떤 개인이 고통을 느낄 때마다 어떤 유형의 신경적 사건이 활성화되는 것을 우리가 관찰한다면, 이는 다음을 뜻할 수 있을 것이다.

- 그 신경적 사건이 그 고통이다.
- 그 신경적 사건은 그 고통을 야기한다.
- 그 고통이 그 신경적 사건을 야기한다.
- 그 고통과 신경적 사건이 어떤 다른 사건 C에 의해서 야기된다.
- 어떠한 것에도 해당하지 않는다. 즉, 그 상관관계는 우연일 수 있다.

귀납논증을 평가할 때 서로 다른 사람들이 '귀납적 대담함(inductive boldness)'의 서로 다른 수준을 생각하고 있다는 점을 인식해야 한다. 어떤 사람들은 매우 적은 표본으로부터 매우 약한 유사성에 근거를 두고 외삽을 하려고 한다. 어떤 사람들은 큰 표본과 매우 중요한 유사성을 요구한다. 우리가 외삽을 시작할 표본이 크면 클수록, 외삽이 근거인 유사성의 강도가 세면 셀수록, 그리고 외삽이 더 합당하면 합당할수록, 논증은 더 강해진다.

박스 5.10 활동: 귀납논증 평가

다음 진술에 대해 어떻게 생각하는가?

1. 아인슈타인은 평화주의를 지지한다. 따라서 평화주의를 지지하는 것은 옳다.
2. 우주는 시계처럼 설계자가 있다. 따라서 우주는 설계자가 있다.
3. 모든 수선화는 노란색인 것으로 관찰되었다. 따라서 모든 수선화는 노란색이다.

질문 1 위 논증은 어떤 집단의 표본으로부터 그 집단의 나머지 사람들에게 외삽되고 있는가? 그 외삽은 합당한가?

1. 아인슈타인이 옳다는 사실로부터 모든 것에서 아인슈타인이 옳다는 주장으로 외삽을 하고 있다. 이는 합당한가?
2. 시계 같은 것은 설계자가 있다는 사실로부터 다른 시계 같은 것(우주)도 설계자가 있을 것이라는 주장으로 외삽을 하고 있다.
3. 지금까지 관찰한 모든 수선화로부터 (어쩌면 수선화들이 어떤 유전자를 공유한다는 믿음에 근거해서) 모든 수선화로 외삽을 하고 있다.

질문 2 우리는 전제에 의문을 제기할 수 있는가?

1. 아인슈타인은 평화주의를 지지하는가?
2. 설계자가 없는 시계와 같은 어떤 것이 존재하는가?
3. 지금까지 관찰한 모든 수선화는 노란색이라는 것은 참인가? 노란 불빛 아래서 또는 노란색 색안경을 통해서 수선화 모두 또는 그 일부를 본 것일 수 있는가?

질문 3 외삽을 바탕으로 한 유사성 주장을 폐기할 수 있는가?

1. 왜 아인슈타인이 좋은 물리학자이기 때문에 좋은 정치가라고 생각해야 하는가?
2. 시계와 우주 사이의 유사성을 폐기할 수 있을 반유비(disanalogies)가 존재하는가?
3. 우리가 관찰한 모든 수선화는 동일할 수 있지만, 우리가 관찰하지 않은 수선화는 서로 다를 수 있는가?

논증 확인하고 분석하기

앞선 모든 논증은 논리학 책에 나오는 형태로 제시되었다. 책에서 읽거나 강의 또는 술자리에서 듣는 논증들 대부분은 다음 진술에 보다 더 가깝다.

'우편물이 또 다시 늦어질 거야! 이제 진저리가 나. 비가 쏟아지고 있는데, 비가 내릴 때면 편지는 항상 늦어. 우체국에 소송을 제기할까 해'

이 논증을 논리학 책에 있는 형태로 제시하면 다음과 같다.

비가 올 때마다 편지는 늦는다.

비가 오고 있다.

따라서 편지는 늦을 것이다.

이제 이러한 비공식적인 '대중적' 논증에 의해 논리학 책 형식의 논증이 어떻게 만들어지는지를 확인해 보자. 논증을 분석하는 일련의 단계는 다음과 같다.

1. 논증의 결론을 확인한다.
2. 각각의 전제를 확인한다.
3. 숨겨진 전제를 추가한다.
4. 불필요한 것을 제거한다.
5. 비일관적인 용어를 제거한다.

결론 확인하기

결론, 즉 근거들이 제시하는 주장을 확인함으로써 논증에 대한 분석을 시작하고자 한다. 결론은 '따라서', '그러므로', '요컨대' 등의 결론을 맺는 단어들이 그 앞에 제시된다는 사실을 통해 흔히(항상은 아니더라도 그리고 위의 우편물 사례가 예외이기는 하지만) 확인할 수 있다. 다음 학습활동을 할 때 알 수 있듯이 결론이 항상 논증의 끝에 제시되는 것은 아니다.

박스 5.11 활동: 논증 분석

결론 찾기

1. 모든 사람은 죽기 때문에 소크라테스는 죽는데, 왜냐하면 소크라테스는 사람이기 때문이다.
2. 사회주의는 실패할 운명이었는데, 사회주의는 경제 번영에 요구되는 동기를 제공하지 못하기 때문이다.
3. 많은 신생 국가는 성장을 유지하는 데 필수적인 자본을 가지지 못하기 때문에 산업화된 국가들로부터 도움을 지속적으로 필요로 할 것이다.

정답

1. 소크라테스는 죽는다. 2. 사회주의는 실패할 운명이었다. 3. 신생 국가들은 산업화된 국가들로부터 도움을 지속적으로 필요로 할 것이다.

Robert J. Fogelin(1987). *Understanding Arguments: An Introduction to Formal Logic*. San Diego, CA: Harcourt, Brace and Jovanovitch, p. 34.

전제 확인하기

다음 단계는 전제, 즉 결론을 믿게 하기 위해 제공되는 근거들을 확인하는 단계이다. 여러분은 때때로 논증에 제시된 전제가 결론을 믿어야 할 좋은 이유를 제공하지 않지만, 또 다른 전제를 가진다면 수용될 수 있을 것이라고 생각할지 모른다. 다음 논증이 그러하다.

전제 1: 이 초등학교의 학생들은 모든 시험을 망쳤다.
결론: 이 학교는 문을 닫아야 한다.

제시되어 있듯이, 그 전제는 그 결론을 위한 좋은 이유가 아니지만, 우리는 다음을 부가함으로써 그 전제가 좋은 이유가 될 수 있다는 점을 쉽게 확인할 수 있다.

전제 2: 학생들이 모든 시험을 망치는 어느 학교든 문을 닫아야 한다.

전제 2는 이 논증의 숨겨진 전제이며, 그것을 논리학 책에 있는 논증의 형태로 제시할 때는 그 전제를 부가하는 것이 좋을 것이다.

박스 5.12 활동: 논증 분석

논증의 전제 확인하기(숨겨진 전제가 있을 수 있다는 점을 잊지 말자)

사회주의는 경제 번영에 필요한 동기를 제공하지 않았다.
사회주의는 실패할 운명이었다.

정답
전제 1: 동기는 경제 번영에 필요하다.
전제 2: 사회주의는 동기를 제공하지 않았다.
전제 3: 정부는 성공에 필요한 것을 제공하지 않을 때 실패한다.
결론: 사회주의는 실패할 운명이었다.
전제 3은 숨겨진 전제이다.
Robert J. Fogelin(1987). *Understanding Arguments: An Introduction to Formal Logic*. San Diego, CA: Harcourt, Brace and Jovanovitch, p. 34.

불필요한 것 제거하기

논증을 하는 행위는 서로 의사소통을 할 때 우리가 하는 행위들 중 하나이다. 예컨대 앞의 우편물 사례에서 그 사람은 논증을 제공할 뿐만 아니라 자신의 좌절감을 전달하고 있으며 가능한 자구책도 생각하고 있다. 논리학 책의 형태로 논증을 제시할 때 우리는 생각을 전달하는 것으로부터 논증을 분리할 필요가 있다. 분리를 한 다음에 논증에 불필요한 모든 것을 제거할 수 있다.

우편물 사례에서 '이제 진저리가 나', '우체국에 소송을 제기할까 해'는 이유들이 제시되어 있는 진술도 아니고 어떤 진술을 해야 할 이유가 되지도 않는다. 앞의 말은 화자가 느끼는 화를 표현하고 있고, 뒤의 말은 좌절에 따라 가능한 자구책에 대한 생각을 표현하고 있다. 단어 '또 다시'와 '항상'은 강조를 위해 사용되고 있다. 일단 이러한 단어들을 논증에 불필요한 것으로 제거하고 나면, 논증의 구조가 드러난다. 즉, 우리는 보다 분명하게 제시된 진술과 그 진술을 위해 제공된 이유들을 확인할 수 있다.

비일관적인 용어 제거하기

전제와 결론을 논리학 책에 있는 형태로 재진술하게 되면 그것들 간의 관계가 보다 명백해진다. 그런데 하지 말아야 하는 일은 논증에 제시된 단어의 의미(meaning)를 바꾸는 것이다. 우편물 논증에서 이 점을 확인할 텐데, '비가 내릴 때면 우편물은 항상 늦어'라는 표현은 '비가 올 때마다 편지는 늦는다'로, '비가 쏟아지고 있는데'는 '비가 내리고 있다'로, '우편물이 늦어질 거야'는 '편지는 늦을 것이다'로 바뀌었다.

바뀐 표현들 중 어느 것도 앞선 진술들의 의미를 바꾸지는 않는다. 그러나 변화된 것이 드러내 주는 것은 '비가 오고 있다'가 두 전제에 등장하며, '편지는 늦는다/늦을 것이다'가 첫 번째 전제와 결론에 등장한다(여기서 현재시제에서 미래시제로의 동사의 변화는 무관하다). 이러한 조치에 의해 그 논증은 보다 명확하게 확인될 수 있다.

박스 5.13 활동: 전제와 결론 확인

다음 논증들을 불필요한 것과 비일관적인 용어를 제거하고 숨겨진 전제를 부가하는, 논리학 책에 제시된 형태로 제시해 보자.

1. 여성의 두뇌는 평균적으로 남성의 두뇌보다 작다. 따라서 여성은 남성보다 지능이 떨어진다.
2. 그 집사는 창고에 있었다. 따라서 그는 연구실에 있던 주인을 총으로 쏴서 죽일 수 없었다.
3. 환경운동은 우리가 종이와 유리를 재활용해야 한다고 생각하기 때문에 그르다. 종이는 손쉽게 재생할 수 있는 나무에서 나오고, 유리는 풍부하고 값싼 모래에서 만들어진다. 더 나아가 미국 도시에서는 재활용 시스템에 비용이 너무 많이 들기 때문에 포기되고 있다.

정답

전제 1: 여성의 두뇌는 평균적으로 남성의 두뇌보다 작다.
전제 2: 두뇌가 작을수록 지능은 떨어진다.
결론: 따라서 여성은 남성보다 지능이 떨어진다.

전제 2는 숨은 전제이다.

전제 1: 그 집사는 창고에 있었다.
전제 2: 그 주인은 연구실에 있었다.
전제 3: 어느 누구도 동시에 두 장소에 있을 수 없다.
전제 4: 어떤 자를 총으로 쏘기 위해서는 반드시 동일한 장소에 있어야 한다.
결론: 따라서 그 집사는 그 주인을 총으로 쏴서 죽일 수 없었을 것이다.

전제 3과 4는 매우 명백해서 부가할 필요가 없다고 생각할 수도 있다.

전제 1: 종이는 손쉽게 재생할 수 있는 자원인 나무에서 나온다.
전제 2: 유리는 풍부하고 값싼 모래에서 만들어진다.
전제 3: 미국에서 재활용 시스템은 비용이 너무 많이 들기 때문에 포기되고 있다.
전제 4: 우리는 비용이 적게 드는 경우에만 재활용을 해야 한다.
결론: 따라서 환경운동은 우리가 종이와 유리를 재활용해야 한다고 생각하기 때문에 그르다.

전제 4는 숨은 전제이다.
Fisher, A. (2001). *Critical Thinking: An Introduction*. Cambridge: Cambridge University Press, p. 23.

윤리학, 논증, 자비

철학자들은 논증을 듣거나 읽을 때마다 그것을 비판에 부친다. 그 논증의 전제에 의문을 제기하고 결론이 그 전제로부터 도출되는지를 물음으로써 결론에 의문을 제기할 것이다. 이러한 수단을 통해서 철학자들은 가설이 논리적으로 거짓임을 입증하려고 하는데, 과학자가 가설이 경험적으로 거짓임을 입증하려고 하는 것과 마찬가지다.

생명윤리학은 철학적 분과이다. 여러분은 이 책에서 논증을 읽은 대로 자신의 논증을 구성할 것이다. 자신의 논증을 비판에 부치는 것 역시 중요하다. 그런데 여기서 사람들은 포퍼의 덫(Popper's trap)에 종종 걸린다. 걸리지 않기 위해서는 다른 사람들과 작업을 같이 하는 경우, 배울 수 있는 최선의 방법 중 하나는 그들과 논쟁을 하고 서로의 논증을 비판하는 것이다.

물론 자신의 면밀하게 구성된 논증이 비판받는 것은 항상 기분 좋은 일은 아니다. 많은 사람들은 이를 두려워하며 논증하기를 거부한다. 그들은 자신이 믿고 있던 것을 믿어야 할 이유에 근거해서 자신들이 의문에 취약하게 되기보다는 침묵하는 것을 선택한다. 이는 사람들이 논증을 구성하고 평가하는 방식을 배우는 경우에 특히 흔히 나타나는 현상이다. 아무리 확신이 있더라도, 자신의 의견을 제시하는 데 아무리 주의를 기울인다고 하더라도, 자신의 논증이 액면 그대로 받아들여지지 않을 것이라는 것을 알고서 자신의 견해를 주장해야 할 경우에는 머뭇거리게 된다.

물론 사람들에게 그들이 믿고 있는 것을 왜 믿는지 그 이유를 설명해 줄 것을 요구하면서 그들을 당황스럽게 하고 그들이 자신의 견해를 제시하는 것을 가능한 한 막으려 한다면, 이는 나쁜 일이다. 과학과 철학에서처럼 진리를 협동적으로 추구할 때 테이블 위에 우리가 더 많은 견해를 올려 놓는 것이 더 좋은 일이다. 이를 보장하기 위해 대부분의 철학자들은 논증을 제시하는 활동을 관장하는 윤리원칙을 양심적으로 준수하는데, 자비의 원칙(principle of charity)이 바로 그것이다.

자비의 원칙은 거짓, 비합리성 또는 어리석음을 다른 사람들의 논증에 대한 우리 자신의 오해의 증거로서 그들의 입장에서 다룰 것을, 그리고 그들이 말하는 것과 그런 말을 하는 이유를 사실 그대로 이해하기 위해 더 노력할 필요가 있다고 다룰 것을 항상 촉구한다. 이 원칙은 미국 철학자 콰인(W. V. Quine)에 의해 제시되었는데, 그는 '자신이 나쁜 해석을 할 확률보다 대화 상대가 어리석을 확률이 더 낮을 것'이라고 말한다.[9]

다른 사람이 말하는 내용에 대한 우리의 이해를 검토할 때 그 사람이 거짓되거나 비합리적이거나 어리석은 것을 말하고 있지 않다는 것을 우리가 상당히 자주 발견한다는 것은 놀라운 일이다. 때때로 정말 당혹스럽지만 우리가 거짓되거나 비합리적이거나 어리석은 것을 말하고 있다는 것을 발견한다.

논증에서 자비를 사용해야 할 또 다른 중요한 이유가 있다. 우리가 믿는 어떤 것에 반대되는 것을 다른 사람이 믿는다는 것을 우리가 인식할 때 우리가 확실히 배우는 유일한 것은 우리 중 하나가 그르다는 것이다. 우리는 우리 중 누가 그른지는 알지 못한다. 자신이 결코 그르지 않다고 확신할 수 없는 한, 논증에 접근하는 유일한 합리적인 방식은 자비를 양심적으로 준수하는 것이다. 논증에서의 자비에 호소함으로써 자신의 믿음과 논증을 시험할 것이고, 다름 아닌 자신의 그것들을 적합하게 시험함으로써 자신의 믿음이 참되고 자신의 논증이 좋다고 생각하는 것을 정당화할 것이다.[10]

자비의 원칙을 사용하는 것은 우리가 진리를 협력해서 탐구하는 자들에 대한 예의일 뿐만 아니라 우리 자신의 편견에 우리가 희생되는 것도 막아 준다.

박스 5.14 활동: 집단 토론

모든 사람이 자비의 원칙을 이해하게 되면 토론을 자극하는 다음 질문을 사용해 본다.

- 우리는 자비의 원칙을 준수하지 않는 사람과 (따라서 우리를 어리석고 비합리적이고 우리의 믿음을 명백히 거짓된 것으로 취급하는 자와) 논쟁을 하는 상황을 설명할 수 있는가? 우리의 느낌은 어떻겠는가?
- 우리가 어떤 사람과 논쟁을 할 때 우리 자신이 어떤 것에 관해 그르다는 것을 발견하는 상황을 설명할 수 있는가?
- 누군가 그르다는 것을 그 사람을 존중하면서 주장하는 것이 가능한가? 어떻게 가능한가?
- 박스 5.8의 허수아비의 오류를 검토해 보자. 우리가 다른 사람과 논쟁을 할 때 왜 우리는 '허수아비'를 설정하지 않아야 하는가?

이 책을 읽으면서 여러분은 논증의 기초를 배웠을 것이다. 이 책에서 여러분은 그러한 논증의 기술을 연습할 수 있는 많은 논증을 찾게 될 것이다.

요약

- 논증, 전제, 결론, 타당성, 반례 등의 개념을 알아보았다.
- 귀납과 연역의 차이를 고찰하였다.
- 연역논증과 귀납논증을 평가하는 방식을 살펴보았다.
- 타당성의 성격과 타당성이 진리와 건전성에 대해 갖는 관계를 고찰하였다.
- 순환논증과 선결문제의 오류, 그리고 그것을 피하는 방법을 살펴보았다.
- 논증을 논리학 책에 제시된 방식으로 분석하고 평가하였다.
- 오류의 성격을 살펴보았다.
- 자비의 원칙과 그것이 논증에서 하는 역할을 고찰하였다.

더 생각해 볼 문제

연역은 확실성을 주지만 귀납은 그렇지 않다. 이 점은 연역을 귀납보다 더 나은 것으로 만들어 주는가?

귀납은 왜 확실성을 주지 못하는가?

타당성의 정의는 무엇인가? 타당한 논증이 거짓된 결론을 가질 수 있다면 타당성은 왜 유용한가?

'반례'란 무엇인가? 반례는 논증의 부당성을 어떻게 증명하는가?

귀납의 세 가지 다른 유형을 명명할 수 있는가?

논증을 논리학 책에 제시된 형태로 제시하기 위해 취해야 할 5단계는 무엇인가?

추가 활동

참고문헌에 있는 개론서를 읽어 보고, 거기서 찾을 수 있는 연습문제를 풀어 본다.

이 책의 저자가 제공하는 비판적 추론에 관한 팟캐스트를 청취하고 연습문제를 풀어 본다.[11]

자비의 원칙을 일상생활에서 자신이 어떻게 사용하는지(하고 있지 않은지)에 대해 생각해 본다.

BEEP 웹사이트에 마련된 학생들이 논증의 기술을 연습하도록 만들어진 토론의 장(http://www.beep.ac.uk/discuss/index.php?c=6)에 참여해 본다.

http://www.west.net/~stewart/gmat/qmcriti.htm에 접속해서 미국 MBA 시험에서 비판적 사고에 관해 발견할 수 있는 것들을 확인해 본다.

주석

1 http://www.philosophyofscience.info/problemofinduction.html. An account of the 'problem of induction' from the website of Philosophy of Science.
2 See Bertrand Russell (1912) *The Problems of Philosophy*, Chapter VI, 'On Induction'. There are many editions of this book including one from Oxford Paperbacks, with an introduction by philosopher John Skorupski (2001).
3 It is by inductive means that science sets up testable hypotheses. It will then attempt both to confirm and falsify these hypotheses. See Chalmers, A. F. (2000) *What is this Thing Called Science?* Maidenhead, UK: Open University Press.
4 http://instruct.westvalley.edu/lafave/Truth_theories.html. A useful summary of the various theories of truth on this useful site, http://www.westvalley.edu/ph/resourc.html from West Valley College, in California.
5 Popper, K. (1991) *The Poverty of Historicism*. New York: Routledge, p. 133.
6 An argument that 'begs the question' is one that 'makes a beggar of' (or avoids) the question rather than one that begs for the question to be asked.
7 http://tellerprimer.ucdavis.edu/. A primer for modern formal logic.
8 http://www.nizkor.org/features/fallacies/. A useful list of fallacies from the Nizkor site.
9 W. V. Quine (1964) *Word and Object*. Cambridge, MA: MIT Press, p. 59.
10 Baggini, J. (2002) 'Begging Belief: To give or not to give?' *The New Humanist*, 1 September. An article on the principle of charity.
11 www.mariannetalbot.co.uk. The author's official website, look under 'podcasts'.

더 읽어 볼 것과 유용한 웹사이트

Fisher, A. (2001) *Critical Thinking: An Introduction.* Cambridge: Cambridge University Press
Priest, G. (2000) *A Very Short Introduction to Logic.* Oxford: Oxford University Press.
Walton, D. (2008) *Informal Logic: A Pragmatic Approach.* Cambridge: Cambridge University Press.

http://www.nizkor.org/features/fallacies/. A list of fallacies complied by Dr Michael Labossiere, from the Nizkor site.
http://www.philosophy.ox.ac.uk/podcasts/critical_reasoning_for_beginners. A series of podcasts on critical reasoning by the author of this book.
http://tellerprimer.ucdavis.edu/. A primer for modern formal logic (the logic we have been looking at here is *informal* logic, so this primer is only for those who would like to learn about formal logic).

6 일반적 논증: 비자연적이고, 혐오스러우며, 위험하고 단지 의견일 뿐인 논증

General arguments: it's unnatural, it's disgusting, it's risky, it's only opinion

목표

- 비자연적인 것은 비도덕적인 것인지를 검토한다.
- 이 주장을 옹호하거나 반박하는 논증을 숙고한다.
- 도덕이 이성이 아닌 감성이나 느낌의 문제인지를 검토한다.
- 우리의 직관이 도덕에 대한 좋은 안내자라는 생각을 옹호하거나 반박하는 이유를 숙고한다.
- 위험을 감수하는 것은 비도덕적인 것이라고 많은 사람들이 생각하는 이유를 검토한다.
- 위험을 감수하는 것이 얼마만큼 비도덕적인지를 숙고한다.
- 도덕은 전적으로 의견의 문제라는 상식적인 믿음을 숙고한다.
- 도덕이 얼마만큼 의견의 문제인지를 검토한다.

이 장에서 우리는 이 책을 전반적으로 공부할 때 반복적으로 만나게 될 논증들을 검토할 것이다. 바로 다음과 같은 4가지 논증이다. (i)그것은 비자연적이다. (ii)그것은 혐오스럽다. (iii)그것은 너무 위험하다. (iv)그것은 의견일 뿐이다. 이 일반적인 주장들은 직관적으로 설득력이 있으며, 방송매체에서의 윤리에 관한 논쟁을 종종 뒷받침하고 사람들의 윤리적 사고에 거의 확실하게 나타난다. 이 부분을 읽으면서 여러분은 명백하게 참이라고 믿고 있는 가정들 중 어떤 것에 스스로 문제를 제기할 수 있다. 그러한 가정들을 의문시하는 것은 비판적 사고에 매우 중요한 부분을 차지한다.

(i) 그것은 비자연적이다

1978년에 태어난 루이스 브라운(Louise Brown)은 첫 번째 '시험관 아기'이다. 그의 탄생은 많은 사람들을 격분하게 만들었다. 노벨상 수상자인 제임스 왓슨(James Watson)과 막스 퍼루츠(Max Perutz)는 그 사건에 대해 '영아살해의 희생자가 될 수도 있을 기형아들', '또 다른 탈리도마이드(thalidomide) 재앙'이라는 두려움을 표현하였다. 많은 산부인과 의사들은 만약 '자연을 가지고 하는 이 실험'이 재앙이 된다면 그 아기들을 누가 돌볼지 우려를 표현하였고, 미국 생명윤리학자인 제레미 리프킨(Jeremy Rifkin)은 '따뜻

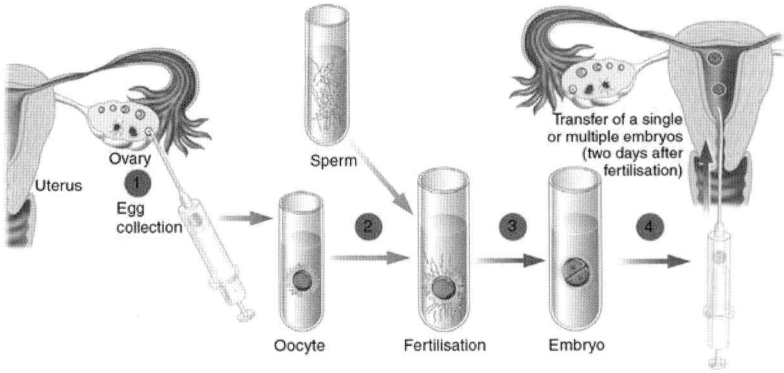

그림 6.1 ▒ 체외수정 단계. © Photolibrary.com.

한 자궁이 아닌 강철과 유리에 의해 보호되는 견본'으로 자라나는 아기들에 관한 우려를 명백히 표현하였다.

셀 수 없이 많은 시험관 아기가 태어나고 있다. 그 아기들이 다른 아기들보다 결함을 가질 확률이 더 높은 것은 아니다. 많은 시험관 아기들은 생산적이고 즐거운 삶을 살아가고 있으며, 그 방법이 아니었더라면 아이를 가질 수 없었을 부모들에게 기쁨을 주고 있다. 이 점을 기억하는 것은 우리가 인간복제, 인공 정자, 인공 자궁 등의 새로운 기술에 대해 사고할 때 교훈이 될 것이다. 사람들이 표현한 두려움을 보다 면밀히 고찰해 보자.

사람들이 해를 야기하는 새로운 과정에 대해 염려하는 것은 당연하며 합당해 보인다. 새로운 기술과 약물은 때때로 재앙과 같은 부작용을 만들어 낸다. 1960년대 특효약이라고 묘사되었던 입덧을 진정시키는 탈리도마이드는 아기 5천 명의 죽음과 1만 명의 장애아 출산을 초래하였다. 재앙을 야기하는 인간의 개입에 관한 우려는 근거가 없는 것이 아니다. 우리는 '그것은 위험하다'라는 별칭의 논증을 검토할 때 위험의 윤리를 논의할 것이다.

그러나 지금까지 인용한 사람들의 우려의 배후에는 또 다른 우려가 있는 것으로 여겨진다. 즉, 체외수정 기술은 자연적이지 않다는 것이다. 비자연성에 관한 논의는 비도덕성에 관한 논의의 토대가 된다.

박스 6.1 활동: 논증 분석

체외수정(in vitro fertilisation, IVF)이 비자연적이라는 논증을 검토해 보자. 이 논증을 논리학 책의 진술된 형태로 제시할 수 있는가? 그 결과는 연역논증인가, 귀납논증인가?

정답

위의 '자연성'에 관한 논증은 다음과 같이 분석될 수 있다.

전제 1: 체외수정은 비자연적이다
전제 2: 만약 어떤 것이 비자연적이라면, 그것은 비도덕적이다.
결론: 체외수정은 비도덕적이다.

이 논증은 연역논증이다.

그러나 어떤 것이 '비자연적이다'거나 '자연에 반한다'라는 것은 무엇을 의미하는가? 인공적이라는 것인가? 그러나 무엇이 인공적인가? 합성섬유는 자연물질을 화학적으로 합성해서 만들어지고, 인공장미는 실제 실크로 만들어질 수 있으며, 인공지능은 여전히 지능이라고 할 수 있는 것 아닌가?

'비자연적'이라는 말이 '자연의 법칙을 위반하는'을 의미하는 것으로 이해할 수 있는가? 그러나 우리는 어떻게 자연의 법칙을 위반할 수 있는가? 자연의 법칙은 우리와 독립적으로 존재하며 자연의 다른 부분과 마찬가지로 우리를 제한한다. 우리는 그 법칙들을 위반할 수 없다. 자연에 우리가 '간섭하는 것'에 대해 사람들을 경악시키는 것은 다름 아니라, 자연법칙을 통제할 수 없는 우리의 무능력(즉, 그 법칙들이 우리를 통제한다는 사실)일 수 있는가? 아니면 사람들을 경악시키는 것은 다름 아니라, 어느 날 우리가 자연의 법칙을 뒤집을 수 있는 어떤 행위를 할 수 있다는 것일 수 있는가?

그러나 '비자연적인'에 대한 이 해석에 의거하면 그 우려는 우리가 시작했던 우려로 되돌아간다. 즉, 우리의 간섭은 예기치 못한 결과를 가져올 수 있다는 것이다. 이는 분명 마음속에서 생겨난 우려이다. '그것은 너무 위험해'라는 논증을 논의할 때 우리는 이 우려를 자세히 논의할 것이다. 그러나 앞선 성공 사례들을 전제한다면 자연을 개선시키려는 우리의 시도를 멈추어야 한다는 것은 직접적으로 명백하지 않다.

아마도 '비자연적'인에 대한 더 나은 이해는 '사람에 의해 만들어진'일 수 있지 않을까? 이러한 이해는 왜 '자연적인(즉, 사람에 의해 만들어지지 않은)' 것, 예를 들어 자연섬유, 음식재료, 화장품 등이 값비싼 것으로 인기를 끄는지 설명해 줄 수 있을 것이다.

박스 6.2 활동: 논증 분석

'비자연적인'이라는 단어는 매우 모호하다. 이 점은 박스 6.1에서 우리가 분석한 논증을 해석하는 서로 다른 방식이 있음을 뜻한다. 서로 다른 논증 각각은 별개로 평가되어야 한다.

위 논의로부터 적어도 '비자연적인'이라는 단어의 두 가지 의미를 확인할 수 있는가? 그리고 그 논증을 그들 간의 차이를 명백히 만들어 주는, 논리학 책에 제시된 형태로 제시할 수 있는가?

정답

1. 전제 1: 체외수정은 인공적이다.
   전제 2: 만약 어떤 것이 인공적이라면, 그것은 비도덕적이다.
   결론: 체외수정은 비도덕적이다.
2. 전제 1: 체외수정은 자연의 법칙을 위반한다.
   전제 2: 만약 어떤 것이 자연의 법칙을 위반한다면, 그것은 비도덕적이다.
   결론: 체외수정은 비도덕적이다.
3. 전제 1: 체외수정은 인간이 만든 것이다.
   전제 2: 만약 어떤 것이 인간이 만든 것이라면, 그것은 비도덕적이다.
   결론: 체외수정은 비도덕적이다.

그러나 인간들은 자연적인가? 매우 적은 것만이 인간의 영향으로부터 자유롭다. 이 말은 매우 적은 것들이 자연적이라는 것을 뜻하는가? 그 말은 '자연적인'에서 어떤 의미를 벗겨 내 버리지 않는가? 우리가 사실상 모든 것에 영향을 미치기 때문에 그 말은 사실상 모든 것을 도덕적으로 의심스럽게 하는가? 왜 인간의 영향은 어떤 것을 비도덕적인 것으로 만드는가?

2장의 윤리 일반에 관한 논의에서 보았듯이, 성인만이 비도덕적으로 행위를 할 수 있다는 말은 아마도 참일 것이다. 만약 그렇다면, 인간의 영향이 비도덕적일 수 있는 유일한 영향이라는 것은 확실하다. 그러나 (같은 이유로) 오직 인간만이 도덕적으로 행위를 할 수 있다는 말도 역시 참일 것이다. 만약 그렇다면, 왜 비도덕성을 강조해야 하는가? 인간이 만든 많은 것들은 전혀 비도덕적인 것 같지 않다. 백신과 마취제는 비도덕적인가? 텔레비전과 합성섬유는 도덕적으로 혐오스러운 것인가? 생명윤리에 관한 다큐멘터리를 보는 것 또는 힘든 일을 하고 나서 연속극을 보는 것이 비도덕적인가?

많은 자연적인 것들은 인간(그리고 인간이 아닌 것에)에게 많은 고통을 야기하기 때문에 명백히 나쁘다는 말 또한 사실이다. 지진과 쓰나미는 화산폭발과 마찬가지로 자연적이다. 자연의 핵심적인 기제(유감스럽게도 '적자생존'이라는 말로 종종 표현되는)는 모방할 수 있는 것이 아니다. 동족끼리 잡아먹거나, 어린 개체를 죽이거나, 종족을 죽이는 것은 인간과는 별개로 자연에서 발견된다. 따라서 왜 우리는 자연적인 것, 인간에 의해 만들어지지 않은 것을 자동적으로 좋게 보는 반면, 인간에 의해 만들어진 것은 나쁜 것으로 간주하는가?

과학자들은 종종 자연에 '간섭하는' 행위를 저지르는 자들로, 마치 그것이 유일하게 나쁜 일이라도 되는 양 경멸적으로 묘사된다. 그러나 우리가 자연에 '간섭하는' 것이 나쁘다는 주장을 수용하지 않는 한, 자연에 '간섭하는' 자들이 나쁘다는 주장을 수용할 이유는 없다.

간섭하는 것이 나쁘다는 것을 수용할 이유를 아직까지 찾지 못했다. 과학은 세상에 막대한 이익을 주고 있다. 즉, 그 이익은 탈리도마이드 같은 오류를 엄청나게 능가한다. 인간의 영향은 어떤 것을 나쁘게 만드는 필요조건도 충분조건도 아니다. 즉, 필요조건이 아닌 까닭은 자연적인 것들이 나쁠 수 있기 때문이고, 충분조건이 아닌 까닭은 인간이 만든 것들은 좋은 것일 수 있기 때문이다.

비자연적인 것으로부터 비도덕적인 것으로의 논증은 좋아 보이지 않는다. 과학이 수세기에 걸쳐 했던 좋은 것들을 능가할 정도로 재앙이 되는 어떤 것을 우리가 만들어 낼 가능성을 배제한다는 말을 하고 있는 것이 아니다. 그러나 지금까지 사실은 과학의 편에 서 왔다.

박스 6.3 철학적 배경: 논증 평가

만약 5장을 읽었다면, 여러분은 논증을 평가하기 위해 물어야 하는 두 가지 질문이 있다는 것을 알고 있을 것이다.

(i) 논증의 모든 전제는 참인가?

(ii) 논증의 결론은 그 전제들로부터 도출되는가?

박스 6.2의 논리학 책에서 제시된 형태의 세 번째 논증과 관련하여 두 가지 질문에 답해 보자. 여러분은 두 번째 질문에서 시작하기를 원할 수 있다.

정답

결론은 도출되는가?

그 논증은 연역논증이며, 반례를 찾을 수 없는 한 타당하다. 즉, 전제들이 모두 참이면서 결론이 거짓인 상황을 찾을 수 없는 한 타당한 것이다. 그러나 만약 그 논증의 전제들이 참이라면 확실히 그 결론은 참이어야 한다. 만약 그렇다면 그 논증은 타당하다.

전제들은 참인가?

전제 1은 참인 것으로 보인다. 체외수정은 인간이 만들어 낸 과정이다.

전제 2는 명백히 참은 아니다. 그 전제는 비도덕적으로 행위할 수 있는 유일한 존재가 인간이라는 것에 근거를 둔 것일 수 있다. 그러나 인간은 또한 도덕적으로 행위할 수 있는 유일한 존재이기 때문에 그 논증은 매우 확고하지는 않다. 도덕적으로 수용할 수 있거나 중립적인 인간이 만들어 낸 많은 것들이 존재한다는 주장을 하기 위해서 우리는 예를 사용하였다. 이는 인간이 만들어 낸 것은 도덕적으로 나쁘다는 것을 만족시킨다고 믿을 명백한 이유가 없다는 점을 증명해 주었다.

우리의 논의는 전제 2의 거짓을 입증하지 않지만, 그 논증이 타당함에도 불구하고 결정적이지 않다는 점을 입증하기에 충분한, 그 논증의 참을 의심할 이유를 우리에게 제시해 준다.

이 책 속의 '그것은 비자연적이다'라는 논증

인간을 복제하는 것(7, 8장)

고령의 여성이 아기를 가지는 것(9장)

체외수정을 위해 인공 정자, 난자, 자궁을 사용하는 것(10장)

생명연한을 대폭 연장하는 것(12장)

인간을 유전공학적으로 조작하는 것(16장)

자연에 존재하지 않는 생명형태를 창조하는 것(17장)

유기적인 사육방법이 아닌 것을 사용하는 것(17장)

작물을 유전적으로 조작하는 것(17장)

인간 장기를 배양하거나 돼지의 장기를 인간에 이식하는 것(19장)

(ii) 그것은 혐오스럽다

대부분의 사람들은 어떤 것이 도덕적으로 수용될 수 있을지에 관한 결정에서 우리의 직관이 상당한 역할을 한다는 데 동의할 것이다. 그 까닭은 우리가 그것이 정말로 그르다고 보는 이유는 그것이 그르다고 우리가 느끼기 때문이다. 또는 그것이 도덕적으로 허용되어야 한다고 보는 이유는 그것이 그르다고 우리가 느끼지 않기 때문이다.

윤리 전체를 그러한 직관적 반응에 근거를 두고 있다고 보는 이론을 찬성/불찬성(Boo!/Hooray!) 이론이라고 한다.[1] 그 이론은 우리의 도덕적 판단은 이성이 아닌 감정에, 특히 '찬성'이나 '불찬성'의 감정에 의해 인도된다고 말한다. 이 이론에 따르면, 어떤 상황에 대한 고려가 불찬성의 감정(아니야!)을 만들어 낼 때 이 감정은 우리가 고려하고 있는 것이 그르다는 것을 말해 주며, 만약 우리의 감정이 찬성의 감정(그렇지!)이라면 이 감정은 우리가 고려하고 있는 행위가 옳다는 것을 말해 준다.[2]

박스 6.4 철학적 배경: 찬성/불찬성의 윤리이론

찬성/불찬성의 윤리이론은 에이어(A. J. Ayer)의 『언어, 진리, 논리(*Language, Truth, Logic*)(2002, New York: Dover Publications)』에서 제기되었다. 이 이론은 흄의 『인간본성론(*Treatise of Human Nature*)』 3권과 『도덕원칙에 관한 탐구(*An Enquiry Concerning the Principles of Morals*)』(두 권 다 옥스퍼드 대학교 출판사에서 나왔으며, 피터 밀리칸(Peter Milican)이 편집함)에서 제기된, 현재는 '감정윤리학(emotivism)'으로 알려진 윤리이론에 토대를 두고 있다. 이 이론의 핵심 주장은 도덕적 판단은 이성의 판단이 아니라 (말하자면 아리스토텔레스가 주장할 수 있을) 감정의 판단이라는 것이다.

이 이론은 위와 같은 짧은 설명이 주장하는 것 이상으로 훨씬 더 설득력이 있다.[3]

미국의 윤리학자 레온 카스(Leon Kass)[4]와 알토 차로(Alto Charo)[5]는 위와 동일한 전통에서 주장하였다. 클린턴 대통령에 의해 설립된 복제에 관한 윤리위원회의 결과물에 기여하면서 그들은 이성과 논리에 근거해서 제안하는 것을 반박하였다. 그들은 감정적 반응이 정치적 문제를 논의하는 데 있어 더 중요하다고 주장하였다. 이 이론은 도덕의 '헉!(Yuk!)' 이론이라고 불리는데, 도덕을 지시하는 감정은 단순한 불찬성이 아닌 혐오의 감정이라는 것이다.

박스 6.5 활동: 논리학 책에서 제시된 형태로 논증 제시하기

이종이식(xenotransplantation, 예: 돼지의 신장을 인간에게 이식하는 것, 19장 참조)의 문제에서 찬성/불찬성 이론을 믿고 있는 자가 제시할 수 있을 주장(이종이식이 혐오스럽다는 취지의 주장과 관련된 주장)을 논리학 책에서 제시될 수 있는 논증으로 제시해 보자.

정답
전제 1: 만약 어떤 것이 혐오스럽다면, 그것은 도덕적으로 그르다.
전제 2: 이종이식은 혐오스럽다.
결론: 이종이식은 도덕적으로 그르다.

그러나 여행 안내 책에서 어떤 사람들의 모습을 사진으로 찍어서는 안 된다는 문구를 읽었을 때를 검토해 보자. 그들은 자신의 모습을 사진을 찍어 재생산하는 것은 자신의 영혼을 훔치는 것이라고 믿고 있다. 그러한 믿음에 대한 정보를 들었을 때 대부분의 교양 있는 사람들은 사진 찍는 것을 신중하게 삼갈 것이다. 그러나 이 말은 자신이 사진 찍히는 사람들의 영혼을 훔칠 수 있는 가능성을 수용한다는 것을 뜻하지는 않는다. 그 믿음이 참이라는 것을 수용하지 않으면서 어떤 사람의 믿음을 존중하는 것은 충분히 가능한 일이다.

우리 대부분은 그들의 두려움은 무지에 토대를 두고 있다고 믿을 수 있다. 이 문제는 직관과 연루된 문제이다. 그 직관들은 종종 무지에 토대를 두고 있다.

자신이 알지 못하는 것들은 종종 겁을 먹게 만들기 때문에 사람들은 자신이 모르는 것에 흠칫 놀랄 수 있다. 그러나 그러한 직관적 놀람은 확고한 근거를 가지고 있지 않다. 우리의 직관적 두려움이 근거가 확고한지를 발견하는 유일한 방법은 그 두려움을 합리적으로 검사해 보는 방법이다. 우리는 이 책에서 그러한 조사를 많이 하게 될 것이다.

'우리의 직관을 합리적으로 검사한다'는 것은 그 직관을 정확히 밝힌다는 것을 뜻한다. 우리는 어떤 직관을 승인할 수 있고, 왜 우리가 그 직관을 고수하는지를 알아낼 필요가 있으며, 스스로에게 그것을 고수하거나 포기할 좋은 이유가 있는지를 물어야 하는 것이다.

박스 6.6 활동: 논증 평가

일단 이종이식에 대해 '그것은 혐오스럽다'라는 논증을 논리학 책에 제시될 수 있을 논증(박스 6.5)으로 제시해 보자.

(i) 그 논증이 타당한지(즉, 그 전제들이 참이라면 그 결론이 참이어야 하는지) 결정하기
(ii) 그 전제들이 참인지 결정하기

정답: 그 논증은 다시 한 번 타당하다. 전제 2의 참은 의견의 문제이며, 명백하게 진리의 문제인 것은 아니다. 논증들은 전제 1의 진리에 대한 옹호나 거부로서 제시될 수 있는데, 흥미로운 토론의 밑바탕이 될 수 있다. 전제들 중 하나가 의심스럽다는 사실은 그 논증이 설령 타당하더라도 그 논증을 우리가 합리적으로 거부할 수 있다는 것을 뜻한다.

우리가 어떤 직관을 정확히 이해하려고 할 때 우리는 그 직관을 좋은 근거들을 가지고 지지할 수 있다는 점을 발견하는 경우가 종종 있다. 그러나 현재는 우리가 말하고 있는 것들에 대한 논증을 가지고 있기 때문에, 우리는 자신의 직관에 단순히 의존하지는 않는다. 하지만 다른 경우에 우리는 자신의 직관을 정확히 이해할 수 없다는 것을 발견하게 된다. 이 말

이 우리의 직관은 해소된다는 것을 뜻하는 경우가 때때로 있다. 하지만 다른 경우에 우리는 어떤 것은 설령 우리가 최선의 노력에도 불구하고 왜 어떤 것이 그른지(또는 옳은지)를 말할 수 없는 처지에 여전히 놓이더라도, 그것이 그르다(또는 옳다)는 혐오의 감정을 가지게 될 것이다.

그러한 상황에서 합리적으로 해야 할 행위는 계속해서 마음을 열고 우리의 직관을 정확히 이해하려고 하며, 그 직관을 지지하거나 거부하는 논증을 가지고 있다고 스스로 믿고 있는 자들을 경청하는 것이다.

박스 6.7 철학적 배경: 직관

직관(intuition)은 철학과 과학 모두에서 중요하다. 우리는 어떤 논증이 좋거나 나쁘거나, 어떤 주장이 참이거나 거짓이거나, 어떤 가설이 합당하다고 '느낄' 때 우리의 직관에 의존한다. 어떤 것을 읽으면서 '젠장', '맞아', '그렇지'라고 생각할 때 다름 아닌, 직관이 작동하고 있는 것이다.

이성을 행사하기 위해서는 그러한 직관을 갖추어야 할 필요가 있다. 그러나 다음 두 문장의 의미는 전혀 다르다.

(i) 직관은 탐구의 출발점으로서 존중되어야 한다.
(ii) 직관은 궁극적인 결정으로서 존중되어야 한다.

(i)의 의미로 직관을 존중하는 것은 합당하지만, (ii)의 의미로는 아니다. 만약 자신의 논증이 확고한 근거를 가지기를 원한다면, 자신이 고수하는 그 믿음을 왜 고수하는지를 설명하려고 해야 할 것이다.

이 책 속의 '그것은 혐오스럽다'라는 논증

인간복제를 생각하는 것(8장)
낙태된 태아의 난자를 체외수정을 위해 사용하는 것(9장)
한 종의 유전자를 다른 종의 유전자에 삽입하는 것(17장)
실험실에서 제조된 고기를 먹는다고 생각하는 것(17장)
인간 아닌 동물의 장기를 인간에게 이식하는 것(19장)
인간 아닌 동물을 실험하는 것(20장)

(iii) 그것은 너무 위험하다

감기를 치료할 약을 개발했다고 상상해 보자. 허가를 받아야 하는가? 만약 고통을 방지하고 작업일수를 줄일 수 있다고 생각한다면, 우리는 '그래'라고 말할 것이 분명하다. 그러나 우리의 흥분을 다음과 같은 경고를 되새기며 누그러뜨려야 한다. 즉, 그 신약에 어떤 위험은 없는가? 우리를 6일 동안 창백하게 만들지는 않는가? 여드름이 나게 하지는 않는가?

비교적 최근에 국제단체들은 위험평가에 대한 태도를 전통적인 위험평가에서 예방적인 위험평가로 바꾸었다.

전통적인 위험평가: 수용할 수 없을 위험의 존재에 대한 증거가 없는 한, 혁신적인 것을 승인하는 것

예방적인 위험평가: 수용할 수 없을 위험의 부재에 대한 증거가 없는 한, 혁신적인 것을 승인하지 말 것

위험평가의 전통적인 모델은 1970년대 독일의 유명한 숲이 죽어가기 시작할 때 연구하기 시작하였다. 우선은 왜 죽어가는지를 아무도 몰랐다. 이어서 '산성비', 즉 발전소에서 뿜어져 나오는 독소가 함유된 비가 원인으로 지목되었다.

이에 대해 과학적으로 존중할 만한 증거가 없음에도 불구하고, 독일 정부는 '예측의 원칙(principle of forecaring)'에 근거해서 발전소의 방출을 엄격히 규제하였다. 이것이 바로 '사전예방 원칙(precautionary principle)'의 전신이다.

사전예방 원칙에는 많은 형태가 있는데, '윙스프레드 성명(Wingspread Statement)'이 유명하다.

'어떤 활동이 환경이나 인간에게 해를 입힐 수 있다면 사전예방 조치는 설령 원인과 결과 간의 어떤 관계가 과학적으로 완전하게 확립되지 않았더라도 취해져야 한다.'[6]

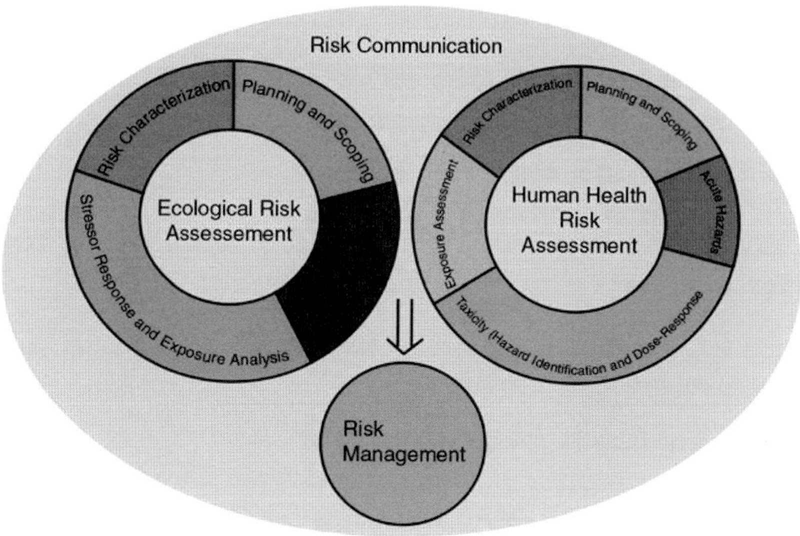

그림 6.2 미국 환경보호협회에서 이해하고 있는 위험요소를 보여주는 표. Courtesy of US Environmental Protection Agency(http://www.epa.gov/oswer/riskassessment/risk_superfund.htm).

우리가 검토할 문제는 도덕이 위험에 관한 전통적 접근을 사전예방적 접근으로 대체할 것을 요구하느냐는 것이다.[7]

사전예방 원칙으로의 이동은 종종 입증책임에서의 이동으로 설명된다.

이전: 입증책임은 혁신기술을 허가하기 원하지 않는 자에게 부담된다. 그들은 수용할 수 없는 위험의 존재를 믿을 적극적인 이유를 증명해야 한다.

이후: 입증책임은 혁신기술을 허가하기 원하는 자에게 부담된다. 그들은 수용할 수 없을 위험의 부재를 믿을 적극적인 이유를 증명해야만 한다.

이 차이는 많은 사람들로 하여금 도덕적 근거에서 사전예방 원칙을 채택해야 한다는 것을 믿도록 촉발하였다. 그러나 막대한 이익을 보고 있는 돈 많은 제약회사나 다국적기업들이 아니라, 지원이 부족한 시민단체나 압력단체 등의 구성원에게 입증책임의 부담을 떠안게 하는 것은 그르지 않은가?

또한 그들은 주장하기를, 사과를 듣기 이전에 안전을 생각하는 것이 의미가 있다는 것이다. 즉, 위험의 증거가 없다는 것을 주장할 것이 아니라, 위험이 없다는 증거를 주장하는 것이 훨씬 더 낫다는 것이다. 예컨대 증상이 없는 자들까지 포함해서 모든 사람에게 유방암 검사를 하는 것이 더 낫다는 것이다. 증상을 보일 때는 이미 너무 늦다는 것을 증명할 뿐이다. 물론 검사는 증상이 실상은 없지만 있다고 보고하는 경우(false positives)를 만들어 내지만, 암이 실상은 없지만 있다고 거짓되게 믿는 것이 암이 있음에도 있다고 믿지 않는 경우보다 더 나은 것이다. 동일한 취지로 위험이 존재하지 않는다는 것을 입증할 수 없는 한, 위험이 있다고 가정하는 것이 더 나은 것이다.

그러한 주장은 부정할 수 없는 힘을 가지고 있다. 만약 탈리도마이드가 위험이 없다는 것을 증명할 부담이 그 제약회사에 있었다면, 엄청난 고통의 위험은 회피할 수 있었을 것이다. 이는 사전예방 원칙이 최선이라는 점을 결정적으로 보여 주는 것이 아닌가?

박스 6.8 활동: 소집단 토론

참여자들에게 질문을 하고 탈리도마이드 재앙에 대해 탐구하도록 해 보자. 그들을 집단으로 나누고 각 집단이 다음 질문에 관해 토론을 하게 하자.

질문 1: 사전예방적 접근은 탈리도마이드 비극을 막을 수 있었을까?

질문 2: 그 비극은 전통적 수단에 의해서 예방될 수 있었을까?

각 집단은 전체 토론을 하기 전에 나머지 사람들에게 자신의 결과물을 제시해야 한다.

그러한 고려는 사전예방적 접근을 최선이라고 생각하게 할 이유들이다. 그러나 그것들은 결정적이지는 않다. 왜냐하면 우리는 또한 전통적 접근을 세련되게 함으로써 탈리도마이드 비극을 피할 수도 있었을 것이기 때문이다.

전통적 모델이 혁신을 지지하는 자들에게 아무런 증명도 요구하지 않는다고 생각하는 것은 잘못이다. 감기에 대한 우리의 추정적인 치료가 허가를 받을 자격이 있기 이전에도 그 효능은 동물실험과 임상시험을 통해서 입증되어야 했을 것이다. 약과 관련된 위험의 증거는 이 시험을 하는 동안 드러날 것이라고 가정된다. 위험의 증거가 없어야 한다는 전통적 요구는 위험을 확인하기 위해 어떠한 일도 해서는 안 된다는 것을 뜻하지 않는다. 즉, 위험의 증거는 매우 엄격한 (그리고 매우 비싼) 시험 과정에서 드러나서는 안 된다는 것을 뜻한다.

탈리도마이드에 행해진 시험은 충분히 엄격하지 않았다. 만약 탈리도마이드가 임신한 포유류에 행해졌더라면, 그 약이 기형을 발생시킨다는 것이 즉각적으로 명백해졌을 것이다. 요즘 탈리도마이드의 그런 결과로 인해서 시험이 요구되고 있다. 현재의 사전 임상시험과 임상시험은 매우 엄격하다. 만약 신약과 관련된 위험이 존재한다면 그 과정에서 드러나게 될 확률은 높다. 안전의 요구는 사전예방 모델뿐만 아니라 전통적 모델에 의해서도 충족된다.

박스 6.9 사실에 입각한 정보: TGN1412

2006년 미국의 제약회사 파락셀(Paraxel)은 건강한 여섯 명의 젊은 남성들에게 대가를 지불하고 TGN1412라는 약의 임상시험에 참여하도록 하였는데, 이는 만성염증 및 백혈병 치료에 특효약이 될 수도 있을 약이었다.

그 시험은 매우 잘못되어 그 남성들 모두가 심각한 장기손상과 중태에 빠지게 되었다. 모두 살아나기는 했지만 다양한 정도의 상해를 입어야만 했다.

22세인 라이언 윌슨(Ryan Wilson)은 가장 심한 상해를 입었는데 발가락 일부와 손가락 일곱 개의 끝을 잘라내야 했으며, 도움이 없이는 걸을 수 없고, 피부가 치유되지 않기 때문에 보철을 사용할 수 없었다. 그는 암처럼 증상이 오래가는 고통을 겪을 것이다. 그는 배관공이었지만 이제 그 일을 다시는 하지 못할 것이다.

파락셀은 책임을 인정했는데, 시차를 두고 주사를 했어야 했고 즉각적인 도움을 제공했어야 했다는 점을 인정하였다.[8]

그러나 '위험의 증거가 없다'는 것은 '위험이 없다는 증거'에 해당하지는 않는다. 확실히 우리가 정말로 안전하기를 원한다면, 전통적인 접근이 아닌 사전예방적 접근을 채택해야 하지 않는가? 그러나 안전에 대한 염려가 항상 최우선이어야 하는가?[9]

불이나 바퀴를 발견한 자가 만약 불이 아무런 위험을 주지 않는다는 것을 입증해야 한다고 해 보자. 그들은 입증에 확실히 실패할 것이다. 그러나 이러한 혁신적인 것을 채택함으로써 갖는 위험은 인류에게 막대한 이익을 제공해 주었다.

현대의 위험은 순서가 다르다는 주장이 제기되어 왔다. 제레미 리프킨은 우리가 현재 무릅쓰는 위험은 다음과 같다고 하였다.

'정도에서 전지구적이고, 지속에서 끝이 없으며, 결과에서 계산할 수 없고, 보상되는 것이 아니라고 믿는다. 산성비, 지구의 오존층 파괴, 생물학적 바이러스의 유포 등은 인간이 만든 위협의 새로운 분야에 속한다. 어느 누구도 그것들의 잠재적인 효과에서 벗어날 수 없다. 모든 사람은 취약하고 모든 것을 잃을 수 있을 때, 위험을 계산하고 합친다는 전통적인 개념은 사실상 의미가 없을 것이다.'[10]

그러나 설령 현대의 위험이 위에서보다 더 심각하더라도, 이 점이 사전예방적 접근을 수용할 것을 명령하지는 않는다. 결국 수만 명에게 이익을 줄 어떤 것을 우리가 도입하는 데 실패한다면, 그 이익을 상실할 위험에 처하는 것이 아니라 그 상실을 확고히 하는 것이다. 만

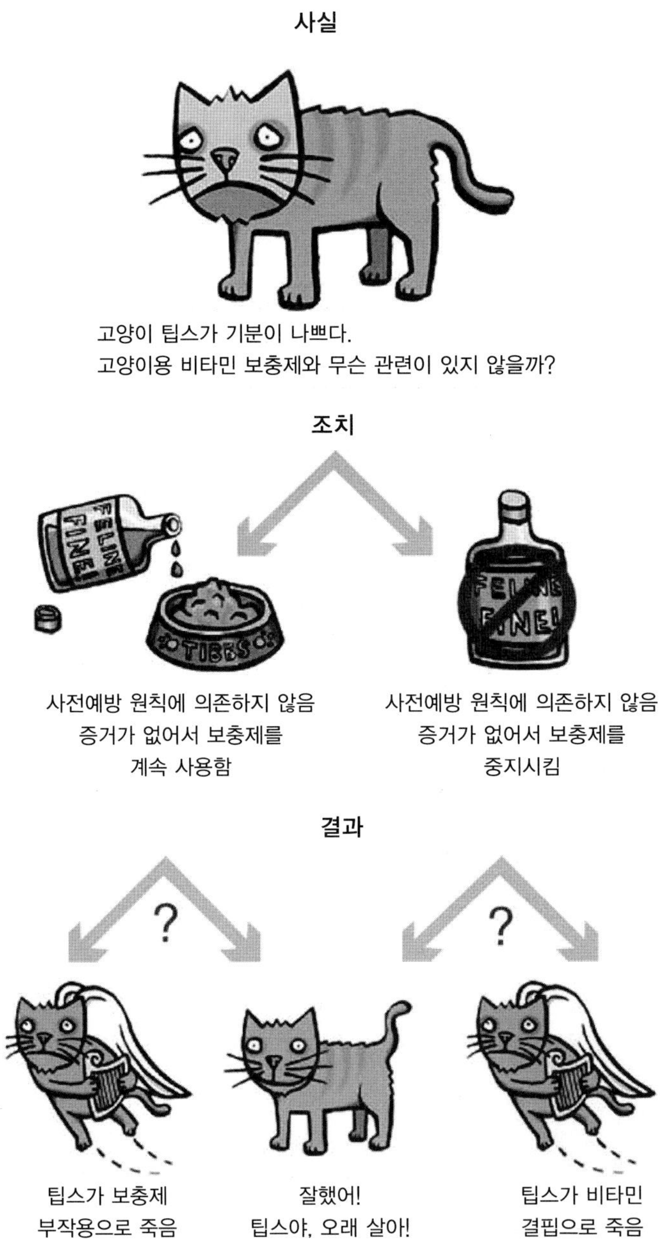

그림 6.3 ■ 고양이 팁스(Tibbs)와 사전예방 원칙. © The Wellcome Trust(http://www.wellcome.ac.uk).

약 그들이 위험이 없다는 것을 보장할 수 없기 때문에 제약회사가 암에 효과적인 약을 시장에 내다 팔 수 없다면, 우리는 위험해지지 않겠지만 계속 암으로 죽는 대가를 치러야 할 것이다.

만약 수용될 수 없는 위험이 존재하지 않는다는 것을 입증하는 것이 너무나 값비싸다면, 제약회사는 폐업을 할지도 모른다. 19장에서 살펴보겠지만, 2008년 시장에 신약을 내놓기 위한 비용은 8억 달러를 넘었으며, 약 5,000개의 후보 중 1개만 임상시험에 들어가며, 그중 1/5만이 시장에 나온다. 위험을 평가할 때 현대의 위험, 즉 혁신을 방해할 위험도 고려되어야 한다. 사전예방적 접근이 비용을 상당히 증가시키기 때문에 그만큼 그러한 접근에 반대하게 하는데, 특히 위에서 주장했듯이 전통적 접근이 대부분의 위험을 배제시킬 수 있는 경우라면 말이다.

그러나 그렇다고 하더라도, 우리가 정말로 배제해야 하는 것은 모든 위험의 증거라고 주장하는 사람들이 존재한다. 하지만 우리가 이것을 어떻게 할 수 있을지에 관해 심각한 의문이 제기된다. 어느 위험을 우리가 배제하려고 하는지를 모른다면 위험이 없다는 증거를 제공하는 것이 어떻게 가능하겠는가?

'부정을 증명하는 것'은 가능하지 않다고 종종 이야기한다. 예컨대 과학자들이 알려진 모든 위험을 그가 배제했다는 것을 의심의 여지 없이 입증할 수 있을 때조차도, 이 점이 그가 배제하지 않았던 또 다른 위험, 즉 알려지지 않은 위험은 없다는 것을 뜻하지는 않을 것이다. 그러나 알려지지 않은 위험을 배제하는 것을 어떻게 할 수 있는가? 어떤 종류의 경험적 시험이 아무도 예상하지 못했던 위험의 가능성을 배제할 수 있도록 하겠는가?

이러한 고려는 어떤 것이 존재하지 않는다는 것을 경험적 수단을 통해 입증하는 것이 단순히 가능하지 않다는 점을 시사해 준다. 따라서 어떤 혁신적인 것이 아무런 위험도 없다는 것을 입증하는 것은 가능하지 않다. 위험을 평가하기 위해 사전예방적 접근이 부과하는 요구들은 충족될 수 없다.

박스 6.10 철학적 배경: 부정 입증

우리는 어떤 것이 존재하지 않는다는 것을 입증할 수 없다고 종종 이야기한다. 그러나 이 말의 진리는 어떤 것이 존재하지 않는다는 것을 입증하려고 하는 방식에 의해 좌우된다.

어떤 것이 존재하지 않는다는 것을 논리적 수단을 통해 입증하는 것은 가능하다. 어떤 것이 존재한다고 가정하는 것이 모순을 발생시킨다는 것을 입증함으로써 그렇게 할 수 있다. 예컨대 우리는 둥근 사각형이 존재하지 않는다는 것을 확신할 수 있는데, 왜냐하면 어떠한 사각형도 모순의 대가를 치르지 않고는 둥글 수 없기 때문이다.

하지만 만약 우리의 방법이 경험적이라면 어떤 것이 존재하지 않는다는 것을 입증할 수 없다는 것은 참이다. 설령 이 우주의 모든 것을 조사한다고 하더라도 또 다른 우주에 그것이 존재하지 않는다는 것을 확신할 수 없다. 또한 현재 존재하는 모든 것을 조사할 수 있더라도 조사를 완료할 때 그것이 존재하지 않았었다는 것을 입증할 수는 없을 것이다.

사전예방 원칙을 논의할 때 우리가 논의하는 것은 경험적 방법론이다. 따라서 '부정을 입증하는 것'은 가능하지 않다고 말하는 것은 전적으로 합당하다. 만약 사전예방 원칙이 부정을 입증할 것을 요구한다면 이는 너무 엄격한 것이다. 이것의 요구는 충족될 수 없다.

(참고: 특정한 방에 의자가 없다는 것은 그 방의 대상을 모두 검사하고 단순히 책상이 없다는 것을 확인함으로써 입증할 수 있다. 그러나 경험적으로 입증될 수 없는 것은 우주에서 없다는 것이다.)

우리의 행위를 지도할 때 위험평가에 대한 전통적 접근과 사전예방적 접근을 수렴할 수 있을 것이다. 허가를 받기 위해 필요한 요구 사항이 강화될 때 전통적 모델은 더 많은 위험을 확인하게 될 것이고, 더 많이 확인할수록 사전예방적 접근처럼 보일 것이다. 사전예방적 접근을 계산할 때 어느 위험을 배제해야 하는지를 우리가 안다면 이 접근은 전통적 모델에 더 가까운 것처럼 보일 것이다. 두 접근 방식의 차이는 원래 보였던 것만큼 현저하지는 않다. '엄격한 테스트에도 불구하고 위험의 증거는 없다'는 말은 '위험이 없다는 증거'라는 말과 매우 밀접히 관련되어 있다. 우리는 심지어 실제적으로 얻을 수 있는 것은 '위험이 없다는 증거'에 가까이 가는 것이라고 생각할 수도 있다.

박스 6.11 활동: 악역 담당하기

'21세기에 우리가 무릅쓰는 위험은 선사시대 인류가 무릅쓴 위험과 전혀 다른 종류이다. 현대의 그런 위험에 대한 유일한 의미 있는 반응은 사전예방적 반응이다'

집단을 둘로 나누자. 한 집단은 구성원들이 가진 자신의 실제적인 입장과는 상관없이 이 주장을 옹호해야 한다. 다른 집단도 마찬가지로 상관없이 그 주장에 반대해야 한다.

준비를 돕기 위한 질문

질문: 현대적 위험은 더 우려되는가? 왜 그런가?

질문: 사전예방적 접근은 그런 위험을 다루기 위한 유일한 방법인가? 만약 그렇지 않다면 그런 위험은 어떻게 다루어져야만 하는가?

질문: 사전예방적 접근을 채택할 경우에 어떠한 결점이 있는가?

이 책 속의 '그것은 너무 위험하다'라는 논증

인간복제를 하는 것(8장)
약물중독자가 아이를 가지도록 임신을 허용하는 것(9장)
인간 유전자를 변형하는 것(14장)
정부로 하여금 보편적인 DNA 데이터베이스를 만들도록 하는 것(15장)
안전에 민감한 실험의 무료 간행물을 허용해 주는 것(16장)

자연에 알려지지 않은 유기체를 창조하는 것(16장)
작물을 유전적으로 조작하는 것(17장)
유전적으로 조작된 작물을 재배하도록 하는 것(17장)

(iv) 그것은 의견일 뿐이다

윤리에 관한 논쟁에서 흔한 현상 중 하나는 그것은 개인적인 의견일 뿐이기 때문에 문제의 쟁점을 논의하는 데는 관련이 없다는 반론을 제기하는 경우이다. 어떤 이가 "당신은 낙태는 도덕적으로 허용될 수 없다고 믿어"라고 하면서 "나는 그렇지 않아. 당신은 자신의 의견을 나에게 강요할 권리가 없어. 설령 낙태가 당신에게는 그르다고 하더라도 나에게는 그르지 않아. 이것이 결론이야"라고 말할 수 있는 것이다.

이 말이 사실이라고 한다면, "정어리는 맛있어" 또는 "붉은색은 가장 예쁜 색이야" 등의 개인적인 선호에 대한 판단 이상의 것이 도덕적 판단에 있는 것은 아닐 것이다. 여기서 어느 철학자도 이 논증이 따르기 어려울 것이라고 생각하지는 않을 것이라는 점에 주의해야 한다. 만약 그 논증이 여러분에게 참이라면 여러분만 그런 것은 아닐 것이다.

("정어리는 맛있어"처럼) 개인적 선호에 관한 진술은 흔히 다음과 같이 생각된다.

(i) 그 진술을 하는 개인에 관한 어떤 사실에 의해서 참(또는 거짓)이 된다.
(ii) 그 개인이 권위를 가지고 잘 알고 있는 어떤 사실에 의해서 참(또는 거짓)이 된다.
(iii) 오류가 불가능하다. 왜냐하면 그 진술을 하는 개인은 틀릴 수 없기 때문이다(그 진술을 참이거나 거짓으로 만들어 주는 사실에 관한 권위가 그 개인에게 있기 때문이다).

예컨대 만약 톰(Tom)이 샘(Sam)에게 "정어리는 맛있어"라고 진지하게 말한다면, 샘은 톰이 정어리 맛을 좋아하고, 이 진술은 틀리기 어려우며, 톰은 정말 정어리가 맛있다고 생각하고 있다고 결론 내릴 것이다. 다름 아닌 톰의 정어리를 좋아함(즉, 톰이 알아채지 못하기 어려운 사실)이 '정어리가 맛있음'을 톰에게 참으로 만들어 주는 것이다.

도덕적 진술은 개인적 선호에 관한 진술과 마찬가지라고 생각하는 것은 "노약자를 강탈하는 것은 아무 문제 없어"라는 샘의 믿음이 다음과 같다고 생각하는 것이다.

(i) 샘에 관한 어떤 사실에 의해서 그 진술은 참(또는 거짓)이 된다.
(ii) 샘이 권위를 가지고 잘 알고 있는 어떤 사실에 의해서 참(또는 거짓)이 된다.
(iii) 오류가 불가능하다. 따라서 샘은 그 진술에 관해 틀릴 수 없다.

확실히 이 추론은 단순히 그른 것인가?

"노약자를 강탈하는 것은 아무 문제 없어"를 참이나 거짓으로 만들어 주는 것은 샘에 관한 사실이 아니라 노약자를 강탈하는 것에 관한 사실이다. 왜 우리는 도덕에 관해서 샘이 어떤 종류의 권위를 가진다는 것을 수용해야만 하는가? 그리고 그 진술에 관해서 샘이 오류를 범할 수 없다는 것은 결코 사실이 아니며, 그는 단순히 그를 수 있을 것이다. 즉, 노약자를 강탈하는 것은 도덕적으로 수용될 수 없으며, 샘의 믿음은 거짓인 것이다. 따라서 도덕적 믿음의 진술은 개인적 선호의 진술과 같지 않다.

도덕적 진술과 개인적 선호의 진술을 비교하는 것은 어리석은 일인 것처럼 생각된다. 그러나 많은 사람들이 비교를 한다는 점에 주목하면서 우리는 이 장을 시작했다. 그런 비교가 자비의 원칙을 위반하는 것은 아니지 않는가?

왜 양식 있는 사람들이 종종 그런 실수를 하는지 설명하는 것은 상대적으로 쉽지 않다. 그 설명은 세계에 대한 믿음(일차적 믿음)과 그 믿음에 대한 믿음(이차적 믿음) 간의 이해 가능한 혼동에 근거하고 있다.

그 구별은 아주 양식 있는 사람들조차도 눈치채지 못하고 지나가는 논리적 구별이다.

다음 문장을 검토해 보자.

샘은 지구가 둥글다고 믿는다.

이 문장은 한 개의 문장, 즉 '지구는 둥글다'는 문장을 또 하나의 문장, 즉 '샘은 지구가 둥글다고 믿는다'는 문장 속에 포함하고 있다.

(샘은 [지구가 둥글다]고 믿는다.)

이 포함하는 문장(소괄호 안의 문장)은 샘에 관한 것이다. 포함되는 문장(대괄호 안의 문장)은 지구에 관한 것이다. 포함하는 문장의 참과 거짓은 포함되는 문장과는 전혀 다른데, 다음 네 가지 질문에 대답할 경우에 왜 그런지를 확인할 수 있다.

1. 샘은 지구가 둥글다는 것이 사실이 아님에도 지구가 둥글다고 믿을 수 있는가(만약 그렇다면 포함하는 문장은 참일 수 있는 반면, 포함되는 문장은 거짓이다)?
2. 샘은 지구가 둥글다고 믿고 지구가 둥글다는 것은 참일 수 있는가(만약 그렇다면 포함하는 문장과 포함되는 문장 모두 참일 수 있다)?
3. 샘이 지구는 둥글다고 믿는 것은 거짓이지만 지구는 둥글 수 있는가(만약 그렇다면 포함하는 문장은 거짓일 수 있지만 포함되는 문장은 참이다)?
4. 샘이 지구는 둥글다고 믿는 것은 거짓이며 실상 지구가 둥글다는 것도 거짓일 수 있는가(만약 그렇다면 포함하는 문장과 포함되는 문장 모두 거짓일 수 있다)?

만약 여러분이 이 질문들에 답한다면 여러분은 두 문장의 참과 거짓이 독립적으로 변한다는 것을 확인할 것이다. 그 까닭은 전혀 다른 사실에 의해서 두 문장이 참이나 거짓이 되기 때문이다. 포함하는 문장은 샘에 관한 어떤 사실에 의해서 참이나 거짓이 된다. 포함되는 문장은 지구에 관한 어떤 사실에 의해서 참이나 거짓이 된다.

이 점을 명심하고 우리는 노약자를 강탈하는 것은 아무 문제 없다는 샘의 믿음에 관해서 동일한 질문을 할 수 있다.

(샘은 [노약자를 강탈하는 것은 도덕적으로 허용될 수 있다]고 믿는다.)

우리는 다시 한 번 두 개의 문장의 참과 거짓은 독립적으로 변한다는 것을 알 것이다. '샘은 노약자를 강탈하는 것은 도덕적으로 허용될 수 있다고 믿는다'를 참으로 만드는 사실과 '노약자를 강탈하는 것은 도덕적으로 허용될 수 있다'를 참으로 만드는 사실은 전혀 다르며 별개이다. 포함하는 문장은 샘에 관한 사실에 의해서, 포함되는 문장은 노약자를 강탈하는 것에 관한 사실에 의해서 참으로 만들어진다.

샘은 자신의 믿음에 관해서, 즉 포함하는 문장을 참이나 거짓으로 만들어 주는 사실에 관해서 권위를 가진다. 그러나 그가 도덕에 관해서, 즉 포함되는 문장을 참이나 거짓으로 만들어 주는 사실에 관해서는 그가 권위를 가진다고 생각할 이유가 없다. 샘 자신이 어떤 믿음을 가지는지에 관해서 권위를 가진다고 생각하는 한, 우리는 샘 자신의 믿음에 관한 믿음은 오류가 불가능하다는 점을 받아들일 수 있을 것이다. 그러나 이 말이 노약자를 강탈하는 것의 도덕적 허용 가능성에 관한 그의 믿음이 오류가 불가능하다는 것을 뜻하지 않는다. 노약자를 강탈하는 것에 관해서 샘은 사실 매우 단정적으로 그른 것이다.

노약자를 강탈하는 것이 도덕적으로 허용될 수 있다는 취지의 믿음이 특정한 개인에 관한 사실에 의해서 (그 개인이 권위를 가지고 있다는 어떤 사실은 말할 것도 없고) 참이 된다는 것은 단적으로 사실이 아니다. 윤리이론을 다룬 부분에서 우리는 어떤 도덕적 믿음을 참이나 거짓으로 만드는 것에 관해서 많은 생각이 있음을 살펴보았다(4장 참조). 도덕적 믿음을 단순히 가지는 것은 그것을 참이 되게 하는 데 충분하다고 진술하는 어느 윤리이론이든 매우 좋은 도덕이론은 아닐 것이다. 그런 이론은 도덕적 오류를 불가능하게 만들 것이다.

일차 믿음과 이차 믿음 간에 흔히 이해될 수 있는 혼동은 오도하는 모호성에 의해 가중될 수 있다. 이 모호성은 다음과 같은 문장에 있다.

'노약자를 강탈하는 것은 도덕적으로 허용될 수 있다'는 샘에게 참이다.

모호성을 구성하는 위 문장의 두 가지 의미는 다음과 같다.

(i) 샘은 노약자를 강탈하는 것은 도덕적으로 허용될 수 있다고 믿는다.
(ii) 노약자를 강탈하는 것은 샘에게 도덕적으로 허용된다.

샘이 노약자를 강탈하는 것이 도덕적으로 허용된다고 믿을 때 이것을 믿어야 할 이유를 우리가 가질 때마다 우리는 (i)을 믿을 이유를 가진다. 이는 어떤 인간이 이런 믿음을 형성하도록 양육되는 방식에 관한 불행한 사실을 말해 준다. 샘이 노약자를 강탈하는 것이 도덕적으로 허용된다고 믿을 이유를 우리가 가지는 경우에만 우리는 (ii)를 믿을 이유를 가진다. 이 두 번째 믿음을 가져야 할 이유를 가질 상황을 상상하기는 어렵다. 이를 믿는 것은 샘이 노약자를 강탈하는 것을 간섭해야 할 이유를 가지지 않는다는 것을, 그가 그 행위를 하지 못하게 막아야 할 이유를 가지지 않는다는 것을 뜻한다.

도덕적 믿음과 이 믿음을 표현하는 문장이란 개인적 선호에 대한 믿음과 진술이라는 주장을 거부하는 것은 도덕은 개인적 의견의 문제라는 주장을 거부하는 것을 뜻한다.

박스 6.12 활동: 논증 분석

제인(Jane)과 트로이(Troy)는 어떤 논쟁을 벌이면서 서로에게 매우 좌절감을 느끼고 있다.

제인: 나는 결코 낙태를 하지 않았어. 나는 낙태가 그르다고 생각해.

트로이: 낙태는 너에게 그를 수 있지만, 그것이 다른 사람들에게 그르다는 것을 뜻하지는 않아.

제인: 그러나 나는 낙태가 누구에게나 옳다고 믿지 않아.

트로이: 다른 사람들은 그르다는 것을 누가 네게 말해 줄 수 있지?

제인: 만약 네가 인간을 죽이는 것은 그르다고 믿는다면, 그리고 네가 낙태는 인간을 죽이는 일이라고 믿는다면, 낙태는 일반적으로 그르다는 것을 어떻게 네가 믿지 않을 수 있을까?

트로이: 그러나 다른 사람들은 낙태가 인간을 죽이는 것이라고 믿지 않아. 그리고 왜 너는 너의 믿음을 다른 사람들에게 강요하지?

제인과 트로이가 동일한 것에 관해서 논쟁을 하고 있지 않다는 것을 그들에게 제안할 방법을 찾을 수 있는가?

힌트: 제인은 자신이 그르다는 것에 동의하지 않으면서 희철이가 옳다는 것에 동의할 수 있는가? 어떻게 할 수 있는가? 트로이는 낙태가 그르다는 데 동의하지 않으면서 만약 낙태가 그르다면 모든 사람들에게 그르다고 제인이 믿는 것은 옳다는 데 동의할 수 있는가? 어떻게 할 수 있는가?

이 책 속의 '그것은 의견일 뿐이다'라는 논증

인간복제는 도덕적으로 허용될 수 있다는 것(7, 8장)
아이를 가질 권리가 있다는 것(9장)
생식세포 기증자를 익명으로 하는 것을 허용해야 한다는 것(10장)
질병과 장애가 있는 배아는 선택하지 말아야 한다는 것(11장)
불멸성을 추구해야 한다는 것(12장)
조력자살을 범죄로 취급해서는 안 된다는 것(13장)
맞춤아기를 허용해야 한다는 것(14장)
무고한 자의 DNA는 국립 유전자 데이터베이스에 보관되어야 한다는 것(15장)
천연두 유전자를 합성하는 것은 도덕적으로 허용된다는 것(16장)
통제되지 않은 들판에서 유전자변형작물을 시험하는 것은 허용된다는 것(17장)
인간조직을 상업적으로 사용하는 것은 도덕적으로 허용된다는 것(18장)

임상시험은 후진국에서 수행되어야 한다는 것(19장)
동물은 실험을 목적으로 사용되어야 한다는 것(20장)
생명이 살지 않는 환경은 내재적으로 가치가 있다는 것(21장)

이로써 이 책의 모든 부분에 공통적으로 제시되는 논증에 대한 고려를 마치고자 한다. 이제 이 책의 1부가 마무리된 것이다.

요약

이 장에서 우리는 이 책에서 접하게 될 4가지 공통적인 논증을 검토하였다.

(i) **그것은 비자연적이다:** 자연적이지 않다는 것은 어떤 것이 비도덕적이기 위한 필요조건도 충분조건도 아니다. 비도덕적이라고 생각될지도 모를 자연적인 것(예: 지진)이 존재한다. 또한 도덕적으로 허용될 수 있는 비자연적인 것(예: 마취제)이 존재한다.

(ii) **그것은 혐오스럽다:** 비록 논증과 이에 관련된 문제에 민감하도록 하는 직관에 의존하기는 하지만, 이 직관은 합리적 논증을 통해 정확히 이해해야 한다. 우리는 직관이 궁극적인 해결책이라고 생각해서는 안 된다.

(iii) **그것은 너무 위험하다:** 비록 위험을 배제하는 것이 매우 중요하지만, 이 요구가 우리가 모든 위험을 배제하라는 요구는 아니다. 그렇게 하는 것은 혁신을 불가능하게 할 것이다.

(iv) **그것은 의견일 뿐이다:** 개인적 선호의 판단 이상의 것들이 도덕적 판단에는 존재한다. 우리는 일차적 믿음과 이차적 믿음에 주의를 기울여야 하며, 'x가 옳다는 것은 옥희에게 참이다'라는 진술에 내재한 모호성에도 주의를 기울여야 한다.

더 생각해 볼 문제

자연적 산물이 비자연적 산물보다 반드시 더 좋다고 생각하는가? 그 이유는 무엇인가?

'인간이 만든' 섬유나 음식이 자연적인 것보다 더 이점이 있다고 생각하는가?

도덕적 판단에는 기쁨이나 혐오의 느낌이 어느 정도나 관련되는가?

혐오스럽지만 도덕적으로 그르지 않은 것을 생각할 수 있는가?

어떤 것이 위험하다는 사실은 그것을 피해야 할 적절한 이유인가?

사전예방 원칙이 적용되었다면 금지될 수 있었을 세 가지 유용한 발명을 생각할 수 있는가?

'진리를 말하는 것은 옳다'라는 주장을 (만약 이 주장이 참이라면) 참으로 만들어 주는 것은 무엇인가?

제너(Jenner)는 우두(cowpox)에서 생긴 고름을 자신에게 직접 주사하였는데, 우두에 대한 면역력이 자신에게 생길 수 있다는 생각을 시험하기 위해서이다. 그렇게 함으로써 제너는 위험을 감수하였다. 그의 행위는 비도덕적인가? 그가 다른 사람에게 그렇게 했다면 어떻게 되겠는가?

만약 트로이가 낙태는 도덕적으로 허용될 수 있다고 믿고, 제인은 도덕적으로 허용될 수 없다고 믿는다면, 그 둘 모두는 옳을 수 있는가?

추가 활동

신문을 읽거나 텔레비전을 볼 때마다 이 네 가지 논증의 사례에 주의를 기울여 본다.

책이나 신문에서 이 논증들 중 하나에 해당하는 적절한 사례를 발견할 수 있는가?

두 명이 짝을 지어 역할극을 해 보는데, 한 명은 네 가지 논증 중 하나를 주장하고 다른 한 명은 거부하는 것이다.

친구와 가족에게 생식복제(8장 참조)에 관해 여론조사를 해 본다. 얼마나 많은 사람들이 생식복제를 거부할 때 그 논거들 중 하나나 그 이상을 인용하는지를 확인해 본다(그들이 그렇게 한다고 해서 우둔하다고 비난하면 안 된다. 수많은 양식 있는 사람들이 그 논증들이 작동하지 않는다는 점을 인식하지 못하고 있지 않은가).

'사전예방 원칙'을 검색엔진에 입력해서 그 원칙을 사용하는 두 개의 조직을 찾아서 확인해 본다. 그 원칙을 믿는 그들의 이유를 확인하고 평가해 본다.

'우리 팀에서는 사과보다는 안전이 더 낫다'라는 주장을 사용해서 사전예방 원칙에 대해 논쟁해 본다.

주석

1 Or more formally: 'Non-Cognitivism'. See *Ruling Passions* by Simon Blackburn (1998, Oxford: Clarendon).
2 http://www.philosophybites.libsyn.com/category/Julian%20Savulescu. Philosopher Julian Savulescu being interviewed on the 'yuk' factor for Philosophy Bites.
3 http://www.bbc.co.uk/ethics/introduction/emotivism_1.shtml. The BBC website on 'emotivism'.
4 http://www.aei.org/scholar/67. Leon Kass.
5 http://www.law.wisc.edu/profiles/racharo@wisc.edu. R. Alto Charo.
6 http://www.gdrc.org/u-gov/precaution-3.html. Information on the Wingspread Statement.
7 http://www.practicalethics.ox.ac.uk/audio/clarke_precautionary_120209.mp3. Podcast of Dr Steve Clarke, a researcher on the AHRC Project 'Cognitive Science and Religious Conflict', discussing Cass Sunstein's attack on the precautionary principle.
8 http://www.timesonline.co.uk/tol/news/uk/health/article741405.ece. A *Times* newspaper report on the TGN1412 drug trial and on why such disasters are rare.
9 http://lifeboat.com/ex/about. The Lifeboat Foundation, an organisation devoted to 'helping humanity survive existential risks'.
10 http://www.guardian.co.uk/education/2004/may/12/research.highereducation. *Guardian* newspaper, 12 May 2004.

더 읽어 볼 것과 유용한 웹사이트

Kass, L. R. (1997) *The Wisdom of Repugnance.* New Republic, 216, Issue 22.
Levy, N. (2002) *Moral Relativism: A Short Introduction.* London: One World Publications.
Morris, J. (2000) *Rethinking Risk and the Precautionary Principle.* Burlington, MA: Butterworth-Heinemann.

http://www.independent.co.uk/opinion/a-wrinkled-saggy-woman-carrying-a-foetus-yuk-1584766.html. Journalist Polly Toynbee arguing that deep prejudice (the 'yuk' factor) is behind a familiar argument.
http://instruct.westvalley.edu/lafave/relativ.htm. A discussion of moral relativism by Sandra LaFave of West Valley College.
http://newhumanist.org.uk/2016/moral-dilemmas. An interesting article from the New Humanist by Stephen Lukes, professor of sociology at New York University.

Part II

삶의 시작과 끝에서

At the Beginning and End of Life

Section 1

복제 Cloning

7 치료복제: 배아의 도덕적 지위

Therapeutic cloning: the moral status of embryos

목표

- 생식복제와 치료복제를 구분한다.
- 치료복제에 대한 찬반논쟁을 숙고한다.
- 논쟁에 대한 분석 및 타당성에 대해 이해한다.
- 4장에서 간단하게 요약한 도덕이론을 적용한다.
- 우리 중 한 명을 죽이는 것이 항상 그른 것인가에 대해 숙고한다.
- 배아의 도덕적 지위에 대해 고찰한다.
- 치료복제와 낙태의 차이에 대해 고찰한다.

복제는 지금껏 좋지 않은 평을 받아 왔다. 히틀러의 재탄생을 그린 『브라질에서 온 소년들(*The Boys from Brazil*)』에서부터 가즈오 이시구로(Kazuo Ishiguru)의 『나를 보내지 마(*Never Let Me Go*)』의 '예비품'으로서의 복제인간에 이르기까지 어느 누구도 그들에 대하여 좋은 평을 하지 않는다. 복제를 연상하면 대부분의 사람들은 그것을 본능적으로 혐오한다.

체세포핵치환(somatic cell nuclear transfer, SCNT)의 단계에서는 유기체의 체세포(somatic cell)에서 유전정보가 담겨 있는 핵을 뽑아내어 핵이 제거된 같은 종의 난자에 주입하고, 이를 배아로 배양하게 된다. 클론(clone)은 '쌍둥이형성(twinning)'의 방법으로, 배아를 분리하여 만들 수 있다. 충분히 초기에 이루어진다면 세포덩어리 각각은 분리된 객체로 발달될 수 있다. 이러한 일이 자연적으로 일어난다면 일란성 쌍생아가 되는 것이다. 이 장과 다음 장에서 우리는 체세포핵치환[1]에 의해 형성되는 클론에 대해 알아볼 것이다.

포유류에서 이 공정(process)을 이용할 수 있다는 것은 성인 인간의 어떠한 세포로부터도 그 성인과 유전적으로 동일한 아기를 생성(creating)할 수 있다는 것을 의미한다. 이론상으로라면 오늘 아침 여러분의 머리빗에 남아 있는 모낭으로부터 여러분의 유전정보와 동일한 많은 아기를 만들어 낼 수 있는 것이다.

그러나 누가 왜 수백 명의 복제인간을 원하는 것일까?[2] 여기에 악의 없는 이유가 있을 수 있을까? 복제양 돌리(최초의 복제 포유류)가 태어났다는 것이 발표된 후 사람들은 복제에 대한 그들의 의견을 질문받게 되면 이러한 성격의 오싹한 생각들로 인하여 반대 이유를 설명하기도 할 것이다. 이로 인하여 인간복제 금지가 신기술에 대한 합리적인 반응인 것처럼 여겨지기도 한다.

그러나 '그것은 혐오스럽다'(6장 참조)라고 주장하는 것과 마찬가지로, 직관에 기초하여 행동하기 전에 우리는 이 직관을 합리적으로 검토해 보아야 한다. 이 장과 다음 장에서 우리는 직관으로 복제에 대하여 정확하게 검토할 것이다.

박스 7.1 활동: 논증 평가

이 장에서는 다음의 논증을 논리적 분석에 따라 다룰 것이다.

논증 1

전제 1: 우리 중 누군가를 죽이는 것은 그르다.

전제 2: 초기 배아는 우리 중 하나이다.

전제 3: 치료복제에서는 초기 배아를 죽이게 된다.

결론: 그러므로 치료복제는 그르다.

이에 대한 평가를 공식적으로 시작하기 전에 비공식적으로 논의할 수도 있다.

복제 기술은 다음 두 가지 목적으로 이용된다.

생식복제(repoductive cloning): 여성의 자궁에 착상시키기 위한 목적으로 인간배아 생성에 체세포핵치환(SCNT)을 이용하는 것이다.

치료복제(therapeutic cloning): 핵 공여자와 유전적으로 동일한 인간배아를 만들기 위한 목적으로 체세포핵치환을 이용하는 것이다. 해당 배아는 연구, 줄기세포 수집(harvesting)을 위해 이용되며 이후에는 파기된다.

위에서 언급한 '본능적 회피'는 일반적으로 '생식복제'에 대한 반응이다. 그럼에도 불구하고 이 장에서 우리는 배아의 도덕적 지위에 대한 중요한 주제를 다룰 수 있기 때문에 치료복제로 이야기를 시작할 것이다.

박스 7.2 철학적 배경: 도덕적 지위

도덕적으로 중요한지 여부와 관계없이, 인간의 도덕적 지위는 피부색에 의해 결정되었다. 백인은 도덕적 지위를 가지고 있었으나, 흑인은 도덕적 지위를 가지지 못하였다. 성별에 의해서도 결정되었다. 남성은 도덕적 지위를 가지고 있었으나, 여성은 그렇지 않았다. 지역, 시대, 종교, 계급, 수입 등도 결정 요인으로 작용하였다.

지금 우리는 이러한 차이와 관계없이 공통적인 인간성을 지니고 있기 때문에, 모든 인간은 중요하다고 생각한다. 그러나 이 장에서 우리는 '인간이 되는 것'이 도덕적 중요성을 위하여 충분한가의 여부를 논의할 것이다.

20장에서 우리는 인간뿐 아니라 인간이 아닌 동물들의 도덕적 지위에 대해 합의를 해야 하는가에 대해서도 생각해 볼 것이다.

배아의 도덕적 지위

이 절에서 우리는 5장에서 배웠던 논쟁을 밝히고 평가하는 기술을 적용할 것이다. 따라서 5장을 읽었다면 이 부분을 쉽게 이해할 수 있을 것이다.

파킨슨병을 앓고 있는 사람을 복제하게 되면 그 사람의 유전자와 동일한 유전자를 가지게 된다. 이 클론(clone)을 검사하여 어떠한 유전자가 파킨슨병을 일으키는지를 알 수 있으며, 완치법을 알아낼 수도 있다.[3] 특히 초기단계에 클론의 세포들은 심장, 간, 다른 기관 등의 모든 기관으로 분화가 가능한 잠재성을 지니고 있다. 이러한 줄기세포로부터 자란 기관은 거부반응의 가능성이 매우 낮기 때문에 원래의 핵 공여자에게 장기이식을 목적으로 이용될 수도 있다.[4]

치료복제는 상당한 이익을 줄 수도 있다. 인간 장기의 회복을 기대하면서 시도된 줄기세포의 획득과 마찬가지로 파킨슨병 또는 알츠하이머병을 완치할 있다면 고통받는 수천 만 명의 환자와 보호자, 가족들에게 안도감을 줄 것이다(19장 참조. 이러한 이득을 확보하기 위하여 우리는 복제를 해야 하고, 연구를 시행하며, 그들로부터 줄기세포를 확보해야 한다. 그런 다음 그것들을 파기한다. 이러한 행위는 윤리적으로 수용 가능한가?

많은 사람들은 그렇지 않다고 생각해 왔다. 여기에서 치료복제를 반대하는 논증에 대한 논리를 살펴보자(5장 참조).

논증 1
전제 1: 우리 중 누군가를 죽이는 것은 그르다.
전제 2: 초기 배아는 우리 중 하나이다.
전제 3: 치료복제에서는 초기 배아를 죽이게 된다.
결론: 그러므로 치료복제는 그르다.

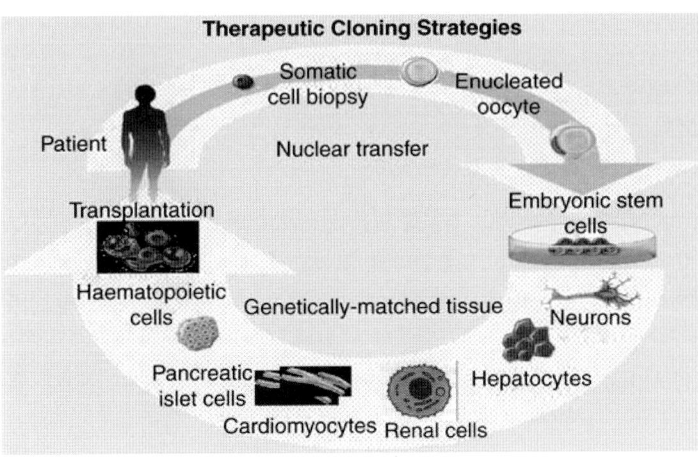

그림 7.1 ■ **치료복제와 조직공학의 전략.** From J. Hipp and A. Atala(2004) Tissue engineering, stem cells, cloning, and parthenogenesis: new paradigms for therapy. *Journal of Experimental & Clinical Assisted Reproduction,* 1:3.

이것이 맞는 논증이라면 치료복제는 그른 것이며 우리는 이를 행하여서는 안 된다(건전성의 정의에 대해서는 5장 참조).

도덕적 지위를 나타내기 위하여 '우리 중 하나(one of us)'라는 어구를 사용해야 한다(박스 7.2). 왜냐하면 '우리 중 누구'라는 것, 바로 그 방법으로 충분히 우리와 같은 도덕적 지위를 가지게 될 것이기 때문이다. 전제 2는 (아마도 사실이 아닐 수도 있지만) 초기 배아는 우리의 도덕적 지위와 동일한 지위를 가진다는 것이다. 특히 전제 2의 함축은 (아마도 사실이 아닐 수도 있지만) 초기 배아는 생명에 대한 권리가 있다는 것을 담고 있다.

여러분은 논증이 옳은지 여부에 대하여 강한 직관을 가지고 있을 수도 있다. 그러나 우리의 임무는 직관에 의존하는 것이 아니라 논증을 객관적으로 분석하는 것이다. 논증을 평가하기 위하여 두 가지 질문을 해야 한다(5장 참조).

(1) 전제로부터 결론을 따를 것인가?
(2) 전제는 진실인가?

논증을 숙고하면서 위 질문을 해 보도록 한다.

논증 1의 결론은 전제로부터 도출되는가?

이 질문에서는 전제의 진실성 여부에 대하여 우리의 실제적인 믿음은 제쳐 두어야 한다. 질문할 것: 전제가 진실이라면 우리는 그 결론을 믿을 수 있을 정도로 좋은 근거를 확보하게 되는 것인가?

박스 7.3 철학적 배경: 논증 평가

논증을 평가하는 데 있어 '전제가 참인가'와 '결론에 이르기 위한 전제에 합리적 이유가 있는가'라는 두 질문을 구분하는 것은 매우 중요하다.
그 이유는 다음과 같다.

(i) 전제는 진실일 수 있으나 결론이 없다.
(ii) 전제의 진실성 여부를 알 수 없다.
(iii) 전제가 진실(또는 거짓)이라고 믿는 것이 잘못된 것일 수도 있다.

첫 번째 경우, 전제가 진실이라고 하더라도 그 전제들이 결론을 믿을 만한 것이라고 할 정도의 좋은 근거를 제시하지 못한다. 두 번째 경우, 전제로부터 결론이 도출된다면, 그리고 전제가 진실이라면 결론은 진실일 수 있다. 세 번째 경우, 전제에 대한 잘못된 믿음은 훌륭한 논증의 결론을 부정하도록 만들거나, 잘못된 결론을 수용하게 한다.

기존의 진실성과 논증의 타당성 사이의 관계는 5장에서 더 자세히 살펴볼 수 있다(박스 5.7 참조).

그러므로 이 경우의 질문은 다음과 같다. 우리 중 누군가를 죽이는 것이 나쁘다고 가정한다. 초기 배아는 우리 중 하나이며 치료복제에서 초기 배아는 죽임을 당하게 된다. 그렇다면 치료복제는 그른 것인가? 우리는 이 논증에 대한 반례(counterexample)를 생각해 볼 수 있는

가(반례에 대해서는 박스 5.6 참조)?

그에 대한 답은 불가피하다. 모든 전제가 진실이라면, 결론은 당연히 진실이다. 치료복제는 그른 것임에 틀림없다. 논증은 연역적으로는 유효하다. 만일 전제가 진실이라면 어떻게 하더라도 결론이 틀릴 가능성은 없다(박스 5.7 참조). 우리가 합리적으로 논증의 결론(치료복제는 그르다)을 부정할 수 있는 유일한 방법은 적어도 전제들 중 하나를 부정하는 것이다.

다음으로 할 것은 전제들 중 하나 이상이 거짓일 수도 있다는 것을 살펴보는 것이다.

박스 7.4 사실적 정보: 키메라(Chimera)

연구를 위해서 인간 클론을 만들려면, 인간의 난자를 이용해야 한다. 10장에서 살펴보겠지만, 이는 매우 적은 양이다.

그러므로 우리는 소와 같은 다른 종의 난자를 이용하여 복제해 왔다. 체세포핵치환은 핵을 제거한 소의 난자에 기증자의 세포로부터 추출한 핵을 넣어 융합시키는 특이한 방법을 이용한다.

결과적으로 배아는 99.9% 인간이 될 것이고, 나머지 0.1%는 소의 미토콘드리아 DNA로 이루어진다. 두 종 사이의 교배로 배아는 키메라가 된다. 14일 만에 파기한다고 할지라도 키메라가 만들어지는 것은 도덕적으로 옳지 않다고 말한다.[5] 우리는 이에 대하여 10장에서 논의할 것이다.

논증 1의 전제는 '참'인가?

다른 전제들이 참이라고 가정하더라도, 논증의 전제에 대한 평가에서 각각의 전제들은 독립적으로 검토되어야 한다. 예를 들어 우리가 전제 1을 검토한다면, 다른 2, 3의 전제들도 참인 것을 가정해야 한다. 우리가 전제 2를 검토한다면, 다른 1, 3의 전제들도 참이라는 것을 가정해야 한다. 우리가 주어진 전제 자체가 참이라고 믿는지 여부와는 별개이다. 우리의 목표는 가능한 한 객관적으로 논증을 평가하는 것이다.

전제 3: 치료복제에서는 초기 배아를 죽이게 된다

전제 3은 의심의 여지가 거의 없다. 복제배아가 실험과정에서 생존한다고 해도 상당한 손상을 입기 때문에 많은 사람은 생존하게 그냥 두는 것은 옳지 않다고 생각한다. 영국에서 치료복제는 허가된 상태에서만 가능하며, 14일 이내에 제거되어야 한다. 이것이 안전할 것이며, 따라서 논증의 세 번째 전제는 참이다.

우리가 만일 논증의 결론에 의문을 가진다면 전제 1 또는 전제 2에 대해서도 의문을 가져야 한다. 하나 또는 둘 다 거짓인 것은 결론을 부정한다. 그러나 이 전제 둘 다 부정할 수 없는 사실이다. 그에 대한 평가에서 4장에서 다루었던 모든 도덕이론을 적용할 것이다. 전제 1에 대해 시작해 보도록 한다.

전제 1: 우리 중 하나를 죽이는 것은 그른 것인가?

성경에서는 명백하다. 십계명의 여섯 번째 계명은 "죽이지 말라"[6]이다. 우리가 죽여서는 안 되는 것을 구체적으로 정해 두지는 않았지만 그 함축은 명료하다. 우리는 서로 죽여서는 안 된다. 모든 유일신 종교에서 그렇듯, 우리는 이러한 계명을 수용하여 서로 죽이는 것이 옳지 않음을 받아들인다.

그러나 여섯 번째 계명에도 예외가 있다. 우리는 생명을 위협하는 사람들을 죽일 수 있다. 전쟁과 같은 경우 우리는 정의를 위해 다른 사람들을 죽일 수 있다. 도덕적으로 허용되지 않는 행위는 죽이지 말라는 그 자체가 아니라 전쟁의 목표물이 되지 않는 무고한 사람을 죽이지 말라는 것이다. 우리는 첫 번째 전제를 변형해야 한다고 제안한다. "정의를 목적으로 하지 않는 무고한 사람을 죽이는 것은 옳지 않다" 이를 짧게 "무고한 사람을 죽이는 것은 옳지 않다"고 할 수 있다.

물론 종교만이 무고한 사람을 죽이는 것에 반대하는 것은 아니다. '법을 위반한 살인'에 반대하는 제대로 된 법이 없으면서 제대로 된 법체계를 상상하는 것은 불가능하다. 어떤 법체계는 범죄에 대한 벌로 정당한 죽음을 허용하기도 한다. 그러나 그러한 죽음은 살인으로 간주되지 않는다.

전제 1이 참이라는 것을 수용하는 이유는 우리가 종교를 믿는가의 여부와 관계없이, "우리 중 누군가를 죽이는 것은 그르다"라는 주장이 변형되어 "무고한 사람을 죽여서는 안 된다"가 된다.

치료복제로 생성된 클론들이 무고하지 않다면, 당연히 우리에게 그 논증에 반대하는 논증을 제시할 것이다. 하지만 배아복제로 인한 클론들이 무고하다는 것은 논란의 여지가 없다.

그래서 4장을 읽다 보면 그 전제가 의무론자들이 주장하는 이론에 의해서 뒷받침되고 있다는 것을 알게 될 것이다. 의무론자들은 우리 모두에게 의무가 되는 절대적인 도덕규칙이 있다고 믿는다. 무고한 사람을 죽이는 것도 도덕규칙에서는 금지하기 때문에 우리는 해서는 안 된다고 믿는다.

도덕에 대한 의무론적 접근을 위해서 우리가 해야 하는 것은 우리의 믿음과 관계없이 언제 어디서나 항상 도덕적 절대성은 있다는 것을 받아들이는 것이다.

의무론적 접근을 거부하는 흔한 이유는 예외가 없는 도덕규칙은 없다는 믿음을 거부하기 때문이다. 예를 들어 거짓말을 하는 것은 나쁘지만 때로는 도덕적 의무처럼 보이는 경우도 있다. 나치가 유대인을 잡으러 와서 있는지 물었을 때, 거짓말을 하지 않는 것이 정말로 옳은 것인가.

"죽이지 말라"고 하는 도덕규칙에도 예외가 있다면 신념과 법으로 인하여 우리가 그것이 사실이라고 믿더라도 그 전제에 대한 의문이 생기게 된다. 아마도 이렇게 답할 수 있을 것인데, 무고한 자를 살인하는 것은 그른 것이지만 항상 그런 것은 아니다.

의무론적 도덕의 절대성으로 간주되는 전제를 거부해야 한다는 것을 일깨워 주는 이야기를 들어 보고자 한다.

바다에 배 한 척이 있다. 이미 육지로부터 한참 떨어져 있는 상태이다. 수백 명의 선원이 타고 있다. 기관실에서 화재가 발생하였다. 배를 구할 수 있는 유일한 방법은 기관실의 산소 스위치를 끄는 것이다. 선장은 이렇게 하면 선원 4명이 사망할 것이라는 것을 안다.

선장은 산소 스위치를 꺼야 하는가? 선원 4명은 죽어야 하는가?

4명이 죽게 됨으로써 수백 명이 살아날 수 있으므로 대부분의 사람들은 그렇게 해야 한다고 생각한다. 화재가 더 번지지 않는다면 4명만이 죽게 될 것이다. 무고한 사람을 죽여서는 안 된다는 직관은 의무론자들이 말하는 절대규칙이 아니며, 오히려 '경험의 규칙(rule of thumb)'인 것이다.

박스 7.5 철학적 배경: 경험의 규칙

규칙은 절대적인 것이며 깨어질 수 없다고 생각될 수 있다. 또는 '경험의 규칙'이라고 생각될 수도 있다. 후자의 경우는 필요한 경우 상황에 따라 깨질 수 있다. 도덕규칙의 복잡성에 대해서는 4장을 참고하기 바란다.

4장을 보게 되면 공리주의는 '거짓말을 해서는 안 된다', '살인해서는 안 된다'라는 도덕이 절대성을 지니고 있지 않음을 잘 설명해 준다. 공리주의는 결과적으로 행복이라는 덕의 측면에서 옳고 그름을 말한다. 공리주의에서는 '최대 다수의 최대 행복'이라면 무엇이든 도덕적으로 수용할 만하다고 주장한다.

박스 7.6 활동: 개념 분석

공리주의자는 '거짓말을 해서는 안 된다', '살인해서는 안 된다'는 도덕의 절대성을 부정한다. 이는 공리주의자들이 도덕적 절대주의자가 아니라는 것을 의미하는가?

정답: 그렇지 않다. 공리주의자들은 '최대 다수의 최대 행복'은 어디에서나, 누구에게나 적용되는 것이라고 생각한다. 공리주의자들은 '최대 행복의 원칙(greatest happiness principle)'이 절대적으로 진실이라고 믿는다.

공리주의를 포용하는 것은 우리가 전제를 부정하고 싶어하지 않더라도 (무고한 생명을 죽임으로써 항상 최대 다수의 최대 행복에 이른 것은 아니기 때문에) 도덕의 절대성은 없다는 것을 밝히기 위해 전제를 바꿀 필요가 있다. 다음과 같이 말할 것이다. '최대 다수의 최대 행복을 위한 것인 아니라면 무고한 생명을 죽이는 것은 그르다.'

우리의 논증은 다음과 같이 바꿀 수 있다.

논증 2 (전제 1을 공리주의자들의 논증으로 바꾸었다.)

전제 1: 최대 다수의 최대 행복을 위한 것이 아니라면 무고한 생명을 죽이는 것은 그르다.

전제 2: 초기 배아는 무고하다.

전제 3: 치료복제에서는 초기 배아를 죽이게 된다.

결론: 그러므로 치료복제는 그른 것이다.

이러한 변형은 논증을 타당하지 않게 만든다. 전제는 진실(true)인데, 결론은 거짓(false)이다.

박스 7.7 활동: 반례 찾기

논증 2가 타당하지 않다면 반례를 들어 보도록 한다.

정답: 이 논증이 타당하지 않은 것은 치료복제가 최대 다수의 최대 행복을 증진시키는 상황이 존재하기 때문이다.

공리주의자는 논증 1을 거부할 수 있다. 이는 변형하지 않은 첫 번째 전제에 기초하는데, 거짓(false)이다. 논증 2를 거부할 수 있는데, 그 이유는 논증이 타당하지 않기(invalid) 때문이다. 그러므로 공리주의자는 치료복제가 그른 것이라는 것에 대해 이유가 없다고 한다. 치료복제는 최대 다수의 최대 행복에 이르게 되며 이는 공리주의자들에게는 문제될 것이 없다.

문제

'죽이지 말라'는 것이 절대적 진실이라는 것을 부정한다면, 또한 치료복제가 좋은 것이라고 생각한다면, 우리가 이렇게 정당화할 수 있다면, 공리주의는 매력적이다.

그러나 공리주의를 선택하는 데 있어 최대 다수의 최대 행복을 산출할 수 있을 때에 한하여 무고한 생명을 죽일 수 있다는 것은 수용된다. 하지만 우리는 진실로 이를 수용할 수 있는가? 다음 질문에 대하여 생각해 보자.

- 다른 일곱 명의 생명을 구하기 위하여 자신을 희생하여 장기를 이용하는 것은 옳은가?
- 폭동을 막기 위하여 무고한 사람을 범죄자로 몰아 가는 것은 옳은가?
- 소수자 또는 비호감 집단이 없는 것이 더 나은 삶일 것이라고 하면서 이들을 죽이는 것은 옳은가?

위 상황에서 무고한 사람들을 죽이는 것이 최대 다수의 최대 행복인 것처럼 보인다. 그렇다면 공리주의자들은 도덕적으로 수용 가능한 이러한 것들을 옳다고 해야 한다.

직관적으로 어떻게 말할 수 있는가? 이것이 최대 다수의 최대 행복을 증진시키지 못하는 것으로 보이지 않는다면, 공리주의자들은 "옳다"라고 해야 한다. 많은 사람들에게 있어 이 부분이 요원한 것이다.

박스 7.8 활동: 소집단 토론

3개의 소집단으로 나누고, 각각의 집단은 위 상황 중 하나를 선택한다. 최대 다수의 최대 행복을 증진시키는 위의 행동을 주장하는 것과 반대되는 예시를 만들어 보도록 한다.

소집단에서는 공리주의적 계산의 영향을 생각해 봐야 한다.

- 얼마나 많은 사람들의 행복이 죽임에 의해 영향을 받게 되는가?
- 죽임을 당하는 사람들의 행복은 계산해서는 안 된다.
- 아무도 이에 대한 사실을 알지 않을 때에만 그 행위가 옳은 것이다.

우리 중 다수는 생명에 대한 권리가 최대 다수의 최대 행복보다도 위에 있다고 확신할 때가 있다. 많은 사람들이 생각하기에 권리의 주체가 충분히 그 권리를 행사하지 않는 것이라고 생각하기 때문에 공리주의자를 반대하는 것이다.

박스 7.9 활동: 에세이 쓰기

권리를 충분하게 행사하지 않았기 때문에 우리는 공리주의에 반대해야 한다.

절대적 도덕은 없기 때문에 우리는 의무론에 반대한다.

위의 두 가지 중 하나를 선택하여 최대 2,000단어 이내로 에세이를 작성한다. 에세이를 작성할 때는 다음 사항에 유의한다.

- 간단히 이론을 기술한다.
- 그 이론이 가지는 문제점을 설명한다. 특히 문제가 되는 이유를 적도록 한다.
- 이 문제점에 대한 반대 의견을 생각해 본다.
- 반대 의견에 대한 이유를 적는다.

양쪽의 입장을 모두 기술할 필요는 없다. 그러나 중립적인 입장이라고 하더라도 그 입장을 확고히 하는 논증이 필요하다.

4장에서 논의한 세 번째 윤리이론은 덕윤리이다. 이는 '죽이지 말라'는 도덕적 절대성과 최대 다수의 최대 행복이 무고한 생명을 죽임으로써 증진될 수 있다는 두 가지 주장을 모두 부정한다. 덕이론가는 무고한 사람을 죽이는 것이 덕에 따르기만 한다면 수용 가능하다고 말한다. 지혜, 용기, 정직, 절제의 덕이 있다면 말이다.

우리는 의무론과 공리주의에 의한 문제로 어려움에 처하지만 덕윤리가 이를 해결해 줄 수 있을 것으로 판단된다. 죽이는 것(의무론에 반하는)이 덕윤리에 의해 허용되기는 하지만 최대 다수의 최대 행복을 위하여 죽이는 것(공리주의에 반하는)은 선한(virtuous) 것이 아니라고 할 수 있다. 덕윤리학자는 선장이 산소 스위치를 꺼야 하는 직관과 최대 다수의 최대 행복을 위해서라도 대량살상은 그른 것이라는 직관을 모두 존중한다. 그러나 덕윤리학자는 치료복제에 대하여 무엇이라고 하는가?

박스 7.10 활동: 짝 토론

덕윤리학자는 덕이 있는 사람이 갖추어야 할 덕에는 여러 가지가 있다고 말한다. 다음은 BBC 웹사이트에 있는 덕윤리에 대한 항목이다.[7]

전통적인 기본 덕목

사려(prudence)

정의(justice)

불굴(fortitude)/용기(bravery)
절제(temperance)

현대 신학자 제임스 키넌(James F. Keenan)이 제시한 덕목
정의(justice)
모든 사람에게 동등하고 불평등하지 않게 대해야 한다.
신의(fidelity)
더 가까운 사람에게는 특별한 배려를 해야 한다.
자기관리(self-care)
정서적, 정신적, 신체적, 영적으로 우리 자신을 돌보는 데 특별한 책임을 가진다.
사려(prudence)
사려 깊은 사람은 언제나 정의, 신의, 자기관리에 대하여 숙고해야 한다.
사려 깊은 사람은 세 가지 덕 이외의 것을 획득하기 위하여 노력해야 한다.

짝을 짓거나 전체가 함께 덕이 있는 사람은 덕에 합당한 치료복제 여부에 대하여 어떻게 생각하는지 논의해 본다.

논증 1의 전제에 대한 질문은 도움이 되지 않는다. 의무론은 그것이 맞다고 할 수도 있지만, 공리주의자와 덕윤리학자는 그것을 부정할 수도 있다. 그러나 공리주의자의 논리로 이를 거절한다면 많은 사람들이 수용하지 않을 것은 뻔하다. 무고한 사람을 죽이는 것이 덕윤리에 의해 정당화된다고 하여 덕윤리를 적용하는 것에는 여전히 의문의 여지가 있다.

아마도 우리는 전제 1보다 전제 2에 대하여 의구심을 더 많이 가지게 될 것이다. 전제 2가 거짓으로 판명된다면 전제 1의 진실 또는 거짓에 대한 것은 타당하지 않게 된다. 전제 1의 진실 또는 거짓 여부와 관계없이 맞지 않게 된다.

그럼 '초기 배아는 무고한 우리 중 하나이다'라는 전제 2를 살펴보도록 한다.

전제 2: 초기 배아는 무고한 우리 중 하나이다

원래의 논증을 다시 살펴보도록 한다.

논증 1
전제 1: 무고한 우리 중 누군가를 죽이는 것은 그르다.
전제 2: 초기 배아는 무고한 우리 중 하나이다.
전제 3: 치료복제에서는 초기 배아를 죽이게 된다.
결론: 그러므로 치료복제는 그르다.

우리는 3개의 전제가 진실이라는 것을 안다. 우리는 전제 1을 반박하는 근거들을 찾아내기는 했지만 이 전제는 수용할 만하다. 전제 2에 대한 반박은 일단 다른 전제들이 진실이라는 것을 가정한다.

초기 배아가 우리 중 한 명이 아니라는 것을 보여 줄 수 있다면 그들은 생명에 대한 권리를 가지고 있지 않다는 것이 되고, 이로써 문제는 해결된다. '죽여서는 안 된다'라는 도덕적 절대성에 해당하지 않으며, 당연히 배아는 공리주의적 산출에도 적용되지 않는다. 초기 배아를 죽이는 것이 도덕적으로 문제가 없다고 한다면 모든 사람들은 당연히 이를 받아들이게 될 것이다.

다른 사람들은 '배아'라는 단어를 다르게 사용한다. 박스 7.11에서 임신 과정을 기술하면서 이 책에서 우리가 사용할 단어가 지니는 의미를 명확히 할 것이다.

박스 7.11 사실에 입각한 정보: 수정과 임신

수정(fertilisation) 또는 수태(conception)는 24시간 동안 이루어진다. '유성생식'에서 유전물질은 정자와 난자가 융합하면서 전달된다.[8]

수정 이후 하나의 세포로 이루어진 유기체인 '접합자(zygote)'가 생성된다. 5일 후 수정란은 '배반포(blastocyst)'가 되는데, 이는 가운데가 텅 비어 있는 공간이 있으며 100개의 세포로 이루어져 있다. 몇몇 세포에서 태아로 발달하게 되고, 나머지는 태반, 탯줄로 분화된다.

2일 후 배반포는 착상되면서 모체가 생화학적 신호를 내도록 자극하게 되며, 이후의 발달이 일어나게 된다. 수정란의 75%는 착상하지 못한다.

14일 이후 2,000개의 세포로 이루어지게 되며 세포는 분화하여 '원시선(primitive streak)'을 만들어 낸다. 이것이 신경계의 시작이며 개별 기관들이 분화하기 시작한다.

7주 후에 기관들은 알아볼 수 있는 모양이 되며, 배아는 태아가 된다. 이렇게 계속 성장하면서 수정 후 9개월이 되면 태어나게 되는 것이다.

우리는 수정란 이후 7주까지를 '배아(embryo)'라고 부를 것이다. 간혹 '착상 전 배아(pre-implantation embryo)'라는 단어도 쓸 것이다(7일까지).

14일까지의 배아는 '초기 배아(early embryo)'라고 할 것이다.

'우리 중 한 명이라는 것은 무엇인가?'라는 질문은 깊은 철학의 심연에 빠져들게 한다. 우리는 인간존재라는 이유로 생명에 대한 권리를 가지는가? 인간이 아닌 동물들도 생명에 대한 권리를 가지지 않는가? 외계인은 어떠한가? 또는 로봇은 어떠한가? 우리는 사람이라는 이유로 생명에 대한 권리를 가지는가? 인격체가 아니라면 사람인가, 또는 사람이 아닌가?

'우리 중 한 명이라는 것은 무엇인가?'에 답하기 위하여 우리는 다음 두 가지 질문에 답할 수 있어야 한다.

(i) 우리 중 한 사람이라는 것을 증명하기 위해 어떤 조건이 만족되어야 하는가?
(ii) 우리 중 한 사람이라는 것을 만족시키는 조건들은 있는가?

먼저 우리 중 한 사람이라는 것에 대한 필요조건과 관련하여 질문을 제기해 본다. 그리고 우리 중 한 사람이라는 것에 대한 충분조건과 관련하여 질문을 제기해 본다.

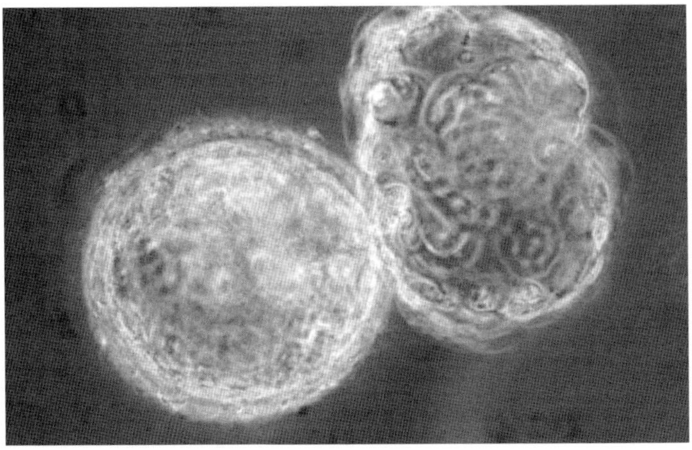

그림 7.2 ▒ 광학현미경으로 관찰한 배반포. © Andy Walker, Midland Fertility Services/Science Photo Library.

'우리 중 하나'를 위한 충분조건을 만족시키지 않은 채로, '우리 중 하나'라는 것에 대한 필요조건을 만족시킬 수도 있다. 우리 중 하나라는 것은 사람으로서의 한 명이라는 것이다. 그러나 이것으로 충분한가? 초기 배아는 사람이지만, '우리 중 하나'가 맞는가? 우리 중 하나라는 것에 대한 충분조건은 자아(self-conscious)를 가지고 있는지 여부이다. 그러나 이 것이 반드시 충족해야 하는 필요조건인가? 그렇다면 초기 배아는 자아를 가지고 있지 않기 때문에 우리 중 하나라고 말하기 어려울 것이다.

우리는 필요조건과 충분조건 모두를 만족하는 사례를 반드시 찾아야 할 필요는 없다. 그러나 한 번 시도해 보도록 한다.

박스 7.12 철학적 배경: 필요조건과 충분조건

우리가 어떤 것에 대하여 필요조건과 충분조건에 대해 질문하는 것 자체는 매우 흥미로운 일이다. 그 예로 우리는 일반적으로 색깔과 연성으로 '금'이라는 것을 인지한다. 그러나 이 두 조건들로 금이라고 하기에는 충분하지 않으며 반드시 원자번호 79라는 것을 만족시켜야 한다.

원자번호 79라고 하는 것이 '금'에 대한 필요조건이기도 하고 충분조건이기도 하다. 이 번호가 없다면 '금'처럼 보이지만 '금'이 아닌 것이다. 원자번호가 그와 같다면 '금'처럼 보이지 않더라도 '금'이 맞다.

'우리 중 한 명이라는 것은 무엇인가?'에 대한 흥미로운 질문은 초기 배아에 대하여 답할 수 있도록 한다. 초기 배아가 우리 중 한 명이라는 것에 대한 충분조건을 만족하거나 필요조건을 만족하지 않는다는 것에 대한 타당한 이유를 찾는다면, 이로써 충분할 것이라고 생각한다. 이전의 결론은 논증 1에 대한 전제 2가 사실이라는 것을 믿는 이유가 될 것이며, 이후의 결론은 거짓이 될 것이다.

단순화한 조건

이 장의 목적은 단순화한 조건을 만드는 것이다. '우리 중 하나'라는 필요조건은 인간이기 위한 조건을 말한다. 우리는 이를 인간이 아닌 동물이 생명에 대한 권리를 가지는지를 논하면서 조건을 만들어 볼 것이다. 동물의 생명에 대한 권리는 20장에서 다룰 것이다. 사람이 됨에 대한 필요 조건인 '존재(being) 시작의 시점'에 대하여 가정을 한다고 하여 이 질문을 피할 수 있는 것은 아니다(5장 참조).

이처럼 단순화한 조건으로 우리는 '우리 중 하나'라는 것에 대한 충분조건 여부를 물어볼 수 있다. 여기에서 배아는 배아가 되는 순간부터 인간이 된다고 가정한다면, 바로 그 순간부터 우리 중 하나가 된다고 할 수 있다. 논증을 하나 들어 보도록 한다.

논증 3
전제 1: 인간이 된다는 것은 우리 중 하나라는 충분조건이 된다.
전제 2: 배아는 수정되는 순간부터 인간이다.
결론: 그러므로 배아는 수정되는 순간부터 우리 중 하나가 된다.

이 논증은 전제 2가 옳다면 참이 된다. 배아는 우리 중 하나라는 것이 참이 된다는 것이다. 그러나 이 논증은 맞는가?

미국의 윤리학자인 로널드 베일리(Ronald Bailey)는 논증 3의 전제 2를 부정한다. 그는 수정되어 존재하는 것은 세포덩어리일 뿐이라고 말한다. 그는 부시(Bush) 대통령의 치료복제에 대한 반대 의견을 비난하면서 다음과 같이 말하였다.

> 부시 대통령은 '복제를 위하여 배아를 이용하는 것은 그른 것이다. 우리는 죽이기 위해서 그것을 키워서는 안 된다'라고 말하는데, 이 말에서 부시는 세포 생명과 인간 생명을 혼동하고 있다.[9]

인간과 세포덩어리 사이에는 중요한 차이가 있음에 동의하고 싶다. 수정 당시의 세포를 인간이라고 함은 우리 주머니 안에 도토리를 모아 두고 참나무 숲이 있다고 말하는 것과 마찬가지이다.

그러나 베일리의 주장에도 문제가 있다. '세포 생명'이 '인간 생명'이 아니라고 말하는 것은 옳은 것인가? 여러분의 팔을 손가락으로 긁었을 때, 여러분의 손톱 아래에는 세포들이 모아질 것이다. 쥐에서 털 몇 가닥을 뽑아 모은다. 그러면 세포덩어리를 손에 쥐게 된다. 물론 쥐는 사람이 아니다. 그러나 손톱 아래에 있는 세포들은 어떠한가? 때로는 그 세포덩어리가 인간이 아니라는 것을 의미하지 않을 수도 있다.

손톱 아래에 있는 세포들은 당연히 여러분이라는 존재에 부합하지 않는다. 그것들은 인간존재가 아니라는 것이다. 그러나 여러분 또한 세포덩어리인 것은 맞다. 베일리의 주장은 세포덩어리는 생명에 대한 권리를 가지지 않는다는 것이다. 그러나 이는 때로는 거짓이기도 하다. 여러분이라는 세포덩어리는 생명에 대한 권리를 가지기 때문이다.

박스 7.13 활동: 논증 분석

5장에서는 어떻게 논리학적으로 주장을 할 것인가에 대하여 다루었으며, 질문을 주저해서는 안 된다고 하였다. 베일리의 주장에서 어떻게 질문을 만들어 내야 하는지 살펴보자.

정답: 베일리의 주장을 논리학 책 형식에 맞게 구성한다.
전제 1: 초기 배아는 세포덩어리일 뿐이다.
전제 2: 세포덩어리는 생명에 대한 권리(생명권)를 갖는다.
결론: 초기 배아는 생명권을 갖지 않는다.

전제 2는 거부된 전제이기 때문에 이탤릭체로 표기한다. 베일리는 명시적이지는 않으나 그것을 가정한다. 이는 우리가 답하고자 하는 질문을 회피하는 거부된 전제이다.

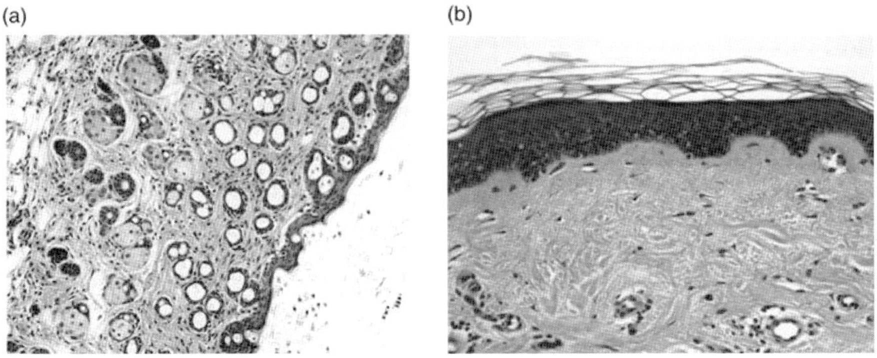

그림 7.3 쥐(a)와 사람(b)의 피부 세포를 보여 주는 현미경 사진. © Riccardo Cassiani-Ingoni/Science Photo Library and iStockphoto.com/Chris Dascher.

초기 배아가 세포덩어리라는 것은 사실이다. 그러나 그것이 손톱 밑에 있는 세포덩어리와 도덕적으로 동등한가? 또는 여러분이라는 존재와 동등한가? 배아가 세포덩어리라고 기술한 것에 따르면 배아에게는 생명권이 없다. 초기 배아의 세포덩어리가 오히려 여러분과 동등하다고 하면 생명권이 없다는 말은 맞지 않다.

만일 세포덩어리가 생명권을 가지지 않는다고 암묵적으로 가정하지 않는다면, 초기 배아를 세포덩어리라고 기술하는 것은 배아가 생명권을 전혀 가지고 있지 않은 것처럼 보이게 한다. 베일리의 주장은 그가 대답해야 하는 바로 그 질문을 회피하는 것이다(5장 참조).

박스 7.14 철학적 배경: 재진술

도덕적 쟁점을 생각할 때 우리는 도덕적 의미를 빠뜨리고 기술하지 않도록 해야 한다. '생명에 위험할 수도 있는 주사(lethal injection)'를 '주사(injection)'로 기술하는 것이 그른 것은 아니지만, 도덕적 의미는 누락시키는 것이다.

초기 배아를 세포덩어리라고 기술하는 것이 그른 것은 아니다. 그러나 어떤 세포덩어리(인간 자체)는 도덕적 지위를 지니는 반면, 다른 세포덩어리(손톱 밑 세포)는 그렇지 않다.

그러므로 초기 배아를 세포덩어리라고 부르는 것이 맞다고 하더라도 초기 배아가 도덕적 지위를 갖는다고 주장하는 것에 대하여 찬성 또는 반대라고 말할 수 없는 것이다.

베일리는 단순히 초기 배아가 인간이 아니라고 한 것이 아니라 인간으로서 우리 중 하나라고 하기에는 충분하지 않다고 주장할 것이다. 그는 우리 중 하나라고 한다면 인간존재라고 할 수 있어야 한다고 주장한다. 베일리는 논증 3의 전제 2보다도 전제 1을 부정하고 있다. 그는 다음과 같이 주장한다.

논증 4
전제 1: 인간이라고 하는 것이 우리 중 하나라는 조건을 위해 필수적이다.
전제 2: 초기 배아는 인간존재가 아니다.
결론: 그러므로 초기 배아는 우리 중 하나가 아니다.

위의 논증은 타당하다. 전제가 사실이라면 결론은 참이고 논증 1의 전제 2(초기 배아는 우리 중 하나이다)는 거짓이다.

수정한 논증에서는 인간(human)과 인간존재(human being)를 구별하고 있다. 이 구별은 배아라는 세포덩어리와 인간 자체라는 세포덩어리 사이에는 차이가 있다고 직관적으로 지지하는 것이다.

인간과 인간존재를 구별하기 위해서는 철학적 · 과학적 관점을 모두 취한다.

수정 후 14일이 경과하면 원시선(primitive streak)이 형성되고, 배아는 '쌍둥이형성(twining)'에 의해 둘 또는 그 이상의 배아로 분리된다. 이것이 일란성 쌍생아가 만들어지는 방법이다. 그들은 하나의 수정란에서부터 기원하며 모두 동일하다. 그러므로 수정란 자체는 인간존재가 아니다. 원시선이 형성되기 전이라면 이것이 하나, 둘, 셋 이상의 존재가 될 수 있기 때문이다.

그러므로 초기 배아가 인간존재라고 주장하면 논리적인 문제가 발생하게 된다. 수정 당시에는 하나의 존재였다가 쌍둥이형성 이후에는 둘 이상의 존재가 된다는 말인가? 그렇다면 이 개체에 무슨 일이 일어나는 것인가? 수정란이 죽어서 다른 개체들에 의해 대체되는 것인가? 수정란이 둘 중 하나로 자라나는 것인가? (수정 당시에는 존재하지 않았지만 쌍둥이형성 이후에 존재하게 된다.) 수정란이 두 개체로 자라나는 것인가? (그러나 인간 A와 B가 같지 않다면, 인간 A, B가 어떻게 C가 될 수 있는가?) 똑같은 쌍둥이는 유전정보가 동일하기는 하지만 동일한 인간개체는 아니다.[10]

박스 7.15 철학적 배경: 개별화

여기에서 논리적 문제는 개별화(individuation)의 문제이다. 개념이 일관적이기 위해서는 그 대상에 그 개념을 적용할 것인지 여부를 결정할 수 있어야 한다. 예를 들어 어떤 공간에 '고양이'가 몇 마리 있는지를 알려 주려면, 개체에 '고양이'의 개념을 적용할 것인지를 결정해야 한다. 이것이 선행되지 않는다면 '고양이'의 수를 알려 줄 수 없다. 즉, 고양이를 개별화시킬 수 없다면 말이다.

우리 중 어느 누구도 14일 이전의 인간존재가 몇 명인지에 대하여 말할 수 없다면, 인간존재에 대하여 일관적 개념을 가진 사람은 아무도 없는 것이 된다. 차선으로 인간존재에 대한 개념은 14일 이전의 배아에는 적용하지 말자는 것이 될 수 있다.

과학은 논리적 문제를 악화시킨다. 우리가 알다시피, 8세포기에서 이 세포들은 각각 분화할 수도 있으며, 동일한 수정란에서 나온 것이라면 각각을 분리했을 때 서로 다른 개체로 자라날 수도 있다. 이 단계의 세포는 각각의 세포가 하나의 완전한 개체로 자라날 수 있기 때문에 전분화성(totipotent)을 지니고 있다고 할 수 있다. 치료복제가 가능한 것도 이 때문이다.

쌍둥이가 되고 전분화성의 성질이 있기 때문에 수정 당시의 수정란은 하나의 인간개체라고 주장하기 어렵다. 얼마나 많은 인간개체들이 실재로 존재하게 될 것인가를 알 수 있는 원칙적인 방법이 없다면 우리는 이를 구체적으로 알 수 없다. 여기에 생명권은 세포 하나에만 해당하는 것인지, 아니면 세포 여덟 개에 해당하는 것인지도 모호하다.

이 문제는 단순하게 인식론적인 것일 수도 있다. 그러나 문제는 형이상학적이다(박스 2.5 참조). 원시선이 생기기까지 몇 개의 개체가 있는지 알 수 없고 원시선이 생기기 전까지 몇 개의 개체가 있는지 결정할 수 없다면, 이는 타당하지 않다. 이러한 이유로 이 시점 전에 존재하는 것을 인간개체라고 주장하는 것은 논리적으로 정당화되기 어렵다.

이러한 논리를 수용한다면 14일 이전의 배아는 인간이기는 하지만 인간존재라고 보기는 어렵다는 결론이 내려진다. 우리 중 하나라는 것이 인간존재라는 것을 의미한다면, 수정 후 14일까지는 우리 중 하나라고 할 수 없다는 것이다.

박스 7.16 사실에 입각한 정보: 워녹 보고서

14일 이전의 초기 배아가 인간존재가 아니라는 것에 근거하여 영국의 워녹 위원회(Warnock Committee)는 초기 배아의 실험적 이용이 도덕적으로 허용된다고 주장하였다(워녹 위원회에 대한 자세한 정보는 박스 4.2 참조).

이 주장으로 앞의 논증 1의 전제 2가 거짓이며, 초기 배아는 우리 중 하나가 아니라고 결론 내릴 수 있다. 이로써 배아가 우리 중 하나라는 주장에 근거하여 치료복제에 대하여 도덕적으로 반대할 수 없다.

박스 7.17 활동: 개념 분석

치료복제와 낙태는 도덕적으로 동일한가? 그렇다면 치료복제가 도덕적으로 허용될 경우 낙태도 허용될 것이다.

낙태는 그른 것이라고 하면서도 치료복제는 그렇지 않다고 주장하는 데 대한 입장을 밝힐 수 있는가?

정답: 두 입장이 동시에 참이라면 이러한 믿음은 일관성 있는 것이다. 예를 들어 치료복제는 14일 이전에 이루어지지만, 낙태는 그 시점 이후에 이루어지기 때문일 수도 있다.

어떤 주장에 대한 근거를 위하여 반드시 결정적인 이유를 들어야 하는 것은 아니다. 인간존재라는 것이 우리 중 하나라는 것에 대한 필요조건이라는 것을 수용하는 데는 문제가 있다. 이것을 수용하는 것은 14일 이전의 배아가 손톱 밑 세포덩어리와 도덕적으로 동등하다는 것을 수용한다는 것이다. 인간이기는 하지만 인간존재는 아니기 때문에 이들에게는 생명권이 없다고 할 수 있다.

그러나 이는 수용 가능한가? 배아는 결국 인간존재가 될 잠재성을 지니고 있다. 이는 도덕적으로 어떤 의미를 지니는가? 인간존재가 될 잠재성이 있다는 것으로 우리 중 하나가 되는 것이 충분하다고 말할 수 있는가? 그렇다면 배아가 우리 중 하나라고 해야 한다.[11] 다음 논증을 보자.

논증 5

전제 1: 인간이 될 잠재성을 지니고 있다는 것은 우리 중 하나라는 것에 대한 충분조건이 된다.

전제 2: 초기 배아는 인간존재가 될 잠재성을 지니고 있다.

결론: 그러므로 초기 배아는 우리 중 하나이다.

이 논증은 타당하며, 전제 2는 논쟁의 여지가 없어 보인다. 확장하면, 우리는 전제 1이 맞다고 믿는다. 그러므로 우리는 앞에서 본 논증 1의 전제 2를 수용할 수 있다.

그러나 인간존재의 잠재성이 있다는 것으로 우리 중 하나라고 할 수 있다는 주장에 대하여 다음과 같은 세 가지 반대 의견이 있다.

1. 무엇인가 된다는 것에 대한 잠재성이 실제로 존재하는 권리와 함께 하는 것은 아니다. 잠재적인 의사가 실재적인 의사의 권리를 가지는 것은 아니다.
2. 인간의 난자와 정자는 인간존재의 잠재성을 가지고 있다. 정자와 난자에 대한 생명권을 주장하는 것은 일상생활에서 엄청난 영향을 미칠 수 있다.
3. 손톱 밑 세포는 체세포핵치환(SCNT)에 의하면 우리 중 하나가 될 잠재성을 지니고 있다. 피부세포에 생명권을 부여하는 것은 일상생활에 엄청난 영향을 미칠 수 있다.

이는 심각한 반대 의견들이다. 그러나 우리가 이러한 상황에 처한다면 어떨까? 간혹 잠재성이 있다는 이유로 권리를 만들어야 하는 상황이 생길 것이다. 예를 들면 잠재성이 있는 의사는 적절한 훈련과 교육의 권리를 지닌다. 인간이 될 것이라는 잠재성이 생명에 대한 권리를 지니는가? 정자, 난자, 손톱 밑 세포들은 모두 어떤 처치나 과정을 통해서 인간존재가 될 수 있다. 배아는 일단 착상이 되면 추가적인 기술적 개입이 필요하지 않다. 이러한 차이로 인하여 생명권이 인정되는가?

박스 7.18 활동: 소집단 토론

세 집단으로 나누고 인간이 될 잠재성이 있다는 것이 인간존재의 도덕적 지위에 충분한 것인지에 대해 위의 논증 각각을 분담한다. 그리고 이 논증들이 설득력이 있는지 살펴본다.

각 집단은 발표할 사람을 지정하고, 전체를 대상으로 논의를 진행한다.

초기 배아가 도덕적으로 중요한지 여부는 초기 배아를 죽일 수 있는지 (우리가 손톱 밑 세포 덩어리를 버리듯이), 또는 생명권을 가지고 있다고 해야 하는지 (유아와 동일하게) 여부에 근거를 제공할 것이다. 도덕적으로 중요한 것과 중요하지 않은 것 사이에는 심오한 차이가 있다.

진실성이 문제가 될 때 자비의 원칙은 중요한 것이 된다(5장 참조). 그것이 그르다고 한다면 우리는 치료복제에서 수천만의 초기 배아를 살인하는 것에 대하여 죄책감을 느낄 수 있을 것이다. 또는 초기 배아가 신생아보다도 피부의 세포덩어리와 유사하다는 것을 거부하기 때문에 수천만 명의 고통을 덜어줄 수 없었을 수도 있다.

박스 7.19 활동: 개인 성찰

14일 이전의 배아가 인간이라고 하는 것은 합당한 주장이 아니며, 따라서 우리 중 하나도 아니다.

초기 배아는 수정란으로부터 인간존재의 잠재성을 지닌다. 그러므로 14일 이전의 배아는 우리 중 하나이다.

자신이 지지하는 입장을 밝히고 거짓 없이 반대 의견을 조심스럽게 생각해 본다(박스 5.8 참조).

우리가 여기서 이 문제점들을 해결할 수는 없다. 그러나 우리의 목적에는 충분하다. 두 가지를 믿기 위하여 결정적이지 않은 두 가지 근거를 만들어 본다.

(i) 실제적 인간존재라는 것이 우리 중 하나라는 것을 위한 필요조건이며, 초기 배아는 실제적 인간존재가 아니다.

(ii) 인간이 될 잠재성을 갖는다는 것이 우리 중 하나라는 것을 위한 충분조건이며, 초기 배아는 인간존재가 되기 위한 잠재성을 갖고 있다.

이 두 주장은 모두 참이 될 수 없다.

첫 번째 주장은 언뜻 보기에 논증 1의 전제 2가 거짓이라고 믿는 근거가 된다. 초기 배아는 우리 중 하나가 아니며 그러기에 생명권을 갖지 않는다. 의무론자의 입장이라고 하더라도 이러한 근거에서 볼 때 치료복제는 도덕적으로 수용 가능하다.

두 번째 주장은 논증 1의 전제 2가 참이라고 믿는 근거가 된다. 초기 배아는 우리 중 하나이며 생명권을 갖는다. 공리주의자의 입장이라고 하더라도 치료복제는 수용 불가능하다.

만약 덕윤리학자라면 치료복제가 덕에 부합하는지 여부를 살펴보고, 이 주장의 참과 거짓을 결정하게 될 것이다.

이는 우리 각자가 치료복제의 도덕적 수용에 대하여 결정을 해야 한다는 것에 초점을 맞춘 것이다. 물론 이것은 언제든지 다른 결정이 될 수 있다.

요약

- 논증 1에서 치료복제는 그르다고 결론을 내렸는데, 이는 타당하며 결론에 대한 문제점이 있는 것에 대해서는 전제가 거짓이라는 것을 보여 준다.
- 전제 1(죽이는 것은 그르다는 주장)과 그 근거
  - 공리주의, 덕윤리학에서는 의무론의 도덕적 절대성을 부정하기 때문에 전제 1을 부정할 수 있다.
  - 공리주의 입장에서는 전제 1로 인하여 대량살상도 도덕적으로 수용 가능하다고 하기 때문에 부정한다.
  - 덕윤리학에서는 덕에 합당하여 죽일 때에는 정당화될 수 있다고 하기 때문에 전제 1을 부정한다.
- 전제 2(초기 배아는 우리 중 하나라는 주장)와 그 근거
  - 인간존재가 우리 중 하나라는 것에 필요조건이라면, 14일 이전의 배아는 인간존재가 아니므로 전제 2는 거짓이다.
  - 인간존재가 될 잠재성이 우리 중 하나라는 것에 대한 충분조건이라면, 초기 배아는 이러한 잠재성을 지니고 있고 전제 2는 참이 될 것이다.
- 어떤 도덕적 이론도 도덕적 복제라는 것을 수용할 수 있는지, 없는지를 결정할 수는 없는 것으로 보여진다.
- 치료복제가 도덕적으로 수용 가능할 수도 있으나, 반면 낙태에 대한 허용은 부정된다.

더 생각해 볼 문제

우리 중 누군가를 죽이는 것은 항상, 그리고 언제나 그른 것이라고 믿는가?

우리 중 하나를 죽임으로써 최대 다수의 최대 행복이 이루어진다면 수용 가능한가?

치료복제가 고통받는 많은 사람들을 구할 수 있을 것이라는 사실로 도덕적으로 수용 가능하다고 생각하는가?

덕을 따르게 됨으로써 우리 중 하나를 죽이는 것이 가능한가?

수정으로부터 생명권이 생겨나는가? 그렇지 않다면 생명권은 언제 생겨나는가?

치료복제는 도덕적으로 수용 가능한가?

추가 활동

치료복제에 대한 다양한 논의를 다음 웹 페이지에서 찾아본다.
http://www.idebate.org/debatabase/topic_details.php?topicID=142

워녹 위원회에서 수정 후 14일까지의 배아를 치료복제에 이용 가능하다고 하는 이유를 찾아본다.
http://www.publications.parliament.uk/pa/cm200607/cmselect/cmsctech/272/27205.htm

다음 두 과학자의 복제에 대한 논쟁을 읽어 본다.
http://www.pbs.org/newshour/health/cloning.html

치료복제와 낙태 사이의 차이점을 짧은 글로 적어 본다.

다음 웹사이트에 들어가 본다.
http://www.beep.ac.uk/content/341.0.html

'비판적 추론에 대한 퀴즈'를 내고 그 결과를 비판적 추론의 기술을 시험하는 데 이용해 본다.

주석

1 http://www.uq.edu.au/oppe/PDFS/CloningTechniques.pdf. An online factsheet from the website of the Office of Public Policy and Ethics, the Institute of Molecular Biology, University of Queensland.

2 http://www.chromosomechronicles.com/2010/01/18/genetic-identity-theft-will-you-needto-protect-your-genome/. An article suggesting that hundreds of people might want one of the follicles from Brad Pitt's hairbrush.

3 http://news.sciencemag.org/sciencenow/2008/03/24-01.html. An article from ScienceNow on the application of therapeutic cloning techniques to Parkinson's disease.

4 http://www.telegraph.co.uk/health/healthnews/3485752/First-woman-to-have-stem-cellorgan-transplant-Exclusive-interview.html. An article from the *Telegraph* about the first woman to receive an organ grown from her own stem cells.

5 http://www.schb.org.uk/downloads/publications/ethics_of_animal-human_mixtures.pdf.

6 In the Catholic/Lutheran bibles this is the fifth commandment. It sometimes reads 'do not murder'.

7 http://www.bbc.co.uk/ethics/introduction/virtue.shtml. The BBC website on Virtue Ethics.

8 http://www.bbc.co.uk/learningzone/clips/human-fertilisation/1848.html. A video from the BBC of the moment a sperm burrows into an egg.

9 http://reason.com/archives/2001/11/28/calling-hippocrates. 'Calling Hippocrates' by Ronald Bailey Reason Online 28 November 2001.

10 http://channel.nationalgeographic.com/series/in-the-womb/4048/Overview. A video from the National Geographic on the in utero development of identical twins.

11 http://www.bbc.co.uk/ethics/abortion/child/potential.shtml The BBC Ethics website on the argument from potential.

더 읽어 볼 것과 유용한 웹사이트

Green, C. (2010) *Stem Cells (21st Century Science)*. Tunbridge Wells, UK: Tick Tock Books.

Monroe, K. R. (2007) *Fundamentals of the Stem Cell Debate: The Scientific, Religious, Ethical, and Political Issues*. Berkeley, CA: University of California Press.

Panno, J. (2006) *Stem Cell Research: Medical Applications and Ethical Controversy (New Biology)*. New York: Checkmark Books.

http://www.ornl.gov/sci/techresources/Human_Genome/elsi/cloning.shtml. Everything you could want to know about cloning from the Human Genome Project.

http://stemcells.nih.gov/info/ethics.asp. The website of the National Institute of Health on stem cells.

http://www.youtube.com/watch?v=yb8VhoVbSdk. A debate televised by the University of California television channel.

8 생식복제: 과학과 공상과학

Reproductive cloning: science and science fiction

목표

- 인간복제에 대하여 부정적인 여론을 알아본다.
- 사회적 반감의 원인을 알아본다.
- 여론을 형성하는 매체의 역할을 살펴본다.
- 복제가 안전해질 때까지 복제인간을 만들어 내는 것은 그른 것인지에 대하여 고려한다.
- 복제인간은 자유의지를 가지는지 여부를 깊이 탐구한다.
- 복제인간은 인간 존엄성이 결여되는지에 대하여 고려한다.
- 복제인간이 혼란스럽고 모호한 관계를 형성하는지 알아본다.
- 생식복제는 도덕적으로 수용할 수 있는지 고려한다.

앞에서 체세포핵치환(SCNT)에 의해 배아를 만들어 낼 수 있다고 하였으며, 이는 치료복제나 생식복제에 이용될 수 있다.[1] 이 장에서는 생식복제에 대해 다룰 것이다. 체세포핵치환(또는 아직 개발되지 않은 복제기술[2])은 살아 있는 인간의 아기를 재생산하는 데 이용된다.

1997년 2월 복제에 대한 반대 의견이 부각되었는데, 이때 복제양 돌리(Dolly)가 태어났기 때문이다[3]. 돌리는 체세포핵치환에 의해 처음으로 만들어진 포유류였다. 전 세계에 이에 대한 소식이 보도되었으며 국제적 복제 금지 입법에 대하여 뜨거운 논란을 일으켰다(박스 8.1).

박스 8.1 사실에 입각한 정보: 돌리의 탄생 소식에 대한 반응

1997년 3월 4일: 미국에서는 인간복제에 대한 연방기금 중단이 이슈화되었으며, 즉각 사회적 · 윤리적 쟁점에 대한 보고서를 요구하였다.

1997년 3월 18일: 과학과 기술에 대한 하원특별위원회는 영국에서 인간복제에 관한 법이 더 강화되어야 한다고 주장하였다.

1997년 5월 14일: 세계보건총회(World Health Assembly)는 '인간개체를 모사하는 복제는 윤리적으로 수용될 수 없으며, 인간 존엄성과 도덕성에 반하는 것'이라고 하였다.

1997년 3월: 유럽의회(European Parliament)는 인간개체 복제에 대하여 명시적인 국제적 금지조항을 요청하였다.

많은 사람들이 인간복제를 떠올리면서 위협을 느낀다. 이 장에서 우리는 인간복제가 정당화될 수 있는 것인지, 아니면 매체나 공상과학에서나 볼 수 있는 것인지에 대하여 생각해 보도록 한다.

신체적 위험

돌리가 나오기 전 에든버러(Edinburgh)에 위치한 로슬린 연구소(Roslin Institute)[4]의 이안 윌머트(Ian Wilmut)는 건강한 양을 만들어 내기 전에 277차례의 실패가 있었다고 말하였다. 배아가 죽거나, 기형이거나 했던 것이다.[5] 몇몇이 추정하기로는 돌리의 실제 나이는 태어난 이후 계산된 나이가 아니라 핵 공여자의 나이에 해당되었을 것이라고 한다. 이는 돌리가 나이 든 양처럼 일찍 관절염이 생기고 폐질환으로 사망한 이유를 설명한다.[6]

실패 확률이 있기 때문에 복제인간을 만들어 내고자 하는 모든 시도가 도덕적이지 않다고 여겨진다. 이는 실제로 현재의 기술이 이러한 복제를 하기에는 너무 위험하다는 것을 보여 준다. 그러나 기술은 발달하고 있다. 우리의 논의는 언젠가는 그 위험이 정상적인 생식 과정에 비하여 전혀 위험하지 않다는 것을 가정하고 시작할 것이다. 우리가 이 시점에 도달하게 되더라도 여전히 복제는 도덕적 장벽에 부딪힐 것인가?

복제와 공상과학

복제를 떠올리면 반드시 공상과학도 함께 연상된다. 복제에 대한 매체 보도에서 이러한 이야기가 많이 나온다(박스 8.2). 여러분은 아마도 이러한 공상과학 이야기를 읽어 보거나, 영화에서 보았을 수도 있다. 아이들부터 어른까지 이러한 이야기나 영화에서 유쾌한 전율을 느낀다. 아이들은 아버지가 놀라는 진정한 이유를 모른다. 우리가 복제인간에 놀라는 진정한 이유를 아는가?

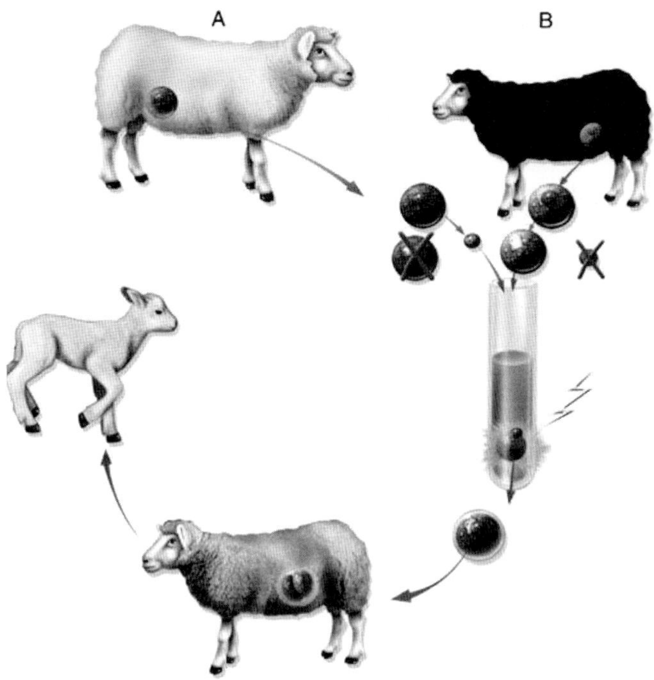

그림 8.1 복제양 돌리의 복제 과정. 양 A로부터 세포를 얻는데, 핵은 그대로 유지한다. 양 B로부터 난자를 얻는데, 세포질은 그대로 유지한다. 시험관에서 다른 세포질을 가지고 있는 세포에 핵을 융합시킨다. 배아는 대리모의 자궁에 착상하고, 몇 달 후에 양 A의 복제양 돌리가 태어난다. © Jacopin/Science Photo Library.

박스 8.2 활동: 집단 토론

1997년 2월 24일 『더 선(*The Sun*)』(영국에서 가장 많은 부수(하루 약 325만 부)를 발행하는 일간지) 지에서는 복제양 돌리의 탄생을 다음과 같이 기록하였다.

> 『사이언티스트(*SCIENTISTS*)』는 세계 최초로 동물을 복제하여 '태어나게 했다'고 발표하였다(여성이 아버지의 쌍둥이를 낳을 수 있는 것에 대하여 우려하면서).
> 또 다른 공포 시나리오는 죽은 스타의 복제인간을 만들어 그를 대체하는 것이다. 처음으로 복제양 돌리를 만들어 낸 로슬린 연구소에서는 인간이 복제 대상이 된다고 생각하는 것에 대하여 '불쾌하다'고 하였다.
> 그러나 패트릭 딕슨(Patrick Dixon)은 돌아가신 아버지를 아이로 가지고 싶다는 여성도 있다는 말을 전하였다.
> 로슬린 연구소에서는 돌리에서 세포를 얻어 다른 양의 난자에 돌리의 유전물질을 주입하고 제3의 자궁에 이를 착상시킴으로써 유전물질이 돌리와 똑같은 복제양을 만들어 냈다.
>
> 1997년 2월 24일 『더 선』 지 참조

돌리의 탄생에 대한 『더 선』 지 기사에 대하여 토론해 본다. 토론의 신속성을 위해서 다음 질문을 이용할 수 있다.

1. 이 보고서는 편향적인가?

2. 『더 선』 지의 과학적 사실은 잘못된 것인가?
3. '공포 시나리오'는 터무니없는 것인가?
4. 공포 시나리오가 실현되는 것은 믿기지 않지만, 『더 선』 지가 그러한 방식으로 독자들의 관심을 끌 권리가 있는가?
5. 여러분이 『더 선』 지의 기자라면 다르게 기사를 쓸 것인가? 그렇지 않다면 이유는 무엇인가? 그렇다면 어떻게 쓸 것인가?

(참고: 『더 선』 지는 잘못된 사실을 실었다. 돌리는 복제로 태어난 것이지, 공여세포에서 태어난 것은 아니다.)

이 장에서 우리는 많은 사람들이 인간복제에 대하여 가지고 있는 직관이 정당화될 수 있는지 숙고해야 한다.

복제와 자유의지

인간복제가 도덕적이지 않다고 하는 사람들은 복제인간은 자유의지를 가지지 않을 것이라고 한다.

로봇 같은 복제인간을 묘사하는 많은 공상과학 이야기가 있다. 『브라질에서 온 소년들(*The Boys from Brazil*)』에서는 선택권을 가지지 않은 히틀러의 복제인간들이 아리아 민족이 아닌 다른 민족을 말살하려고 했던 히틀러의 계획을 다시 시도하려고 한다. 다른 이야기에서는 모두 똑같이 생긴 복제인간 군단이 광적인 상태의 주인이 명령하는 대로 파괴를 일삼는다. 몇몇 이야기에서는 복제인간의 자율성에 대해 다루기도 하였다. 이는 공포를 가중시킨다. 여기서 복제인간은 자신이 원하는 것을 알고 있다. 이러한 복제인간의 존재는 정말 윤리적으로 아무런 문제가 없을까?

여기서 우리가 제기하는 첫 번째 질문은 복제인간이 자유의지를 갖지 않는다는 것에 대한 다른 근거를 알아보는 것이다. 복제인간이 자유의지를 갖는다는 것에 대해서는 명백한 이유들이 있다. 핵 공여자는 자유의지를 가지고 있는데, 왜 복제인간에게는 이것이 불가능한가? 여기서 복제인간의 자율성이 결여되어 있다는 믿음에 대한 두 가지 주장을 살펴볼 것이다.

(i) 복제인간은 '목적 자체'가 되지 않는다.
(ii) 복제인간에게는 '자신의 미래'가 없다.

(i) 복제인간은 다른 사람의 목적을 위한 수단이다

신학자인 길버트 메일랜더(Gilbert Meilaender)는 복제인간은 다른 사람이 하고자 하는 것에 대한 계획 외에는 할 수 없다고 말한다. 복제인간은 목적 자체가 되기보다는 목적을 위한 수단이 된다. 메일랜더는 다른 사람의 목적을 위한 수단으로 태어난 것이 그들의 자유의지를 빼앗는 충분한 이유가 된다고 말한다.[8]

박스 8.3 활동: 논증 분석 및 평가

메일랜더의 주장을 논리학 책 형식으로 만들고 일반적 과정에 따라 평가해 보자.

정답

전제 1: 복제인간은 자유의지를 갖지 않는다.

전제 2: 자유의지가 없는 인간을 만드는 것은 잘못된 것이다.

결론: 복제인간은 잘못된 것이다.

이 주장을 정확하게 기술하기만 하면 다른 결론이 나와도 좋다. 이 논의는 일반적인 방법으로 평가되어야 한다(전제에서 결론이 나오는가? 전제는 참인가?).

메일랜더는 다른 사람의 목적을 위한 수단으로 태어난다는 것은 그 자체로 그 사람의 자유의지를 빼앗기에 충분하다고 말한다. 이 주장에 따르면 수백만 명이 자유의지를 빼앗긴다고 볼 수 있다.

나이 든 자신을 돌보기 위해서 아이를 갖는 것은 아이를 자신의 목적을 위하여 수단화하는 것이다. 그렇게 함으로써 가족의 이름과 재물을 받게 된다. 그들의 유전자가 상대방과 어떻게 조합되는지를 보고 싶어 하여 태어나는 아이들과 조부모의 행복을 위하여 태어나는 아이들이 있다. 매년 수백만 명의 아이들이 부모의 목적을 이루기 위한 수단으로 태어난다.

이러한 상황으로 항상 자유의지가 결여된 아이들이 태어나는 것은 아니지만, 수백만 명의 사람들은 그 나이가 되도록 자유의지가 결여된 채 살아간다.

이는 타당해 보이지 않는다. 굳건한 결정론에 비추어 보았을 때 인간은 원래 자유의지가 결여되어 있는 존재라고 하기도 한다. 그러나 우리가 부모를 잘 돌보기 위해서 태어난 것이기 때문에 그러한 자유의지 같은 것은 원래 없는 것이라고 생각하는 것은 이 주장에 대한 타당한 근거가 될 수 없다. 메일랜더는 부모의 수단으로 태어난 것은 그 자체로 자유의지를 빼앗는 것이라고 주장하면서, 이는 자비의 측면에서 볼 때 그러하다고 한다(자비의 원칙과 해석은 5장 참조).

메일랜더의 주장에 대하여 더 타당하고 선택 가능한 해석을 하기는 쉽다. 몇몇 부모가 아이들을 이기적으로 양육하는 것은 그 아이들을 위한 것이 아니라 부모의 욕심을 채우기 위한 것이다. 인생에서의 주된 의무는 가족을 잘 돌보는 것이라고 가르치면서 아이들을 양육한다면, 아이들은 그것이 삶의 의무라고 믿으면서 자라게 될 것이다. 이러한 부모는 그들의 의지로 아이들의 의지를 꺾는 데 성공하게 된다. 이 아이들은 자신의 행위에 대한 이유를 이러한 방식으로 오해하게 되는 것이다. 이러한 경우 우리는 아이를 아이 자신의 감정을 가지고 있지 않은 '복제인간'으로 여기는 것이라고 생각해야 한다. 이러한 의미에서 본다면 아이들은 부모가 목표로 하는 것에 대한 수단으로 태어나는 것이라고 합리적으로 말할 수 있으며, 비유적으로 표현하면 아이들은 자유의지가 결여된 상태라고 할 수 있다.

메일랜더의 주장에 대하여 다른 해석을 추가하지 않는다면, 매우 타당하다고 할 수 있으며, 부모의 목적을 이루기 위하여 태어난 아이는 자유의지가 결여되어 있다는 주장은 비유적인 것으로 동일하게 타당하다.

자라나는 아이가 자유의지가 결여되어 있는 것이 아닌 것은 분명하다. 부모를 위해서 태어난 아이도 지속적으로 외부 세계와 소통하기 때문이다. 또는 옆에 살면서도 돕는 것을 거부하기도 한다. 조부모를 기쁘게 하기 위해 태어난 아이는 마치 전염병을 피하듯 이를 회피하려고 할 수도 있다. 이기적인 부모에 의해 양육된 아이는 반역자의 특성을 보이기도 한다. 극단적인 경우 그러한 부모는 간혹 살해되어 발견되기도 한다. 그러나 이는 이야기에 불과할 것이다. 우리가 재미로 읽는 공상소설에서나 말이다.

아이들이 부모가 원하는 대로 행동을 하는 시점에도 아이의 자유의지가 결여된 것이라고 할 수는 없다. 그들은 스스로 선택한 대로 행하기 때문이다. 다른 사람의 명령에 따른다고 하여 그 사람의 행동이 자유롭지 않은 것은 아니다. 인간은 종종 다른 사람이 행동하기를 원하는 것이라도 자유롭게 선택하여 행하곤 한다.

그러나 메일랜더의 주장이 옳은지 여부는 차치하더라도 부모의 목적을 위한 수단으로 태어난 아이는 자신의 의사와는 관계없이 자유의지가 없는 상태에서 성장하는 것은 맞다고 판단된다. 그러나 우리는 앞에서 언급한 이유 때문에 일반적인 인간존재와는 다른 복제인간을 만들지 않을 것이라고 생각할 수도 있다. 더 중요한 것은 우리가 그러한 목적으로 아이를 복제하는 것이 왜 문제가 되는가에 대하여 의문을 가져야 한다는 것이다. 그들이 일반적인 방법으로 아이를 낳는 것과 성공할 확률이 동일한 경우에도 말이다.

박스 8.4 철학적 배경: 애매한 표현

애매한 표현(equivocation)에 대한 오류는 여러 가지로 해석될 수 있는 단어나 문구가 부적절한 논증을 적절한 것처럼 보이게 할 때 발생한다. 예를 들면 다음과 같다.

모든 은행(bank)은 강가에 위치한다.
그러므로 내가 예금을 하는 금융기관(financial institution)은 강가에 있다.
이 논증에서 'bank'라는 단어는 '은행'과 '둑'이라는 서로 무관한 두 가지 뜻이 있다.

1. 강가(riverside): 이 의미에서 전제는 참이지만 논증은 타당하지 않다.
2. 금융기관 형태(type of financial institution): 이 의미에서 논증은 타당하다. 그러나 전제는 그르다.

그러므로 논증은 부적절하다.[9]

(ii) 복제인간에게는 자신의 미래가 없다

복제인간이 유전자 제공자와 동일한 유전자를 갖는다는 사실에서부터 복제인간은 자유의지가 없을 것이라고 하는 것이 두 번째 이유가 된다. 우리의 미래가 자기결정에 의해 펼쳐지는 것과 달리 복제인간은 유전자 제공자와 동일한 삶을 반복하게 되는 불운함에 처해 있다. 제공자들이 생각하는 대로 생각하고, 행동하는 대로 행동하면서 점점 그들처럼 되는 것이다. 철학자 힐러리 퍼트넘(Hilary Putnam)은 정상적인 생식에 의해 태어난 아이와 달리, 복제인간은 '부모에게는 놀라운 존재'이지만, 이미 그 미래가 정해져 있고 선택의 여지가 없을 것

이라고 말한다.[10]

이 주장은 위의 첫 번째 주장과는 다른 것이다. 복제인간의 부모는 복제된 아이들의 의지를 반하지는 않지만 복제인간에게 동일한 유전정보를 대물림함으로써 아이들의 자유의지를 빼앗았다는 것이다. 이 주장은 서로 복합적이다. 그들이 제공하는 유전자로 인간복제를 하기 원하는 부모를 상상해 보자. 그리고 그러한 복제를 통해서 자신이 원하는 유전정보와 동일한 유전자를 전달하게 될 것이다.[11]

이 주장은 유전적 결정론(genetic determinism)에 기초한다. 동일한 유전체는 동일한 미래를 뜻한다. 그러나 유전적 결정론은 거짓이다. 동일한 유전체가 실질적으로 두 사람이 유전적으로 동일하다는 것을 의미하는 것은 아니기 때문이다. 복제인간이 유전자 제공자와 다른 모체에서 태어난다면 세포질의 미토콘드리아 DNA는 다른 모체의 것을 받게 된다.

일란성 쌍둥이는 본성과 양육의 측면에서 매우 유사한 것처럼 보일지라도(동일한 유전체, 동일한 미토콘드리아, 동일한 자궁환경, 동일한 가족, 동일한 시간) 결과적으로는 매우 다를 수 있다. 따라서 그들에게 동일한 미래가 예견된다면서 불운하다고 할 수 없는 것이다.

박스 8.5 사실에 입각한 정보: 유합 쌍둥이(샴쌍둥이)

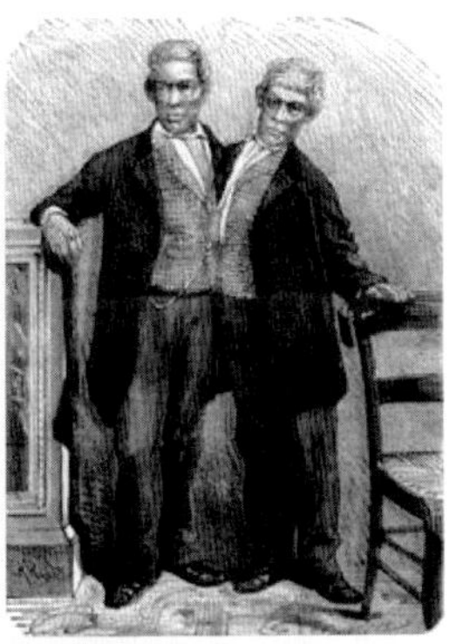

챙과 잉 번커(Chang and Eng Bunker)는 1811년에 태국에서 태어났다. 그들은 63년 동안 흉골 부분이 붙은 채 같이 지냈다. 그들의 간 역시 기능은 따로 하기는 했지만 붙어 있었다.

챙과 잉은 서커스를 하러 미국으로 건너갔다. 그들은 농장지를 구입하여 사업도 하였다.

챙과 잉은 두 자매와 각각 결혼하였고, 11명, 10명의 자녀를 낳았다. 부인들끼리 다툰 후에는 다른 집에 살기 시작하였는데, 각각 3일씩 돌아가면서 지냈다. 1874년에 그들은 한 시간 간격으로 사망하였다.

그림 8.2 챙과 잉 번커(1811~1874). Engraving from *La Nature* (Paris, 14 March 1874).

복제인간은 자율성이 결여될 것이라는 주장에 대한 두 가지 논증은 모두 설득력이 약한 것 같다. 그러나 그 논증들은 애매한 표현에 대하여 관심을 갖는다(박스 8.4). 자유의지에 대한 개념은 모호하다. 자유의지가 결여되어 있다는 것에 대해서는 세 가지 의미가 있다.

(i) 책상은 자유의지를 가지고 있지 않다. 그것은 어떻게 행동해야 하는지에 대한 선택 능력이 없기 때문이다.

책상은 전혀 선택을 하지 않는다. 그것은 이성적이지도, 비이성적이지도 않다. 책상은 합리성에 따라 행동하지도 않는다. 책상에는 이성도, 자율성도 존재하지 않는다.

(ii) 동물의 행동은 자연법칙과 바로 직전의 환경에 따라 결정된다.

동물은 어떻게 행동해야 하는지 의지대로 결정하는 것처럼 보인다. 그러나 모습만 그러할 뿐이지 의지대로 결정을 하는 것은 아니다. 쥐며느리는 축축한 곳을 좋아하기 때문에 축축한 곳에서는 숨지 않는다. 쥐며느리는 오히려 공기가 건조하면 '방향성(kinesis)'이라고 불리는 기전에 의해 움직이는데, 공기의 건조함 정도에 따라 속도가, '위치결정(pointing)'에 따라 방향이 결정된다. 쥐며느리의 모든 행동은 이러한 식으로 설명되며, 이성이나 자유의지와 같은 것으로는 설명할 수 없다.

(iii) 부모가 선택해 주는 것을 그대로 행하면서 자라난 아이는 자유의지가 결여될 수 있다.

굳건한 결정론은 거짓이라고 가정하였기 때문에 원래 인간존재는 자유의지대로 행동한다고 가정한다(2장 참조). 자유롭게 행동하는 것이 인간의 본성이다.

복제인간이 자유의지를 갖지 않는다고 믿는 사람들의 논쟁을 듣다 보면 복제인간은 자유의지가 부족한 것이 맞다고 여겨진다(i). 만일 복제인간이 진정한 인간존재가 아니라면 그들은 인간존재로서 필수적인 어떤 것이 결여되어 있다고 할 수 있다. 그렇다면 당연히 인간복제를 하는 것이 도덕적으로 수용 불가능한 것이 될 것이다.

그러나 우리가 숙고했던 두 논증은 주장을 더 약화시킨다. (ii)의 주장은 복제인간은 인간이기보다는 인간이 아닌 동물에 더 가깝다고 하는 것이며, 따라서 모든 행동은 이미 결정되어 있다고 하고 있다. 그러나 우리가 유전적 결정론을 부정하는 만큼 일란성 쌍생아들이 자유의지를 결여하고 있다고 주장할 만한 특별한 이유를 찾을 수는 없다(ii).

(iii)의 주장은 복제인간은 원래 자유의지를 결여하고 있다는 것보다 더 강한 주장이 될 수 없다. 복제인간은 복제되지 않은 인간이 그러한 것처럼 그들의 의지를 키울 수도 있다. 이러한 이유로 복제인간 또는 어린아이로부터 자유의지를 강탈한다는 비유적 표현은 적절하지 않다.

그러므로 우리가 복제인간이 자유의지가 결여되어 있다고 여기는 것에 타당한 이유를 제시한다면 생식복제는 도덕적으로 허용할 수 없는 것이라는 주장을 수용할 것이다. 그러나 우리는 복제인간이 자유의지가 결여되어 있다고 믿을 만한 정당한 이유를 찾지 못했다(iii). 여기서 복제인간은 일반적인 다른 인간존재와 다르지 않을 것이다.

박스 8.6 활동: 논증 규명 및 평가

우리는 복제인간이 자율성이 결여되어 있다고 주장하는 데 있어 두 가지 논증을 검증해 왔는데, 어떤 것도 설득력이 있지는 않다. 그러나 공상과학 이야기에서는 복제인간이 자유의지가 결여되어 있다고 단정한다. 우리가 어떤 것을 간과하고 있는 것은 아닌가?

인간복제를 다룬 영화나 책을 하나씩 선택하도록 한다(이 장 끝부분에 몇 편을 소개해 놓았다). 책을 읽거나 영화를 감상하면서 복제인간이 자유의지가 결여되어 있다는 것에 대한 논증을 밝혀 본다.

이러한 논증을 집단 전체에서 규명해 보고 일반적인 방법으로 평가해 본다. 그리고 공상과학이 복제에 대한 여론에 어떠한 영향을 미치는지 토론해 본다.

이 활동은 다른 생명공학의 진보에서 대중적 인식 또는 막연한 거부감에 매체가 미치는 영향을 알아보게 하며 관련된 논의에서도 자극제가 될 수 있다(6장 참조).

- 유전자변형작물(19장)
- 새로운 생명형태(16장)
- 이종이식(19장)

인간 존엄성

길버트 메일랜더(Gilbert Meilaender)는 생식복제가 도덕적으로 수용 불가능하다는 입장에 대하여 다른 이유를 제시한다. 그는 인간 존엄성의 필요조건으로 남편과 아내의 '사랑의 행위'를 든다. 모든 인간은 존엄할 권리를 가지고 있다는 합당한 전제 하에 복제인간은 남편과 아내의 사랑의 행위로 생성되는 것이 아니기 때문에 타당한 이유를 지닐 수 없다고 말한다.

박스 8.7 활동: 논증 규명

메일랜더의 논증을 분석하고 논법을 전개할 수 있는가?

정답: 논증에 대한 분석

전제 1: 인간존재는 남편과 아내의 사랑의 행위에 의한 결과라는 것이 인간 존엄성에 대한 필요조건이다.

전제 2: 복제인간은 남편과 아내의 사랑의 행위로 만들어진 것이 아니다.

결론: 복제인간은 인간 존엄성이 결여되어 있다.

만약 이외의 다른 어떤 것이 있다고 하여도 여러분의 주장이 반드시 그른 것은 아니다. 여러분의 결론을 메일랜더의 표현 방식으로 한다면 전제는 그 주장에 부합하는 이유가 될 것이다.

남편과 아내의 사랑의 행위의 결과가 왜 인간 존엄성의 필요조건이 되어야 하는가? 여기에서 메일랜더의 주장을 살펴본다.

'우리의 아이들은 부모로부터의 유전적 독립에서부터 시작한다. 그들은 부모를 다시 만들어 낼 수 없다. 이는 우리가 그들에게 반드시 주어야 하는 독립성을 상징하며 그것을 준비하도록 해 주는 것이 우리의 의무이다. 원칙적으로 아이를 선물로서 우리에게 맡긴다는 의미이며 이러한 의미를 저버리는 것이 아이에게는 좋을 것이 없다.'[12]

메일랜더는 아이들은 독립적이고 동등한 남성과 여성 사이에서 복제물로 만드는 것이 아니라, 합치된 삶이라는 의미로 사랑을 주고 받는 행위에 의해 생겨나야 한다고 믿는다.

이러한 사랑은 '자기흡수(self-absorption)', 수단으로서의 성관계로부터 두 사람을 자유롭게 만든다고 한다. 그러한 관계에서 아이가 생겨나는 것이 아니라면, 이는 부모의 '개인 과제'가 될 뿐이다. 그러한 존재는 존재 자체보다는 부모가 원하는 것의 만족에 있다. 이는 그 자체로 목적이 되지 않는다.

박스 8.8 활동: 재정립

아이들의 존재는 '그들 스스로가 목적'이라고 하면서 메일랜더는 우리가 4장에서 언급한 3가지 윤리이론 중 하나에 호소한다. 이는 무엇인가?

이 이론을 수용하는 모든 사람이 메일랜더의 관점에 동의해야 하는가?

정답: 이 이론은 의무론이며, 의무론 중에서도 특히 칸트의 관점이다. 반드시 다른 사람의 목적을 위한 수단으로 복제를 다루는 것이라면 칸트 의무론자들은 생식복제는 옳지 않다는 메일랜더의 관점에 찬성해야 한다.

왜 아이는 그 자체로 목적이어야 하는지에 대한 메일랜더의 기술은 감동적이다. 인간존재를 복제하고 싶어 하는 사람들의 동기는 그들 자신에 대한 복제를 원하는 것에 있다. 이는 깊이 살펴봐야 하는 사항이다. 누군가가 원하는 복제인간이 태어나게 허용하는 것은 그들 자신을 재창조하고 완전하게 하는 것으로 도덕적으로 혐오스러운 일이라고 할 수도 있다.

사실 그들이 다른 사람을 복제하기 원하기 때문에 인간을 복제한다면 매우 염려스러운 일이다. 또한 유전적 결정론이 잘못된 것이라고 한다면 그 사람들은 실망할 수도 있다. 확실히 실망스러운 일임에도 세상에 태어나게 한다는 것은 도덕적으로 수긍하기 어렵다.

그러나 인간을 복제하고 싶은 이유에는 다른 이유도 있을 수 있다. 박스 8.9에서 이에 대해 살펴보도록 한다.

박스 8.9 활동: 소집단 토론

아이를 복제하고 싶어 하는 상황에는 다음과 같이 몇 가지가 있다.

1. 롭(Rob)은 불임이다. 그와 티나(Tina)는 롭의 복제 아이를 원하여 복제인간을 티나의 자궁에 착상시킨다. 티나의 미토콘드리아 DNA 분포 때문에 아이는 유전적으로 그들과 동일하다.
2. 엘리자베스(Elizabeth)와 데이비드(David)는 사라(Sarah)를 낳은 후 더 이상 아이를 가질 수 없다고 통보받았다. 사라는 사고로 두 살 때 사망하였다. 엘리자베스와 데이비드는 사라의 복제인간을 원한다. 그들은 충분한 상담을 받았으며 사라를 대신하지 않기로 하였다.
3. 필(Phil)과 마티(Marti)의 정자와 난자는 문제가 있다. 두 부부는 마티의 할머니의 유전체로 복제인간을 만들고 싶어 한다. 마티의 할머니는 무병장수했기 때문이다.

참여자들을 소집단으로 나누어 토의한 다음 전체 토론을 한다.

이들 부부에 의해 만들어진 복제인간은 목적을 위한 수단인가, 아닌가?

만약 이것이 수단이라면 아이를 만드는 데 복제기술을 이용하는 것을 금지시켜야 하는가?

그렇지 않다면 복제하는 것을 중단할 만한 다른 이유가 있는가?

이 논쟁이 만들어 내는 다른 문제는 타당성 여부이다. 그 문제는 인류 역사에서 매우 소수만이 인간 존엄성을 가졌다는 것이다. 수세기를 거치는 동안 수백만 명의 인간은 혼외출생을 하게 되고, 이들은 인간 존엄성을 갖지 않을 것이다. 결혼을 통해 태어난 아이도 부모의 필요성에 의해서 태어났다면, 존엄성이 결여된다. 강간으로 태어난 아이도 존엄성이 없다. 그러므로 대부분의 인간들은 존엄성이 없을 것이다.

앞의 주장은 메일랜더가 옳지 않다는 것에 이유를 제시한다. 역사상 소수만이 인간 존엄성을 가질 수 있는가? 확실한 것은 인간 존엄성은 기원보다는 그 자체에 있는 것이다. 역사를 통틀어 몇몇 사람들은 인간 존엄성이 결여되어 있다. 혼외출생자나 특정 민족은 인간 존엄성이 결여된다는 것이다. 그러나 이를 믿는 사람들이 옳은 것이라고 수용할 필요는 없다.

박스 8.10 활동: 재정립

앞에서 논의한 주장은 어떤 사람이 가진 믿음에 대하여 참인가와 어떤 사람이 가진 믿음의 진실성이 참인가에 관한 것이다. 우리는 6장에서 이에 대해 논의하였다. 다음을 구별해 보자.

정답: 첫 번째와 두 번째 믿음을 구분해 본다.

(i) 결혼하지 않은 부모는 존엄성이 결여되어 있다고 메리(Mary)는 믿는다.
(ii) 결혼하지 않은 부모는 존엄성이 결여되어 있다.

(i)은 다른 사람이 존엄성을 가지고 있는가에 대한 메리의 믿음에 대한 주장이다.
(ii)는 다른 사람이 존엄성을 가지는가 여부에 대한 것이다.

흥미롭게도 돌리를 만들었던 이안 윌머트는 생식복제에 대해 반대한다고 하였다. 윌머트는 생식복제로 만들어진 복제인간이 실제 사람이라고 생각하지 않기 때문에 차별을 받을 것이고, 그러므로 생식복제는 그른 것이라고 주장한다.[13]

복제인간이 실제 사람이 아니라고 해서 차별을 받는다면 그 믿음은 거짓이다. 옳지 않은 것은 복제인간의 존재가 아니라, 사람들이 복제인간을 다루는 방식이다. 복제인간이 실제 사람이 아니라고 하는 믿음은 흑인이나 여성이 실제 사람으로 취급받지 못하는 것과 마찬가지이다. 과거에 이렇게 잘못된 믿음은 상당한 부정의를 일으켰다.[14]

복제인간이 인간 존엄성을 갖지 않는 것에 대한 이유를 찾을 수 있다면, 생식복제가 도덕적으로 수용 불가능한 것에 대한 이유도 찾을 수 있다. 그러나 복제인간은 남편과 아내의 사랑의 행위 결과가 아니기 때문에 수용 불가능하다는 것은 타당한 이유가 되지 않는 듯하다.

복제인간과 가족관계

사람들은 복제인간이 일반적인 생식에 의해 태어나지 않기 때문에 부모가 없는 것에 대해 걱정한다. 로마가톨릭주교회의 사무차장보인 니콜라스 쿠트(Nicholas Coote)는 모든 아이는 부모를 가질 권리가 있다고 주장한다.[15] 이러한 주장이 생식복제에 반대하는 근거가 된다면 이는 오해에서 비롯한 것이다. 복제인간은 핵을 제공한 부모를 갖는다(박스 8.11). 또한 다른 부모도 가질 수 있는데, 바로 키워준 부모이다. 복제인간에게 가장 가까운 사람은 자신을 낳고 키운 부모이다. 이러한 경우에도 복제인간은 생물학적으로 두 부모를 가질 수 있다. 핵을 제공한 부모와 아이를 낳은 부모이다.[16]

박스 8.11 사실에 입각한 정보: 복제인간에 대한 생물학적 사실

복제인간과 정상적인 방법으로 태어난 아이 사이의 차이는 인간 정자와 난자의 수정이 즉각적인지 여부에 있는데, 복제인간은 즉각적이지 않다.

제공된 핵은 공여자 정자와 난자에 의해 만들어질 수 있으나, 복제 자체는 체세포핵치환에 의한다.

이는 복제인간은 핵 공여자와 동일한 쌍둥이이며, 핵을 제공한 부모의 생물학적인 아이라는 뜻이다. 복제인간은 또한 착상하게 되는 여성의 미토콘드리아 유전자를 받게 된다.

우리가 별 문제 없이 한쪽 주장에 찬성한다고 하더라도 복제인간의 가족관계에 대한 우려는 여전히 남아 있다. 다음에서 이를 살펴보도록 한다.

복제인간과 가족

철학자 오노라 오닐(Onora O'Neill)은 복제인간에게 가족관계는 혼란스럽거나(confused, 여러 명의 개인이 하나의 역할을 주장하거나) 모호하다(embiguous, 한 명이 여러 역할을 하겠다고 하는 것)고 말한다.[17] 책임감 있는 부모는 복제를 통해서 아이를 얻으려 하지 않는다고 주장한다.

오닐의 정확한 정의에 따르면 복제인간에게 혼란스럽고 모호한 가족관계 형성은 의심할 바 없는 사실이다. 복제인간의 아버지가 핵 공여자라면 복제인간은 그가 아버지라고 부르는 사람과 형제 관계의 쌍둥이가 될 것이다. 그러므로 복제인간은 형제의 아들이 되는 셈이고 할아버지가 사실상 아버지가 되는 셈이다. 그가 엄마라고 부르는 사람도 미토콘드리아 DNA를 제외하고는 유전적으로 무관할 수 있다. 복제인간은 아버지와 어머니가 두 사람일 수 있기 때문에 혼란스럽게 된다. 또한 그의 아버지이면서 그의 형인 사람이 한 사람이기 때문에 가족관계가 애매할 수도 있다.

아이들을 혼란스럽고 모호한 가족관계에 놓이게 하는 것은 도덕적으로 무책임하기 때문에 복제인간을 만드는 것 역시 도덕적으로 무책임한 것이라고 볼 수 있다.

아이들을 혼란스럽고 모호한 가족관계에 놓이게 하는 것이 무책임하다는 것은 과거에는 이런 일이 많지 않았기 때문일 것이다. 우리는 이것의 사실 여부를 알아볼 필요가 있다. 그러한 관계에 놓일 수 있는 아이들을 세상에서 키우는 것이 무책임한 것인지 또한 알아볼 필요가 있다.

박스 8.12 활동: 논증 규명

오노라 오닐의 논증은 귀납적 방법이다. 이를 논리적으로 전개해 본다.

정답

전제 1: 혼란스럽고 모호한 관계에 있는 아이들은 활기가 없다.
전제 2: 복제인간은 가족관계가 혼란스럽고 모호하다.
결론: 복제인간은 활기차지 않다.

전제 2는 사실처럼 보인다. 우리가 결론에 의문을 갖는다면 반드시 귀납법의 설득력이나 전제 1에 의문을 가져야 한다(5장 참조).

아이가 혼란스럽고 모호한 관계에 있게 되는 경우가 많지 않았다는 주장을 적절하게 평가하기 위해 우리는 경험적 근거를 검토할 필요가 있다. 물론 검토가 불가능할 수도 있다. 그러나 우리는 그 주장을 찬성하거나 반대할 수도 있는 고려사항에 집중할 수 있다.

과거에 부모들은 일찍 죽기도 했고 전쟁에 나가기도 했기 때문에 아이들은 종종 친척, 조부모, 다른 형제들에 의해 양육되었다. 많은 아이들이 혼란스럽고 모호한 관계 속에서 자라났을 것이다. 우리는 이러한 상황을 비극이라고 생각한다. 이를 비극이라고 여기는 이유는 우리가 이 상황에 놓인 아이들이 혼란스럽고 모호한 가족관계를 가졌다고 생각하기 때문일 것이다.

최근에는 이혼이 쉬워졌다. 편부모 밑에서 자라기도 하고, 다른 사람에 의해서 양육되기도 한다. 부모가 여러 번 결혼하면, 여러 명의 부모가 생기고 다양한 형제 관계가 형성된다. 아이들이 이러한 상황에서 나빠질 것이라고 생각하는가? 그렇다면 그 이유는 가족관계가 혼란스럽고 모호하다고 여기기 때문인가?

오랜 시간 동안 밖에서 일을 하는 부모는 아이들을 다른 사람한테 맡겨야 한다. 아이들은 모호한 상황에서 불가피하게 혼란스러워진다. 많은 사람들은 아이들이 잘 생활할 수 없을 것이라고 믿는다. 어떤 사람들은 그들 스스로 아이들을 돌볼 수 없다면, 아이들을 가지지 말아야 한다고 주장한다. 아이들이 혼란스럽고 모호한 가족관계에 놓이게 되는 것이 두려워서 그런 것인가?

이러한 방식으로 아이들을 키우는 사람들은 옳게 행하는 것이 아니며 복제는 아이들을 혼란스럽고 모호한 가족관계에 놓이게 하기 때문에, 우리는 그러한 관계를 경험하게 하는

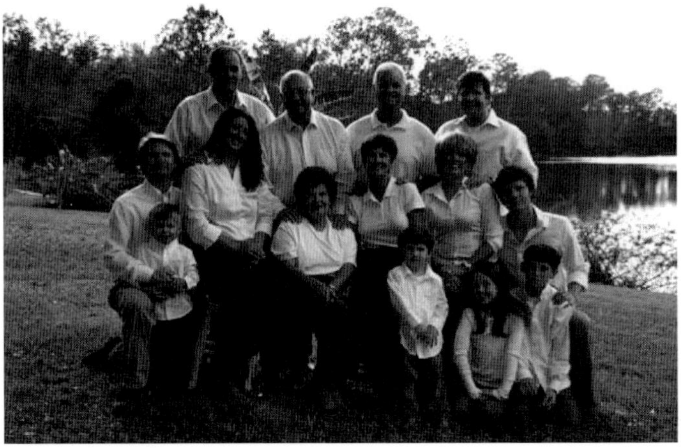

그림 8.3 조부모, 부모, 아이들, 형제, 손주, 이모, 삼촌, 사촌 등을 포함하는 확대가족
©iStockphoto.com/TracyHornbrook

세상에서 아이들을 키우는 것은 도덕적으로 무책임한 것이라는 오닐의 주장에 찬성하고 싶어질 수도 있다.

반대로 아이들이 이러한 상황에서 항상 해를 입게 되는지 여부를 물어볼 수 있다. 제2차 세계대전 동안 영국을 빠져나온 아이들의 이야기에서 아이들은 공포를 느끼기보다는 즐거움을 느꼈다(부모들은 분명히 고생스러웠지만).[18] 부모가 이혼한 많은 아이들은 그러한 사실이 아이들을 슬프게는 할지라도 특별한 문제를 발생시키지는 않는 듯하다. 그리고 자라는 동안 부모가 모두 일을 했던 아이들도 이로 인해 특별히 많은 상처를 받았던 것으로는 보이지 않는다.

아이들이 혼란스럽고 모호한 가족관계에 노출되거나, 다른 요인으로 인해 실제로 해를 입을 것인지 여부를 알아보아야 한다. 다른 요인은 다음과 같다.

(i) 이러한 관계를 형성하게 하는 사건이나 상태
(ii) 이 사건과 상태를 다루는 어른들의 방식
(iii) 혼란스럽고 모호한 관계를 다루는 어른들의 방식

혼란스럽고 모호한 관계가 주는 영향에 대한 연구에서 또 다른 가능성이 발견된다. 아이들은 혼란스럽고 모호한 관계에도 불구하고 별 문제 없이 잘 지낸다.

예를 들면, 대가족에서는 혼란스럽고 모호한 관계들이 반드시 만들어진다. 이모가 엄마의 역할을 하기도 한다. 이러한 문화에서는 가족관계에서의 혼란과 모호함이 상존한다. 그러나 우리는 현대 서구사회의 전형적인 핵가족보다는 확대가족이 도덕적 이상에 적합하다고 여긴다.

아이들이 혼란스럽고 모호한 관계에 의해 삶을 잘 살아가지 못할 것이라는 주장에 찬성하는 의견과 반대하는 의견이 있다.

박스 8.13 활동: 창의적 글쓰기

어렸을 때의 가족관계가 혼란스럽고 모호하다고 가정하고, 그에 대한 상상을 해 본다. 이 상황이 어떤 영향을 줄지 설명해 본다. 이 상황을 만든 어른이 도덕적으로 무책임한 행동을 한 것인지 여부를 이야기해 본다.

도덕적으로 책임 있는 의사결정

혼란스럽고 모호한 가족관계에 놓인 아이들이 항상 활기가 없는 것은 아니기 때문에 아이들을 그러한 관계에 놓이게 하는 어른들이 도덕적으로 무책임하다고 확신할 수는 없다. 그러나 그런 관계를 만들면서 아이들이 활기를 잃을 수 있는 가능성을 만드는 것은 도덕적으로 무책임한 것일 수 있다.

결정은 일반적으로 둘 이상의 선택 사이에서 이루어진다. 항상 그런 것은 아니지만 가장 도덕적으로 책임 있는 것을 선택해야 한다. 때로는 나쁜 것 중에서 선택하는 것일 수 있다. 불행한 결혼 생활을 하고 있는 부모는 이혼 후의 결과를 생각해 보아야 하는데, 이는 아이의 입장과 그들 자신의 입장이 모두 해당된다.

아이들이 혼란스럽고 모호한 가족관계에 놓일 수 있는 결정을 하지 않는 것이 반드시 도덕적으로 책임 있는 선택이라는 것은 아니다.

그러나 이 결정이 복제 아이를 만들 것인가 하는 문제와 유사한 것은 아니다. 앞 단락에서 어려운 결정을 해야 할 때 이미 존재하고 있는 아이의 입장에서 무엇을 해야 하는지 고려해야 한다고 말하였다. 복제 아이를 만들려고 할 때 고려해야 하는 것은 예기치 않게 혼돈스럽고 모호한 가족관계를 경험할 이 아이를 세상에 태어나게 하여 키워야 할 것인지, 또는 세상에 나오지 않게 해야 하는지 여부이다. 이는 부모가 하루 종일 밖에 나가 일을 하느라고 아이의 주양육자가 되지 못하였을 때의 상황과 유사하다. 모든 사람이 동일한 양육방식을 선택할 수 있는 것은 아니라는 사실이 이 사회에서는 일반적으로 수용되지 않는 듯하다.

그러나 선택 가능하지 않다는 것이 아이를 돌보는 부모도 어떻게 할 수 없다는 것을 의미하는 것은 아니다. 일을 하는 부모도 아이들에게 해를 주지 않으면서 양육한다.

양육에서 해의 종류에 대한 명확한 경험적 근거는 없으나, 그들 자신을 위해서 해야 하는 결정임에는 틀림없다. 많은 사람들이 하루 종일 아이를 맡겨 놓고 나가서 일을 한다고 해도 아이가 잘 자라는 것처럼 가족관계가 복잡한 복제인간도 잘 양육될 수 있으며 반드시 불행하거나 적응을 못하지는 않을 것이라는 것이다.

그러므로 복제인간이 혼란스럽고 모호한 가족관계를 가진다고 하여 복제인간에게 도덕적으로 무책임한 것인가라는 문제는 별개의 사항일 것이다.

박스 8.14 활동: 악역 담당하기

혼란스럽고 모호한 가족관계 안에서 아이를 양육하는 것은 도덕적으로 무책임한 것이다.

두 집단으로 나누어 이 주장에 대하여 한 집단은 찬성 입장, 한 집단은 반대 입장에서 이야기해 본다. 대체로 하나의 주장이 모아진다면, 자비의 원칙과 악역의 입장에서 좋은 실천은 어떤 것이 되는지 이야기해 본다.

도덕적인 무책임과 법

인간복제를 반대하는 주장은 다음과 같이 요약될 수 있다.

(i) 이 기술은 아직 완전하지 않다.
(ii) 복제를 하면서 생겨나는 혼란스럽고 모호한 가족관계로 인하여 인간복제는 도덕적으로 무책임한 일이라고 할 수 있다.

첫 번째 주장은 아직 인간복제는 전 세계적으로 합법적이지 않다는 사실에서 정당화될 수 있다. 그러나 만일 기술이 진보하고 발달한다면 도덕적으로 수용 가능할 것인가? 지금까지 제안하지 않았던 주장은 두 번째 주장이다. 복제가 안전한 것으로 분류된다면 복제는 합법화될 수 있는가?

민주사회에서는 어떠한 행위가 도덕적으로 무책임하다고 하여 이를 금지할 수 있다고 여기지 않는다. 예를 들어 폭음이 도덕적으로 무책임한 것이라고 여겨도 이를 금지할 수 없는 것과 마찬가지이다. 국가가 도덕적으로 무책임한 선택에 반대하여 입법에 관여한다면, 합리적이라고 여기기보다는 국민들이 제약을 받고 있다고 느낄 것이다. 아이를 혼란스럽고 모호한 가족관계에 놓이게 하는 것이 도덕적으로 무책임하다고 하여 이혼 등을 법으로 금지할 수는 없다.

이러한 것을 금지하면서 아이의 복리에 대한 영향 이외에도 우리가 가치 있는 것으로 생각하는 것에 위협을 줄 수 있기 때문이다. 우리 모두가 무책임한 선택을 하는 것은 아니지만, 사는 동안에 여러 번, 특히 젊을 때는 그러한 선택을 한다. 우리가 하는 선택이 우리나 다른 사람에게 오히려 부정적인 영향을 줄 수도 있다. 그러나 법적으로 금지하게 되면 시행착오를 통해 배울 수 있는 것들도 배울 수 없게 된다. 또한 그렇게 금지시키는 것은 인간 존엄성에 기초하고 있는 자유를 위협하는 것이 되기도 한다.

박스 8.15 활동: 브레인스토밍

도덕적으로 무책임한 것은 선(good)이 아니다. 그러므로 도덕적으로 무책임한 것은 법을 어기는 것이다.

이 주장에 대하여 생각해 보도록 한다.

미끄러운 경사길 논리

박스 8.9와 같은 경우에 인간복제를 허용하는 것은 미끄러운 경사길 논리(slippery slope)가 될 수 있다.[19] 필과 마티(박스 8.9)가 마티 할머니의 유전체를 복제한다면 이를 시작으로 심신이 건강한 노인들이 그들의 유전체를 상품화하려고 할 것이다. 우리는 과거의 유명한 음악가, 배우들을 다시 만들어 낼 수도 있다. 부모들은 자신의 유전자를 물려주기보다는 우수한 유전자를 위하여 핵 공여자를 선택하려고 할 것이다.

개인적으로 욕심을 부리는 것 이외에도 복제인간으로 군대를 만들 수도 있으며, 이를 분화시켜 노예로 부릴 수도 있다. 또 모든 사람이 엘비스(Elvis)와 비욘세(Beyonce)가 될 수도 있다.

복제의 허용이 미끄러운 경사길의 시작이라는 것을 부정할 수는 없을 것이다. 그렇다면 생식복제를 같이 금지한다고 하여 더 안전할 것이라고 할 수도 없다.

그러한 주장이 가진 문제점은 학교에서 과학을 가르치는 것도 반대해야 한다는 데 있다. 핵폭탄을 만들어 내고, 생물학적 무기 등을 만들어 낼 수도 있기 때문이다. 미끄러운 경사길의 가능성이 있다는 사실은 단순하게 그러할 수도 있다는 것을 의미하는 것은 아니다. 우리는 학교에서 폭탄을 만드는 법을 배운다. 그러나 그것을 금지하지 않는 이유는 그러한 일은 자주 일어나지 않을 것이라는 믿음에서 비롯된다. 마찬가지로 복제인간이 아이를 가지는 우선적인 방법이 될 것인가? 전통적인 방법이 더 쉽고, 저렴하며, 즐거운 것인데 말이다.

미끄러운 경사길 논리도 잘못된 이분법에 의존할 수 있다. 모두 허용할 것인가, 또는 모두 금지할 것인가에 대한 선택이 아니라는 것이다. 복제도 다른 과학의 이용과 마찬가지로 목적에 따라 악하게 이용될 수도 있으며, 그것의 규제에 있어 분별이 필요하다.

박스 8.16 활동: 토론

생식복제가 안전하다면 도덕적으로 허용 가능하다.

이에 대해 자유롭게 토론하도록 한다.

생식복제를 반대하는 다양한 논의가 있었다. 안전에 관한 논의는 현재 거의 끝나가고 있다고 할 수 있다. 그러나 충분히 안전하다고 해도 이를 인간개체에 적용할 수 있을 것인가는 아직 알 수 없다.

여기서 논의한 주장이나 여러분이 알고 있는 다른 주장을 고려하여 복제는 아직도 도덕적으로 불가하다는 것에 대하여 결정해야 한다는 점이 중요하다.

요약

- 인간복제는 매우 위험하여 도덕적으로 허용될 수 없다는 것은 알려져 있는 사실이다.
- 인간이 복제로 자신의 아이를 만들고 싶어 하는 이유를 살펴보았다.
- 인간복제가 인간 존엄성과 자유의지를 침해할 것인지 고려하였다.
- 복제인간은 부모가 가진 목적을 위한 수단일 뿐이며 자신의 미래는 없다는 것에 대하여 고찰하였다.
- 복제인간을 혼란스럽고 모호한 가족관계에 놓이게 하는 것은 도덕적으로 허용할 수 없는 일이다.
- 복제가 미끄러운 경사길의 가능성이 있는지, 완전한 허용 가능성 외에도 규제 가능성에 대하여 살펴보았다.

더 생각해 볼 문제

복제인간을 키워야 하는 타당한 이유가 있는가?

복제는 생식의 보조 수단으로 인식되어야 하는가?

복제인간이 자유의지가 없을 것이라고 여기는 이유가 있는가?

왜 복제인간은 항상 혼란스럽고 모호한 가족관계를 가질 것이라고 생각하는가?

복제인간이 혼린스럽고 모호한 가족관계를 가지게 될 것이라는 사실이 생식복제를 금지시켜야 하는 이유가 될 수 있는가?

생식복제는 도덕적으로 수용 가능할 것이라고 생각하는가?

매체와 공상과학은 우리가 복제에 대해 가지는 관점에 어느 정도까지 영향을 미치는가?

추가 활동

다음 웹사이트에 접속하여 인간복제에 대한 퀴즈를 풀어 본다.
http://investigation.discovery.com/investigation/quiz-central/supernatural/cloning.html.

가즈오 이시구로의 『나를 보내지 마(*Never Let Me Go*)』를 읽고 이에 대해 짧은 글을 써 본다.

영화 「6번째 날(*The Sixth Day*)」이나 「브라질에서 온 소년들(*The Boys from Brazil*)」을 감상한 후 토론해 본다.

복제인간에 대하여 상상하는 것을 적어 본다.

가족과 친구를 대상으로 생식복제를 도덕적으로 허용할 수 있는지 알아본다.

반려동물을 어떻게 복제하는지 찾아본다.

'복제공룡'에 관한 자료를 찾아본다.

인간의 아기는 이미 복제되어 왔다는 주장에 대해 연구하고 결과를 발표한다.

주석

1 http://www.bioethics.ac.uk/topics/reproductive-cloning.php. A useful site for learning about reproductive cloning.
2 http://www.independent.co.uk/news/science/now-we-have-the-technology-that-can-make-acloned-child-808625.html. A report from the UK's *Independent* newspaper on a new cloning technique.
3 http://news.bbc.co.uk/onthisday/hi/dates/stories/february/22/newsid_4245000/4245877.stm. The BBC's report on the birth of Dolly (includes a video on how Dolly was cloned).
4 http://www.roslin.ac.uk/. The website for the Roslin Institute.
5 http://learn.genetics.utah.edu/content/tech/cloning/cloningrisks/. An article on why cloning is so risky for the clone.
6 http://news.bbc.co.uk/cbbcnews/hi/sci_tech/newsid_2764000/2764771.stm. A BBC Newsround announcement of Dolly's death.
7 http://www.starwars.com/databank/organization/clonetroopers/. An account of the 'Clone Troopers' from Star Wars.
8 http://www.leaderu.com/ftissues/ft9706/articles/meilaender.html. Meilaender, G., 'Begetting and Cloning' Remarks presented to the National Bioethics Advisory Commission, 13 March 1997.
9 Example taken from: http://www.fallacyfiles.org/equivoqu.html.

10 Putnam, H. (1999) Cloning People. *Genetics and Human Diversity*, ed. Justine Burley. Oxford: Oxford University Press, pp. 1–13. http://www.timeshighereducation.co.uk/story. asp?storyCode=105708&sectioncode=26. An article on human cloning from the *Times Higher Education Supplement*.

11 http://www.philosophytalk.org/pastShows/GeneticDeterminism.htm. Information on genetic determinism from PhilosophyTalk.

12 http://www.philosophytalk.org/pastShows/GeneticDeterminism.htm.

13 Ian Wilmut has been changing his views on cloning. Here is an interview with him published by *Scientific American* in 2008: http://www.scientificamerican.com/article.cfm?id=theraputic-cloning-discussion-ian-wilmut.

14 http://www.bionews.org.uk/page_37800.asp. A short article by philosopher Julian Savulescu on 'Clonism'.

15 National Bioethics Advisory Commission (1999) *Ethical Issues in Human Stem Cell Research*. Rockville, MD, p. 61.

16 Some biotechnologies would enable a person to have three parents. See http://www.telegraph. co.uk/science/science-news/3324321/Transplant-creates-embryos-with-three-parents.html.

17 O'Neill, O. (2002) *Autonomy and Trust in Bioethics*. Cambridge: Cambridge University Press.

18 http://www.bbc.co.uk/history/british/britain_wwtwo/evacuees_01.shtml. Stories of evacuees duringWorld War II.

19 http://www.fallacyfiles.org/slipslop.html. An account of slippery slope arguments from the Fallacy Files.

더 읽어 볼 것과 유용한 웹사이트

Aldridge, S. (2010) *Cloning (21st Century Science)*. Tunbridge Wells, UK: TickTock Books.

Brimah, J. (2010) *The Ethics of Human Cloning: A Critical Analysis*. Saarbruücken, Germany: Lap Lambert Academic Publishing.

Wilmut, I. and Highfield, S. (2006) *After Dolly: The Uses and Misuses of Human Cloning*. New York: Little, Brown and Co.

http://bioethicsbytes.wordpress.com/2006/07/24/therapeutic-cloning-the-island/.

http://powayusd.sdcoe.k12.ca.us/projects/dolly/. A number of activities on human cloning from the 'Hello Dolly' section of the US WebQuest site.

http://science.howstuffworks.com/environmental/life/genetic/human-cloning.htm. From the 'HowStuffWorks website: how human cloning will work.

http://www.time.com/time/archive/collections/0,21428,c_cloning,00.shtml. The *Time* Magazine archive of articles on cloning.

Section 2

생식 Reproduction

9 생식의 자유: 권리, 책임, 선택

Reproductive freedom: rights, responsibilities and choice

목표

- 다양한 보조생식술에 대해 학습한다.
- 도덕적 권리와 법적 권리를 구별한다.
- 가정을 꾸릴 수 있는 '권리'에 대해 숙고한다.
- 적극적 의무와 소극적 의무를 구별한다.
- 정부가 풀어야 하는 난처한 재정적 · 도덕적 결정에 대해 숙고한다.
- 입양과 보조생식술의 차이에 대해 고찰한다.
- '우편번호' 복권의 정당성에 대해 숙고한다.

생명과학기술의 주요한 동기 중 하나는 임신이 어려운 사람들에게 아기를 가질 수 있도록 돕고자 하는 열망이다. 세계 첫 시험관 아기인 루이스 브라운(Louise Brown)의 탄생 이후 30년이 지난 지금, 보조생식술(assisted reproductive technology, ART)은 거대한 진보를 이루었다. 많은 부부들이 생명과학기술 덕분에 가질 수 없었던 가족을 가질 수 있게 된 것이다.

박스 9.1 사실에 입각한 정보: 보조생식술[1]

인공수정: 생식력 있는 정자를 자궁의 입구에 주입한다. 결함이 있는 정자 때문에 수정이 불가능한 부부를 위해 생식을 가능하게 하는 시술이다. 화학치료와 같이 수정능력을 떨어뜨리는 치료를 받는 남성의 경우, 인공수정을 위해 자신의 정자를 정자은행에 보관할 수 있다.

시험관 시술(IVF): 여성은 배란을 자극하는 약물을 복용한다. 성숙한 난자를 채취 후 배양접시에 정자와 함께 넣는다. 수정이 된 하나 이상의 수정란을 자궁에 이식한다.

생식자 난관 내 이식: 배양접시에 생식자를 섞은 후 수정이 일어날 수 있는 난관에 이식한다.

접합자 난관 내 이식: 난자와 정자를 배양접시에 섞은 후, 성공하면 수정이 일어나는데, 이때 접합자를 난관에 이식한다.

미성숙 난자의 체외 성숙 시술(IVM): 시험관 이식술을 위해 과배란을 유도하는 약을 먹을 수 없는 여성을 위한 시술로, 미성숙 난자를 채취한 후 수정하고 자궁에 이식하기 전에 성숙시키는 과정을 포함한다.

난자세포 질내 정자 주입술: 정자가 약할 때 질 좋은 정자 하나를 선택한 후, 이를 난자에 직접 주입한다(그림 9.1).

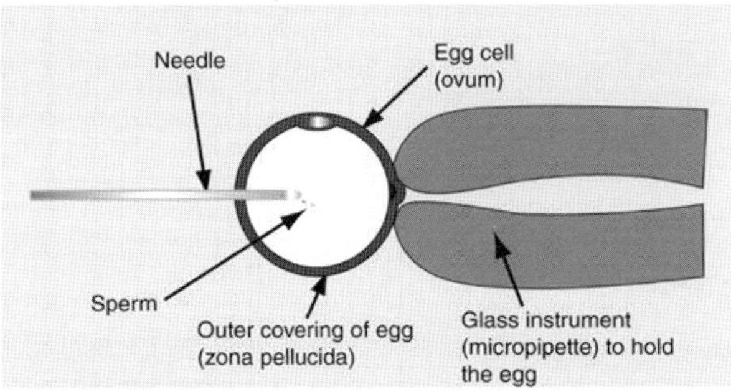

그림 9.1 ■ 난자 세포질 내 정자 주입술은 정자를 직접 난자에 주입한다.

그러나 임신이 어려운 사람에게 생물학적 자녀를 가지도록 돕는 데는 많은 도덕적 문제가 따를 수 있다. 보조생식술 자체는 도덕적으로도 수용할 수 있다는 인식이 널리 퍼져 있기 때문에(보편적이지 않을지라도),[2] 생길 수 있는 문제 중 많은 부분은 개인이 아니라 정부가 직면해 있다. 일단 이 기술이 도덕적으로 수용 가능하다고 받아들여진다면 도덕적 쟁점은 기술 자체에서 '어떻게 하면 모든 사람의 복지를 공정하게 증진시키고, 권리를 존중하기 위해 필요한 자금을 마련하고 사용할 수 있는가'라는 질문으로 옮겨간다(3장 참조).

만약 보조생식술의 비용이 저렴하다면 크게 문제될 일이 없다. 보조생식술이 필요한 누구라도 치료비를 감당할 수 있다면, 임신 가능한 사람들에게만 허용되었던 형태의 가족을 불임인 사람도 가질 수 있게 된다. 즉, 그들이 원한다면 경제적으로도 충분히 가능하다고 느껴야 한다는 것이다.

그러나 보조생식술의 비용은 굉장히 비싸다.[3] 부자이거나 아기를 가질 수만 있다면 어떠한 재정적인 부담도 감수할 용의가 있는 사람들만 시술을 할 수 있을 것이다. 따라서 정부의 비용 보조는 피할 수 없는 상황이다. 그러나 공공 재원은 밑 빠진 독이 아니기 때문에 비용 보조는 상당히 어려운 결정이 될 수 있다. 이 장에서는 생식 기술에 의해 촉발된 이러한 종류의 질문에 대해 고려해 보고, 어떠한 답을 찾을 수 있는지 알아본다.

박스 9.2 활동: 사고 실험

30세 전후의 많은 여성들은 임신과 출산을 위해 하루 빨리 배우자를 찾아야 한다는 중압감을 가지곤 한다.

생물학적으로 남성은 나이가 많아도 번식이 가능하다(위험이 없다고 할 수는 없을지라도[4]).

그러나 현재는 난자의 냉동 보존이 가능해지면서, 여성도 오랜 세월이 흐른 이후에도 임신할 수 있는 기술이 가능해졌다.[5]

만약 정부에서 모든 여자아이가 태어날 때 그들의 난자 채취에 따른 비용을 지원하고 먼 미래의 사용을 위해 보존하게 한다면, 여성도 남성과 마찬가지로 나이와 상관없이 아이를 가질 수 있게 된다. 이 조치로 인해 성별에 따른 생식능력의 차이를 없앨 수 있다(적합한 자궁이 있거나 확보할 수 있는 것이 전제조건일 것이다).

4장에서 이미 논의한 도덕이론에 따라 이 상황을 도덕적으로 수용 가능한지, 특히 정부가 이 시술에 자금을 지원해야 하는지를 결정해야 할 것이다.[6]

또한 일반인의 복지 향상 대 불임자의 권리 보호와 같은 도덕적 문제 역시 존재한다. 예를 들어, 만약 시술을 통해 얻은 아이를 잘 돌보지 못할 것 같은 부부가 있다면 정부는 이들에게 보조생식술 시행을 금지해야 할 것인가? 생물학적 자녀를 갖고자 하는 희망이 다른 사람의 권리와 충돌한다면 정부는 어떻게 해야 할 것인가(박스 9.3)?

박스 9.3 사례연구: 나탈리 에반스

2001년에 나탈리 에반스(Natallie Evans)는 난소암을 진단받았다. 그녀는 난소를 제거하는 수술을 받았으며, 동시에 불임 판정도 받았다.

나탈리는 오랫동안 자신의 아이를 갖기를 열망해 왔다. 그래서 수술 전에 연인 하워드 존슨(Howard Johnson)과 함께 시험관 시술을 받았고, 이후에 사용할 여섯 개의 배아를 냉동 보존하였다. 그러나 이후 나탈리와 하워드는 헤어졌다. 오직 나탈리에게만 여섯 개의 냉동 배아가 자신의 아이를 가질 기회로 여겨졌다. 왜냐하면 하워드는 더 이상 나탈리와 함께 아이 갖는 것을 원하지 않기 때문에 이전에 했던 자신의 동의를 철회하였다.

5년 동안 나탈리는 그녀에게 열려 있는 법정이라면 어디라도 달려가 이 사건을 처리해 주기를 바랐다. 그러나 결국 유럽재판소의 대법관은 가족을 만들고자 하는 나탈리의 권리가 아닌 아이 출생에 대한 동의를 철회하려는 하워드의 권리에 손을 들어 주었다. 결국 배아가 독립된 생명으로 태어날 어떠한 권리도 받아들여지지 않은 셈이 되었다.

2007년 4월 여섯 개의 배아는 모두 폐기되었다.[7]

이는 어려운 문제이다. 이제부터 가족을 이루고 싶은 사람들의 권리를 염두에 두면서 이러한 문제에 대해 생각해 보자.

도덕적 권리와 법적 권리

1948년에 발의한 유엔의 세계인권선언[8] 16조에는 '성년에 이른 남녀는 인종, 국적 또는 종교를 이유로 그 어떤 제한도 받지 않고 결혼하여 가정을 이룰 권리를 갖는다'라고 명시되어 있다.[9]

그 당시 가족을 이루고 싶은 불임 부부는 입양 말고는 다른 선택이 별로 없었다. 그러나 입양 역시 아이에게 온전한 어린 시절을 누리게 할 수 있는 능력이 검증된 후에나 가능하였다. 현재 불임 부부들은 보조생식술을 이용해 가족을 만들 수 있긴 하지만 보조생식술을 한다고 해서 임신으로 곧바로 이어지지는 않는다. 왜냐하면 전체 시술의 20~25% 정도만 임신에 성공하기 때문이다.[10] 시험관 시술을 시행한 많은 사람들은 이러한 낮은 성공률로 인해 쉽게 실망할 수밖에 없었다. 따라서 가족을 만들 수 있는 권리가 있다고 해서 반드시 가족을 만들 수 있는 능력을 가지는 것은 아닌 것이다.

그렇다고 이 사실이 '권리'라는 개념을 무용지물로 만들어 버리는 것일까? 하지만 어떤 것을 획득할 수 있는 능력이 보장되지 않는다면, 어떤 것에 대한 권리라는 것이 무슨 소용이란 말인가? 철학자 제레미 벤담(Jeremy Bentham)[11]은 도덕적 권리라는 개념은 '말도 안 되는 헛소리'이며 그 권리는 우리가 해야 한다고(ought to) 믿는 것에 불과하다고 말하였다. 또 다른 철학자 데이비드 흄(David Hume)은 '~이어야 한다(ought to)'가 '~이다(is)'를 늘 수반하는 것은 아니고 그 반대도 마찬가지라는 것을 가르쳐 주었다. 다시 말해, 가족을 꾸릴 수 있는 권리를 가져야만 한다(ought to)는 것이 꼭 이 권리를 가진다(have)는 것을 의미하는 것은 아니라는 것이다.

박스 9.4 철학적 배경: '당위(ought)'와 '존재(is)'

스코틀랜드의 철학자 데이비드 흄은 도덕적 사고에서 생기는 주요한 오류의 원인은 어떤 것이 '~이다(존재)'라는 주장이 어떤 것이 그렇게 '되어야 한다(당위)'라는 주장으로 바뀌는 경향에서 비롯된다고 주장한다.[12]

6장에서 우리는 '그것은 자연의 법칙이 아니다'라는 주장에 대해 토론하였다. 또한 어떤 것이 그렇다고(사실) 해서 어떤 것이 그렇게 되어야 한다는 당위를 이끌 수 없다는 것을 알 수 있었다(그 역의 명제도 마찬가지이다).

많은 사람들이 이러한 주장을 통해 사실과 가치는 구분되어야 하며, 사실적 판단이 가치적 판단과는 매우 다르다는 것을 알게 되었다.

많은 철학자는 현재 사실과 가치는 구별된다는 주장을 거부하고 있다(왜냐하면 사실은 가치를 다루기 때문이다). 그러나 가치적 사실(그렇게 되어야 한다)의 판단은 비가치적 사실(그것은 그렇다)의 판단과 구분된다.

그러나 벤담조차도 법적 권리를 믿었으며, 법적 권리를 실현시켜 줄 법적 체계에 속해 있다고 주장하였다. 가족을 이룰 수 있는 법적 권리가 있고 그 권리가 인정되는 한, 정부는 국민에게 가족을 이룰 수 있도록 하는 의무를 가진다는 것을 의미한다. 존 스튜어트 밀(John Stuart Mill)은 권리는 의무를 수반한다고 여겼지만, 도덕적 권리와 법적 권리를 모두 믿었

다(박스 4.7 참조). 그리고 법적 권리는 도덕적 권리 기반 위에 있을 때만 정의로울 수 있다고 주장하였다.

대다수가 공정하지 않은 법이 있을 수 있다고 믿긴 하지만, 법적 권리가 권리라는 개념을 포괄한다면 법적으로 보장되지 않는 것, 예를 들어 '공정한 치료'와 같은 것에 대해 어떻게 권리를 행사할 수 있다는 말인가? 반대로 어떤 것을 금지하는 법이 있다고 한다면 우리는 그것은 정의롭지 않은 어떤 것이라고 생각할 것이다. 그러나 법적 권리가 권리를 대체하는 곳에서 법이 지켜지는 방식과 별개로 그 권리를 얼마나 정의롭게 행사할 수 있을까? 만약 이 논쟁이 흥미롭다면 3장의 '도덕법칙'과 '국법'을 비교하는 부분을 읽어 보기 바란다.

박스 9.5 활동: 숙고와 재검토

여러분은 벤담이나 밀과 같은 의견인가? 도덕적 권리는 존재하는가? 또는 법적 권리가 우리의 권리를 포괄하는가? 만약 도덕적 권리가 존재한다고 생각한다면 어떤 부분이 권리 개념에서 부족하다고 느끼는가? 법적 권리가 모든 권리를 포괄한다면 부정의한 법은 어떻게 설명할 수 있을까? 존재해야 하지만 지켜져서는 안 되는 법이라고 설명할 수 있나?

공리주의자에게 권리 문제가 생기는 이유를 다시 상기하고 싶다면 공리주의 부분을 다시 읽어 보기 바란다.

도덕적 권리에 대한 진실이 무엇이든지 세계인권선언을 인정한다면 어떠한 정부든 정부의 관할 하에 있는 사람에게 법적 권리를 부여하며, 법의 테두리에서 이러한 권리를 인정한다는 것은 동시에 이에 대한 의무를 가지게 된다는 것이다.

소극적 의무와 적극적 의무

정부가 가정을 이룰 권리에 대해 인정한다는 것은 정부가 시민이나 그 대상에게 이에 대한 의무를 지게 된다는 것이다.[13] 그러나 이러한 의무는 가정을 이룰 수 있는 권리를 금지해서는 안 된다는 소극적 의무인가? 아니면 그들이 가정을 이룰 수 있도록 도와야 하는 적극적 의무인가? 좀 더 넓게 생각해 보면, 이 의무는 완전히 보편적(모든 사람에게 적용되는)인가, 아니면 특정적(특정한 사람에게만 적용되는)인가?

소극적 의무

악명 높은 정부가 특정 성인의 임신을 금지시키려 했다는 이야기는 이미 널리 알려져 있다. 나치가 그 예인데, 유대인과 집시, 동성애자 그리고 공산주의자에게 불임시술을 강제로 시행하였다.[14] 스웨덴도 1960년대 지능 지수(IQ)가 낮은 6만 명의 사람들에게 마찬가지로 불임시술을 강요하였다.[15] 그리고 중국은 최근까지 정부 정책에 따라 한 자녀 이상 가진 사람들에게 강제적으로 불임시술을 시행해 왔다.[16] 이러한 강압적인 불임시술은 세계인권선언에 따르면 부정의한 일이다.

그렇다면 정부에서 가족을 만들 수 있는 권리를 인정하는 것은 사람들의 임신을 금지시키지 않는 최소한의 소극적 의무로 해석해야 한다고 제안할 수 있다. '생식의 자유'을 말하는 사람에게는 그들이 원한다면 임신은 자유로워야 한다는 것을 의미한다(그리고 마찬가지로 선택에 의해서 아이를 갖지 않는 것 역시 자유로워야 한다. 강압적인 임신 역시 도덕적으로 혐오감을 자아내기 때문이다).[17]

생식의 자유

그러나 생식의 자유는 즉각적으로 또 다른 문제를 야기한다. 아마도 일부 사람들에게는 아이 갖기를 금지시켜야 할 수도 있다. 지능 지수가 아주 낮은 사람이 자신의 아이에게 온전한 어린 시절을 만들어 줄 수 있을까? 65세 여성에게 임신을 허용해야 하는가?[18] 약물중독자나 알코올중독자도 아이를 가질 권리가 있을까? 그렇다면 에이즈(AIDS) 환자인 여성은 어떠한가? 레즈비언이나 게이는 아이를 가질 권리가 있을까? 많은 사람들은 그렇게 생각하지 않는다. 실제로 아이들은 모두 온전한 어린 시절을 누릴 수 있는 권리가 있기 때문에 그처럼 문제가 있는 사람에게 아이를 가질 수 있는 권리는 법적으로나 도덕적으로 있을 수 없다고 생각해 왔다. 또 다른 사람들은 얼핏 생각하면, 아이를 가질 권리는 전적으로 보편적 권리로 여길 수도 있지만, 특정 사례에서는 이러한 권리는 온전한 어린 시절을 가질 수 있는 아이의 권리에 의해 무효화될 수 있다고 주장한다.

박스 9.6 활동: 직감 시험해 보기

다음 사례를 살펴보고, 사례의 모든 사람이 아이를 가질 권리가 있는지 결정해 본다.

1. 마이널(Minal)은 30세이다. 그녀는 고소득 업종에 종사하는 성공한 여성이며 정자를 제공해 줄 파트너를 원한다. 그녀에게는 아버지 역할을 기대할 수 있는 32세 오빠가 있다(그러나 정자 기증자는 아니다!).
2. 제인(Jane)은 알코올중독자이다. 그녀의 남자친구 로베르토(Roberto)는 약물중독자이다. 그들은 임신하는 것이 중독에서 벗어나는 길이라 믿는다.
3. 스테파니(Stephanie)는 남편과 함께 살인죄로 복역 중이다. 그들이 출소한 후 아이를 가진다면 나이가 너무 많을 수 있다. 수감된 죄수와 배우자와의 사적인 만남을 허용하지 않기 때문에 그들은 보조생식술을 시행하려 한다.
4. 32세 존(John)과 26세 데이비드(David)는 보조생식술과 대리모를 통해 아이 갖기를 희망하는 게이 커플이다. 존은 에이즈 보균자이지만 현재는 건강하다.
5. 65세 메리(Mary)는 항상 아이 갖기를 원해 왔지만, 적당한 남자를 몇 년 전에 겨우 만났다. 69세 댄(Dan)은 아이를 원하지 않아 왔다. 메리와 댄은 적절한 체형에 건강하며, 교육도 잘 받았다. 그들은 입양을 간절히 원하지만 5세 이하 아이를 희망한다.
6. 팸(Pam)은 55세의 건강한 여성이다. 그녀와 남편(60)은 최근에 들어서야 아이 갖기를 간절히 원한다는 것을 깨달았다. 그들은 입양에는 관심이 없고, 오직 보조생식술을 희망한다.

7. 루스(Ruth)는 뒤시엔느근위축증(Duchenne muscular dystrophy)을 앓고 있다. 그녀가 아이를 낳는다면 이 병은 50%의 유전 가능성이 있다. 루스는 심각한 장애를 가진 아이라 할지라도 아이에게 훌륭한 양육 환경을 제공할 수 있을 정도로 부자이다.

그러나 만약 이런 식으로 아이의 권리가 잠재적 부모의 권리를 능가하거나, 아이 갖기에 대한 완벽하게 보편적인 권리가 존재하는 것이 아니라면,[19] 정부는 사람들이 가족을 만드는 것을 금지시켜서는 안 되는 보편적 의무를 가질 수 없다. 그렇다면 정반대로 정부는 특정인에게 아이 갖기를 적극적으로 금지시켜야 하는 의무를 가지는가?

가족을 만들 권리를 인정해서는 안 되는 것인지, 아니면 권리에 대해 인정하되 특정한 사람들에게는 이러한 권리 실행의 금지를 위해 적극적인 조치를 취해야 하는 것인지, 둘 다 판단하기 위해 다음 두 가지 중요한 질문에 답을 찾아야 할 것이다.

(i) 특정 성인에게는 가족을 만드는 것을 금지시켜야 한다면, 이는 누가 결정해야 하는가?
(ii) 정부는 어떠한 방법으로 임신 가능한 사람들이 임신하는 것을 금지시킬 것이며, 돈 많은 사람들이 알아서 하는 불임치료를 어떻게 막을 수 있는가?

어떤 사람이 아이를 가져서는 안 되는지 결정하기

아이에게 온전한 어린 시절을 마련해 주지 않거나 할 수 없는 사람들이 누구인지에 대한 사회적 합의가 필요하기 때문에, 민주주의 정부에서는 이러한 문제를 해결하기 더 어렵다. 어떤 사람들은 동성애자나 나이 든 여성 혹은 약물중독자들은 아이를 가져서는 안 된다고 주장하는 반면, 어떤 사람들은 성정체성과 나이는 이러한 문제와 상관없으며 약물중독자의 경우는 결과적으로 질병이기 때문에 불이익을 당해서는 안 된다고 주장한다. 그러므로 정부가 어떠한 결정을 내린다고 하더라도 동의하지 않는 사람은 존재할 수밖에 없다. 민주주의 정부는 대중의 지지 위에 기반하기 때문에, 이의제기는 정부를 난처하게 만든다.

게다가 적어도 많은 개별 사건의 경우 이러한 이의제기가 합당하지 않다고 대중이 느끼게 하기도 어렵다. 결국 정부는 개별 사건에 대해 개별 판단이 어렵기 때문에, 대신 특정 부류의 사람들에게는 자녀를 갖지 못하도록 하는 법을 통과시킬 수밖에 없다.

예를 들면, 특정 나이 이상의 사람은 아이를 가질 수 없도록 금지시키지 않는다면, 어떠한 정부도 메리와 댄이 자녀를 갖는 것을 막을 수 없다(박스 9.6). 그렇다면 그러한 특정 나이는 몇 세부터인가? 70세 혹은 65세가 되어야 하는가? 그렇지 않으면 60세 혹은 심지어 55세가 되어야 안전할 것인가?

그러나 60세 이상이면 어떠한 여성도 아이에게 온전한 어린 시절을 마련해 줄 수 없다고 보는 것이 사실일까? 그렇다면 조부모가 훌륭하게 손주를 키워 내는 것은 어떻게 설명할 수 있을까? 만약 60세 이상인 남성이 아이를 가졌다면, 이 경우는 어떻게 처리할 것인가? 이처럼 법이 뭉툭한 도구에 불과하다면 부정의를 피하는 것은 불가능해질 것이다.

정부, 특히 민주주의 정부에서 특정인의 임신을 금지시키는 법을 통과시키기를 꺼려하는 데는 다 그만한 도덕적 · 실제적 이유가 있는 것이다.

박스 9.7 활동: 역할극

2006년 66세의 스페인 독신 여성인 마리아 델 카르멘 보우사다 드 라라(Maria del Carmen Bousada de Lara)는 시험관 시술로 쌍둥이 남자아이들을 출산하였다. 2년 후 그녀는 암으로 사망하였고, 아들인 파우(Pau)와 크리스티안(Christian)은 고아원에 보내졌다.[20]

이 이야기는 즉각적으로 많은 논쟁을 일으켰다. 정부에서 이 논쟁의 결과로 불임시술에 나이 제한 여부를 결정해야 한다고 상상해 보자. 이 결정을 위해 '훌륭하고 선량한 사람들(the great and the good)'로 위원회를 구성하거나, 그렇지 않으면 그들에게 조언해 줄 '유덕한 사람들(the virtuous)'을 구성해야 한다.

학생의 반은 위원회의 구성원 역할을 하고, 이 집단의 구성원은 다음 역할을 수행하도록 정한다.

의장: 이 사람은 위원회에서 의장을 수행하며, 협의사항에 맞춰 구성원을 꾸리고, 위원들이 그들의 소관을 잘 수행하도록 하며, 최종 보고서를 작성하게 한다.

서기: 이 사람은 회의에 언제나 정확히 참석해서 보고서를 작성한다.

나머지 학생의 반은 이 위원회가 불임시술에 나이 제한을 두는 것에 대한 찬반논쟁을 위해 소집된 증인으로서 역할을 해야 한다. 이러한 구성원은 다음 조직을 대표해야 한다.

- 종교 집단
- 아동 인권 기구
- 노인 인권과 연계된 기구
- 시민 자유 기구
- 사회 서비스
- 국고

주어진 시간에 특정 조사를 수행한 후 자신의 주장을 준비하고 나서 위원회 회의를 갖도록 한다. 증인은 모든 사람이 들을 수 있도록 한 명씩 호명되어야 한다. 이후 위원들에게 논쟁이 공개되어야 한다.

아이를 갖는 것이 금지된 사람들

우리는 두 번째 난관에 봉착한다. 만약 특정한 사람들이 불임인 동시에 가난하다면, 이들의 불임치료에 경제적 지원을 하지 않음으로써 임신을 금지시키는 것은 쉬울 것이다. 그러나 이러한 방법은 불임이지만 부유한 사람에게는 통하지 않는다. 정부가 부유한 사람들의 불임치료를 금지시킨다면, 이들은 외국에 나가 시술을 받을 것이다. 정부가 이러한 행위까지 금지시켜야 하는가? 특히 민주주의 정부에서 그러한 이유로 사람들의 출국 자체를 금지시킬 수 있을까?[21]

그리고 정부가 어떻게 임신 가능한 상태에서 자연적으로 임신되는 것을 막을 수 있을까? 정부는 마이널과 루스에게 강압적으로 불임시술을 받도록 할 수 있을까, 아니면 그들을 못 만나게 할 수 있을까(박스 9.6)? 그러한 조치는 사람들의 외국 여행을 금지시키는 것보다 자유주의 시대정신에 한참 뒤떨어지는 발상이다.

박스 9.8 사실에 입각한 정보: 영국의 아동복지

1990년 영국에서 통과된 「인간 수정 및 배아 발생에 관한 법률(Human Fertilisation and Embryology Act)」에서는 담당의로 하여금 '불임치료 전에 시술 결과로 태어나게 될 아이의 복지를 고려하고, 여기에 아버지에 대한 아이의 요구를 포함시켜야 한다'고 천명하였다. 많은 병원에서 이 법령은 독신 여성의 불임치료를 금지하는 조치라고 해석하였다.

해당 조항은 다음과 같은 이유 때문에 많이 인용되지 않았다.

- 불임치료를 원하는 사람이 파트너가 없기 때문에 임신을 금지시킨다면, 이는 불임인 사람들을 차별하는 것이기 때문이다.
- 의사로 하여금 부모가 되려는 사람이 부모에 합당한지를 판단해야 하는 역할을 하도록 강제하였기 때문이다.
- 이 조항은 이미 지불한 보조생식술 비용은 물론 시간과 노력을 추가하도록 하기 때문이다.
- 이 법이 아이를 보호한다는 증거가 거의 없다(영국불임학회에서는 한 해 동안 금지된 열 명의 출산에 대해 조사하였다).
- 불임 진단의 고통에 더 큰 고통을 더하는 것이기 때문이다.

2008년에 이 법은 재고되었고, 이 '좋은 부모 시험'은 폐지되었다. 병원은 여전히 아이의 복지를 고려해야 하지만 아버지의 필요에 대해 반드시 고려해야 할 필요는 없어졌다.[22]

이 법령은 한치의 오류 없이 자유주의 시대정신과는 거리가 멀다. 그러나 대부분의 서구 정부에서는 이러한 종류의 입법과 실행에 있어 실질적이고 도덕적인 어려움은, 직관적으로 자녀를 가져서는 안 될 사람들에게조차 아이를 가질 수 있는 권리를 인정하고, 가족을 만들고자 하는 사람은 누구든지 막아서는 안 되는 완전하게 보편적인 소극적 의무로 그들의 권리를 해석해야 하는지에 있다.

입양과 권리

그러나 여전히 특정인은 가족을 제대로 돌볼 수 없을 것이 확실해 보인다는 근거로 아이 갖기를 금지시킨 선례가 있다고 주장할 수 있다. 결국 멀쩡한 정부라면 아이를 제대로 기르지 못할 사람에게 입양을 허용하지 않을 것이기 때문이다.[23] 입양의 경우가 그렇다면, 가족을 잘 돌볼 수 없는 사람의 임신 역시 허용해서는 안 되는 것 아닌가?

그러나 아이의 입양과 자연적 혹은 보조생식술에 의한 임신에는 중요한 차이가 있다. 입양을 위한 아이는 이미 세상에 존재하고, 그 아이 스스로 권리를 가지고 있다. 게다가 행복한 어린 시절에 대한 이 아이의 권리는 부모와의 이별과 같은 트라우마로 인해 이미 위태로워졌다. 온전한 어린 시절을 보내게 해 줄 능력이 없는 어른에게 입양을 허용한다면, 이 아이의 권리는 더욱 침해받게 될 것이다.

아직 임신하지 않은 사람의 경우에는 고려해야 할 아이의 권리 자체가 존재하지 않는다. 이 경우에는 오직 어른의 권리만이 있다. 어른의 권리와 충돌하는 아이의 권리에는 어떠한 무게도 실리지 않는다. 왜냐하면 균형을 맞춰야 할 아이의 권리가 없기 때문이다. 7장의 치료복제에서 살펴본 것처럼, 가능하거나 잠재적인 사람들의 권리를 제한하기 위해서는 합당한 이유가 필요하다(박스 7.15 참조).

그러므로 정부가 특정 사람들의 입양에 도덕적으로 제한을 둘 필요가 있다는 사실은, 정부가 특정 사람들의 임신을 금지시켜야 할 필요가 있다는 것을 의미하지는 않는다.

그러나 정부가 어떠한 사람이라도 임신을 막아서는 안 되는 의무를 가진다고 한다면, 온전한 어린 시절에 대한 아이의 권리는 어떻게 되는 것인가? 진정 아이의 권리가 중요하지 않다거나, 적어도 가족을 만들고자 하는 성인의 권리만큼은 중요하지 않다고 보는 것인가?

그러나 다음과 같은 세 가지 합당한 이유로 인해 이는 불공평해 보인다.

1. (아직) 존재하지 않은 사람에 대한 권리에 답하지 않는 것은 합당하다. 자신이 가질 수 있지만 아직 가지지 않은 모든 아이에 대한 의무를 지는 것에 대해 상상해 본다.
2. 절대 태어나지 않는 것과 온전한 어린 시절의 기회를 잡는 것 중 하나를 선택하라면, 대부분의 사람들은 후자를 선택할 것이다. 그렇다고 태어나게 해 준 것만으로 아이에게 어떻게 하든 상관이 없다는 말인가?
3. 만약 출산 후라면, 다시 말해 실제로 아이가 존재한다면 온전한 어린 시절에 대한 아이의 권리는 항상 부모에게서 그 아이에 대한 권리를 강압적으로 빼앗은 후에나 보장받을 수 있다.[24] 이렇게 하면 부모의 권리나 아이의 권리 둘 다 인정될 수 있다.

박스 9.9 활동: 집단 토론

어떠한 사람도 아이에 대한 권리를 가질 수 없다. 정부는 가정을 돌볼 능력이 없거나 잘 돌보지 않은 사람의 출산을 막아야 한다.

참여자들을 두 개의 집단으로 나눈다. 한 집단은 위 주장에 대해 찬성하고, 다른 집단은 반대한다.

이 주장에 대해 반대하는 집단은 다음을 고려해야 한다.

- 나쁜 환경에서 자란 아이가 치를 감정적 대가
- 부모에게서 아이를 보호하는 것에 대한 어려움
- 그 아이의 아이들에게 전해질 손실에 대한 가능성
- 기능을 상실한 가정에서 태어난 아이들에 대한 사회의 금전적 · 정서적 손실

이 주장에 대해 찬성하는 집단은 다음을 고려해야 한다.

- 모든 부류에서 어떤 사람의 임신을 불법화하는 것에 필연적으로 따르는 부정의
- 임신 가능한 사람에게 임신을 적극적으로 금지시키는 데 있어 실질적이고 도덕적인 어려움
- 불임치료를 위해 해외로 나가는 사람들을 적극적으로 금지시키는 데 있어 실질적이고 도덕적인 어려움
- 많은 사람들이 혐오하는 법을 통과시킴으로써 생길 수 있는 사회적 혼란

논의 사항을 정리하면서 두 집단 모두 이러한 주장이 선에 기인한 것인지, 의무론에 의한 것인지, 공리에 의한 것인지 구분할 수 있어야 한다.

그러므로 여러 이유로 인해 민주주의 정부에서는 아이를 가질 수 있는 권리를 승인할 뿐 아니라 적합하지 않은 특정 개인이 최소한 임신을 위해 노력하는 것을 금지하지 않음으로써 전적으로 보편적 의무의 관점으로 해석할 수 있을 것이다.

적극적 의무

그러나 이것으로 정부가 의무를 다했다고 할 수 있는가? 그렇지 않다면 이러한 권리를 승인한 정부는 아이를 갖고자 하는 사람을 적극적으로 도와야 하는 적극적 의무를 지니는 것일까? 그러한 적극적 의무는 작게는 빵에 엽산을 더하는 것[25]부터 보조생식술에 보조금을 지원하고 입양 제도를 마련하는 것까지 그 범위가 넓다.

물론 일부 정부에서는 사람들의 임신을 적극적으로 돕기 위해 무엇인가를 하기에는 자원이 부족할 수도 있다. 만약 정부가 국민 보호, 식량 해결 같은 사안과 불임자의 보조생식술 지원 사이에서 선택을 해야 한다면 도덕적으로는 국민 보호와 식량 해결이 우선이 될 것이다. 이러한 설명은 다시 권리의 개념에 대해 의문을 갖게 한다. 그렇다면 가난한 정부는 가족을 만들 수 있는 권리에 대한 승인을 거부해야 하는가? 그렇지 않으면 대신 불임자들의 임신을 돕기 힘든 국가까지도 수용하기 위해, 이 권리에 적극적 의무를 부여한 폭넓은 해석을 거부해야 하는가?

대신 그냥 권리를 절대적인 어떤 것으로 보기를 거부할 수 있다. 사실 우리는 온전한 어린 시절에 대한 아이의 권리가 가족을 만들 수 있는 성인의 권리에 '우선한다'고 설명해 왔다. '우선순위'의 가능성은 자원이 한정되었을 때 사람들의 가족 만들기를 돕는 것을 목표로 하도록 정부에 의무를 부여함으로써 가족을 만들 수 있는 권리를 해석할 수 있다.[26] 다시 말해 오직 국민의 식량문제를 해결하고, 교육시키며 보호할 수 있을 때까지는 가족을 만들 수 있는 권리를 소극적 의무로 해석할 필요가 있다는 것이다.

이는 우리가 정부의 적극적 의무를 해당 국가의 자원과 연계시켜 인정하는 권리로서 정부의 적극적 의무로 봐야 한다는 것을 시사한다. 그렇다면 국가가 부유해질수록 사람들에게 해 줄 수 있는 책무는 증가될 것이다. 이제 다음과 같은 질문을 덧붙여 보자. "부유한 국가는 성인이 가족을 만들 수 있도록 돕는 적극적 의무를 지니는가?"

박스 9.10 철학적 배경: 도덕적 권리 대 법적 권리 재고찰

법적 권리는 자원에 따라 상대적으로 보아야 한다. 도덕적 권리(만약 존재한다면)는 절대적이다. 아마도 모든 성인은 가족을 만들 수 있는 도덕적 권리가 있긴 하지만 실제 행사할 수 있는 법적 권리는 다음에 따라 상대적일 수 있다.

(i) 그러한 권리에 대한 정부의 인정
(ii) 권리 행사를 도우려는 정부가 보유한 자원(얼마가 되더라도)

불임 대 질병 혹은 장애

정부는 보건의료를 제공해야 하는 적극적인 의무를 지니고 있다. 앞에서 언급한 것처럼 불임이 질병 혹은 장애라고 설명할 수 있다면, 정부는 불임치료에 대해서도 적극적 의무가 있을 것이다. 그러므로 이 논쟁은 불임치료를 도와야 하는 정부에 적극적 의무가 있느냐에 관한 것이지, 가족을 만들 권리에 대한 인정 여부에 관한 논쟁이 아님을 시사한다. 다시 말해 불임치료의 지원은 정부가 국민에 대한 보건의료서비스 제공 의무를 인정하느냐에 달린 것이다.

이러한 주장은 적어도 주어진 전제들로부터 유추한 결론 중에서는 적절한 것으로 보인다. 그러나 그러한 전제 자체가 진실인지는 분명치 않다. 예를 들면, 불임이 질병이나 장애인지에 대한 의문은 질병이나 장애를 어떻게 보느냐에 따라 달라진다. 게다가 정부가 보건의료서비스를 제공해야 하는 적극적 의무를 가진다고 할지라도, 적극적 의무(혹은 능력)가 모든 질병과 장애로 인한 문제들을 완화시키는 것인지는 불분명하다. 10장에서 질병과 장애의 본질에 대해 논의할 것이므로 여기서는 이 논의를 더 이상 진전시키지 않을 것이다.

박스 9.11 활동: 논증 분석

불임이 질병이나 장애이기 때문에 정부는 불임치료를 제공해야 할 의무가 있다는 주장은 연역적으로는 유효한 주장이다. 그렇다면 이러한 주장을 규명하고 논리적 구조로 구성할 수 있을까?

이를 위해 11장을 참고할 수 있다. 그러면 이 주장을 적합하게 평가할 수 있고, 이러한 평가를 근거로 정부가 임신을 위한 보조생식술을 제공해야 할 적극적 의무가 있는지에 대한 결정을 내릴 수 있을 것이다.

정답: 이 주장에 대한 논리학 책 형식의 구조를 구성할 것이다.

전제 1: 불임은 질병 혹은 장애이다.

전제 2: 정부는 가능하다면 질병과 장애를 치료하고 질병과 장애로 인한 나쁜 영향을 줄여야 하는 의무를 지니고 있다.

전제 3: 보조생식술의 제공은 불임으로 인한 나쁜 영향을 줄여 줄 것이다.

결론: 정부는 불임으로 고생하는 사람에게 보조생식술을 제공해야 할 의무를 지닌다.

재정적 현실과 사회정의

아무리 부유한 정부라 할지라도 국민들이 가족 만드는 것을 끝도 없이 지원할 수는 없다. 보조생식술 비용이 엄청나게 많이 들기 때문이다. 직설적으로 설명하면 20~30% 정도의 성공률(35세 이하 여성 대상)[27]을 보이는 시험관 시술도 영국의 경우 1회 최소 3천 파운드(한화 520만 원) 이상이 필요하다.[28] 새로운 기술이 소개되면 기대만큼 비용 또한 올라갈 것이다. 이렇게 된다면 국가는 불임치료에 전체 GDP를 다 써버릴 수도 있다.

가장 부유한 국가조차도 적극적인 의무를 수행하는 데 한계가 있어 보인다. 정부가 가족을 만들 수 있는 권리에 적극적 의무를 부여한다고 할지라도, 이러한 권리는 여전히 가족을 만들 능력을 보장하는 것과 같을 수 없다. 어떠한 정부도 재정적인 뒷받침 없이 그러한 권리를 보장할 수 없다. 소극적 의무의 경우에는 힘든 도덕적 의사결정을 피할 수 있다 할지라도 적극적 의무의 경우에는 재정에 관한 힘겨운 의사결정을 피하기는 거의 불가능해 보인다.

정부가 아무리 부유하다고 해도 국민의 건강향상과 교육 또는 안전한 삶이 가족을 만드는 것보다 중요하다는 것을 부인할 수 없다. 이러한 사실은 가장 부유한 정부조차 난임자의 불임치료에 대한 비용 지원의 거부를 정당화할 수 있게 한다.

그러나 정부의 비용 지원에 대한 결정을 내릴 때 모든 사람을 공정하게 대해야 하는 의무를 염두에 두어야 함은 당연하다. 이 결정은 다른 사람들보다 가난한 불임자에게 더 많은 영향을 미칠 것이다. 부유한 불임자는 아이 갖기가 수월하지만 가난한 불임자는 그렇지 못하기 때문이다. 많은 사람들은 이러한 현실이 불공평하다고 생각할 것이다. 최소한 정부는 이러한 인식을 고려해서 보조생식술에 대한 비용 지원 여부를 결정해야 한다.

박스 9.12 활동: 집단 토론

모든 정부는 가난한 사람을 위해 급식을 하고 교육시키며 아이를 돌볼 수 있도록 도울 의무가 있다. 그러나 어떠한 정부도 빈곤을 완전히 퇴치시킬 수는 없다. 가난한 사람들을 위해 보조생식술에 재정 지원을 지속한다면, 급식을 하고 교육시켜야 할 더 많은 사람을 만들어 내는 결과를 가져올 것이다.

보조생식술에 대한 재정 지원을 다음과 같은 이유로 거절할 것인가?

- 부족한 자원 할당에 대한 정부의 분별 있는 태도의 지표
- 모든 사람들이 임신을 선택할 수 있다는 것이 얼마나 중요한지에 대한 정부의 인식 부재 지표

보조생식술의 자금 지원

정부는 보조생식술에 자금을 지원하는 데 있어 어느 수준까지 지원을 할당하고 어떻게 할당해야 할지 지원 할당 범위와 방법을 결정해야 한다. 예를 들면, 정부가 재정(또는 납세자에 의해 징수된 돈)을 필요한 사람을 돕기 위해 반드시 직접 사용해야 할 필요는 없다. 현대 국가는 자원을 소유한 사람들, 예를 들면 민간 기업이나 자선단체를 능숙히 다루기 위한 다양한 유인책을 활용할 수 있다. 또한 납세자의 돈을 사용할 수 있는 다양한 방법이 있다.

정부는 공무원에게 직접 도움을 줄 수 있는데, 왜냐하면 공무원도 고용인이기 때문이다. 정부는 다른 고용주들 역시 세금 혜택으로 이와 같이 하도록 유도할 것이다(고용인의 보조생식술을 지원하는 사업으로 사용한 자금에 대해서는 정부가 세금을 면제해 줄 것이다). 아니면 그러한 기부에 세금 혜택을 줌으로써 불임자들을 돕는 자선단체에 기부를 유도할 수

있다(이러한 목적으로 자선단체에 기부한 돈은 세금계산서가 없을 것이다). 이러한 방법을 통해 정부 재정이 통제 불가능할 정도로 새어나가지 않고도, 가난한 난임자가 아이를 가질 수 있도록 도와줄 수 있을 것이다.

다른 한편으로 세금을 사용해서 보조생식술의 비용을 지원하므로 국가는 자산 조사를 통해 가난한 불임자들을 도울 수 있다. 특정 소득 이하의 사람들만 불임치료나 입양을 할 때 정부의 재정 지원을 받을 수 있도록 말이다. 그러나 자산 조사를 하기 위해 들어갈 행정비용이라면 모든 사람에게(심지어 비용 지불이 가능한 사람들에게조차) 입양이나 불임치료를 위한 기본 단계의 접근이 가능하도록 비용을 낮출 수 있다. 이런 식으로 보조생식술 비용을 공평하게 지출하도록 함으로써 대부분의 사람에게 아이를 만드는 것이 마찬가지로 중요하다는 것을 공정하게 인정한 것으로 여길 수 있다.

다른 정부에서는 가족을 만들 수 있도록 돕는 적극적인 의무를 시행하기 위해 보조생식술에 대한 재정 지원 할당의 범위와 방법, 그리고 실제로 시행할지 여부에 대한 또 다른 방법도 제시할 수 있다.

박스 9.13 활동: 소집단 토론

부유한 정부는 불임자들이 가족을 만들 수 있도록 도와야 하는 적극적인 의무를 지니는가?

참여자를 네 집단으로 나누고, 각 집단에서는 정부가 해야 하는 것을 다음 네 가지 주장을 읽고 하나씩 나눈다.

(i) 불임자의 임신 보조보다 더 중요한 자원의 요구가 있다고 주장한다.
(ii) 공무원부터 불임치료에 대해 재정 지원을 하고, 세금 혜택을 줌으로써 다른 고용인이나 자선단체들이 이러한 지원을 하도록 유도한다.
(iii) 특정 소득 이하의 사람 모두에게 최소한의 수준으로 제공한다.
(iv) 모든 사람에게 최소한의 수준으로 제공한다.

참여자는 네 가지 주장을 지지하기 위한 조사를 수행한다(예를 들면, 첫 번째 집단의 경우는 정부 지출에 대해 조사할 수 있다).

정부의 재정 파탄 없이 가족을 만들고자 하는 국민을 도와야 하는 정부의 적극적 의무를 인정할 수 있는 방법에 대해 의견 수렴을 함으로써 이 수업을 마무리할 것이다.

그러나 아이를 가질 수 있는 권리를 위해 까다로운 재정 문제를 해결하려다 보면 익숙한 도덕적 문제가 수면 위에 드러나게 된다. 만약 재정적 이유로 정부가 모든 사람을 도울 수 없다면 자녀에게 행복한 어린 시절을 보장하는 능력이 의심스러운 사람들에게만은 이러한 혜택을 제외시켜야 할까?

특정 부류의 사람들은 돕지 않기로 결정한다고 해서 그 부류 사람들의 임신을 적극적으로 금지하는 것은 아니다. 정부가 아이를 제대로 돌볼 수 없을 것 같은 사람들에게 보조생식술에 대한 비용 지원을 거부한다고 해서 불임치료를 위해 외국에 나가는 것을 강제로 금지시키거나 어떤 사람들에게는 불임시술을 강압적으로 하게 하지는 않을 것이다. 단지 불임치료에 대한 비용 지원을 거부하는 것에 불과하다. 많은 사람들은 무언가를 하는 것보다 제외하는 것(아무것도 하지 않기로 결정)이 도덕적으로는 문제가 적어 보인다고 생각하는 경향이 있다. 우리는 13장에서 이를 토론할 것이고, 4장의 박스 4.6에서 이를 다루었다.

박스 9.14 활동: 에세이 쓰기

위 주장은 정부가 약물중독자에게 보조생식술 비용의 지원을 거부하는 것은 도덕적으로 수용 가능하지만 약물중독자가 보조생식술을 하지 못하도록 하는 적극적인 금지행위는 아직 도덕적으로 받아들일 수 없다는 내용이다.

조치와 제외의 구별로 대응하는 이러한 차별의 범위에 대해 숙고하고, 공리주의자가 이에 대해 어떻게 반응할지 1,500개 단어 내외로 작성해 본다.

어떤 부류에 속한 사람들의 불임치료를 거부해야 하는지 결정해야 하는 문제가 여전히 존재한다. 우리가 봐 왔듯이 이러한 결정은 대부분 상당히 논쟁적이기 마련이며, 만약 정부가 특정 부류의 사람들의 임신을 불법으로 결정했을 경우, 대부분의 결과는 정의롭지 못할 것이다.

그러나 정부가 그처럼 어려운 도덕적 결정에서 손을 뗄 방법이 있다. 그러한 결정을 다른 사람들이 하도록 양도하는 것이다. 따라서 정부는 결정에 따른 어떠한 비난도 피할 수 있다.

정부는 불임자에 대한 지원으로 세금 혜택을 받은 민간 조직이나 자선단체로 하여금 이러한 결정을 하도록 하거나 정부 조직에서 낮은 지위에 배정된 예산을 사용하는 낮은 지위의 공무원에게 그러한 결정을 하게 할 수 있다. 조직과 자선단체 그리고 정부 조직이 서로 다른 의사결정을 내린다고 가정한다면, 특정 부류 사람들의 임신에 대한 보편적 금지라는 결과를 초래하지는 않을 것이다. 원칙적으로 특정 조직이나 특정 지역에서는 불임치료의 재정 지원을 받을 수 없는 여성 노인이 있다면 시술이 가능한 다른 지역으로 이동하는 것을 허가하는 것이다.

다른 사람에게 실질적 의사결정을 하도록 양도하는 것의 연장선으로 정부의 시술 지원에 적합하지 않은 특정 부류를 제안하는 지침을 공표할 수 있다. 부적합으로 간주한 집단을 정부 스스로 공표할 필요가 없이 말이다.

만약 정부가 비용 지원을 받을 만한 자격에 대한 의사결정을 다른 기관의 책임이 되도록 양도한다면, 이는 스스로 의사결정을 피할 수 있는 행위이다. 하지만 또 다른 문제들이 여지없이 생겨난다. 예를 들면 다음과 같다.

- 제멋대로이거나 구식이라고 여겨지는 사람들에 의해 선택이 이루어질 수 있다. 예를 들면 정부가 주치의에게 그러한 결정을 하도록 한다면 일부 의사들은 커플에게 결혼상태이기를 요구하거나 그 가구의 소득이 특정 수준 이상이 되기를 요구할 것이다.

- 해당 국가의 법과는 다소 어긋나는 선택이 이루어질 수 있다. 예를 들어 만약 로마가톨릭 교회가 그러한 결정에 책임이 있다고 하자. 그들은 게이나 레즈비언 커플에게는 비용 지원을 하지 않기로 결정할 것이다. 그렇다면 성정체성의 이유에 의한 차별이 법적으로 금지된 나라에서 이것이 허용될 수 있을까?[29]
- 지방 정부기관마다 어떠한 기준에 따라 누구에게 비용 지원을 할지에 대해서는 서로 다른 결정을 내릴 것이다.

  이를 우편번호 복권(거주 지역에 따라 의료의 질이 달라지는 상황)이라 하는데(박스 9.15),[30] 어떤 지역의 커플은 시술 비용 지원을 받는 반면, 옆 지역의 비슷한 상황의 커플은 받지 못하는 상황이 있을 수 있다.

박스 9.15 사실에 입각한 정보: 영국의 우편번호 복권

영국 정부는 국가보건의료서비스를 통해 여성이 23~39세 사이인 불임부부를 위한 시험관 시술을 세 차례까지 지원해 줄 것을 권고하였다.

그러나 국가보건의료서비스는 실제 지출이 이루어지는 '일차진료기금(Primary Care Trusts, PCT)'의 결정에 따라 이 시술을 지원해 주기로 하였다. 일차진료기금은 정부가 실제로 요청하는 모든 진료에 대해서는 예산을 사용하게 되어 있지만, 단지 '권고'만으로 자금을 지원하지는 않는다. 최근 연구[31]에서 열에 여덟은 일차진료기금이 불임치료에 대한 정부 지침을 실행하지 않는 것으로 보고하였다. 최근에 이루어진 경비 삭감은 비용 지원을 받는 것을 더 어렵게 만들고 있다.

이는 불임치료를 받을 수 있는지, 그리고 받을 수 있다면 총 금액이 얼마가 될지는 거주 지역에 달려 있다는 것을 의미한다(그리고 지역의 일차진료기금은 보건의료서비스를 책임진다).

대부분의 일차진료기금 역시 불임치료에 대한 자신의 기준을 세워 놓고 있어, 정부가 제안한 기준은 무시되고 있다. 어떤 일차진료기금은 아이가 있는 신청자에게는 불임치료를 허용하지 않을 것이다. 또 절반 정도의 일차진료기금은 신청자들에게 3년 동안 관계를 유지하고 있어야 하는 조건을 요구하기도 한다. 일부 일차진료기금은 흡연자에 대해서, 다른 곳은 비만인 사람을, 다른 곳은 커플 중 남성이 나이 제한에 걸리면 비용 지원을 거부한다. 대다수의 일차진료기금은 여성의 나이가 오직 34~37세 사이인 경우만 보조해 준다. 37~39세 사이의 여성만 보조해 주는 곳도 있다. 2013년 일차진료기금은 폐지되고 주치의연합에 의해 대체되었다. 여러분은 이러한 변화가 우편번호 복권의 문제를 완화시킬지, 악화시킬지 여부가 궁금해질 것이다.

어떠한 정부도 이처럼 난감한 도덕적 · 법적 쟁점에 직면하는 것을 피할 수는 없을 것이다. 이러한 주장에 대한 고찰은 3장(복지, 개인의 권리와 개인 사이의 정의)에서 이미 살펴보았다.

박스 9.16 활동: 집단 토론

'우편번호 복권'의 개념을 설명한 후 참여자들을 네 집단으로 나누고 전체 집단 토론을 준비하면서 다음 사항을 토론하도록 한다.

> *우편번호 복권은 불공정하다. 정부는 사람들의 불임치료에 대해 의사결정을 해야 하고, 일차진료기금 혹은 그 역할을 승계한 기관으로 하여금 그 결정을 실행에 옮기도록 요구해야 한다.*

준비할 때 염두에 둘 질문은 다음과 같다.

왜 정부가 세 차례 시험관 시술에 대한 지원을 강제하기보다는 단지 '권고'하였다고 생각하는가?

왜 일차진료기금이 정부의 권고를 실행에 옮기지 않았다고 생각하는가? 그리고 불임치료에 대한 그들 자체의 기준을 만들었다고 생각하는가?

일차진료기금과 정부는 우편번호 복권이 대중에게 불공정하게 인식되고 있다는 것을 알아야 한다. 그렇다면 그들은 왜 우편번호 복권을 폐지하지 않는가?

정부는 일차진료기금으로 하여금 불임치료 비용을 지원하게 하면서 우편번호 복권을 폐지할 수 있다. 이로 인해 발생하게 될 불이익은 무엇인가?

만약 누군가가 '각각의 일차진료기금의 기준이 달라서 거주지를 옮기겠다'고 말한다면 무슨 말을 해 줄 것인가?

실제적 · 재정적 · 행정적 · 도덕적 의사결정의 상호작용의 결과로 인해 모든 정부는 어떠한 중요한 쟁점에 대해서도 살얼음판 위를 걷는 것 같은 의사결정을 해야만 할 것이다.

요약

- 가정을 꾸리고자 하는 '권리'가 있다는 생각이 법적 권리뿐 아니라 도덕적 권리에도 해당하는지 숙고하였다.
- 온전한 어린 시절에 대한 아이의 권리는 아이를 갖고자 하는 성인의 권리에 우선해야 하는지 여부를 고려하였다.
- 정부가 가족을 만들고자 하는 권리를 소극적 권리 혹은 적극적 권리로 해석할 것인지, 아니면 둘 다 해당하는 것으로 해석할 것인지 알아보았다.
- 정부가 가족을 만들고자 하는 권리를 전적으로 보편적인 소극적 의무의 부여로 해석하지 않는다면, 어떤 사람에게는 아이 갖기를 금지시킬지를 결정함은 물론, 그러한 사람들이 아이를 가지는 것을 막기 위한 조치를 적극적으로 취해야 할 것임을 알 수 있었다.
- 정부가 특정 부류의 사람들의 아이 갖기를 금지시키는 법을 통과시키려 한다면, 그러한 법은 보편적 동의를 얻기는 힘들 것이다. 그리고 이것이 명백한 부정의로 가는 길임을 알게 되었다.
- 만약 정부가 이 권리를 적극적인 권리로서 해석한다면, 전체 국민소득을 불임치료에 사용하지 않는 한, 쉽지 않은 재정적 결정을 해야만 할 것임을 알게 되었다.
- 입양에 의해 가족을 만들 권리와 자연적으로 혹은 보조생식술을 통해 가정을 꾸리는 권리 사이의 차이에 대해 주목하였다.
- 정부의 자원이 한정되어 있다는 사실에 입각하여 가족을 만들려는 사람들을 돕는 적극적인 의무를 이행할 수 있도록 정부가 활용할 수 있는 유인책과 도구를 생각해 보았다.
- 불임치료에 대한 자원 할당의 문제로 인해 특정 부류의 사람들에게 비용 지원을 하지 않음으로써 임신하지 못하도록 하는 행위를 도덕적으로 수용할 수 있게 되었다(행한다기보다는 누락시킴으로써).

더 생각해 볼 문제

모든 사람이 임신 등으로 가족을 만들 권리를 가졌다고 생각하는가? 그렇다면 정부에 소극적 권리 혹은 적극적 권리(혹은 둘 다)를 부여하겠는가?

만약 모든 사람이 가족을 만들 수 있는 권리를 가진다고 생각하지 않는다면, 어떤 부류가 아이를 가져서는 안 된다고 생각하는가? 그렇다면 이러한 부류에 속해 있는 임신 가능한 사람들로 하여금 어떻게 아이를 가지지 못하도록 하겠는가? 이러한 부류에 있는 부유한 불임자들이 보조 생식술을 위해 외국에 나가는 것을 막을 수 있겠는가?

법적 권리뿐 아니라 도덕적 권리가 있다고 생각하는가?

정부는 특정 부류의 사람들에게 아이의 입양을 허용하지 않는다. 이러한 행위는 그런 부류의 사람들의 임신을 금지시키는 것과 도덕적 관점에서 차이가 있는가?

정부가 60세 이상 여성의 임신을 도와야 하는가? 만약 그렇지 않다면 60세 이상 남성이 아이를 갖는 것은 불공평하지 않은가?

정부가 불임치료를 위해 전체 국민소득을 사용할 수 있다고 가정한다면, 어떻게 정부는 이 목적을 위해 자금을 할당해야 하는가?

정부가 성인이 자녀를 가질 수 있도록 승인하는 것과 함께 온전한 어린 시절을 가질 수 있는 아이의 권리를 허용할 수 있는 다양한 방법에 대한 목록을 만들 수 있을까?

사람들은 종종 '우편번호 복권'이 불공정하다고 말한다. 악역 역할극을 한다고 가정하고 어떻게 이 주장에 항변할 것인가?

추가 활동

아이 갖기를 희망하는 불임부부의 관점에서 짧은 글을 써 본다.

불임, 불임률 그리고 그 영향과 예방법에 대해 조사해 본다.

가족이나 친구들에게 사람이 아이를 가질 수 있는 권리가 있는지에 대해 의견을 물어보고, 비공개 투표를 수행해 본다.

의견 조사를 수행하고 4장에서 논의한 세 가지 도덕이론에 따라 사람들의 반응을 분류해 본다.

자신의 거주 지역에 시험관 시술 병원이 있는지 알아본다. 있다면 그 병원 관계자에게 미래의 부모가 될 수 있는 기준이 무엇인지 물어본다.

생식의 권리에 관한 퀴즈를 풀 수 있는 웹사이트에 접속해 본다(http://www.ipas.org/Publications/asset_upload_file642_3785.pdf).

인간의 권리에 관한 체감형 게임을 할 수 있는 웹사이트에 접속해 본다(http://www.equalityhumanrights.com/wales/projects/dignity-drive/take-a-virtual-walk-downdignity-drive/).

BEEP 웹사이트('더 읽어 볼 것과 유용한 웹사이트'의 주소 참조)에 접속해서 추가 활동을 해 본다.

주석

1 http://www.ehealthmd.com/library/infertility/INF_assisted.html. eHealthMD in the US: a useful summary of forms of ART.

2 Many Roman Catholics reject ART.

3 http://www.ivfcost.net/. A website comparing the cost of IVF internationally.

4 http://www.mothers35plus.co.uk/older-fathers.htm. An article on late fatherhood from the Mothers 35+ website.

5 http://www.dailymail.co.uk/health/article-28750/The-facts-egg-freezing.html. The facts about egg freezing from Mailonline.

6 http://www.bbc.co.uk/news/10419076. A BBC report on women freezing eggs to extend their fertility.

7 http://news.bbc.co.uk/1/hi/health/6530295.stm. A BBC report on Natallie Evans' final appeal.

8 http://www.un.org/en/documents/udhr/index.shtml. The Universal Declaration of Human Rights.

9 http://www.open2.net/ethicsbites/right-have-babies.html. Transcript of an interview with Baroness Mary Warnock about the right to have a baby.

10 http://www.hfea.gov.uk/fertility-clinics-success-rates.html. The HFEA on IVF success rates.

11 http://www.iep.utm.edu/bentham/. The Internet Encyclopaedia of Philosophy on Jeremy Bentham.

12 http://www.philosophy-index.com/hume/guillotine/. The 'is - ought' problem as described on the Philosophy Index.

13 http://www.publications.parliament.uk/pa/jt200809/jtselect/jtrights/47/4705.htm. An account of the distinction between negative and positive duties from the UK Parliament website.

14 http://www.jewishvirtuallibrary.org/jsource/Holocaust/disabled.html. The Jewish Virtual library on the Nazis and sterilisation.

15 http://news.bbc.co.uk/1/hi/health/background_briefings/international/290661.stm. A BBC report on Sweden's intention to compensate those who were forcibly sterilised.

16 http://www.time.com/time/world/article/0,8599,1615936,00.html. *Time* magazine on reproductive rights in China.

17 http://www.telegraph.co.uk/health/healthnews/7952231/Judge-criticises-council-fortrying-to-force-contraception-on-woman.html. A report on a judge vetoing forced contraception by social workers in the UK.

18 http://www.debatingmatters.com/topicguides/topicguide/older_mums/. A topic guide and resources on debating the moral acceptability of older mothers from Debating Matters.

19 http://www.cosmopolitan.co.uk/your-life/big-issue-IVF/v1. A discussion from *Cosmopolitan* magazine on IVF.

20 http://www.telegraph.co.uk/news/worldnews/europe/spain/5833618/Spanish-woman-whogave-birth-at-66-dies-leaving-orphaned-twins.html. A *Daily Telegraph* report on the death of Maria del Carmen Bousada de Lara.

21 http://www.guardian.co.uk/society/2009/jun/29/women-over-40-fertility-tourism. A *Guardian* report on 'fertility tourism'.

22 http://www.opsi.gov.uk/acts/acts2008/ukpga_20080022_en_1. The HFE Act 2008.

23 http://www.baaf.org.uk/info/lpp/agencies/index.shtml. The British Agency for Adoption

and Fostering lists the regulations governing adoption.

24 http://www.guardian.co.uk/uk/2009/mar/21/baby-bury-high-court-custody. A report in the UK's *Observer* newspaper about the forcible removal of a baby from its mother at birth.

25 http://news.bbc.co.uk/1/hi/health/8315836.stm. A BBC report on the folic acid debate in the UK.

26 http://plato.stanford.edu/entries/rights/#5.1. *The Stanford Encyclopedia* entry on rights, the section on 'trumping' is 5.1.

27 http://www.ivf-infertility.com/ivf/standard/procedure/costs.php. An account of the costs of IVF.

28 http://www.hfea.gov.uk/fertility-clinics-success-rates.html. The HFEA on IVF success rates.

29 http://www.guardian.co.uk/world/2010/mar/17/catholic-adoption-gay-couples. A report on a high court ruling in the UK about Catholic adoption agencies and gay applicants for adoption.

30 http://www.guardian.co.uk/society/2000/nov/09/NHS. A Q&A on postcode lotteries from the *Guardian* newspaper.

31 http://www.bionews.org.uk/page_37792.asp. A report from *Bionews* on the fact that PCTs aren't implementing government guidelines on IVF.

더 읽어 볼 것과 유용한 웹사이트

Parker, S. (2007) *In Vitro Fertilisation (Cutting Edge Medicine)*. London: Franklin Watts.

Deech, R. and Smajdor, A. (2007) *From IVF to Immortality: Controversy in the Era of Reproductive Technology*. Oxford: Oxford University Press.

Warnock, M. (2003) *Making Babies: Is There a Right to Have Children?* Oxford: Oxford Paperbacks.

http://www.beep.ac.uk/content/190.0.html. The Bioethics Education project website on assisted reproduction.

http://www.hfea.gov.uk/fertility-treatment-cost-nhs.html#1. The section on fertility treatment from the website of the Human Fertilisation and Embryology Authority.

http://www.hrea.org/index.php?doc_id=425. The Human Rights Education Associates website.

10 생식 자원: 난자, 정자, 대리모

The resources of reproduction: eggs, sperm and wombs for sale

목표

- 불임의 주요 원인에 대해 학습한다.
- 기증자의 생식자 부족에 대한 원인을 알아본다.
- 부모가 누구인지 전혀 알지 못하는 상황이 어떨지 숙고한다.
- 생식자의 부족을 완화시키기 위한 방법에 대해 고찰한다.
- 난자 부족을 해소하기 위해 유산된 태아로부터 난자를 사용할 수 있는지에 대해 질문한다.
- 정자 부족을 해소하기 위해 인공 정자의 사용 권리가 있는지에 대해 질문한다.
- 생식을 위한 거래가 도덕적으로 허용할 수 없는 인간 몸에 대한 '상업화'인지 고려한다.
- 인공 자궁과 함께 아이를 임신 말기까지 유지하는 것이 어려운 여성의 부담을 줄여 주기 위해 어디까지 할 수 있을지 숙고한다.

불임의 주요 원인은 생식자의 생산 불능에 있다.[1] 여성들이 점차 늦은 나이에 임신하기 시작하면서 이러한 종류의 문제가 증가해 왔다. 많은 남성들이 정자 수가 적거나 심지어 전혀 없는 경우도 있는데, 전체적으로 정자의 수가 상당히 감소되어 있는 듯하다.[2] 때때로 불임은 생식자의 문제가 아니라, 태아가 성장하기에 적합하지 않은 자궁에 의해 기인하기도 한다. 그러므로 난임을 겪는 많은 사람들이 아이를 가질 수 있는 확률은 생식자를 보호하는 능력 또는 자궁의 적합성에 따라 달라질 수밖에 없다. 이러한 '자원'을 보호하는 것은 쉬운 일이 아니다.

이 장에서는 생식자와 적합한 자궁에 대한 요구와 공급으로 인해 생기는 윤리적 · 사회적 쟁점에 대해 고려해 볼 것이다. 생식자 제공에서 시작하여 대리모의 문제까지 고려할 것이다.

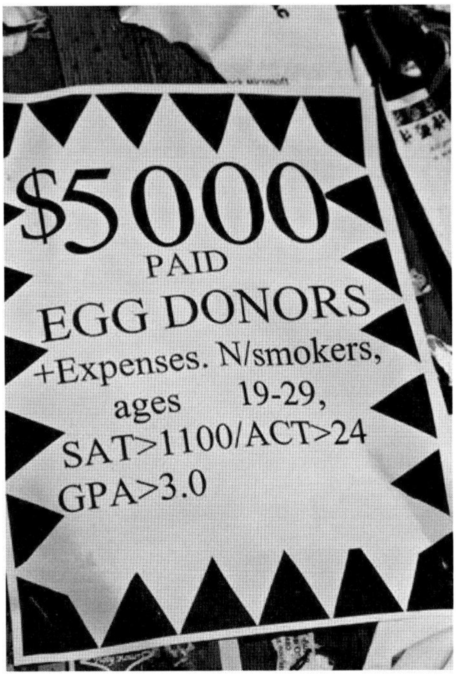
$5000
PAID
EGG DONORS
+Expenses. N/smokers,
ages 19-29,
SAT>1100/ACT>24
GPA>3.0

그림 10.1 텍사스 대학교 캠퍼스에 붙은 광고. 질 좋은 난자 기증자에게 돈을 지불하겠다는 내용이다.
© Photolibrary.com.

생식자 기증

의학적 기증 행위가 최초로 기록된 해는 1884년이다.[3] 많은 여성들은 오랫동안 염원했던 아이를 얻는 두 가지 공식적 · 비공식적 방법으로 인공수정을 해 왔다. 그러한 과정은 남성이 얼마나 기꺼이 정자를 기증하려는지에 달려 있는데, 실제로 기증된 정자를 쉽게 얻을 수 있을 뿐 아니라 많은 남성들이 기꺼이 기증하려 한다는 사실도 증명된 바 있다.[4] 시험관 시술이 가능해진 지금, 불임률은 상승하고 있으며(부분적으로 클라미디아 같은 성병의 증가 탓도 있음) 이에 따라 정자의 수요도 증가하고 있다.

생식기술은 난자의 수요 역시 증가시켰다. 하지만 난자의 기증은 쉽지 않다. 여성은 난자를 더 많이 생산해 내기 위해 투약을 해야 하며, 난자를 채취하기 위해서는 침습적인 시술을 견뎌야 한다.[5] 따라서 난자의 양은 수요를 맞출 정도로 충분하지 않다. 특히 최근 몇 년 동안 난자의 수요가 늘었는데, 이는 불임 여성 때문이 아니라 인간 생식의 연구와 즉시 공급되어야 하는 난자와 정자(초기 배아)의 필요 때문이다. 치료복제(7장 참조) 역시 인간의 난자가 아닐지라도 미리 준비된 난자의 공급이 필요하다.

최근에 많은 국가에서 다음 두 가지 법률이 통과되면서 사용 가능한 생식자의 부족현상이 가속화되었다.

(i) 임신의 결과로 태어난 아이가 18세 생일 이후에 기록 제공을 요청하면 확인할 수 있도록 기증자의 상세기록을 보관해야 하는 의무에 관한 법[6]
(ii) 생식자 기증자에 대한 비용 외에는 어떠한 보상도 금지하는 법[7]

박스 10.1 사실에 입각한 정보: 신선한 정자 대 보관된 정자

2007년까지 영국은 정자 기증자에 대한 익명 유지와 보상 금지에 관한 법률을 오직 저장 보관한 정자를 제공할 때만 적용하였다. 신선한 정자를 익명으로, 그리고 보상을 받으며 기증하는 것은 불법이 아니었다.[8] 그러나 2007년 관련 법률은 신선한 정자까지 포함시켜 확장 적용하였다. 하지만 법망을 피한 무원칙의 일들이 만연하고 있다.

정자를 보관하여 사용하는 것에 대한 장점을 과소평가해서는 안 된다. 에이즈와 같은 다양한 성병은 감염 후 수개월 동안 잠복기를 거친다. 선의를 행하는 병원에서는 기증 희망자 모두에게 성병 검사를 실시하며, 6개월이 지나고 나서야 검사를 통해서 문제가 없는 정자를 사용한다.

기증자의 익명성 유지나 신선한 정자의 제공에 관한 법을 피하려고 한다면, 그들의 기증으로 태어난 후손에게 생명뿐 아니라 다른 것을 줄 수 있을지 모른다.

이 법률이 어떻게 기증자 수를 줄이게 했는지 그 이유를 알기란 어렵지 않다. 특히 정자 기증자는 전통적으로 현금이 필요한 무일푼의 학생들이 대부분이었다. 그런 학생들은 아버지가 되고자 하는 욕망도 없고, 누군가 또는 무언가를 책임지고 싶은 욕망은 더더욱 없으며, 미래에 대한 생각은 거의 하지 않은 채 기증을 한다. 그들은 맥주 살 돈만 있으면 그만인 것이다. 기증자를 무명 처리해 준다면 그들은 결과에 대한 생각 없이 현금을 자신의 주머니에 챙길 수 있었다.

그들은 이제 비용 정도는 청구(영수증 필요)할 수 있으나, 그들의 기증으로 태어날 아이의 생물학적 아버지로서 공개되는 것을 허락하는 서명을 해야만 한다. 운 좋게도 어떠한 국가도 과거의 익명 기증자들에 대한 기록을 잃어버리지 않았다. 많은 남성들이 문자 그대로 수백 명의 후손들과 연락을 할 수 있는 것이다. 대부분의 국가에서는 이러한 상황을 피하기 위해 기증 시마다 익명을 금지할 뿐 아니라 '출생 아이 수'에 대한 제한을 두었다. 그러나 대부분의 젊은 남성들은 그들이 40대가 되었을 때 그들의 10대 자녀와 연락할 수 있다는 가능성을 반기지 않았다. 대부분의 남성은 즉각적으로 미래의 부인이나 아이들이 이 상황을 어떻게 받아들일지 걱정부터 하고 있다.

두 가지 법이 통과되는 나라들이 직면한 딜레마는 수요를 만족시키기 위해 충분한 기증자를 확보해야 한다는 데 있다. 영국에서 익명법이 통과된 후 기증된 난자가 사용되는 치료의 수가 25%까지 떨어졌으며 기증된 정자를 활용하는 여성의 수도 30%까지 떨어졌다.[9]

그렇다면 즉시 이러한 두 가지 법 중 하나 혹은 둘 다 통과시키지 않아야 한다고 생각할 수 있다. 기증에 대한 수요가 증가되는 이런 상황에서 기증을 감소시킬 것이 확연한 법을 통과시킨 이유는 무엇일까?

이 법을 폐지해야 생식자의 부족 문제가 해결될 것이 분명한데도 불구하고 이 법을 찬성하는 사람들의 관점에서 왜 그렇게 많은 국가에서 이 두 가지 법을 하나 혹은 둘 다 통과시켰는지 그 이유를 묻는 것이 타당해 보인다.

생식자 기증자의 익명성

많은 국가에서 더 이상 익명을 허용하지 않는 이유는 익명으로 인한 부작용, 다시 말해 기증의 결과로 태어난 아이들에게 미칠 영향 때문이다.

만약 여러분이 한 명 이상의 생물학적 부모에 의해 길러진 행운아라면, 눈을 감고 그들의 입장에서 생각해 보자. 부모를 닮았는가? 부모와 같은 습관을 가졌는가? 가족이 자신과 성격마저 닮은 것을 두고 놀란 적이 있는가? 이는 아마 여러분을 화나게 할 수도 있지만 다른 한편으로 따뜻한 소속감을 줄 수 있을 것이다. 일반적으로 자신의 부모를 안다는 것은 멋진 일이다. 자신이 누구이고 어디서 왔는지에 대한 확고한 느낌은 정체성을 부여한다.

나이가 들어가면서 좋은 점이 더욱 많이 쌓일 것이다. 생물학적 가족의 의학적 기록은 자신이나 그 자녀에게도 중요해질 것이다. 그렇지 않으면 생물학적 가족의 비의학적 기록이라도 아이를 키울 때라면 필요해질 수 있다. 부모, 형제, 숙모, 삼촌, 조부모와 사촌 모두 여러분이 간직하길 원하든 원하지 않든 모두 추억의 한 부분을 차지할 것이다. 어떠한 사람도 자신의 생물학적 가족에 대해 속속들이 모두 다 알지는 못한다. 어떤 사람은 거의 모를 수도 있고, 또 다른 사람은 아예 관심조차 없을 수도 있다. 그러나 적어도 그들에게는 선택권이 있다.

과거에 기증으로 인해 태어난 아이들은 이러한 선택권이 없었다. 그들은 사랑하는 부모도 있고 행복한 가족 안에서 자랄 수도 있다. 그러나 그들은 가능하다면 때때로 생물학적 부모 중 한 명이라도 알고 싶어 한다. 대부분의 입양된 아이들에게도 이것은 마찬가지 상황일 것이다. 때때로 그러한 아이들은 키와 눈 색깔 같은 기본적인 사실에 대해서는 알 수도 있다. 그러나 많은 이들은 아무 정보도 없다. 그러한 아이들을 위해, 특히 그들이 나이가 들어가고 자신의 아이들을 기르게 되었을 때, 부모를 아는 일은 상당히 중요해질 것이다.

박스 10.2 사례연구: 기증으로 태어난 아이의 경험

기증으로 태어난 캐롤라인 할스테드(Caroline Halstead)는 자신이 런던의 할리스트리트 클리닉에서 인공수정을 위한 페트리 배양접시에서 수정되었다는 사실을 받아들이기 어려웠다. 그녀는 '이는 임신을 위한 끔찍한 의학적 방법이며, 이로 인해 나는 마치 반쪽짜리 사람 같은 느낌이 들었다'[10]라고 고백하였다.

캐롤라인은 그녀가 임신된 방법은 물론 결코 그녀의 아버지를 알게 되거나 만날 수 없다는 사실을 듣고 '귀신에 홀린 듯'한 기분이었다고 묘사하였다.

Commission on Parenthood's Future는 기증으로 태어난 아이들에게 혼란과 고독감 그리고 마음의 상처가 나타나는지에 대한 연구를 수행하였다. 그들의 반 정도는 자신의 수정에 돈이 결부되었다는 사실이 마음에 걸린다고 했으며, 많은 수가 자신과 닮은 사람을 볼 때 혹시 자신과 생물학적으로 연결된 사람이 아닌지 의심한다고 하였다. 그들 중 2/3는 자신의 부모를 알 권리가 있다고 주장하였다.[11]

생물학적 부모가 생식자 기증을 선택하지 않았다면, 기증으로 태어난 사람들에게는 삶조차도 허락되지 않았을 것이라고 말하기는 쉽다. 생물학적 부모는 자신의 익명성이 보장되지 않았다면 기증조차 하지 않았을 것이기 때문에, 이러한 생각은 일말의 위로가 될 수도 있다.

그러나 익명성을 보장하지 않으면 그들이 기증하지 않았을 것이라고 확신하는가? 그렇다면 왜 그들이 익명성을 보장받기 원하는지 질문해야 한다.

아마도 그들은 법적으로나 재정적으로 혹은 도덕적으로라도 자신의 기증으로 인해 태어난 자식에 대해 책임을 져야 할지도 모르는 상황을 걱정할 수 있다. 그렇다면 그들은 두려워할 필요가 전혀 없다. 생식자 기증자는 자신의 기증으로 태어난 자녀에 대해 법적 · 재정적은 물론 도덕적으로도 결코 책임을 질 필요가 없기 때문이다.[12]

기증자가 익명성을 원하는 이유는 기증 초기에 있었던 사람들의 도덕적 편견 때문일 수 있다. 난자 기능자가 있기 전에 정자 기증자는 종종 도덕적인 의심을 받았다. 정자 기증자에 대한 이미지는 생명을 주는 이타적인 삶의 이미지가 아니었다. 오히려 포르노 사진을 보면서 홀로 사정을 하는 음흉한 남성의 이미지에 가까웠다. 정자 기증자는 간통을 저지른 사람과 마찬가지로 여겨졌다.[13]

따라서 익명성 보장이 왜 그렇게 절실했는지 이해할 수 있다. 그렇다면 최근에는 정자 기증이 도덕적으로 용인된 것이 확실한가? 난자 기증자는 물론 정자 기증자 역시 이타적인 행동이며 칭송받을 만한 행동이라고 사회적 인식이 변화했음에도 불구하고 왜 익명성 보장에 대한 요구가 수그러들지 않을까? 정자나 난자 기증자가 자신의 자발적 기증행위를 자랑스러워 하지 않는가?

현재 많은 국가에서 국민이 자신이 어디서 왔는지 알 수 있는 법적 권리에 대해 인정하고 있다. 그렇다면 과거에는 언제나 도덕적 권리였을까? 법적이든 도덕적이든 기증으로 태어난 아이의 생물학적 부모를 알고자 하는 권리가, 익명성에 대한 미래 기증자의 분명한 요구보다 언제나 우선권을 가지고 있었다.

물론 꼭 그렇게 해야 하는 당위성이 있는 것은 아니다. 익명성 보장을 거부함으로써 기증으로 태어난 아이의 수가 줄어든다면 아이를 열망하는 불임자들에게 더 큰 실망을 안겨 줄 것이다. 그렇다면 이러한 상황을 만들고 만 그 법에 대한 폐지를 도덕적으로라도 요구해서는 안 되는 것일까?

박스 10.3 활동: 소집단 토론

기증자의 익명성 보장은 생식자 기증을 증가시킬 수 있다. 따라서 기증자의 익명성은 보장되어야 한다.

참여자를 소집단으로 나눠 그들이 이 주장에 동의하는지 아닌지에 대해 결정한다. 그들은 전체 집단에게 결과를 알려 주기 전에 15분 동안 이 주제에 대해 토의하고 그 내용을 공개한다.

전체 집단 토론 후에 생각이 바뀐 사람이 있는지 질문하는 것도 토론을 흥미롭게 할 것이다. 이 토론을 시작하기 전에 투표를 하는 것도 포함된다.

익명성과 인터넷

일부 사람들은 설사 법으로 '보장'되었다 할지라도 실제로 익명성은 보장될 수 없다고 주장한다. 이는 2005년 15세 미국인에 의해 증명되었다. 그 10대 학생은 자신의 DNA를 보관하고 있는 회사에 자신의 침이 묻어 있는 면봉을 보내서 회사의 데이터베이스에 확인을 부탁하였다.[14] 회사 데이터베이스의 기록에서 이 소년과 근접하게 일치하는 기록을 찾았을 때 회사는 그 DNA를 가진 사람에게 확인 메일을 보냈다. 며칠이 지나 두 명의 기증자가 소년의 Y염색체를 가진 것으로 확인되었다. 소년과 다른 두 명의 남성은 같은 아버지와 할아버지 그리고 증조할아버지를 가질 확률이 50%로 나타났다.

그 소년은 Y염색체뿐 아니라 아버지부터 아들까지 이어지는 성까지도 이용해서 또 다른 회사로 갔다.[15] 그 회사에서 그는 두 명의 성을 확인하고 그의 수정을 관장했던 불임 클리닉으로부터 그의 생물학적 아버지에 대한 상세 기록을 확인할 수 있었다. 이 상세 기록에는 생물학적 아버지의 생년월일, 출생 장소 그리고 대학 기록까지 포함되어 있었다. 이 기록만으로도 자신의 아버지를 찾기에 충분하였다.[16]

이 이야기가 행복한 결말을 맺었는지에 대한 어떠한 기록도 없었다. 그러나 여기서 말하고 싶은 부분은 이 과정에서 그 소년은 어떠한 불법행위도 저지르지 않았다는 것이다. 그러나 소년은 10일만에 그의 생물학적 아버지를 알아냈는데, 아버지가 소년의 수정을 위해 정자를 기증할 때 허락받았던 익명성 보장에도 불구하고 말이다.

이러한 내용을 염두에 두면 익명 금지법 폐지와 관련해서 어느 지점에 문제가 있는지 질문하는 것이 논리적 수순인 듯하다.

생식자에 대한 금전적 보상

일부 사람들은 기증자에게 금전적 보상을 허용한다면 생식자 부족 상황을 완화시킬 수 있을 것이라고 주장한다. 그러나 또 다른 사람들은 그러한 보상은 인간의 몸에 대한 '상업화'이기 때문에 도덕적으로 수용할 수 없다고 생각한다.

여러분이라면 돈을 위해 기꺼이 몸을 팔 수 있겠는가? 혹은 성을 돈으로 살 수 있는가? 많은 사람들은 그렇지 않다고 답할 것이다. 그러한 행위는 존엄성을 잃은 행위라고 여기기 때문이다. 대부분의 사람은 성행위는 인간관계에서 자연스럽게 만들어져야지 상업적 거래에 의해 이루어져서는 안 된다고 믿고 있다. 만약 이 생각에 동의한다면 도덕적 · 심리적 왜곡 없이 성을 시장에서 사고 파는 우유나 석탄과 마찬가지로 생각할 수는 없을 것이다.[17]

많은 나라에서는 '축복과 같은 생명'에 돈을 지불한다면 거래되어서는 안 되는 것이 '상업화'될 수 있다고 생각하기 때문에 금전적 보상을 금지해 왔다.[18]

그러한 견해는 기증자가 기증을 위해 자신의 주머니에서 나가는 비용과 수입 상실에 대해서도 적용된다. 하지만 생식자나 자궁의 거래가 만연한 시장은 전혀 그렇지 않다.

흥미롭게도 생식자를 사고 파는 것이 합법인 미국, 러시아, 체코, 스페인과 같은 국가에서조차도 이것이 상업화의 언어보다 이타주의의 언어로 자주 거론된다. 젊은 여성들에게 난자를 '기증'하도록 독려하면서, 그들의 시간과 수고에 대해서는 '보상'을 제공하는 형식이다.

심지어는 법적으로 상업화를 인정하는 국가에서조차 생식 수단을 상업화해서는 안 된다는 생각을 지지한다. 그러나 그러한 거래가 상업적이라는 것은 명백하다. 그렇지 않으면 키가 크고 금발이며 아이비리그 출신 여성의 난자는 5만 달러에 달하는 반면, 키가 작고 피부가 검은 대학 낙방자는 고작 5천 달러에 거래되는 다른 이유가 있을까? 전자의 여성이 난자를 기증하기 훨씬 더 어려운 것은 아닐 텐데 말이다.

'만약 제 아이의 사진을 본다면 저의 정자를 원할 것입니다!'

'저는 30세 백인 남성이며 두 아이의 아버지입니다. 저는 건강하고 약을 복용하지 않으며 아름다운 두 아이가 있습니다. 경제적인 이유로 이처럼 특이한 광고를 하고 있는데, 추가 수입을 위해 정자를 기증해서 보관하고 있습니다. 이번 단 한번만 할 생각이니 제 마음이 바뀌기 전에 기회를 잡고 제 정자를 활용하십시오. 가격이 맞고 당신이 질병만 없다면 정자은행을 통해서나 구식의 방법으로라도 당신에게 이 정자를 줄 수 있습니다. 메일을 보내시면 추후 상의하겠습니다. 감사합니다.

'spermbanker.com' 광고

생식자의 금전적 지불 허용에 대해 반대하는 또 다른 의견은 금전적 거래가 부자들의 가난한 사람들에 대한 착취를 허용하는 것이나 다름없다는 것이다. 사람들이 생식자를 파는 유일한 이유는 돈이 필요하기 때문인데, 부자만이 생식자에 대한 금전적 지불을 할 수 있기 때문이다.

흥미롭게도 많은 사람들이 남학생들이 술값을 대기 위한 손쉬운 방법으로 정자를 파는 것은 받아들이지만, 대학 등록금을 내기 위해 난자를 파는 젊은 여성에 대해서는 격렬하게 반대해 왔다. 기증에 따른 위험의 정도가 달라서만은 아닐 것이다. 여성들은 단순한 난자의 공급업자가 아니라 아이를 양육하는 사람이라는 성차별적인 생각이 있을 수 있다. 그러나 자신의 난자를 팔기 쉬운 사람 역시 윤택한 삶에 대한 기회를 가진 여학생은 아닐 것이다. 개발도상국에서는 가난에 속박된 여성들이 이러한 유혹에 넘어가기 쉽다.[19]

그러나 불임자들의 임신할 수 있는 능력이 그들의 소비능력에 따라 달라지는 것이 옳은 것인가? 가난 때문에 기증한다면 '축복과 같은 생명'의 의미가 바래지지 않을까?

박스 10.4 활동: 창의적 글쓰기

자신이 빚에 찌든 학생이라면 빚을 갚기 위해 생식자를 팔 수 있는지 상상해 보자. 부모가 어떻게 생각할지, 스스로에 대해 나중에 어떻게 느낄지, 결코 인식할 수조차 없는 자신의 아이가 어딘가에 있다면 어떻게 느낄지 등에 대해서도 스스로에게 물어본다.

생식자의 거래를 금지하는 것은 생명을 축복으로 받아들임과 동시에 가난한 사람들에 대한 착취의 거부를 의미하기 때문에 이 사실이 우리를 편안하게 만들 수 있을지 모르지만, 반대로 수천 명의 아이가 없는 사람들은 낙담할 수 있다. 또한 생식자 거래 금지는 연구를 위해 필요한 생식자 획득을 더욱 힘들게 한다. 만약 그렇다면 금전 거래 금지법에 대한 폐지를 도덕적으로 수용할 수 있지 않을까?

생식자에 대한 지불 금지법은 법을 준수하는 사람들의 생식자 거래를 막기 위함이라지만 실제로 이러한 거래는 인터넷에서 간단히 이루어질 수 있다. '정자 기증자'에 대한 검색을 인터넷에서 얼마나 간단히 할 수 있는지, 그리고 얼마나 빠르고 쉽게 특정 정자를 가질 수 있는지 다음 사례에서 볼 수 있다.

박스 10.5 사례연구: 제이미와 사라

2004년 기증을 통한 아이가 영국 리버풀의 레즈비언 커플인 제이미(Jamie)와 사라(Sarah)에게서 태어났다.[20]

그 커플은 4년 동안 함께 지내 왔으며, 2년이 지나고 나서는 아이를 간절히 원하였다. 그들의 주치의를 통해서는 기증자를 찾을 수 없어서 '금남지역(Man Not Included)'이라는 사이트에 접속하게 되었다.

그 사이트는 특별히 독신 여성과 레즈비언에 맞추어 개설되었으며, 현재 미래 기증자 5,500명과 3,000명의 미래 지원자를 보유하고 있다. 기본적인 서비스 비용은 커플당 830마르크이다. 고객은 신선한 정자를 제공받을 당시에 나중에라도 생물학적으로 같은 형제자매를 만들 수 있도록 기증자로부터 또 다른 신선한 정자 샘플 냉장보관에 대해 요구할 수 있다. 추가 비용은 1,365마르크이다.

제이미가 그 사이트를 알게 되었을 당시가 그녀에게는 임신에 가장 좋은 시기였고, 이 서비스에는 가정용 배란 키트가 포함되어 있어, 그들이 선택한 기증자로부터 채취한 샘플을 운반자를 통해 집으로 바로 배송받을 수 있었다. 제이미와 사라는 바로 임신을 위해 제이미에게 수정시킬 정자를 사용하였다.

출산 전 제이미는 "집은 우리만의 공간이고 편안했기 때문에 모든 과정을 집에서 행하였다. 일부 사람들은 우리가 한 행위에 대해 반대하면서 그들의 반대 의견을 피력할 것이다. 하지만 우리 아이가 무조건적으로 사랑을 받는다면 이러한 상황이 잘못되었다고 볼 수 없을 것이다"라고 말하였다.

물론 어떠한 법도 그 법에 대한 위반이 아예 없을 수는 없다. 저장 보관된 생식자의 구매나 판매를 금지하는 법은 오히려 인터넷의 암시장을 활성화시킬 수 있지 않을까? 오히려 신선한 정자를 사용하고 평판이 안 좋은 의원에서 난자를 구매함으로써 아이와 그들 자신의 건강을 위험에 빠뜨릴 수 있지 않을까? 점점 더 많은 여성들이 합법적으로 난자를 거래할 수 있는 국가로 '임신 여행'을 하거나, 난자를 사거나, 기증에 대해 지불하고 있다. 상황이 이렇다면 질병을 확인할 정도로 충분히 장기간 보관되어 있던 생식자인지 확인하도록 하는 엄격한 법률을 제정하고 생식자를 위한 시장을 합법화하는 것이 더 합당하지 않을까?

박스 10.6 활동: 집단 토론

많은 사람들은 생식자에 대한 구매와 판매가 불법이라는 사실에 흡족해한다. 그러나 일부는 그것을 다음과 같기 보기를 원할 것이다.

(i) 비범죄로 볼 경우(법이 사탕을 사고파는 것에 관심이 없는 것처럼, 법은 누구든지 생식자를 사고파는 것에 대해 전혀 관심이 없다)

또 다른 사람들은 다음과 같이 보기 원할 것이다.

(ii) 법제화시킬 경우(주류 판매를 규제하는 것처럼, 법을 제정하면 질병의 유무를 위해 필요한 6개월의 보관기간을 판매 조건으로 부여할 수 있을 것이다)

전체를 세 집단으로 나누고 4장에서 토의한 도덕이론에 따라 팀을 구성한다. 그리고 팀에 맞는 이론가가 생식자의 판매에 대해 비범죄화하거나 합법화하는 것에 대해 찬성할지 반대할지를 20분 동안 토론한다.

금전적 보상이나 익명성 보장 없이 생식 자원 확보하기

만약 익명성 보장이나 금전적 보상 없이 생식자의 충분한 공급 확보가 가능하다면 다음 두 가지 모두 이루어질 것이 명백하다. 하나는 불임자는 아이를 얻고, 아이는 생명을 얻게 되며 자신이 누군지 알 수 있게 된다. 그리고 다른 하나는 우리 모두는 축복과 같은 생명을 고귀하게 생각할 것이다.

그러므로 익명성과 지불 금지법을 폐지할지에 대한 올바른 답을 하기 위해서는 대안이 무엇인지 먼저 물어볼 필요가 있다. 금전적 지불을 하고 익명성을 보장할 필요 없이 공급이 수요를 맞출 수 있는 방법이 있을까?

이러한 법을 폐지하는 것 말고 수요를 맞출 수 있도록 공급을 보장하기 위해 우리가 해 볼 수 있는 몇 가지가 있다.

- 기증자로서 가족을 활용할 수 있다.
- 다른 조건으로 기증자에게 접근할 수 있다.
- 기부에 대한 제약을 완화시킬 수 있다.
- '난자 공유'를 격려할 수 있다.
- 유산된 태아에서 얻은 난자를 사용할 수 있다.
- 인공 생식자를 사용할 수 있다.
- 키메라를 수용할 수 있다.

각각의 것에 대해 짧게 살펴보자.

기증자로서 가족 활용하기

가족에 의한 난자 기증은 오래 전부터 흔히 이루어져 왔다. 예를 들면, 아이를 가질 수 없는 자매를 위해 다른 자매가 난자를 제공하는 경우가 그렇다.[21] 최근 영국에서 불임이 분명한

터너증후군을 앓고 있는 딸을 위해 어머니가 딸이 나중에 아이를 원할 수 있으므로 자신의 난자를 냉동시켰다. 그리고 딸은 모르는 사람의 난자보다 어머니의 난자를 선택하였다.[22]

남성도 가족의 기증을 활용한다. 최근에 72세 남성이 그의 며느리에게 정자를 기증하였다.[23] 또 기증된 난자를 사용하는 여동생을 위해 남자 형제가 그의 정자를 기증한 사례도 있다.[24]

사람들은 그러한 사례들이 8장에서 살펴본 것처럼 혼란스럽고 모호한 가족관계를 만들 것이라고 비판하였다. 그러나 또 다른 사람들은 아이를 가질 기회를 주는 것만큼 가족의 사랑을 훌륭하게 표현하는 행동은 없을 것이라고 주장하였다.

다른 조건으로 기증자에게 접근하기

지불과 익명성에 반대하는 법은 전통적인 정자 기증과 구별될 수 있다.[25] 그러나 모든 경우를 다 구별할 수 있을까? 난자 기증자 중 일부는 누군가가 아이를 가질 수 없다는 사실을 참을 수 없어 난자를 기증하기도 한다. 단지 도움 주기를 원할 뿐이기 때문이다. 그들은 기증을 위해 지출한 비용 이상은 원하지 않을 것이고, 기증으로 태어난 아이에게 자신의 신상기록을 줄 준비도 되어 있을 것이다. 그렇다면 또 다른 커플에게 아이라는 선물을 주고 싶다는 생각을 가진 남성은 없을까?

그러한 남성은 전통적인 정자 기증자와는 아주 다른 조건으로 맞춰 줄 수 있다. 그들은 나이가 어느 정도 있을 것이며, 장기간의 안정적인 관계를 유지하고 있을 것이며, 그 자신의 아이도 있을 것이다. 자신의 아이들로 인해 행복을 느끼기 때문에 충분히 남을 도울 마음도 있을 수 있다. 특히 그의 아내(그리고 아이들?)가 지지한다면 말이다. 그들에게는 이식을 위한 실제 비용 이상 무엇도 필요치 않을 것이다. 아내의 지지가 있다면 어떠한 남성들도 자신의 자식이 연락해 올 수 있다는 공포에 떨지 않을 것이다(그들이 자신의 기증으로 인해 태어난 자식들에게 법적 · 재정적 · 도덕적 책임이 없다는 것을 이해한다면 말이다). 이 문제에 대한 다양한 쟁점으로 인해 정관수술을 하는 모든 사람을 위해 일부 샘플을 기부하도록 할 수도 있다.

그러한 남성들은 전통적 기증자와 다르게 대우해야 할 것이다. 최선의 접근 방법은 헌혈자들에게 사용한 방법과 상당히 유사한 '존중감'에 기반한 방법일 수 있다.[26] 잠재적 기증자는 그들의 행위가 칭찬받을 만하고 존경심으로 대우받을 수 있다는 확신을 가져야 할 것이다. 적어도 이러한 접근은 전통적인 지불 기반의 접근만큼 많은 기증자를 양산할 가능성이 있어 보인다.

기증에 대한 제약 완화시키기

수요를 만족시킬 만큼 공급을 늘리기 위한 또 다른 방법은 기증된 생식자를 활용하는 것인데, 이 방법으로 제약의 일부를 완화시킬 수 있다.[27] 당시 영국에서는 45세 이상의 남성과 35세 이상의 여성은 기증할 수 없었다. 만약 이타적인 기증자가 전통적인 기증자보다 조금 더 나이가 들었다면 이러한 연령 제한을 조금 느슨하게 할 수 있다.

각 기증자에게 '출산 횟수(다둥이 수도 하나의 '출산 횟수'로 함)'에 제한을 두는 상한치가 있다. 예를 들어 영국에서는 어떠한 기증자도 10회 이상을 기증할 수 없다. 그러나 각 기증자에게 출산 횟수를 15~20회 증가시키는 것으로 수정할 수 있지 않을까?

기증자의 동결 기간에 대해 상한치가 있는데 이 또한 수정할 수 있지 않을까?

물론 동결 기한에 상한치를 두는 데는 여러 이유가 있다. 인간의 난자는 35세 이후부터 급격히 노화가 진행된다. 또한 나이 든 아버지 역시 문제가 있을 수 있다는 증거도 있다. '출산 횟수'에 대한 제한은 생물학적 관계가 있음을 모른 채 결혼할 가능성을 최소화하기 위한 조치이다. 냉동된 생식자의 보존 기간에 대한 제한은 시간이 지나면서 그것들의 상태가 안 좋아질 것이라는 두려움 역시 이유가 될 수 있다(최근 사례에서 13년 이상 냉동된 난자를 이용해 성공적인 출산을 했다고 하더라도 안전을 고려해 상한치를 수정할 것을 제안할 수 있다). 그래서 기증 횟수와 사용 횟수를 증가시키기 위해 상한치를 너무 길게 늘릴 필요는 없다.

'난자 공유' 격려하기

요즘 많은 국가에서는 시험관 시술을 제공하는 병원을 통해 현재 시술을 받으려는 커플에게 자신의 생식자를 다른 사람이 사용할 수 있도록 허락할 수 있는지 여부를 묻는다.[28] 이러한 요청은 종종 시험관 시술 비용을 상당부분 절감시켜 주겠다는 제안과 함께 이루어지기도 한다. 시험관 시술을 받는 여성은 이미 난자를 채취하기 위한 모든 불편한 과정을 경험했기 때문에, 난자(필요한 것보다 더 많은 난자를 생산해 낸다면) 공유에 대한 요청은 아이를 가지고 싶어 하는 다른 여성을 돕는 것 이상은 아닐 것이다(그리고 18년의 시간이 지나면 그렇게 태어난 아이와 연결될 가능성에 대해서도 준비해야 한다).

이는 또 다른 형태의 생식자 지불 보상일 수 있다는 주장도 있다. 지불 보상을 금지하긴 하지만 선의에 의한 난자 공유는 가능하다. 그리고 시험관 시술 비용 중 1,500파운드(한화 270만 원)의 절감은 결코 무시하기 쉬운 유인책은 아니다.[29] 이것은 최소한의 법의 정신은 남겨 두면서 생식자의 부족을 해소하려는 최소한의 노력이 아닐까? 그러나 1,500파운드의 비용 절감과 1,500파운드의 보상 사이에는 도덕적 차이가 정말 존재하는가?

난자 공유에 있어 어려운 점은 난자를 공유하는 여성이 겪어야 하는 과정에 있다. 적어도 난자의 공유는 불임자에게 아이를 가질 기회를 주는 일일 수 있다. 그러나 기증을 위해 난자를 확보하는 이러한 방법은 다수의 난자를 생산할 필요 없이 아이를 갖고자 하는 여성들을 위해 기울이는 노력을 감소시킬 것이다.

유산된 태아에서 얻은 난자 사용하기

여자아이는 출생 시 가질 수 있는 모든 난모세포를 지니고 태어난다. 난모세포는 태아 초기에 발달해서 13주가 지난 태아에서 채취가 가능하다. 16~20주의 모든 여아 태아는 임신 가능한 난자로 성숙될 6~7백만 개의 난모세포를 가지고 있는데, 많은 선진국에서는 인공유산은 13주 이후에나 합법적으로 가능하다. 그러므로 인공유산 시술을 하는 모든 여성에게 난임자를 위해 태아의 난모세포 채취를 허락하는 동의를 받을 수 있다. 이러한 모든 수단을 동원해서라도 난자 부족의 상황에서 벗어날 수 있다.[30]

하지만 난자 공유를 권장하기 위해서는 유산을 경험할 여성이 적어도 미래에 손주를 낳을 딸을 기르지 않고서도 할머니가 될 수 있음을 충분히 인지시킬 필요가 있다. 그들이 손주의 존재 자체를 알 수 있을지조차 의문이 든다. 익명성 금지법은 잠재적 부모가 그들의 자식에게 주어질 신상기록을 준비할 필요를 설명하지만 조부모에 대한 항목에는 아무것도 기재되어 있지 않다. 어떠한 아이도 이처럼 특별한 임신으로 태어난 사례가 없기 때문에 유산된 적이 있는 여성의 신상기록에 대해 아무런 법적 조치가 없는 듯하다. 하지만 여성은 자신의 유산된 딸의 난모세포 채취에 동의할 때 본인의 신상기록을 등록해야 할 것이다.

이러한 방법이 난자의 부족을 완화시키는 데 활용되고 있는지 법에 따라 늘 확실하게 점검해야 할 것이다. 그렇다면 조부모가 될 그들의 익명성을 보장해야 하는가? 일단 아이가 자신의 부모에 대해 전혀 모르는 것과 조부모에 대해 전혀 모르는 것, 이 두 가지 상황에 대해 심리적 · 정서적으로 비교해 보자.

할머니에 대한 정보가 있다고 하더라도 자신의 어머니가 유산되었다는 것만큼은 심리적 · 정서적 충격을 주지 않을까? 만약 생물학적 어머니가 태아로서의 삶밖에 살지 못하였다는 것을 알게 된다면 기분이 어떻겠는가? 할머니가 엄마의 극단적인 조기사망을 이끄는 결정을 하였다는 것을 안다면 기분이 어떻겠는가? 이러한 가정을 생각해 보면 이러한 방법으로 난자를 기증한 사람에게는 익명성이 보장되어야 한다는 결론에 이를 것이다. 그렇다면 이러한 방식으로 태어난 아이들에게는 그들의 뿌리에 대해 비밀을 유지하는 것이 가장 좋은 방법일 것 같지 않은가? 그러나 이는 아이에게 거짓말을 하는 것과 다르지 않다. 이것이 도덕적으로 받아들여질 수 있을까?

박스 10.7 활동: 창의적 글쓰기

유산된 태아로부터 난자를 채취해서 태어난 아이의 관점으로 글을 써 보자.

다음 상황에 대해 고려할 수 있다.

- 할머니가 태아의 난모세포 기증을 허락하지 않았다면 자신은 존재하지 않았을 것이다.
- 어머니가 태어나지 않았다고 하더라도 최소한 아이를 가졌었다는 게 더 낫지 않을까?
- 자신이 어떠한 방식으로 태어난지 알게 된다면 삶이 엉망이 될 것인가?
- 결코 세상에 나오지 못하는 것보다는 더 낫지 않을까?
- 자신의 뿌리에 대해 전혀 알지 못하는 것보다는 낫지 않을까?

인공 생식자 사용하기

기술의 발전은 생식자 부족을 완화시킬 수 있는 또 다른 방법을 만들어 낸다. 바로 '인공' 생식자의 생산이다.[31] '인공' 생식자는 '인공' 지능과 조금 유사하다. 인공 생식자와 자연 생식자 사이의 유일한 차이는 그들의 근원일 뿐이다. 인공 생식자의 생산에 대한 또 다른 방법에 대해서는 박스 10.8을 참고한다.

박스 10.8 사실에 입각한 정보: 인공 생식자를 생산하는 방법

인공 생식자를 생산하는 다양한 방법이 있다.

- 둘 대신 오직 한 쌍의 염색체만을 옮겨 체세포를 유사분열에서 감수분열로 전환시킨다.
- 체세포를 배아 줄기세포로 탈분화시키고 이러한 세포를 생식자로 재분화시킨다.
- 성인의 줄기세포를 추출해서 생식자로 재분화시킨다.

현재 최초의 정자세포는 실험실에서 자라고 있다.[32] 그리고 로드아일랜드 브라운 대학교의 모성병원 연구자는 난소 조직의 일부를 사용하여 난자를 성숙시킬 수 있는 인공 난소를 만들어 내기도 하였다.[33]

자연적으로 생식자를 생산하는 방식과는 대조적으로, 인공 난자를 만들어 내는 것은 인공 정자를 만들어 내는 것보다 더 쉽다. 모든 정상적인 수컷 포유류는 X염색체를 하나 가지고 있기 때문에 수컷 줄기세포에서 난자를 생산할 수 있다.

일부 사람들은 인공 생식자는 도덕적으로 수용하기 힘든 경우라고 생각한다. 남성 커플의 경우도 이러한 방법으로 한 사람은 난자를 제공하고 다른 한 사람은 정자를 제공함으로써 그들 모두와 유전적으로 연결된 아이를 낳을 수 있는 것이다. 더욱 논란이 되는 것은 아이를 갖고 싶다는 열망을 가진 한 남성이 자신이 난자와 정자를 둘 다 사용하고 대리모를 통해서 아이를 갖는다면 이를 허용할 수 있다는 것이다. 그렇다면 이 남성은 아이에게 아버지일 수도, 어머니일 수도 있다는 것인데 이것이 말이 되는가? 이러한 아이의 가족관계는 얼마나 혼란스럽고 모호할 것인가?

박스 10.9 사실에 입각한 정보: 남성의 종말

인공 정자가 처음으로 제기되었을 때 한 신문은 이것이 '남성의 종말'이라고 기사화하였다. 정자가 여성의 세포로부터 만들어질 수 있다면 이는 남성을 쓸모없는 존재로 만들어 버릴 것이라고 주장하였다.

사실 여성은 Y염색체를 가지고 있지 않기 때문에 여성의 세포에서 정자를 만들어 내기란 힘든 것을 넘어서 불가능한 일이다. 그러므로 인공적인 인간 생식자는 여성의 종말을 이끈다는 말이 아마도 더 맞을 것이다.

물론 이러한 상황은 인공 생식자를 사용할 수밖에 없는 불임자에게만 해당된다는 사실을 무시한 가정이다. 그리고 보통 사람에게는 다른 방법이 더 유용할 수 있는데, 다른 이유를 떠나서 훨씬 저렴하기 때문이다. 따라서 인공적인 인간 생식자의 성공적인 생산이 성별 간의 전쟁에서 이루어지는 마지막 기습 공격으로 보일 여지는 없다.

그러나 인공 생식자 방법에는 또 다른 도덕적 장벽이 있다. 이러한 생식자가 제대로 작동하는지 알아보기 위한 유일한 방법은 그것을 사용해서 수정이 제대로 진행되는지 직접 확인해보는 방법인데, 수정란이 정상적으로 성장하는지까지 봐야 한다.

이러한 실험은 쥐를 이용해 수행해 왔다. 에그버트(Eggbert)는 그러한 방법을 통해 태어난 최초의 쥐인데, 병약한 삶을 살다가 새끼일 때 죽었다. 그러나 인공 쥐의 정자로 태어난 건강한 쥐의 새끼들도 있었다.[34] 사람에게 똑같이 적용하기 위해서는 시간이 필요하다.

그러나 이러한 과정에서 인간 태아에 대한 실험을 시행하기 위해서는 태아가 14일이 넘어야 진행할 수 있다. 대부분의 국가에서는 7장에서 논의한 다양한 이유로 인해 14일 이후 태아에게는 어떠한 실험도 금지한다. 인공 생식자가 희망인 불임자들은 이러한 실험이 쓸모없다는 주장에 반대해야만 하는가? 그러나 왜 그래야 하는가? 그렇지 않았다면 어떻게 인공 생식자가 자연 생식자처럼 성공적인 성장을 보여 줄 수 있었겠는가? 그러나 많은 사람들은 인간 존엄성 관점에서 '길고 짧은 것은 대 봐야 안다'식의 기술을 도덕적으로 혐오한다.

키메라 수용하기

그리스 신화에서 키메라(chimera)는 여러 종의 동물로 이루어진 불을 뿜는 피조물로 그려진다. 키메라는 사자의 몸을 가졌고, 등에는 곰의 머리가 튀어나와 있으며, 꼬리 끝에는 뱀의 머리가 달려 있다. 생물학자에게 키메라는 결코 두려운 존재가 아니다. 사람이 아닌 존재, 예를 들면 소의 난자에 인간의 핵을 주입한 결과로 생긴 배아가 존재할 수 있기 때문이다.

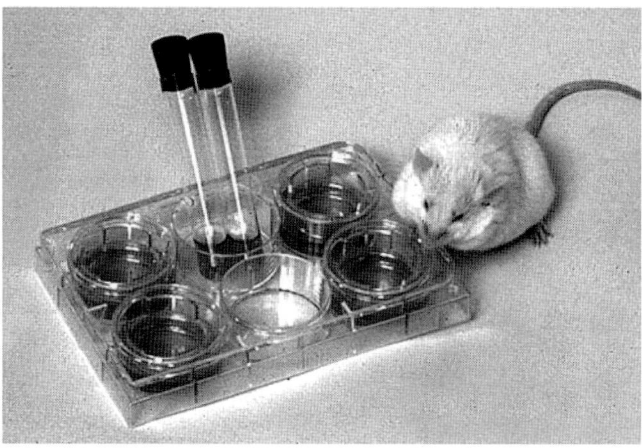

그림 10.2 ■ 실험실에서 배양된 난자에서 태어난 최초의 쥐인 에그버트는 삶의 마지막에 비만으로 고생하였다. Reprinted with permission from Macmillan Publishers Ltd: 'Developmental biology: Synthetic sex cells' *Nature*, 424, 364–366, © 2003.

영국에서는 2007년 HFEA가 공공 협의를 통해 키메라를 창조하였다.[35] 그러나 이 작업은 연구 목적으로만 승인되었다. 살아 있는 키메라를 낳으려는 목적으로 키메라를 만드는 것은 허용되지 않았다.

그러나 이것이 그렇게 나쁜가? 인간-소 키메라는 99.9%가 인간이고 오직 0.1%만이 소이다. 한 번 깊게 숨을 쉰다면 생식을 목적으로 한 키메라의 활용에 동의할 수 있지 않을까?

박스 10.10 활동: 창의적 글쓰기

생식 목적으로 키메라를 활용하는 것에 대해 짧은 글을 작성한다. 부모, 조부모 그리고 아이 자신의 기분을 고려해서 작성한다.

익명성과 보상 금지 법률을 폐지하는 것 말고 생식자의 수요를 맞추기 위한 시도로 몇 가지 다른 방법이 있다는 것은 확실하다. 그러나 이러한 수단이 도덕적으로 수용 가능한 것인지는 여전히 불분명하다. 그렇다면 지금 생식에 필요한 다른 자원으로 주제를 돌려 보자.

박스 10.11 활동: 집단 토론

참여자들은 다음 사항에 대해 토론한다.

(i) 생식 가능한 생식자 생산의 불능으로 인한 불임치료를 돕기 위한 사회적 의무가 있는지에 대해서
(ii) 사회가 도와야만 하는 수단(의 조합)에 의해서

일부 사람들은 난자 기증자를 정자 기증자와 구별해서 이들을 어느 정도 다른 방식으로 대우해야 한다고 생각할 수 있다.

집단을 나누고 다음 질문에 따라 서로 번갈아가며 한쪽을 지지하면서 토론을 진행한다.

- 난자 거래를 허용해야 하는가?
- 정자 기증자에 대한 익명성을 다시 보장해야 하는가?
- 유산된 태아로부터 얻은 난자의 사용이 도덕적으로 허용 가능한가?
- 인공 생식자의 사용이 도덕적으로 허용 가능한가?
- 독신 남성 커플이 아이를 낳기 위해 둘 중 한 명이 난자를 제공하고, 다른 한 명이 정자를 제공하는 것을 도덕적으로 수용할 수 있을까?

대리모, 사회와 도덕성

'메이어-로키탄스키-쿠스터-하우저 증후군(Mayer-Rokitansky-Kuster-Hauser syndrome, MRKH)'[36]을 가지고 태어난 여성은 자궁이 없다. 이러한 증후군을 가진 여성들에게 분명한 건 아이를 가질 수 없다는 것이다. 아이를 염원하는 이들에게 대리모가 그 답이 될 수 있다.[37] 자궁내막증이나 자궁적출술과 같은 경우 역시 대리모가 필요할 수밖에 없는 상황이다.[38]

대리모는 선진국에서 아주 흔한 일이 되었다. 약 300명의 아이들이 매년 미국에서 대리모에 의해 태어난다. 훨씬 더 규제가 강력한 영국에서도 어림잡아 30~40명 정도는 될 것이다.[39] 이러한 수치는 대리모를 목적으로 한 출산 여행이 이미 큰 시장이 되었음을 감안하면, 대리모의 실제 수보다 훨씬 적게 계산되었을 확률이 높다. '세계의 요람'이라고 불리는 인도를 예를 들면, 매년 25~50억 마르크 정도의 대리모 시장이 형성되었다고 추정한다.[40] 시술이 가능한 전형적인 인도 클리닉의 안내 책자를 보면 대리모를 40명 정도 확보하고 있고, 이들 중 20명은 언제라도 임신이 가능하며, 법적 · 의료적 비용을 포함한 전체 과정에 약 6천 마르크의 비용이 든다고 홍보하고 있다. 대리모 비용이 영국에서는 2만 5천 마르크, 미국에서는 10만 달러인 것과 비교하면 저렴한 금액이다.[41]

생식자를 사고파는 행위처럼 대리모 역시 착취에 이용될 수 있다는 두려움이 있다. 이는 특히 대리모가 개발도상국 출신일 때 더욱 그렇다.

박스 10.12 활동: 짝 토론

인도 아낸드 출신 나지마 보흐라(Najima Vohra)는 2,750마르크를 받고 미국인 부부의 아이를 출산하기로 하였다. 이 돈으로 벽돌집을 사고 남편 사업에 투자하고 아이들의 교육비에 쓸 계획이었다. 그녀는 "내 딸은 선생님이 되길 원한다. 그래서 나는 딸에게 기회를 주기 위해 무슨 일이라도 할 수 있다"고 말하였다.

딸에게 기회를 주기 위해 보흐라는 거짓으로 살아야 하였다. 그녀의 친척들, 친구들 그리고 이웃들은 임신이 부도덕한 일로 생긴 것이라고 생각했기 때문이다. 만약 그들이 이 사실을 안다면 그녀의 가족을 따돌릴 것이라고 생각하였다. 그래서 그녀와 남편 그리고 아이들은 그녀가 한 일을 들키지 않기 위해 다른 마을로 이사할 수밖에 없었다.[42]

돈을 벌기 위해 아이를 대신 낳아 주는 행위가 나지마 자신을 착취하는 행위인지, 아니면 아이들의 미래를 선물하기 위함인지 짝과 토론해 본다.

대리모가 되는 것은 수월한 일이 아니다. 임신은 생명을 위협하는 상황일 수 있기 때문이다. 대리모가 되기 위해 겪어야만 하는 과정은 공원을 산책하는 일과 결코 같을 수 없다. 두 가지 종류의 대리모가 있는데, 하나는 대리모의 난자와 의뢰하는 남성의 정자를 수정하는 방법이고, 다른 하나는 의뢰자의 정자, 난자의 완전한 수정란 형태로 대리모의 자궁에 이식하는 방법이다.

많은 여성들이 임신 자체를 원하며, 또 이것이 쉬운 일이라고 알고 있다. 이러한 이유로 왜 그렇게 많은 여성들이 비용 이상의 것은 기대하지 않은 채 다른 여성을 위해 임신해 줄 준비가 되어 있는지를 부분적으로라도 설명할 수 있다. 그러나 대리모가 필요한 대부분의 사람들은 대리모의 행위가 이들이 지불해야만 하는 비용 이상의 어떤 행위라고 생각하지 않을 것이다. 가난한 사람들에게는 친구나 가족이 사랑으로 이를 대신해 주지 않는 이상 대리모는 그들을 위한 선택지가 아니다(많은 비공식적 대리모의 기록에 절대 남지 않는다고 생각한다). 그렇다면 다시 국가는 불임을 해결하기 위해 대리모를 쓸 경제적 여유가 있는 사람과 그럴 수 없는 사람으로 나누어야 할 수밖에 없게 된다.

대리모 행위에서 대리모가 종종 분만한 아이를 주지 않으려는 것과 같이 예상치 못한 상황이 있을 수 있다. 따라서 그렇게 되면 어떻게 할 수 있는가에 관한 질문은 대리모 상황에서 가장 흔한 질문이다. 영국에서는 대리모 행위가 구속력 있는 계약으로 인정받지 못하기 때문에 언제든지 한쪽 편에서 발을 뺄 수 있다. 그러나 연구자는 대리모의 4%만이 아이를 건네 주기를 거부하고 대다수의 대리모들은 의뢰한 부부에게 아이를 건네 주는 일이 행복을 선사하는 것 같아 기쁘다고 표현하였다고 보고하였다. 그러나 대리모가 아이를 건네 주기를 거부한다면 엄청 큰 골칫거리가 될 수 있다(박스 10.13).[43]

박스 10.13 사례연구: 아기 M

1985년 부유한 미국인 커플 빌 스턴(Bill Stern)과 엘리자베스 스턴(Elizabeth Stern)은 빌의 아이를 출산하는 조건으로 메리 베스 화이트헤드(Mary Beth Whitehead)에게 1만 달러를 제안하였다. 엘리자베스는 육체적으로 아이를 임신할 수 있지만, 임신으로 인해 다발경화증이 재발될 것을 염려하였기 때문이다. 메리 베스와 그녀의 남편 리처드(Richard)는 변호사와 함께 몇 시간 동안 대리모에 대해 고려한 후 긴급 의료 서비스를 조건으로 계약에 동의하였다.

화이트헤드는 빌 스턴의 정자를 가지고 인공수정을 했고, 아홉 번의 시도 끝에 다음 해 7월 임신에 성공하였다. 1987년 3월에 여자아이가 태어났다. 화이트헤드는 아이가 태어났을 때 병원에 대리모 계약에 대한 언급은 전혀 하지 않았다. 그리고 스턴이 병원에 도착해서 아이를 안아 보기를 원했으나, 이를 허락하지 않았다. 이후 화이트헤드는 그 아이를 포기하는 듯하더니 다음날 아이를 갖지 못한다면 자살할 것이라고 위협하였다.

스턴의 재판은 해켄색(Hackensack)의 가정법원에서 열렸고 화이트헤드 부부에게 아이를 넘겨 줄 것을 명령하였다. 그러나 화이트헤드 부부는 아이를 데리고 플로리다로 도망가서 3개월 동안 숨어 지냈다. 그들은 해켄색에서 이루어진 재판을 통해 아기 M의 법적 어머니로 엘리자베스 스턴을 지목하였고, 메리 베스 화이트헤드에게는 아이를 방문할 권리를 박탈하였다. 이러한 판정 결과는 뉴저지의 대법원에서 뒤집혔는데, 대리모 계약은 '아이 팔기'와 마찬가지라고 결론을 내렸기 때문이다.

법원은 스턴이 아이의 안정된 삶을 위해 아이를 키우는 것은 허락했으나(그 당시 화이트헤드는 이혼을 하였다) 그들은 메리 베스가 아기 M의 어린 시절을 충분히 함께 할 수 있도록 폭 넓은 방문 권리를 보장하였다.

아기 M은 지금 멜리사 스턴(Melissa Stern)으로 불리고 있는데, 18세가 되었을 때는 자발적으로 메리 베스와 가깝게 연락을 하고 지내면서 스턴에 의해 입양된 것을 공식화하였다.[44]

메리 베스 화이트헤드는 아이를 '팔고' 나서 판매하기를 거절한 것인가? 스턴은 화이트헤드를 착취했던 것인가(계약을 할 때 그들은 파산상태였다)? 스턴 부부는 화이트헤드가 아기 M을 키울 수 있도록 해야 하는가?

사회적 이유에 따른 대리모

그러나 모든 여성 또는 커플이 의학적 이유로 대리모를 사용하는 것은 아니라는 의문을 제기할 수 있다.[45] 최근에 유명인사를 비롯한 일부 여성들은 외모나 경력을 위해 자신의 아이를 다른 여성을 통해 낳으려고 하였다. 여성은 임신을 유지하는 동안 살도 트고, 몇 달 동안 불면증에 시달리는가 하면 몸무게도 늘어나기 마련이다. 이 모든 건강상의 위험을 직접 감수하느니 돈으로 보상만 하면 다른 사람이 이 모든 과정을 대신 겪고도 여전히 자신의 생물학적 아이를 가질 수 있는데, 왜 스스로의 임신을 고집하겠는가?

어떤 사람들은 이러한 행위가 도덕적이지 않다고 주장한다. 아이를 스스로 돌보지 않을 것이라면 왜 아이를 가지려고 하는지 이해할 수 없다는 생각이다. 충분히 그럴 여유가 있는데도 여성은 왜 보상을 통해 자신의 아이를 대신 임신해 줄 누군가를 찾아서는 안 되는가? 남성은 항상 자신의 아이를 임신할 누군가를 찾고 있는데 말이다. 2010년 축구선수 크리스티아누 호날두(Christiano Ronaldo)는 그의 아이를 임신한 대리모에게 금전적 보상을 하였다.[46] 만약 대리모에게 보상을 한다면 자신의 가족을 돕기 원하는 대리모를 도울 수 있는데, 이는 모든 사람에게 다 행복한 결말이 아닌가?

박스 10.14 활동: 집단 토론

만약 여성이 자신의 아이를 임신할 수 있다면 그녀는 그렇게 해야만 한다. 의학적 도움이 필요 없는 상황에서 대리모를 사용하는 것은 잘못된 것이다.

둘 중 한 집단은 이 주장에 찬성하고, 다른 한 집단은 이 주장에 반대하여 토론한다.

인공 자궁

언젠가는 대리모에게 금전적 보상을 할 필요가 없어질 수 있다.[47] 과학자들이 인공 자궁의 생산을 위해 연구를 진행하고 있기 때문이다. 두 가지 다른 방안을 살펴보자.

(i) 여성의 자궁 주름에서 세포를 추출하고 이 추출한 세포를 자궁의 안쪽 모형으로 본뜬 후 생분해되는 물질의 비계 위에 두고 실험실에서 자라게 한다. 세포가 조직이 되면서 비계는 분해되고 에스트로젠과 영양분을 그 조직에 더할 수 있다.

(ii) 양수 탱크의 구축은 몸의 체온을 안정화시킨다. 태아를 양수 탱크에 넣어 태아가 영양분을 얻고 양수의 처리물을 교환하기 위한 기계에 연결시킨다.

첫 번째 방법은 임신을 막 시작할 때가 좋은 시기인데, 장치 전체를 모체 또는 아이를 출산까지 품어줄 대리모의 몸에 넣기 전에 실험실에서 준비시킨다. 실험관 시술로부터 얻은 배아를 이러한 '자궁'에 주입시키고 법적인 필요에 의해 파괴되기 전까지 성공적으로 이식한다.

두 번째 방법은 임신을 통해 할 수 있는 유용한 방법이다. 자궁에서 어려움을 겪고 있는 태아를 꺼내 양수 탱크에 옮긴 후 출산 때까지 기를 수 있다. 지금까지 이러한 방법은 염소를 통해 시험해 왔다.

인공 자궁의 도래는 여성주의자의 꿈을 실현시키는 것일 수 있다. 더 이상 여성이 임신으로 인해 고통을 받을 필요가 없다고 생각할 수 있다. 여성도 남성처럼 경력 단절, 건강의 위협이나 외모의 망가짐 없이 아이를 가질 수 있게 된다.

또한 고용주 역시 이점을 가질 수 있다. 더 이상 임신할 나이의 여성을 의심의 눈으로 삐딱하게 볼 필요가 없어진다. 여성이 자신의 아이를 갖겠다고 주장할 정도로 촌스러운 생각을 가지지 않는 이상, 임신을 대리로 맡길 수 있기 때문에, 고용주는 남성 고용인에게 준 출산 휴가보다 더 많은 출산 휴가를 여성에게 줄 필요가 없다. 보험회사 역시 기뻐할 수 있다. 일단 인공 자궁의 사용을 위한 시도는 특정 상품의 정책 조건이 될 수 있기 때문이다.

마침내 인공 자궁은 어떠한 태아도 결코 유산될 필요가 없는 세상을 현실화시켰다. 원하지 않는 임신을 하게 된 여성은 자신의 자궁에서 태아를 꺼내 입양을 제안할 수 있는 인공 자궁에 이식할 수 있다. 더 이상 입양 부모가 커버린 아이나 장애가 있는 아이를 입양하는 것으로 타협할 필요 없이 수백 명의 아이 중 하나를 자궁에서 선택할 수 있게 될 것이다.

박스 10.15 활동: 의견 투표

친구와 가족을 대상으로 인공 자궁에 대해 비공식적으로 의견 투표를 수행한다. 사람들이 읽을 수 있게 찬성과 반대 의견에 따라 목록을 작성해 놓고, 그들의 반응에 주목한다.

4장의 윤리이론에 따라 이러한 반응을 분류하고, 그 결과에 따라 집단 토론을 활발하게 진행한다.

이는 생식 자원의 부족으로 인해 촉발된 논의의 결과이다. 다음 장에서는 유전체를 근거로 태아 선별을 허용하는 기술에 대해 살펴볼 것이다.

요약

- 불임치료를 위한 '자원', 특히 생식자의 부족이 심각하다는 데 주목하였다.
- 기증자의 신원에 대한 요구와 금전적 보상을 금지하는 법이 생식자 부족 현상에 일부 책임이 있는지 고려하였다.
- 이러한 법이 통과된 이유와 그 법을 폐지해야 하는지에 대해 숙고하였다.
- 이러한 생식자의 부족을 완화시키기 위한 다른 수단, 즉 유산된 태아에서 추출한 난자와 인공 자궁을 사용하는 것 등을 포함한 방법들을 알아보았다.
- 축복과 같은 생명이 상업화될 것이라는 두려움에 맞서 생식자가 시장에 도입될 수 있는 가능성에 대해 숙고하였다.
- 대리모의 문제에서 부자가 가난한 사람들을 착취할 수 있는 가능성에 대해 고려하였다.
- 인공 자궁은 곧 현실화될 것이고, 여성들이 의학적 이유라기보다는 사회적 이유로 언젠가는 대리모 혹은 인공 자궁을 활용할 것이라는 측면에 주목하였다.
- 인공 자궁은 유산으로 인한 불임의 가능성을 없애고 입양을 위해 배아를 지속적으로 제공할 수 있다는 것에 대해 고찰하였다.

더 생각해 볼 문제

'우리는 기증된 생식자 공급 감소를 해소하기 위해 기증자의 익명성을 보장하고 합당한 시장 가격으로 기증자에게 보상해야 한다'는 의견에 동의하는가?

모든 사람은 '자신이 누구인가'를 알 권리가 있다는 생각에 어느 정도 공감하는가?

시험관 시술이 필요한 불임 여성에게 난자를 기증하기 위해 유산된 태아의 난자를 사용할 준비가 되어 있는가?

인공 생식자의 사용은 생식자 부족에 대응하기 위해 수용할 만한 방법인가?

대리모가 될 준비가 되어 있는 여성에게 시장 가격으로 보상하는 것은 받아들여지기 힘든 착취인가?

'인공 자궁의 개발은 자연을 거스르는, 수용하기 힘든 일이다'라는 의견에 동의하는가?

인공 자궁을 개발하면 여성은 사회적 활동과 외모를 포기하면서까지 임신을 할 필요가 없다. 환영할 만한 평등인가? 그렇지 않다면 너무 지나친 것인가?

인공 자궁은 유산으로 인한 문제를 해결해 준다. 이는 좋은 일일 수 있다. 그렇지 않은가?

추가 활동

경력에 방해되지 않기 위해 대리모를 활용하는 직장 여성을 주제로 120단어 정도의 짧은 신문 기사를 작성해 본다.

다음 사이트에서 착취에 관한 히렐 스테이너(Hillel Steiner)의 이야기를 들어 본다(http://itunes.apple.com/gb/podcast/philosophy-bites/id257042117). 그리고 이를 참고하여 다른 나라의 대리모 사용을 착취로 볼 수 있는지 숙고해 본다.

http://news.scotsman.com/ivftreatment/Warnock-backs-babiesfrom-aborted.2440539.jp의 기사를 읽어 보고 유산된 태아에 있는 난자 사용에 대한 바로네스 워녹(Baroness Warnock)의 의견에 동의하는지 생각해 본다.

자신이 인공 정자를 사용한 결과로 태어났다고 상상하고, 자신의 어머니에게 500단어 정도의 짧은 편지를 써 본다.

짝을 지어서 기증을 통해 태어난 아이의 증언이 실려 있는 웹사이트를 30분 정도 찾아보고, 익명성을 금지하는 법을 폐지해야 한다는 주장에 대해 어떻게 생각하는지 토론해 본다.

생식자를 사고파는 행위에 대한 사람들의 관점에 대해 친구, 가족과 함께 비공식적 의견 조사를 수행해 본다.

주석

1 http://www.babycentre.co.uk/preconception/suspectingaproblem/majorcauses/?_requestid=251404. Chart of the major causes of infertility.
2 http://www.ispub.com/ostia/index.php?xmlFilePath=journals/iju/vol2n1/sperm.xml. An academic paper about decreasing sperm counts.
3 http://fertilitylabinsider.com/2010/06/whos-my-daddy-the-issues-of-sperm-donation/. An account of this act of medical assisted reproduction.
4 http://www.londonspermbank.com/. How to become a sperm donor from the London Sperm Bank.
5 http://www.chiark.greenend.org.uk/~rmc28/eggs/egg_index.html. A personal account of egg donation.
6 http://news.bbc.co.uk/1/hi/health/4397249.stm. A BBC news report of the ending of donor anonymity.
7 http://www.hfea.gov.uk/784.html. A statement of the HFEA position on payment for gametes.
8 http://www.ivf.net/ivf/fresh_sperm_sales_banned_in_uk-o2227.html. An account of the change in the law in 2006 (implemented 2007).
9 http://www.timesonline.co.uk/tol/news/science/article4215440.ece. A report on the fall in gamete donors since the anonymity laws were passed.

10 http://www.dailymail.co.uk/femail/article-1289042/Caroline-fathered-sperm-donor-doesbitterly-resent-stranger-gave-life.html#ixzz0wxOmFpwK. Case study adapted from this article from Mailonline.
11 http://www.familyscholars.org/assets/Donor_FINAL.pdf.
12 http://www.ngdt.co.uk/. The legal facts about gamete donation from the National Gamete Donation Trust.
13 http://www.cartoonstock.com/directory/s/sperm_bank.asp. A series of cartoons depicting sperm donors.
14 www.familytreedna.com.
15 www.omnitrace.com.
16 http://news.bbc.co.uk/1/hi/health/4400778.stm. A BBC report of the boy's quest.
17 http://www.thestudentroom.co.uk/showthread.php?t=798614. A discussion about selling sperm in The Student Room. http://www.fertilitynation.com/females-selling-human-eggsfor-cash-stirs-controversy/. A discussion about egg donation on *Fertility Nation* in the United States, including a video from ABC News.
18 http://www.dailymail.co.uk/news/article-1257816/Human-egg-raffled-IVF-promotion.html. A report of the raffle of a human egg.
19 http://news.bbc.co.uk/1/hi/health/8401770.stm. A BBC site discussing payment for eggs.
20 http://icliverpool.icnetwork.co.uk/0100news/0100regionalnews/content_objectid=13126049_method=full_siteid=50061_headline=-Baby-conceived-thanks-to-internet-name_page.html. A report on icLiverpool.
21 http://www.guardian.co.uk/lifeandstyle/2003/may/14/familyandrelationships.features101. A woman donates eggs to her sister.
22 http://www.squidoo.com/ivf-pregnancies. A report from Squidoo on a mother donating eggs to her daughter.
23 http://news.bbc.co.uk/1/hi/health/7030267.stm. Report on a man donating sperm to secure a grandchild.
24 http://fertilityblog.fertilitystories.com/2006/02/donating-sperm-for-sibling-brothers.html. A letter to an agony column about a brother's donating sperm to his sister.
25 http://www.bionews.org.uk/page_59862.asp. An article on ways of approaching sperm donors from BioNews.
26 http://news.bbc.co.uk/1/hi/england/manchester/8567999.stm. A report on an attempt to get sports fans to donate sperm.
27 http://www.hfea.gov.uk/5605.html.HFEA's review on the restrictions governing gamete donation.
28 http://www.hfea.gov.uk/1411.html. The HFEA on egg-sharing schemes.
29 http://www.bionews.org.uk/page_57629.asp. Egg-sharing and the sale of gametes from BioNews.
30 http://news.bbc.co.uk/1/hi/health/3031800.stm. BBC report on the use of eggs from aborted foetuses.
31 http://www.dailymail.co.uk/sciencetech/article-1223617/No-men-OR-women-neededartificial-sperm-eggs-created-time.html. Report on the development of artificial gametes from the *Daily Mail*.
32 http://wadhaf.com/archives/1926. *Guardian* report on the first sperm cells grown in the laboratory.
33 http://www.telegraph.co.uk/health/women_shealth/8004552/Artificial-ovary-gives-fertilityhope-to-cancer-sufferers.html. *Telegraph* report on artificial ovaries.

34 http://www.newscientist.com/article/dn3700-stem-cells-can-become-normal-sperm.html. A report on artificial sperm from the *New Scientist*.
35 http://www.hfea.gov.uk/docs/Hybrids_Report.pdf. The HFEA report on hybrids and chimera.
36 http://www.mrkh.org/. The website for the Mayer-Rokitansky-Kuster-Hauser Syndrome Organization in the United States.
37 It may, in the relatively near future, be possible for such women to have a womb transplant from living or dead donors.
38 http://www.hfea.gov.uk/fertility-treatment-options-surrogacy.html. The HFEA site on surrogacy.
39 http://www.surrogacyuk.org/. The website of the Surrogacy UK organisation.
40 http://mmabbasi.com/2010/07/30/world-centre-of-surrogacy-tourism-will-introduceradical-legislation-to-regulate-1-5bn-industry/. A report on surrogacy tourism to India.
41 http://www.surrogacy.com/. The website of a surrogacy clinic in the United States.
42 http://www.marieclaire.com/world-reports/news/international/womb-rent-india-6. Adapted from an article on surrogacy in *Marie Claire* magazine.
43 http://www.bionews.org.uk/page_54221.asp. Information on when surrogacy goes wrong from BioNews.
44 http://writ.news.findlaw.com/grossman/20100119.html. An article on Baby M and recent court rulings in the United States on surrogacy.
45 http://www.timesonline.co.uk/tol/life_and_style/health/article6319240.ece. An article mentioning suspicions of the social surrogacy phenomenon.
46 http://www.dailymail.co.uk/tvshowbiz/article-1292094/Cristiano-Ronaldo-father-payingsurrogate-baby.html. A report on Ronaldo's surrogacy arrangements from the *Daily Mail*.
47 http://www.timesonline.co.uk/tol/news/uk/article560384.ece. A *Times* newspaper report on artificial wombs.
http://www.informaworld.com/smpp/section?content=a770467448&fulltext=713240928.
Landau, R. (2007) Artificial womb versus natural birth: an exploratory study of women's views. *Journal of Reproductive and Infant Psychology*, 25:1, 4-17.

더 읽어 볼 것과 유용한 웹사이트

Day-Sclater, S., Ebtehaj, F., Jackson, E. and Richards, M. (2009) *Regulating Autonomy: Sex, Reproduction and Family*. Oxford: Hart Publishing.
Ehrensaft, D. (2005) *Mommies, Daddies, Donors, Surrogates*. New York: Guilford Press.
McWhinnie, A. M. (2006) *Who am I? Experiences of Donor Conception*. London: Idreos Education Trust.

http://corethics.org/. Comment on reproductive ethics, a website from a group who see 'absolute respect for the human embryo as a principal tenet'.
http://humupd.oxfordjournals.org/cgi/content/short/9/4/397. The website of the journal *Human Reproductive Update* from the European Society of Human Reproduction and Embryology.
http://news.bbc.co.uk/1/hi/health/3853237.stm. A BBC report on fertility tourism.

11 선별검사와 태아 선택: 질병 제거인가, 사람 제거인가

Screening and embryo selection: eliminating disorders or people?

목표

- 착상 전 유전자 진단에 대해 알아본다.
- 질병과 장애를 가진 태아의 선별이 도덕적으로 수용 가능한지 고려한다.
- 의도가 좋기만 하다면 행동까지도 도덕적으로 수용할 수 있는지 숙고한다.
- 질병이나 장애로 인해 삶의 가치가 훼손되는지 고찰한다.
- 질병과 장애가 사회적으로 구성되는지에 대해 숙고한다.
- '구세주 아기'와 성별 선택의 도덕적 수용 여부를 고려한다.

2003년 인간 게놈 프로젝트가 완료되면서 인간 유전체의 서열과 지도 분석이 완성되었다.[1] 당초 예상 개수인 8만~14만 개보다 적은 2만 5천~2만 6천 개의 유전자가 밝혀졌고, 이 유전체 중 50%가 '비코딩 DNA'로 구성되었는데, 이는 단백질로 코드화되지 않는 DNA 서열을 반복하였다. 이미 진전을 이룬 두 번째 단계에서는 유전체를 구성하고 있는 유전자의 기능을 규명하고 각 유전자들 사이의 상호작용은 물론 환경과의 상호작용을 규명한다.

우리는 이 책의 일부에서 인간 유전학으로 인해 가능해진 활동에 대해 토의해 볼 것이다. 이 장에서는 이식 전 배아의 상태를 확인할 수 있는 유전 정보를 사용하거나 그 검사 결과에 따른 배아 선별에 대해 살펴볼 것이다.

태아기 검사, 유전자 진단과 배아 선택

1980년대 들어 의사들이 시험관에서 만들어진 초기 배아의 다양한 유전적 이상과 염색체 이상을 진단하는 것이 가능해졌다. 이 과정은 이식 전 유전자 진단과 착상 전 유전자 진단으로 알려져 있다. 이 과정은 8개의 태아 세포로부터 한 개의 세포를 분리한 후 유전적으로 분석한다. 이 세포의 제거는 태아의 성장에 영향을 주지 않는다.[2] 최근에는 더 효과적인 과정으로 여겨지는 핵매핑(karyomapping)과 같은 다른 기술들이 개발 중이다.[3]

박스 11.1 사실에 입각한 정보: 태아기 검사

착상 전 유전자 진단이 개발되기 전에는 태아의 위험을 양수 천자와 융모막 추출에 의해 알 수 있었다. 두 기술 모두 침습적이며 유산의 위험을 안고 있다.[4]

이러한 시술을 통해 위험요소가 발견된다면 부모는 계속 임신을 유지할지 유산을 할지 선택해야만 한다. 하지만 이러한 검사가 정확하다고 하기는 어렵다. 통계에 따르면 영국에서는 질병과 장애의 위험이 있다는 검사 결과로 인해 1년에 400명의 건강한 아이가 유산된다고 한다.[5]

착상 전 유전자 진단과 핵매핑으로 부부는 시험관 시술을 통해 얻은 배아의 결함 위험을 알 수 있다.[6] 배아 검사 후 한두 개 건강한 배아만 이식을 위해 선택한다. 만약 나머지 배아도 건강하다면, 이후에 사용하거나 다른 사람을 위해 기증할 수 있도록 냉동 보관할 수 있다(10장 참조). 질병이나 장애가 있는 수정란은 폐기된다. 이러한 방법을 거쳐 부모들은 유산할 필요도 없고 질병이나 장애를 가진 아이로 인한 정신적 충격도 피할 수 있다.[7]

배아 선별에 의해 배아를 폐기하는 것이 도덕적으로 수용 가능한지로 토론을 시작해서 배아 선별에 의한 배아 선택 역시 도덕적으로 수용 가능한지에 대해서도 토론할 것이다.

박스 11.2 사실에 입각한 정보: 유전자 검사와 선별검사

DNA 유전자 검사와 유전자 선별검사는 의심스러운 DNA의 결함을 확증하거나 부정하기 위해 유사한 검사 과정을 수반한다. 혈액, 피부, 침, 모공과 태아기, 수정란, 태반의 조직 그리고 양수액에 포함되어 있는 조직들을 검사한다. DNA는 혈액을 사용해서 검사한다.

유전자 선별은 개인이나 집단에서 특정 상태를 확인하거나 특정 상태의 가족력이 없는 개인이나 집단에서 시행한다.

유전자 검사는 가족력이 있거나 유전자 선별검사에서 위험이 증가된 상태로 유전질환이 의심되는 개인에게 시행한다.

직접 유전자 검사는 유전자 정보에서 알파벳 서열을 검사함으로써 알려진 유전자 변이의 유무에 대해 살피는 것이다.

이 검사는 매우 정확하며 산전, 유전병 보균 검사와 선별검사, 전조증상 검사와 예측 검사를 포함하는 진단과 선별검사를 위해 시행된다.

제한점은 다음과 같다.

- 검사 결과의 해석에 관한 것인데, 불완전한 유전자를 가진 사람이 항상 그러한 질환에 걸리거나 걸릴 것이라고 연관 짓는 것이다.
- 이러한 검사들은 시간도 오래 걸리고, 만약 환자가 아니라면 의료서비스 비용도 상당할 수 있다.
- 일부 복합적 상황이 있을 수 있다. 예를 들면 암의 경우 이상이 없는 가족 구성원이 예측 검사를 하기 앞서 유전자 변이 검사에서 가족력 특이 변이가 발견된 가족 구성원에게 먼저 시행할 수 있다.

간접 유전자 추적(연쇄)은 영향받지 않은 친척의 DNA 표지 상태와 가족 구성원의 표지를 비교한다. 유전자 자체가 정확하게 자리잡고 있지 않거나 유전자의 변이가 아직 규명되지 않은 상황에서 시행할 수 있는데, 이 검사는 직접 유전자 검사만큼 정확하지는 않지만 산전기 검사와 전조증상 검사 그리고 예측 검사를 포함한 진단에 사용할 수 있다.

과학자들이 항상 결함 유전자 복사와 완전한 유전자 복사 사이의 차이점을 말할 수 있는 DNA 표지를 발견할 수 있는 것은 아니다.

골라내기 위한 선별

일부 사람들은 착상 전 유전자 진단을 비롯한 다른 유전자 검사도 결국 파국으로 들어서는 시작점이라며 반대해 왔다.[8] 심각한 질환을 가졌다고 해서 배아를 폐기할 수 있다면 급기야는 '곱슬머리'에 대한 편견으로 인해 아예 곱슬머리를 제거해 버리는 형국이 될 수 있다는 설명이다.[9]

그러나 착상 전 유전자 진단도 시험관 시술을 시행해야 가능한 일이다. 그런데 시험관 시술은 위험하고 불편할 뿐만 아니라 비용도 만만치 않다. 따라서 사소한 상태나 설사 사소하지 않더라도 먼 미래에나 그 결과가 나타날 수 있거나 어떠한 방법으로라도 관리할 수 있는 상태라면 이러한 위험을 피하기 위해 검사를 시행하는 것은 타당하지 않다. 알츠하이머병(일반적으로 80대가 되어야 발현한다),[10] 유방암[11] 혹은 심장질환(중년쯤에 두 질병 다 발현된다면 이는 다른 방법으로 관리할 수 있다) 같은 질환이 발현된 가능성이 있는 배아를 제거하기 위해 얼마나 많은 부모가 시험관 시술을 시행할 것인가?

물론 사소한 이유로 착상 전 유전자 진단을 시행한다면, 이를 불법으로 규정함으로써 이 검사를 규제할 수 있을 것이다.

만약 한 부부가 시험관 시술을 시행할 때 심각하면서 관리가 어렵고, 즉각적인 위협이 되는 유전질환을 확인하기 위해 착상 전 유전자 진단을 시행한다고 하면서 곱슬머리(혹은 알츠하이머병)를 가진 배아에 대해 폐기를 결정할 수도 있다. 하지만 시험관 시술을 하는 이유가 건강한 아이를 낳기 위해서라면 그렇게 하지는 않을 것이다. 어차피 심각한 유전 질환의 위험이 있는 사람은 극소수이기 때문에 설사 곱슬머리의 배아를 골라냈다고 할지라도 전체 곱슬머리 수에는 중대한 영향을 미치지는 않을 것이기 때문이다.[12]

특히 유산을 허용하면서도 예상되는 사소한 문제로 배아 선별을 하는 것을 막으려고 착상 전 유전자 진단을 금지시키는 사회가 있다면 이상하게 보일 것이다. 만약 이런 사회에서 착상 전 유전자 진단을 금지시킨다면 이상이 예상되는 아이를 가지지 않기 위해 부모들은 유산이라는 손쉬운 선택을 할 것이기 때문이다.

착상 전 유전자 진단은 심각한 장애를 유발하는 질환이나 장애가 의심되는 배아를 확인하고 폐기하기 위해서만 사용해야 할 듯하다.[13] 그렇게 하기만 한다면 이러한 조건에 대한 더 이상의 도덕적 반대는 없을까? 헌팅톤병[14]을 세상에서 없애 버리기 위한 과정이라면 도덕적으로 당연히 수용해야만 할 것인가?

이미 박스 7.14에서 살펴본 것처럼 어떤 행위의 도덕적 수용 가능 여부는 그 행위의 중요성을 어떻게 기술하는지에 달려 있다. 어떤 기술은 우리로 하여금 그 주장에 있어 한쪽 면만을 보게 만든다(만약 그 행위의 실제적인 중요성을 덜어내기 위해서 행위를 재기술하려고 한다면 박스 11.3을 참조한다). 그러나 이것은 매우 드문 사례이다. 원칙적으로는 착상 전 유전 진단 시행과 배아 선택으로 헌팅톤병을 세상에서 아예 제거해 버릴 수 있다.[15] 그러나 그렇다면, 원칙적으로 헌팅톤병 유전자를 가진 모든 사람에게 총을 쏘는 것과 마찬가지 형국이 될 것이다.

일부 사람은 질병이나 장애가 있는 배아의 경우 폐기하기 위해 착상 전 유전자 진단을 하는 것은 헌팅톤병 유전자를 가진 사람을 총으로 쏘는 것과 다르지 않다고 생각한다.

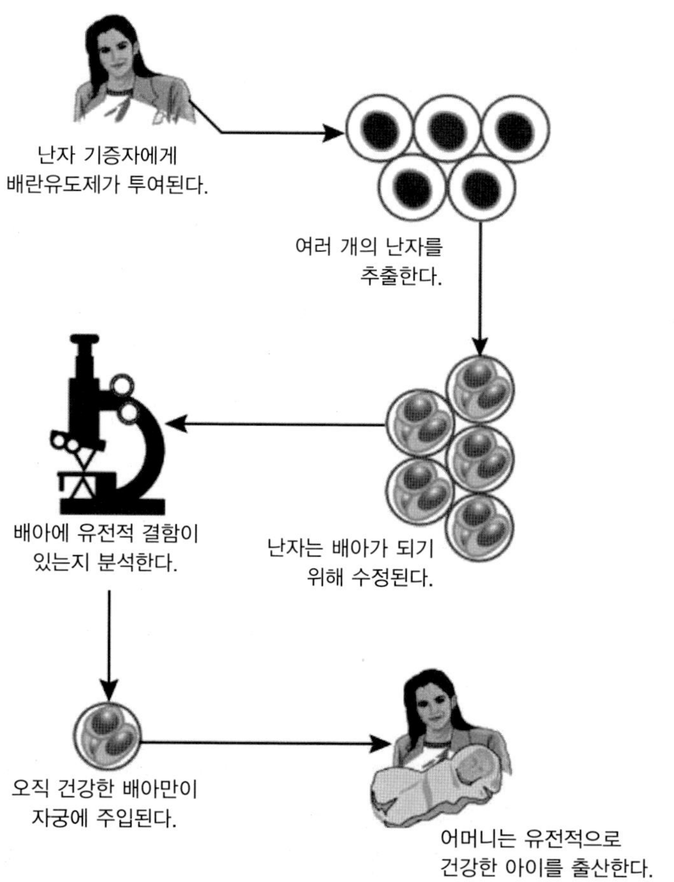

그림 11.1 ■ 착상 전 유전자 진단은 유전적 결함을 찾기 위한 배아의 선별검사를 포함한다.
© HowStuffWorks 2001.

박스 11.3 활동: 소집단 활동

전체를 네 개의 집단으로 나눈 후 도덕적으로 잘못된 행동에 대해 생각해 본다(할머니 살해하기, 시각장애인에게 강도짓하기, 자전거에서 아이들을 밀어 버리기 등).

도덕적 중요성을 덜어내는 방향으로 이 행위들을 기술한다(자전거에서 아이들을 밀어 버리기: '나는 아이에게 예상치 못한 것을 다루기 위한 방법을 가르치고 있다.').

각 집단은 학급의 나머지를 대표하기 위해 두 개의 의견을 선택해야만 한다.

그러고 나서 가해자가 무죄임을 밝히기 위해 행위를 재기술하는 상황에 대해 토의한다(예를 들면, 나치는 단지 질서에 순응했을 뿐이라고 주장하였다). 토론을 통해 어떻게 한 명의 테러리스트가 또 다른 사람의 자유를 위한 투사가 될 수 있는지 생각해 보자.

이때 그들의 도덕적 사고에 영향을 주는 기술에 주의를 기울일 것을 참여자에게 요청한다.

많은 사람들은 다음과 같은 설명으로 도덕적 중요성을 간과할 수 있다.

(i) **유전학적 기술**은 질병이나 장애가 있을 수 있는 아이를 질병이나 장애가 없는 아이로 변환시킬 수 있다.

(ii) **착상 전 유전자 진단과 배아 선택**은 질병이나 장애가 있는 아이가 될 수 있는 배아를 폐기하는 것이다(죽이는 것이다).

첫 번째 경우에는 어떠한 중재도 하지 않은 배아가 질병이나 장애를 가진 사람으로 성장할 것이고, 중재를 받은 배아는 어떠한 질병이나 장애도 없는 사람으로 성장할 것이다.

두 번째 경우에는 중재를 하지 않으면 배아는 어떤 질환이나 장애를 가진 사람으로 성장할 것이고, 중재를 받은 배아는 죽을 것이다.

특정 질환에 대한 유전적 조치로 착상 전 유전자 진단 시행과 배아 선별은 질환을 제거하는 것이 아닌 그 질환을 가진 배아를 제거하는 것이다. 여기에는 아주 중요한 도덕적 차이가 존재한다.

생명권

물론 헌팅톤병에 걸린 사람을 총으로 쏘는 것과 착상 전 유전자 진단을 통해 배아를 폐기하는 것에는 커다란 차이가 있다. 첫 번째의 경우는 의심할 것도 없이 총을 맞는 사람의 생명권이 침해된다. 그러나 아주 초기의 배아가 생명권을 가진다고 볼 수 있는지는 명확하지 않다.

초기 배아의 생명권을 믿는 사람들은 착상 전 유전자 진단은 헌팅톤병에 걸린 사람에게 총을 쏘는 것과 같이 도덕적으로 문제가 있다고 생각한다. 그러나 만약 배아의 14번째 날이나 조금 이후에 생명권이 생긴다고 생각한다면 성장 단계가 8세포기인 파괴된 배아에게는 생명권이 있다는 주장을 부정할 것이다.

박스 11.4 활동: 창의적 글쓰기

자신이 헌팅톤병을 가진 배아라고 상상해 보자. 부모가 착상 전 유전자 진단을 통해 문제가 있는 배아를 폐기하기 위해 배아 선별을 하려 한다면 어떻게 느낄지에 대해 500단어 내외로 작성해 본다.

배아의 도덕적 지위에 대한 토의를 되풀이할 필요는 없다(7장 참조). 대신 초기 배아의 생명권을 부정하는 사람들에게 착상 전 유전자 진단을 도덕적으로 수용할 수 없는 근거를 스스로 가지고 있는지 물어보자.

어떤 사람은 일관되게 유산에 대해서는 찬성하면서도 여아인 배아의 일상적 유산에 대해서는 도덕적으로 분노하기도 한다. 예를 들면, 인도에서는 지난 20년이 넘는 기간 동안 천만 명이 넘는 여아들이 유산되어 왔다.[16] 이러한 상황을 도덕적으로 받아들일 수 없다고 해서 반드시 유산된 여자아이도 생명권이 있다고 생각할 필요는 없다. 왜냐하면 여자아이라고 해서 태아를 유산시키는 것에 도덕적인 근거가 있다고 생각하지는 않을 것이다.

유사하게 질환이나 장애가 있다고 해서 배아를 폐기하는 것은 도덕적으로 수용할 수 없다. 왜냐하면 질환이나 장애를 가진 사람을 죽이는 것이 정당화될 수는 없기 때문이다.

박스 11.5 철학적 배경: 유추를 통한 논증

유추를 통한 논증은 두 개의 사물의 유사점을 확인함으로써 일부 다른 측면도 유사할 것이라고 결론을 내리는 것이다. 유추를 통한 논증 중 가장 유명한 논증은 윌리엄 페일리(William Paley)가 신의 존재에 대한 주장에서 사용한 것이다.

전제 1: 손목시계는 매우 복잡해서 지능적인 장인이 있어야만 한다.

전제 2: 우주는 적어도 손목시계만큼은 복잡하다.

결론: 그러므로 우주는 지능적인 장인에 의해 만들어졌다.

유추를 통한 논증은 연역논증이다. 따라서 이러한 연역논증은 결론에 대한 확신을 강화시킬 수도, 약화시킬 수도 있다(5장 참조).

나치 우생학의 부활?

착상 전 유전자 진단은 겪을 수 있는 고통을 완화시킨다기보다 그만큼의 나치 우생학이 부활하였다고 생각할 수 있다. 나치는 병이나 장애가 있는 많은 사람들을 가스실로 보냈는데, 나치의 눈에는 그러한 사람들의 삶이 무가치하게 보였기 때문이다. 이러한 이유로 나치는 전 세계로부터 지탄을 받았다.

질환이나 장애를 가진 배아를 찾아 죽이는 착상 전 유전자 진단의 시행을 용납하는 것은 나치가 저지른 짓과 똑같기 때문에 이 역시 유죄가 되지 않을까?[17]

물론 우리가 죽이려는 사람은 죽임을 당하는 것에 대해 아무것도 모르는 반면, 나치의 희생자는 자신의 임박한 죽음을 고통스럽게 잘 알고 있었다. 그렇다면 희생자에게 자신의 죽음을 의식하지 못하게 하였다면, 나치의 행동은 도덕적으로 용납할 수 있을까? 만약 희생자가 자고 있을 때 살인을 하였다면, 그것은 정당한 것인가?

이러한 행동은 바로 희생자를 위한 것이라고 주장하면서 착상 전 유전자 진단의 시행을 정당화하려 할 수 있다. 질환이나 장애 없는 삶을 선택할 수 있는 사람은 누구나, 질병이나 장애 없이 사는 삶을 선택할 것이 분명하기 때문이다.

그러나 착상 전 유전자 진단에 의한 선택은 다르다. 앞선 선택은 질환이나 장애가 있는 삶과 없는 삶을 두고 하는 선택이지 착상 전 유전자 진단과 같이 삶과 죽음 중 선택하는 문제가 아니기 때문이다.

만약 우리가 여전히 그 배아였다면 질환이나 장애를 가지고 살아가기보다는 차라리 생을 택하지 않는 쪽을 선택할 것이라고 여전히 생각할 수 있다. '나는 차라리 죽는 게 낫겠어'라는 반응은 낯설지 않다.

그러나 만약 질환과 장애가 없는 사람에게 질환과 장애를 가진 삶에 대해 살아갈 가치가 있는지 묻는다면 대부분 그렇지 않다고 부정적으로 답할 것이다. 운 좋게도 건강을 누리는 사람들은 운 나쁜 사람들이 도대체 어떻게 만족스러운 삶을 살아가고 있는지 상상할 수조차 없기 때문이다.

실제로 질환이나 장애가 있는 사람들은 상담할 필요조차 없어 보일 때가 있다('그는 설탕을 먹었나?'라는 장애인 인터뷰 프로그램에서). 페미니스트가 남성의 관점뿐 아니라 여성의 관점에 대해 경청해야 함을 설득하였듯이 장애인 인권 활동가는 몸이 건강한 사람뿐 아니라 질환이나 장애가 있는 사람들의 목소리에 귀를 기울여야 한다고 설득하고 있다.[18]

낭성섬유증(cystic fibrosis)을 앓고 있는 10대에게 자신의 삶이 가치 있는지 질문해 보자. 여러분이 운이 좋아 저녁 외출을 위해 나가려는 그녀를 붙들고 이 질문을 한다면, 그녀는 삶이 가치가 없을 것이란 추측에 대해 코웃음을 칠 것이다. 끈적한 폐의 객담을 떨어 내기 위해 격한 마사지를 하루 한 시간 동안 참아내야 하고, 식사 때마다 한 움큼의 약을 먹어야 하며, 젊은 나이에 죽음을 맞이할 수 있다는 가능성을 마음에 담고 살아야 할지라도 말이다.[19] 다운증후군을 가진 젊은 성인 몇 명을 봐도 그들은 늘 미소를 짓고 있거나 웃고 있다. 그들 역시 자신의 삶에 애정을 가지고 있음에도 불구하고 우리는 그들의 삶이 제한적일 것이라고 속단해 버린다. 마찬가지로 우리는 우리 자신이 치매에 걸린다는 생각만 해도 등골이 오싹하다고 표현하지만, 실제로 치매에 걸린 많은 사람들은 설사 그들 상태에 대한 인식은 없다 할지라도, 그들이 여전히 삶을 즐기고 있음을 명백히 확인할 수 있다.

특정 질환과 장애가 있는 사람들의 인터뷰를 보면, 오히려 그들의 삶이 무가치함과는 거리가 멀다는 것을 알 수 있다. 그들의 이야기를 통해 살 수 있는 유일한 삶이 질환이나 장애가 있는 삶이라면 차라리 죽기를 선택할 것이라는 믿음을 불식시킨다.

박스 11.6 사례연구: 크리스토퍼 놀란

크리스토퍼 놀란(Christopher Nolan)은 출생 당시 산소 결핍에 의한 뇌성마비를 앓았다. 놀란은 걸을 수도, 말할 수도, 손을 쓸 수도 없었다. 결국 짧은 생을 휠체어에서 마쳤다(2008년 43세의 나이에 사망하였다).

놀란은 열한 살 때까지 어떠한 단어로도 의사소통할 수 없었다. 그러나 이후 리오레살(Lioresal)이라는 약이 개발되어 머리띠 위에 '유니콘 막대'를 사용해서 의사소통을 할 수 있게 되었다.

1987년 어머니 버넷의 도움으로 놀란은 『*Under the Eye of Clock*』이라는 제목으로 자서전을 출간하였다. 놀란의 어머니는 그가 쓰고 싶은 문자를 고르는 동안 그의 머리를 잡고 있어야 하였다. 그는 매일 2~3페이지 정도 가까스로 써 나아갔다.

이 책으로 놀란은 휘트브레드(Whitbread) 상을 받았고 예이츠(Yeats)나 조이스(Joyce)에 버금가는 독특한 언어를 사용하여 '놀라운' 작품을 써 냈다고 칭송받았다.

여기 놀란의 글쓰는 과정에 대한 묘사가 있다.

'나의 마음은 전속력을 돌고 있는 회전식 탈수기와 꼭 같다. 나의 사고는 내 머리뼈 위로 선회하다 수만 개의 아름다운 단어들을 폭포수처럼 내 무릎 위로 쏟아낸다. 나의 의식을 가르는 총소리를 상상해 보라. 그러면 하나의 위대한 끄덕임이 다른 하나로 이어지는 무수한 고갯짓으로 드러난다.'

그렇다고 심각한 질환이나 중증 장애를 가진 삶조차 가치 있다고 하기는 어렵다. 테이삭스병(Tay Sachs disease)은 점진적으로 마비가 되면서 귀가 먹고 눈이 멀다가 4세쯤에 죽음을 맞게 되는 병이다. 설사 질환을 앓고 있는 사람의 시각에서 본다고 할지라도 이러한 삶의 가치를 상상하기는 어렵다. 소뇌의 기능이 전혀 없이 태어나는 무뇌증(anencephaly) 아이의 삶 역시 의미 있는 삶으로 보기에는 무리가 있다.

그러나 그러한 중증 질환이나 장애들이 존재한다고 해서 대다수의 유전질환이나 장애를 가진 사람들의 삶이 완전한 가치를 지닌다는 사실을 부정할 수 없다. 특히, 살아가야 할 당사자의 관점에서 보자면 말이다.

일단 이러한 사실을 인정한다면, 도덕적으로 질환이나 장애를 가진 배아를 폐기하거나 유산시키는 일이 쉽게 받아들여질 수 없을 것이다. 최소한 배아의 폐기가 그들의 고통을 완화시키기 위한 시도라는 주장은 지지될 수 없을 것이다. 착오가 아니라면 이러한 주장은 참을 수 없는 자기기만의 출발점으로 보인다.

도덕성과 의도

앞서 어떤 의도를 가지냐에 따라 나치 우생학과 부모들의 유전자 검사를 도덕적으로 구별할 수 있다고 설명하였다. 유전자 검사를 시행한 대부분의 사람들은 자신이 나치와 비교된다는 사실만으로도 기겁할 것이다.

그러나 유전자 검사를 하는 대다수 부모들의 의도가 건전하다고 해서 착상 전 유전자 진단의 도덕적 수용에 대한 논의를 매듭지을 것이라고는 생각하지 않는다. 헌팅톤병을 앓고 있는 사람을 위해 진정으로 고통을 없애 주려는 의도로 총을 쏜다고 해서 이 행위가 도덕적으로 문제가 없다고 할 수 있는가? 또한 유대인의 고통을 덜어 주기 위한 의도로 가스실을 만들었다고 해서 나치의 행동 역시 수용 가능하다고 할 수 있는가?

박스 11.7 철학적 배경: 의도와 도덕적 평가성

만약 4장을 읽었다면 실행된 행동의 의도에 대한 태도에 따라 윤리이론이 분류됨을 알 수 있을 것이다.

공리주의자는 의도가 아닌 행동의 결과에 따라 그 행동이 도덕적인지 평가한다. 반면 의무론자들은 그들의 의도에 따라 행동을 평가한다. 예를 들면, 칸트는 오직 '법칙에 대한 숭배'에 의해 완수된 행동이라면 이러한 행위는 옳다고 믿는다.

다음은 의무론적 입장을 지지할 수 있는 상상 속 상황이다.

> 두 명의 친구가 서로를 향해 길을 따라 걷고 있었다. 그들이 만난 장소에는 거지와 그녀의 아이가 앉아 있었다. 두 친구는 거지에게 1파운드의 동전을 주었다. 그들 중 한 명은 친구에게 좋은 인상을 주기 위해, 다른 한 친구는 그것이 옳은 행동이기 때문에 그렇게 하였다.
>
> 질문: 두 친구의 행동은 도덕적으로 유사한가?

공리주의자의 경우 결과에 차이가 없다면 도덕적으로 두 행동을 구별할 수 없다.

의무론자는 그의 친구에게 좋은 인상을 주기 위해 한 행동이라면 자기 본위의 행동이기 때문에 전혀 도덕적인 행동이라 볼 수 없다고 주장한다. 반면 다른 친구의 행동은 옳다고 믿기 때문에 그런 행동을 했으므로 칭송받을 만하다고 주장한다.

덕윤리학자 역시 그의 친구에게 잘 보이기 위해 한 행동은 덕 있는 행동이 아니므로 두 행동을 구별할 수 있다.

질환과 장애가 있는 사람 돌보기

질환이나 장애가 있는 배아를 골라 내기 위한 유전자 검사가 아이를 고통으로부터 구제하기 위함이라는 주장이 온당하지 않다면, 우리 자신의 고통을 완화시키기 위한 노력이라고 주장할 수 있다. 부모들의 생각이 질환이나 장애가 있는 아이를 키우다가 봉착할 결혼생활의 위기나 그 아이로 인해 자신의 다른 아이들이 받게 될 피해에 이를 때, 아픈 아이를 골라 내려 할 수 있다. 또는 그러한 아이에게 자신들이 괜찮은 부모가 될 수 없거나, 그렇지 않으면 단순히 그러한 아이를 돌봐야 하는 자신들의 삶이 의미가 없다고 믿기 때문이다.[20]

선별로 태어난 아이가 가치 있는 삶을 영위할 것이라는 믿음을 강화시키는 다양한 종류의 동기를 생각해 낼 수 있다.

많은 사회에서 질환이나 장애를 가진 쇠약한 사람을 돌보는 사람들의 삶은 견디기 힘들 정도로 고통스러울 수 있다. 그들을 돌봐야 하는 보호자는 사회생활이 없고, 직장도 포기해야 하며, 그럼에도 한 푼의 보상도 없고, 알량한 보호자의 의무로 인해 끊임없이 견뎌야 하는 좌절감에 대한 불만만 있을 수 있다. 일부 보호자는 간병 보호자 역시 질병 자체에 의해 고통받는 사람만큼 거의 무능력한 상태가 될 수 있다고 주장한다.

간병 보호자가 되는 운명을 피하기 위해 착상 전 유전자 진단을 시행하고 배아를 선별하는 것을 도덕적으로 경멸할 수 있을까? 그러한 사람을 나치와 비교할 수 있을까? 대부분의 사람들은 그렇게 생각하지 않을 것이다. 평생 돌봐야 할 아이를 낳기로 결정한 부모는 의무 이상의 행동이므로 특별히 칭찬할 만하다(박스 11.8). 그렇다고 이러한 아이를 낳을 수 없다고 판단한 사람들의 행동을 비난하는 것도 옳지 않다.[21]

박스 11.8 철학적 배경: 의무 이상의 행동

우리는 다음의 행동을 도덕적으로 범주화할 수 있다.

- 행하면 좋고 행하지 않으면 안 좋은 행동(필수의)
- 행해도 좋지 않고 행하지 않아도 좋지 않은 행동(허용되는)
- 행하면 나쁘고 행하지 않으면 좋은 행동(금지된)

그러나 일부 철학자들은 또 다른 범주를 더하기를 원한다.

- 행하면 좋지만 행하지 않았다고 해도 나쁘지 않은 행동

마지막 범주는 의무 이상의 행동이라고 한다. 여러분이 직무 범위를 넘어서는 의무 이상의 행동을 수행한다면 도덕적으로 여러분에게 요구된 것 이상을 하는 것이다.

다른 사람들을 구하기 위해 수류탄 위로 자신의 몸을 던진 병사는 의무 이상의 행동을 수행한 것이다. 그의 행동은 도덕적으로 요구될 수 없는데, 그렇게 하지 않았더라도 그를 탓할 수 없기 때문이다.

그것은 '성인'이나 '영웅'의 호칭에 걸맞는 의무 이상의 행동 수행이다.

물론 그 아이를 돌봐야 하는 사람은 부모만이 아닐 것이다. 언젠가 부모가 죽었을 때 국가도 그 아이에 대한 책임을 회피할 수 없을 것이다. 다른 곳에 사용할 수 있는 돈을 출생 선별을 위한 유전자 검사로 태어나지 않았을 아이를 돌보기 위해 사용해야 한다. 더욱이 그들을 위해서는 건강한 사람보다 더 많은 자원을 사용해야 하기 때문에, 그들을 태어나게 한다면 우리 모두 힘들 수 있음은 분명하다.

그렇다고 질환이나 장애가 있는 배아의 폐기를 허가하는 도덕적 허가증을 허용한다면, 이는 태어날 사람의 고통을 덜어 주기 위함이 아니라, 그러한 사람을 돌봐야 하는 사람의 고통을 덜어 주고 사회가 짊어져야 할 부담을 피하기 위함이지 않을까?

박스 11.9 활동: 연구

케어러스 UK(Carers UK, http://www.carersuk.org/Home)나 환자 보호자를 위한 프린세스 로열 기금(Princess Royal Trust for Carers, http://www.carers.org/)과 같은 기관의 웹사이트에 방문해 '채팅창'에 들어가거나 많은 환자 보호자들이 올린 글을 읽어 본다.

왜 이런 정보가 필요한지 양해를 구하고 그들의 삶에서 가치 있는 것을 묻는 글을 올릴 수 있다.

이러한 정보를 수집해서 환자 보호자의 삶이 어떤지 500단어의 짧은 글을 작성해 본다. 특히, 환자를 돌보는 데 있어 어려운 점이 질환이나 장애가 있는 배아를 폐기하기 위해 착상 전 유전자 진단의 활용을 정당화할 수 있는지도 포함시켜 본다.

돌봄에 대한 사회적 지위

이 지점에서 또 다른 질문이 제기될 수 있다. 질환이나 장애가 있는 사람을 돌보는 일이 너무 고통스러워 차라리 질환과 장애가 있다는 이유로 그들이 누릴 수도 있었던 삶을 박탈해 버리는 것이 낫다고 느낀다면, 이는 그런 사람들이 살고 있는 사회가 잘못되었기 때문이지 않을까? 돌봄이 필요한 사람들을 이 사회에서 없애 버리는 것이 돌봄에 대한 고통에 대처하는 유일한 방법이라고 여기는 우리의 가치관에 문제가 있는 것은 아닐까?

또한 다른 사람들을 돌볼 필요를 세상에서 제거해 버리는 것 자체가 결코 성공적일 수 없음을 기억해야만 한다. 어렸을 때나 나이가 들었을 때, 그리고 사고를 당하는 사람이 있는 한, 이 세상에 도움이 필요 없는 사람은 없다. 그렇다면 돌봄 행위에 가치를 더하면 더할수록, 돌봄으로 인한 고통이 줄어들지 않을까? 사실 이에 관련된 유일하면서 진실로 도덕적인 행위가 무엇인지 재정의함으로써 아픈 사람을 돌보는 사람들이 사랑하는 사람을 돌보면서도 자신의 삶을 가치 있게 살도록 도울 수 있다.

돌보는 사람들의 처우가 훨씬 개선되기만 한다면, 부모들은 특별한 돌봄이 필요한 배아들을 골라내겠다고 불편함을 무릅쓰면서까지 착상 전 유전자 진단이나 시험관 시술을 하고자 하지 않을 것이다. 또한 그러한 과정은 그들도 늙거나 무기력해질 때 결국 사랑하는 사람들에게 그들 자신도 짐이 되고 마는 것이 아닌가 하는 두려움을 확실하게 떨쳐 내는 데 도움이 될 것이다.

박스 11.10 활동: 영화 보기

「로건의 탈출(Logan's Run)」이란 영화를 찾아서 본다(30세 이상의 사람들을 사회의 짐이 되지 않기 위해 제거하는 내용이다). 그 영화에 대해 500단어 정도로 글을 써 본다. 특히 짐이 될 수 있는 사람을 제거하는 것이 수용될 수 있는지 고려해 본다.

이러한 질문은 다음 질문으로 이어질 수 있다. 장애가 발생할 수 있는 질환과 상태에 있는 사람에 대한 사회적 책임은 어디까지인가?

질병과 장애의 사회적 성격

일부 장애인 인권 활동가는 사회의 존재 이유가 장애인을 위한 다양한 조건을 마련하기 위함이라고 말할 것이다.[22] 다음은 1970년대 필자가 쓴 편지에서 발췌한 내용이다.

'스웨덴에 도착했을 때 나는 휠체어 탄 사람들이 많은 것을 보고 놀랐다. 그들은 어느 곳에나 있는 것 같았다. 나는 이것이 무엇을 의미하는지 생각해 보았다. 스웨덴식 양육 환경에 특별한 무엇이 있는 것인지, 아니면 스웨덴이 유독 사고율이 그렇게 높은 것인지 말이다. 얼마 후 진실을 깨닫게 되었다. 스웨덴은 영국보다 휠체어 사용 비율이 높기 때문이 아니라, 휠체어를 탄 사람들이 밖에 더 많이 나오기 때문이었다.'

필자는 도표를 통해 사회적 환경으로 인해 신체 장애가 영구적 장애가 되는 비율을 보여 주었다. 스웨덴에서 휠체어를 타게 된다면 다른 나라보다 영구적 장애로 진행되는 확률이 현격히 낮았는데, 그 이유는 스웨덴에서는 휠체어를 탄 사람들을 잘 돌봐 주기 때문이다.[23] 만약 사회에서 휠체어를 탄 사람들을 잘 돌보지 않는다면 그러한 사람들은 곧 우리의 시야에서 사라지게 될 것이고, 보통 사람들이라면 충분히 누릴 만한 활동, 예를 들면 극장에 가거나 기차를 타고 여행을 가는 것과 같은 활동 등에서 제외되고 말 것이다. 만약 사회에서 그러한 사람을 잘 돌보지 않는다면 처음에는 단지 걷지 못했을 뿐인 상태가 결국 모든 활동에 대해 불능의 상태로 악화되어 버릴 것이다.

다음 이야기는 이 문제에서 좀 더 진전되었다. 조나단 글로버(Jonathan Glover)[24]의 훌륭한 책 『아이 고르기: 유전자, 장애 그리고 설계(*Choosing Children: Genes, Disability and Design*)』에서는 19세기 후반 155명 중 한 명꼴로 청각장애인이 태어난 마서즈 빈야드(Martha's Vineyard)에 대해 그리고 있다. 1985년 작성된 보고서에 따르면, 많은 사람이 청각장애인이었던 그 마을은 들을 수 있는 사람도 수화를 사용할 수 있었기 때문에 청각장애인과 비장애인이 거의 무의식으로 대화를 하면서 서로 '어우러지게' 되었다. 청각장애인이 많았기 때문에 어떤 사람은 인터뷰에서 '그러한 사람들은 불구가 아니라 단지 청각장애인일 뿐이다'라고 말할 정도로 문제는 크지 않았다.

'정상적인' 사람들과 구별되는 사람은 불능의 상태가 아닌 단지 다를 뿐이라는 관점을 수용하고 그러한 관점에서 그들을 돌보기 시작하려 한다면, 단지 차이가 있을 뿐인 사람들을 '폐기'하기 위해서 시험관 시술을 시도하려는 동기는 줄어들 것이다. 이렇게 되면 신체적 손상을 가진 사람들의 삶에 대한 의지가 더 분명해지고, 그에 따라 그들의 자립이 훨씬 더 쉬워질 것이며, 우리의 도움을 훨씬 덜 필요로 하게 될 것이다.[25]

물론 다양한 육체적 손상이 장애로 이어지는 결과를 줄인다 할지라도 여전히 유전질환에 대해 우리가 할 수 있는 것들은 거의 없다고 주장할 수 있다.

그러나 여기서 유전질환을 치료하기 위해 더 많은 노력을 쏟아 왔는지에 대해 자문할 필요가 있다. 물론 유전질환을 지닌 채 태어난 아이가 적으면 적을수록 제약회사가 이 질환에 대한 치료책을 찾기 위해 시간과 돈을 투자하려는 동기가 줄어들 것이다.[26] 우리가 치료책을 찾을 수 있는 확률이 낮으면 낮을수록 이 질환을 가진 배아를 폐기하는 것이 더 합리적인 결정일 수 있다.

착상 전 유전자 진단이나 그와 같은 기술을 무기로 나머지 사람들에게 짐이 될 만한 사람을 훨씬 쉽게 제거할 수 있도록 하고, 그러한 제거가 우리가 취할 수 있는 이치에 닿는 유일한 길이라면 앞으로도 쉽게 그 길을 따라 걷게 될 것이다. 일단 이렇게 생각하기 시작하면 어떠한 종류의 고통도 용납하지 않는 상황으로 우리를 몰고 갈 수 있다. 그러나 긴 시간의 고통은 종종 지혜를 위한 필수적인 전조로 보여진다.[27] 아마도 우리 중 많은 사람은 역경을 통해 더 나은 사람으로 다시 태어난 사람에 대한 이야기를 들어 봤을 것이다.

그러므로 이쯤에서 멈추어 질환이나 장애가 있는 아이를 선별하기 위한 유전자 진단에 대해 다시 생각하는 것이 이러한 질병과 장애를 대하는 올바른 반응이라고 할 수 있다. 결국 과학과 기술은 질병과 장애를 치료하거나 그로 인한 후유증을 감소시키기 위한 범위 안에서만 효과적으로 사용할 수 있다. 사회가 육체적 손상이 영구적 불능상태로 이어지지 않게 하는 한, 어느 누구도 '짐'이 되는 수치감으로 괴로워할 필요는 없을 것이다.

박스 11.11 사실에 입각한 정보: 「장애인차별금지법」

1995년 「장애인차별금지법」[28]이 영국에서 실행되었다. 이 법은 장애인들이 다음과 같은 상황에서 차별받지 않을 권리를 규정하였다.

- 지방정부, 병원, 가게, 호텔, 은행, 술집, 우체국, 극장, 미용실, 예배장소, 학교, 법원 그리고 유희 집단과 같은 자발적 집단에서 제공하는 모든 재화와 서비스에 접근은 물론, 학교에서 제공하는 비교육 과정에 따른 서비스 역시 포함한다.
- 토지나 영토의 구매나 임대에 관한 것
- 사적 클럽에 접근하거나 일원이 되는 것
- 공공 단체의 기능에 접근하는 것

「장애인차별금지법」하에 서비스 제공자가 장애인이라는 이유로 다른 사람과는 다르게 덜 호의적으로 대우한다면 이 역시 불법이다.[29]

이러한 법률하에서 서비스 제공자는 장애인이 다음과 같은 서비스에 접근할 수 있도록 필요한 모든 '합리적인 조정'을 이루어야 한다.

- 청각장애인을 위해 보청기를 제공한다.
- 이메일이나 전화로 티켓을 예매할 수 있도록 옵션을 만든다.
- 장애인 인식을 향상시키기 위해 직원 교육을 제공한다.
- 시각장애를 가진 사람들을 위해 더 크고 분명한 글씨체를 제공한다.
- 계단뿐 아니라 건물 입구에 휠체어가 이용 가능한 경사로를 설치한다.

다른 사람에게는 제공하는 서비스를 장애인에게는 거절하거나 제공하지 않는다면, 특별히 정당한 사유가 없는 한 차별이라고 볼 수 있다.

차이인가, 장애인가?

충분히 없앨 수 있는 장애의 경우에 대한 우려로 이미 논의한 파국으로 다다르는 논쟁을 다시 시작할 수 있다.

우리는 앞서 성별이 여성이라는 이유로 유산이 일상처럼 행해지는 문화에 대해 사람들이 느끼는 분노에 주목하였다. 여성으로 사는 삶은 가치가 있을 수 없다는 생각을 거부하기 때문에 분노하는 것이다. 여성이라는 성별이 일종의 장애라는 생각을 거부하고, 그것은 다만 차이에 불과할 뿐이라고 보는 것이다.

그러나 여성이라는 성별을 거부할 수 없는 장애로 취급하는 문화가 있다. 해가 바뀌어도 아이를 낳는 것 말고 다른 선택권이 없으며, 집 밖의 일 역시 선택지도 없이 가난 때문에 어쩔 수 없이 해야만 한다면, 그리고 일말의 보람도 없는 상황이라면 여러분은 이러한 문화에서 여성으로 태어나고 싶은가? 2007년 아프가니스탄에서 적어도 184명의 여성이 그들이 현재 살고 있는 삶을 계속 살아가느니 차라리 분신 자살로 생을 마감하는 게 더 낫겠다고 선언한, 탈레반이 지배하는 그 땅에서 여성으로서 살길 원하겠는가?[30]

동성애자 역시 우리와 전혀 차이가 없는 사람이라고 여기지만, 일부 사회에서는 동성애자를 의심할 여지없이 장애라고 생각한다. 예를 들면 이란에서는 동성애자라는 이유로 15세의 어린아이를 교수형에 처할 수 있다.[31]

당연히 이러한 사회는 잘못된 사회라고 말하고 싶을 것이다. 여성의 삶이나 동성애자의 삶은 본질적으로 장애와는 전혀 상관이 없다고 주장할 것이다. 만약 여성이나 동성애자가 되는 것이 장애라고 한다면 이는 사회가 그들을 그렇게 규정했기 때문이다. 여성이거나 동성애자라는 이유로 태아를 유산시키는 행위가 당연하게 받아들여지지 않게 하기 위해 사회를 변화시키기 위한 노력이 해결책이 될 수 있다.

바로 이 지점에서 환자나 장애인에 대한 우리 자신의 태도가 다른 문화권에서 여성이나 동성애자에 대한 태도와 유사하다는 생각을 할 수 있다. 아마도 우리의 증손자는 나치의 유대인에 대한 시선이나 탈레반의 여성에 대한 시선과 마찬가지로 신체적 장애가 있는 사람에 대한 우리의 시선에도 매우 심한 편견이 있다고 생각하지 않을까?

장애인이 되는 상상이나 장애가 있는 사람을 돌봐야 하는 상상이 언제나 재앙처럼 느껴진다면, 실제 현실이 그렇기 때문에 우리 사회의 맥락 속에서 만들어진 상상이다. 그러나 두 상상 모두 현실이 되어야 할 명백한 근거는 없다. 육체적 손상이 불능 상태로 이어지지 않도록 하기 위해서 사회가 엄청난 비용과 변혁을 감수해야 함은 의심할 여지가 없다. 그러나 여성의 투표권에 대한 보장 역시 쉽거나 비용이 적게 들었던 것은 아니다.

박스 11.12 활동: 집단 토론

앞에서 고려했던 유추에 대해 다시 고찰해 보자.

> **전제 1:** 여성이라는 성별이 조기 태아를 유산시키는 데 도덕적으로 수용 가능한 근거는 아니다.
>
> **전제 2:** 질병이나 장애가 있기 때문에 태아를 유산시키는 행위는 여성이기 때문에 태아를 유산시키는 행위와 같다.
>
> **결론:** 질병이나 장애의 존재가 초기 태아의 유산에 대한 도덕적 수용의 근거는 아니다.

이 주장의 두 번째 전제가 사실인지에 대해 토론한다. '여성'을 '동성애자'나 또 다른 조건으로 바꿔서 토론함으로써 참여자에게 더 의미 있는 토론이 될 수 있도록 한다.

선호에 따른 선별

최근 영국에서 청각장애가 차이인지 장애인지에 대해 광범위한 논의가 진행되었다. 이 논쟁은 청각장애인 부부가 청각장애 아이를 갖기 위한 착상 전 유전자 진단을 시행하면서 촉발

박스 11.13 사례연구: '당연히 청각장애인 부부는 청각장애 아이를 원할 수 있다'

http://www.independent.co.uk/voices/commentators/dominic-lawson/dominic-lawson-of-course-a-deaf-couple-want-a-deaf-child-794001.html

BBC의 존 험프리(John Humphrys)는 어떠한 방송인보다 더 능숙하게 분노를 실어 날랐다. 어제 험프리에게 특종을 선사한 사람은 정치인이 아니었다. 그는 토마토 리치(Tomato Lichy)라는 이름의 남성이었다. 그 프로그램의 청취자는 결코 리치의 목소리를 들을 수 없었다. 그는 오직 수화로 묻는 험프리의 질문에 대답했고 대답 역시 수화 통역자에 의해 영어로 통역되어 전파를 탔다.

토마토 리치와 그의 부인 파울라(Paula)는 둘 다 청각장애인이고, 그들의 첫째 아이 몰리(Molly)도 마찬가지이다. 아내 파울라가 40대이기 때문에 둘째 아이를 갖기 위해서는 시험관 시술밖에 없다고 그들은 생각하였다. 그들은 청각장애아를 강력히 원했기 때문에 이를 위한 시험관 시술 준비도 마친 상태였다.

이 지점에서 정치적 논란이 불거졌다. 정부는 새로운 인간 수정과 배아를 위한 권리장전을 표결에 부쳤다. 14/4/9절에 '심각한 육체적 · 정신적 장애, 중대한 질병 혹은 다른 심각한 의학적 문제가 있거나 진전될 수 있는 상태를 포함해서 유전자, 염색체 또는 미토콘드리아의 이상이 발견된 사람이나 태아는 그러한 이상이 없는 사람보다 선호되어서는 안 된다.'라고 명시되어 있다.

토마토 리치는 험프리에게 그들이 이식하기를 바랐던 바로 그 배아를 폐기해야만 하는 법적 의무가 있다고 설명하였다. 그리고 '나는 들을 수 있는 배아를 선호해서 들을 수 없는 배아를 폐기하도록 하는 이러한 과정을 진행할 수 없었다'면서 리치는 이러한 법률은 청각장애인에 대한 차별이라고 주장하였다. 그의 말은 확실히 옳았다.

입안자는 구절에 대한 주석을 다음과 같이 덧붙였다. '영국 밖에서는 자발적으로 청각장애아를 가지기 위해 청각장애인 기증에 대한 선택이 보고되어 왔다. 이 조항은 유사한 목적을 위해 시행하는 (배아) 선택을 금지할 것이다.'

다음은 청각장애인인 미국의 레즈비언 커플 샤론 더치뉴(Sharon Duchesneau)와 캔디스 매컬로(Candace McCullough)가 청각장애에 대한 가족력을 가지고 있는 정자 기증자를 선택한 사례이다.

더치뉴와 맥컬로에 대한 『랜셋(*Lancet*)』에서의 인터뷰는 이메일로 이루어졌다. '대부분의 윤리적 쟁점은 농아가 되는 것에 대한 부정적 관점에서 우리의 이야기를 바라보기 때문에 생긴다. 사람들은 자신의 관점에 따라 불구인 청각장애 아이를 낳고자 하는 바람은 비윤리적이라고 가정한다.'

'우리의 관점에서는 듣지 못한다는 것은 여러 가지 측면에서 긍정적일 수 있다. 청각장애가 시각장애나 정신지체와 같은 선상에 있다고 보지 않는다. 오히려 청각장애인은 유대인이나 흑인에 더 가깝다고 본다.'

이는 '문화적 청각장애'의 개념에 대한 명쾌한 설명이다. 이러한 철학의 지지자들은 청각장애인 역시 '언어적 공동체'의 구성원이라고 믿는다. 리치는 존 험프리가 '농아 놀이(deaf plays)'의 진가를 제대로 알아보지 못한다는 게 '유감'이라고 표현하였다. 지지자들은 또한 그들을 또 다른 언어의 측면에서 민족적 소수자라고 규정하였다. 이로 인해 가장 은밀하게 자행되는 인종주의와 유사하게 배아를 제거해 버리려는 법률적 시도를 가능하게 한다.

명백한 논리로 보자면, 청각장애는 장애가 아니라는 주장은 자명한 오류이다. 우리에게 가장 가치 있는 감각의 부재는 실제적으로 많은 불이익을 가져다 준다. 청각장애 소년에게 군인이나 소방수가 되고 싶은 꿈은 그야말로 공상일 수밖에 없는 것이다. 험프리는 귀의 통증을 참아가며 작곡한 베토벤의 음악을 결코 즐길 수 없을 것이라는 사실을 토마토 리치에게 알려 주려 하였다.

그러나 일생 동안 음악을 결코 들을 수 없다면 그것을 잃었다고도 할 수 없다. 필자는 완전히 아무 소리도 들을 수 없는 사람을 몇 명 알고 있는데, 그들은 그것에 대해서 일말의 아쉬움조차 표현하지 않았다. 오히려 그들의 유일한 걱정거리는 정적이라기보다는 '소음'을 들어야만 하는 상태이다. 선천적인 청각장애인에게 듣지 못하는 것이 '고통'일 것이라는 생각은 우리의 단순한 억측일 수 있다.

청각장애아가 될 수 있는 배아의 이식이 자발적 신체 훼손과 같을 수는 없다. 이것은 배아를 '만들어진 청각장애아'가 되게 하는가 마는가에 관한 선택의 문제가 아니다. 청각장애아가 될 확률이 낮은 배아를 위해 이미 존재하는 배아를 폐기하느냐 마느냐에 관한 것이다.

여기서 진정한 쟁점은 정부가 리치로 하여금 그들의 배아를 선택하거나 거부하도록 강제할 수 있는지에 관한 것이다. 필자는 리치 부부가 그들과 가장 닮을 수 있는 배아에 대한 선택을 왜 금지시키는지 이해할 수 없다는 항변이 놀랍지 않다.

존 험프리는 대부분의 사람들은 그들의 요구가 상당히 이기적이라고 생각할 것이라고 주장하였다. 리치와 그의 부인은 청각장애 아이를 원할 수 있지만, 그 아이 본인에 대한 생각은 하지 않는 것인가? 필자는 이 아이가 다른 대안이 이 세상에 결코 존재할 수 없는 것이라고 충분히 이해할 정도로 지적일 것이라는 데 의문이 있다.

되었다. 이 논쟁에 대해 박스 11.13에 기술된 신문 기사를 읽어 보면서 고려해 보고자 한다. 리치와 그의 부인은 듣지 못하는 것은 장애가 아니라 단지 차이일 뿐이라고 믿는 것이 확실해 보였다. 그렇다면 청각장애일 수 있는 아이를 골라내기보다는 바로 그 아이를 선택하는 것이 왜 안 된다는 말인가? 같은 이유로 동성애자 커플은 동성애자인 아이를 선택하기를 원할 수 있다. 많은 부모는 여러 가지 측면에서 아이가 자신을 닮기 바랄 것이며, 특히 그들이 자신의 정체성에서 중요하다고 생각하는 부분에서는 더욱더 그렇다.

박스 11.14 활동: 악역 담당하기

토마토와 파울라 리치는 청각장애 아이를 선택할 수 있어야 한다.

참여자는 자신의 신념에 따르지 않고, 이 주장에 대해 찬성과 반대 입장에 서도록 한다. 그렇지 않으면 모든 참여자가 동참할 수 있도록 자유롭게 의견을 나누도록 한다.

구세주 아기

시험관 시술과 착상 전 유전자 진단은 다른 사람과 면역학적으로 일치되는 배아를 선별하기 위해 사용하는데, 바로 그 사람을 치료하기 위해 채취한 줄기세포를 제공할 수 있다.[32] 예를 들면 시험관 시술과 착상 전 유전자 진단을 통해 태어난 '구세주 아기(saviour siblings)'는 형제자매의 생명을 구할 수 있는 아이이다.[33]

박스 11.15 사례연구: 휘터커 가족

제이미 휘터커(Jamie Whitaker)는 2003년에 그의 오빠인 찰리(Charlie)의 생명을 구하기 위해 태어났다.[34]

찰리는 다이아몬드-블랙판 빈혈(Diamond-Blackfan anaemia, DBA)을 앓고 있는데, 이 질환은 면역학적으로 일치하는 기증자에게 줄기세포를 이식받지 않는다면 치료하기 힘든 희귀 유전질환이다.

부모인 미셸(Michelle)과 제이슨(Jayson)은 찰리와 유전적으로 일치하기를 희망하여 시험관 시술을 시행했으며, 현재의 제이미가 될 배아를 선택하였다.

영국 인간 배아와 수정 관할 기관에서는 태어나지 않은 아이에게 직접적 이익이 없다는 이유로 휘터커 부부의 지원을 승인하지 않았기 때문에 결국 이 부부는 시술을 위해 미국에 가야만 하였다.[35]

이런 이유로 착상 전 유전자 진단의 시행을 금지해야 한다는 주장은 구세주 아기가 다른 사람의 목적을 위한 수단이 되어서는 안 된다는 관념에 기초한다. 사실 '구세주' 아기가 부모와 형제자매의 목적을 위한 수단이 된다는 것은 부정할 수 없어 보인다.[36] 4장을 복습함으로써 칸트의 필요조건에 대해 다시 상기할 수 있다.

구세주 아기의 도덕적 수용 가능성을 판단하기 위해서는 항상 다른 사람을 목적으로 대해야 한다는 칸트의 필요조건에 맞추어 목적을 위해 그들을 수단으로 대하는지에 대한 인식이 중요하다. 중요한 일을 해달라고 그들에게 부탁한다면, 여러분은 자신의 목적을 위한 수단으로 그들을 대우하는 것이다. 칸트의 관점에서 중요한 점은 그들을 목적으로 대하는 것이다. 만약 그들에게 중요한 일을 부탁하려 할 때, 여러분은 그들에게 거절할 수도 있는 선택권을 함께 줌으로써 그들을 목적으로 대할 수 있다. 펜을 빌려 달라는 사람의 요청에 답하는 사람은 누구나 다른 누군가의 목적에 수단으로 자신을 대하도록 허락하는 것이다. 그러나 그의 의지대로 펜을 빌려 주기를 선택한다고 한다면, 이 또한 그가 스스로를 목적으로 대하는 것일 수 있다.

그러나 자신의 사용에 대한 동의를 구세주 아기에게 구하기는 불가능하다. 그 아기가 태어나기 전에는 동의를 구할 대상이 세상에 존재하지 않기 때문이다.[37]

미끄러운 경사길 논리의 조짐이 또 보인다. 줄기세포에서 일치하는 면역체계를 가진 아이를 선별하기 위한 시험관 시술과 착상 전 유전자 진단 시행을 수용한다면, 형제자매에게 이식할 수 있는 한쪽 신장이나 간의 일부를 제공해 줄 아이를 가지도록 허락할 수 있을까? '구세주 아기'의 윤리적 수용에 대한 토론 중에 영국의 인간 수정 및 배아 발생 기구 의장은 그러한 형제자매들을 차라리 '예비용 부품 자매' 혹은 '주문형 양육 형제'라고 부르는 것이 낫겠다고 말한 바 있다. 그러한 목적을 위한 아이의 활용에 대해 허용할 수 있을까?

물론 어떠한 사람도 다른 사람의 목적을 위한 수단으로 태어나느니 차라리 태어나지 않겠다고 하는 사람은 없을 것이라고 생각할 수 있다. 그러나 이러한 주장은 일반적으로 사실이 아닐 수 있다. 왜냐하면 다른 사람의 목적을 위한 수단으로서의 방법과 범위에 달려 있기 때문이다. 일단 목적에 맞게 활용한 후 구세주 아기를 소홀히하거나 학대한다면, 혹은 특별한 이유로 목적에 활용되는 것을 금지시키거나 거부한다면, 구세주 아기의 활용은 도덕적으로 수용할 수 없게 된다. 왜냐하면 칸트의 금언에 따라 아이를 다른 사람의 목적을 위해 수단으로만 대우하는 것이기 때문이다.

그렇다면 어디부터가 도덕적으로 수용할 수 없는 한계선일까? 어떤 단계에서 다른 사람의 건강을 위한 수단으로서 아이의 활용을 멈춰야 할까? 아예 구세주 아기를 금지함으로써 그 선을 긋기는 어려울까?

박스 11.16 활동: 감상문 쓰기

조디 피코울트(2009)의 『*My Sister's Keeper*』를 읽어 본다(영화도 있는데 그렇게 추천할 만하지는 않다: http://www.imdb.com/title/tt1078588/). 이 책을 읽고 500단어 정도의 감상문을 쓰거나 토론을 재개하는 데 활용해 본다.

성별을 위한 선택

우리는 이미 여성이 남성보다 본질적으로 가치가 떨어진다고 믿는 많은 문화권에서 여성이라는 이유로 많은 배아들이 버려지는 현실을 알고 있다. 그렇다고 모든 성별에 따른 선택이 그러한 믿음에 의해 이루어지지는 않는다. 일부 부모들은 가족의 조화를 이룰 목적으로, 또는 혈우병과 같은 반성 유전질환을 피하기 위해 성별 선택을 희망한다.[38]

'가족의 조화'를 위한 목적으로 부모의 배아 선택을 허가하는 것에는 두 가지 문제점이 있다.

(i) 본질적으로 특정 성별을 더 선호하는 사람들로부터 순수한 목적으로 성별 선택을 하고자 하는 사람을 분리해 내기가 어렵다.
(ii) 남성과 여성의 수가 거의 비슷해야 사회적으로 의미가 있고, 자연스러운 것이다.

첫 번째를 감안하면 두 번째는 자연을 거스르지 않기 위한 좋은 구실이다. 이러한 이유로 많은 국가에서는 아이의 성을 선택하기 위한 착상 전 유전자 진단(정자 선택과 같은 다른 방법도 마찬가지)을 금지한다.[39] 그렇다고 아기 성별 선택을 허용하는 국가로 시술을 위한 여행을 떠나는 것까지 금지시키지는 않는다.

박스 11.17 활동: 집단 토론

2001년에 앨런(Alan)과 루이스 매스터턴(Louise Masterton)은 영국의 인간 수정 및 배아 발생 기구에 아이의 성별을 선택하기 위해 착상 전 유전자 진단과 시험관 시술을 시행하는 것을 허락해 달라고 청원하였다.[40] 매스터턴 부부는 4명의 사내아이가 있었고, 15년 후에는 그토록 열망하던 딸 니콜(Nicole)을 얻었다. 그러나 니콜은 화재로 4세에 죽고 말았다. 매스터턴 부부는 또 다른 딸을 위해 유전자 선별을 강력히 원하였다.

매스터턴 부부의 바람을 허락해야 하는가?

착상 전 유전자 진단과 생명이 발생하는 초기에 일어날 수 있는 문제에 수반되는 다양한 윤리적 · 사회적 문제에 대한 토론을 살펴보았다. 다음 장에서는 삶의 마지막에 떠오르는 문제에 대해 살펴볼 것이다.

요약

- 유전학적 기술에 의한 질병의 제거와 착상 전 유전자 진단을 통해 질병을 가진 배아의 제거를 구별하였다.
- 만약 배아의 생명권을 인정하지 않더라도 착상 전 유전자 진단을 거부할 수 있다고 설명하였다(우리는 질환이나 장애가 있을 수 있는 유전적 구조를 가진 배아의 제거를 반대하기 때문이다).
- 나치의 우생학과 질환과 장애를 가진 배아 제거를 위한 착상 전 유전자 진단 시행 사이의 유사점을 고려하였다.
- 좋은 의도라면 나쁜 행동도 옳은 행동으로 바뀔 수 있는지 숙고하였다.
- 누군가를 돌봐야만 하는 신체 건강한 사람들의 부담을 덜어 주고 필요 밖의 자원을 제공해야 하는 사회적 필요를 경감시킨다는 이유로 착상 전 유전자 진단을 도덕적으로 수용할 수 있는지 고려하였다.
- 사회가 육체적 손상의 어느 범위까지를 장애로 보는지에 대해 의문을 가져 보았다.
- 다른 문화에서 장애로 보는 것을 일부 문화에서는 단순히 차이라고 본다는 사실에 대해 숙고해 보았다.

더 생각해 볼 문제

원하지 않는 특질을 가진 배아를 골라내기 위해 착상 전 유전자 진단의 시행을 허가한다면 부모들이 사소한 이유로 배아를 폐기하기 위해 이러한 기술을 사용하도록 유도하는 꼴이 되지 않겠는가?

행동의 도덕성을 평가하는 데 있어 의도를 어느 정도까지 감안해야 하는가?

초기 배아는 생명권이 없다고 가정한다면 배아를 폐기해 버릴 수 있는가?

부모는 질환이나 장애가 있는 아이를 돌보지 않기로 결정할 수 있는 권리가 있어야 하는가?

어디까지 사회의 구조 때문에 생겨나는 장애로 볼 수 있는가? 어떠한 육체적 손상도 결국 장애로 악화되지 않는 사회가 있을 수 있는가?

형제자매의 생명을 구하기 위한 아이를 세상에 태어나도록 허용할 수 있는가?

자연이 스스로 성별의 균형을 맞춘다면 성별 선택의 허용은 근시안적 행동인가?

아들이 네 명인 가족이 다음에 낳을 아이의 성별을 선택해서는 안 되는 이유가 있는가?

추가 활동

영국의 「여성의 시간(Women's Hour)」이라는 프로그램의 핵매핑 논의 부분을 들어 본다(http://www.bbc.co.uk/radio4/womanshour/04/2009_27_tue.shtml).

친구 혹은 가족을 대상으로 성별에 따른 배아 선택을 허용해야 하는지에 대한 의견을 조사해 본다.

착상 전 유전자 진단과 우생학에 대한 발표를 파워포인트를 사용해서 준비해 본다.

장애의 유무 자체가 사회의 구성적 개념이라는 것에 대해 동의하지 않는 사람과 짝을 지어 토론해 본다.

근처에 환자 보호자 센터가 있는지 찾아본다. 그리고 환자를 돌보는 책임에 대해 보호자를 인터뷰할 수 있는지 의뢰해 본다.

장애인 권리 운동에 관한 웹사이트를 검색해 본다.

크리스티 놀란의 책 『*Under the Eye of Clock*』을 읽고 감상문을 작성해 본다.

하루 종일 안대를 끼고 짝의 도움을 받아 시각장애인이 된다는 것이 어떤 것인지 경험해 본다. 다음 날은 짝 역시 동일한 경험을 할 수 있도록 돕는다.

고통을 완전히 제거하는 것이 옳은 일인지에 대한 논쟁을 정리해 본다.

주석

1 http://www.sanger.ac.uk/about/history/hgp/. The website of the Human Genome Project.
2 http://www.hfea.gov.uk/PGD.html. The HFEA on PGD.
3 http://www.timesonline.co.uk/tol/life_and_style/health/article5004111.ece. A *Times* report on karyomapping.
4 http://www.patient.co.uk/health/Pre-natal-Screening-and-Diagnosis-of-Down's-Syndrome.htm. A website about PGD and Down's Syndrome. http://www.down-syndrome. org/editorials/2087/. Research from Down Syndrome Education International.
5 http://www.down-syndrome.org/editorials/2087/. Research from Down Syndrome Education International.
6 The Children's Mercy Hospital in Kansas City, Missouri, have produced a low cost test which could be used to screen young people, before they become parents, for up to 600 disorders. Here is an article about this in Disabled World: http://www.disabled-world.com/editorials/genetic-screening.php.
7 http://www.beep.ac.uk/content/163.0.html. A case study from the Bioethics Education Project website.
8 http://www.independent.co.uk/life-style/health-and-families/health-news/embryoselection-critics-fear-slippery-slope-1243030.html. An *Independent* article raising fears of a slippery slope.
9 http://news.bbc.co.uk/1/hi/england/2367917.stm. A BBC report of the discovery that an abortion had been carried out because a baby had a cleft palate. http://news.bbc.co.uk/1/hi/7918296.stm. A report on a US clinic offering PGD to choose eye colour.
10 http://www.timesonline.co.uk/tol/news/science/article1596809.ece. A couple who had PGD to avoid early onset Alzheimer's disease.
11 http://www.guardian.co.uk/science/2009/jan/10/pgd-baby-debate-breast-cancer. A *Guardian* report on the first baby born in the UK after PGD for breast cancer.
12 http://www.disabilitynow.org.uk/latest-news2/politics-1/matters-of-life-and-birth. An article on PGD from Disability Now.
13 http://scienceblog.cancerresearchuk.org/2009/01/30/brca1-free-birth-isnt-a-slippery-slopeto-designer-babies/. A Cancer Research UK article on PGD and slippery slopes.
14 http://www.hda.org.uk/. The Huntington's Disease Society website.
15 http://www.bbc.co.uk/health/physical_health/conditions/huntingtons1.shtml. The BBC health site on Huntington's disease.
16 http://news.bbc.co.uk/1/hi/world/south_asia/4592890.stm. A BBC report about the 10 million lost girls.
17 http://www.dailymail.co.uk/health/article-1249448/Eugenics-fear-British-couples-offeredonline-gene-test-100-inherited-diseases.html. A *Daily Mail* article about a genetic testing kit for parents and the fear of eugenics.
18 http://www.independent.co.uk/opinion/commentators/clair-lewis-disabled-peopleneed-assistance-to-live-not-die-1911313.html. An *Independent* article on death and disability.
19 http://www.youth-web.org.uk/ashfield/index.html. A disability awareness site from Youth Web.
20 http://www.timesonline.co.uk/tol/life_and_style/article633433.ece. An article by the parent of a child with Down's syndrome.
21 http://www.cafamily.org.uk/index.php?section=861. A website for families of children with disabilities.

22 http://www.accessiblesociety.org/topics/demographics-identity/dkaplanpaper.htm. An essay on different models of disease and disability from the Centre for an Accessible Society.
23 http://sweden.gov.se/sb/d/2197/a/15254. Swedish Disability Policy.
24 Glover, J. (2006) *Choosing Children: Genes, Disability, and Design*. Oxford: Oxford University Press, pp. 6-7.
25 http://www.equalityhumanrights.com/scotland/projects-and-campaigns-in-scotland/capturing-the-gains-of-the-public-sector-duties-in-scotland/capturing-the-gains-case-studies/case-study-tayside-police/. A case study from Tayside Police who introduced an SMS text messaging service for deaf and hard-of-hearing people so communication would be easier.
26 http://www.wisegeek.com/what-is-an-orphan-disease.htm. A short account of 'orphan diseases' from wisegeek.com.
27 http://clarkescott.org/is-wisdom-really-necessary-in-order-to-generate-compassion/. A discussion of suffering, wisdom and compassion by a Buddhist monk.
28 http://www.inbrief.co.uk/disability-discrimination.htm. A brief description of the Disability Discrimination Act 1995.
29 http://www.direct.gov.uk/en/DisabledPeople/RightsAndObligations/DisabilityRights/DG_4001068. A description of the DDA from the UK government.
30 http://news.bbc.co.uk/1/hi/world/south_asia/7942819.stm. A BBC report on self-immolation by Afghan women.
31 http://www.ukgaynews.org.uk/archive/2005july/2101.htm. A report from GayNews on the hanging of two teenagers for being gay.
32 http://www.hfea.gov.uk/preimplantation-tissue-typing.html. The HFEA on saviour siblings.
33 http://news.bbc.co.uk/1/hi/health/4972142.stm. A BBC Q&A on saviour siblings.
34 http://news.bbc.co.uk/1/hi/health/3756556.stm. A BBC report of this case study.
35 http://www.independent.co.uk/opinion/leading-articles/the-law-on-designer-babiesshould-be-changed-but-carefully-541244.html. An *Independent* article on the Whitakers' situation.
36 http://news.bbc.co.uk/1/hi/health/955644.stm. A BBC report on 'designer babies'.
37 http://biochem118.stanford.edu/Projects/2008/Elizabeth.pdf. A presentation on the ethical implications of PGD by Elizabeth Kersten of Stanford University.
38 http://www.fertility-docs.com/fertility_gender.phtml. A US website offering PGD for sex selection.
39 http://news.bbc.co.uk/1/hi/uk/7696698.stm. A BBC report on gender selection.
40 http://news.bbc.co.uk/1/hi/scotland/955672.stm. A BBC report on this case study.

더 읽어 볼 것과 유용한 웹사이트

Gavaghan, C. (2006) *Defending The Genetic Supermarket.* London: Routledge–Cavendish (you can find a review of this book here: http://www.bionews.org.uk/page_39410.asp).

Shakespeare, T. (2006) *Disability Rights and Wrongs.* London: Routledge.

Swain, J., French, S. and Cameron, C. (2003) *Controversial Issues in a Disabling Society (Disability, Human Rights & Society).* Maidenhead, UK: Open University Press.

Wilkinson, S. (2010) *Choosing Tomorrow's Children: The Ethics of Selective Reproduction (Issues in Biomedical Ethics).* Oxford: Oxford University Press.

http://bancroft.berkeley.edu/collections/drilm/index.html. The Disability Rights and Independent Living Movement based at Berkeley University in the United States.

http://www.debatingmatters.com/topicguides/topicguide/genetic_screening/. A 'Debating Matters' topic guide to genetic screening.

http://www.equalityhumanrights.com/. The Equality and Human Rights Commission in the UK (put 'case study' in the search facility for lots of case studies).

Section 3

노화와 죽음 Aging and death

12 노화와 영생: 수명에 관한 연구

Aging and immortality: the search for longevity

목표

- 평균 수명이 엄청나게 증가할 것이라고 예견한 사람들의 주장에 대해 고찰한다.
- 1,000세까지(또는 150세까지라도) 오래 살고 싶은지 고려한다.
- 모든 사람이 훨씬 오래 사는 쪽을 선택한다면 초래될 수 있는 사회적 결과를 숙고한다.
- 수명의 엄청난 증가에 대한 도덕적 의미를 고찰한다.
- 현재의 수명이 우리를 인간답게 하는 데 일조하는지 고려한다.
- 보통의 인간과 '영생'의 인간이 동일한 종으로 함께 묶일 수 있는지 스스로에게 질문한다.

지금까지는 생명공학에 의해 생의 초기에 발생할 수 있는 윤리적 · 사회적 쟁점에 대해 고려해 왔다면, 이제는 생의 마지막 시기에 제기될 수 있는 쟁점에 대해 눈을 돌려야 한다. 이 장에서는 수명이 상당한 기간까지 연장될 수 있는 가능성으로 인해 수면 위로 떠오른 쟁점에 대해 살펴볼 것이다.

'영원한' 삶의 가능성

만약 어떠한 사람이 여러분에게 선물처럼 영원한 삶을 제안한다면, 두말 않고 '받아들이겠어!'라고 외칠 것인가, 아니면 의심의 눈초리를 보낼 것인가?

이러한 제안에 대해 의구심을 품는다고 해도 이상할 것은 없다. 오래 전부터 사람들은 젊음의 원천을 갈구해 왔지만,[1] 지금까지 해왔던 모든 노력은 언제나 수포로 돌아갔기 때문이다.[2] 그러나 극히 드물기는 하지만 일부 과학자들은 여전히 영생에 가까운 삶이라는 선물을, 마술을 통해서가 아니라 유전학 기술을 통해 얻을 수 있다고 믿는다.[3]

케임브리지 대학교[4]의 생물노인학자(bio-gerontologist) 오브레 드 그레이(Aubrey de Grey)는 죽음의 정복이 바로 코 앞까지 왔다고 믿는 과학자 중 한 명이다. 그는 과거의 영생은 고작 60세 정도였지만,[5] 일단 죽음을 정복하기만 한다면 피할 수 없는 사고를 당하기 전까지는 계속 살아갈 것이라고 말하였다. 그는 (10대의 평균 수명과 일반적인 사고 비율로부터 추론하여) 평균 수명이 1,000세 이상은 될 것이라고 전망하였다.[6] 이 나이는 완전한 형태의 영생은 아니지만 영생에 가까운 수치이다. 만약 위험에 매우 민감하고 회피적인 사람이라면, 진정한 생(불멸)을 얻을 수 있을 것이다.

많은 사람들은 영생까지 수명을 늘릴 수 있다는 그레이의 주장을 믿지 않는다.[7] 그러나 서구사회에서는 이미 수명이 늘어나고 있고, 대부분의 사람들은 당분간은 그런 추세가 지속될 것이라는 예측에는 수긍한다.[8]

박스 12.1 활동: 브레인스토밍

어떤 사람이 영원한 삶이라는 선물을 참여자들에게 제안하고, 오직 30분 동안 그 제안을 받아들일지에 대해 결정하도록 한다고 상상해 보자.

한 팀으로 짝 지은 참여자는 이 제안을 받아들이기 전에 물어보고 싶은 질문이 무엇인지 결정하도록 한다.

질문은 바로 취합되어야 하고 이 질문에 대해 가능한 답과 반응에 대해 창의적으로 논의한다.

(이러한 논의는 영원한 삶을 부여받은 사람은 자살할 수 없다는 것을 가정한 상태에서라면 더욱 명확해질 것이다.)

이러한 논의를 하기 전에 영생이라는 선물을 받아들일지에 대한 투표를 시행할 수 있다.

이러한 논의에 만약 건강이 담보되어 있지 않다면, 영원한 삶을 원하지 않을 것임이 뻔하기 때문에 건강은 이 선물 구성에 포함되어 있다고 규정할 것이다.[9] (적어도) 자신이 1,000년 중 900년, 혹은 150년 중 60년을 치매에 걸려 요양원에서 여생을 보내야 한다고 상상해 보자. 우리 중 대부분이 선택한 선물 구성에 건강이 포함되어 있지 않다면,[10] 우리가 물어봐야 할 질문은 이러한 상황에서 수명의 증가를 도덕적으로 수용할 수 있는지에 관한 것이다.

건강이 확실히 보장되기만 한다면(자살을 선택한다면 이는 너무 지나치게 건강하다는 것을 증명하는 것이다) 대부분의 사람들은 더 오래 살기를 희망할 것이다. 만약 사람들이 4장의 공리주의에 대해 읽었다면, 엄청나게 긴 수명 연장을 도덕적으로도 수용할 수 있다는 공리주의자의 논의 역시 하나의 근거가 될 수 있다고 생각할 것이다. 왜냐하면 최대 다수의 최대 행복을 증진시켜 주는 것이기 때문이다.

공유지의 비극

그러나 각 개인이 수명이 늘어나면 더 행복해질 수 있다고 믿는다고 해서 수명을 늘리는 것이 최대 다수의 최대 행복에 기여할 것이라는 주장은 오류를 범하는 것이다.

박스 12.2 철학적 배경: '공유지의 비극'

공동의 경작지에 양을 풀어 자유롭게 풀을 뜯게 할 수 있다고 하면 모든 사람은 가능한 한 많은 수의 양이 풀을 뜯도록 할 것이며, 이렇게 함으로써 그들의 행복이 향상될 것이라 믿었다.

그러나 그 땅은 곧 황무지가 되고 말았다. 양들은 굶기 시작하더니 이내 죽었다. 사람들은 이웃을 잃고 결국에는 그들의 삶도 잃었다.

각 개인이 자신의 행복에 기여하는 행동을 취한다고 할지라도 언제나 최대 다수의 최대 행복을 가져오는 것은 아니다.[11]

사람들은 처음에 자신이 영원히 살 수 있다는 사실을 알았을 때 행복하겠지만, 다른 사람들 모두 영생이 되면서 생길 수 있는 결과를 알게 된다면, 앞서 느꼈을 행복은 이내 사라질 수 있다. 다음 상황을 상상해 보자. 1,000년 혹은 150년 동안 지속해야 하는 배우자와의 결혼생활, 그만큼 오래 사는 사람들의 연금을 충당하기 위한 국가 경제 그리고 그들을 위해 마련해야 하는 교육과정, 넘쳐나는 사람들을 위한 제반 환경, 그들의 차, 그들이 배출하는 쓰레기 등을 말이다.

박스 12.3 활동: 소집단 활동

모든 정부는 해당 소관 지역에 새로운 개발로 인해 생길 수 있는 영향을 평가하는 부서를 따로 두고 있다.[12] 이런 부서들은 생길 수 있는 영향에 대해 정부 수반에게 보고하는 업무를 함께 수행한다.

이런 부서의 '소관'은 교육, 건강, 재정, 사회 서비스, 사회기반시설(교통, 소도시와 도시), 안전, 국제관계, 기업 등과의 영향을 포괄하는 업무이다.

참여자들을 두 집단으로 나누고, 각 집단은 앞서 언급한 소관 부서를 두어야 한다. 각 집단은 한 명을 수장으로 임명해야 한다.

사람들의 평균 수명이 엄청나게 늘어나면서 (평균 150년까지) 해당 지역에 생길 수 있는 영향에 대해 토론해 본다. 각 집단의 수장은 집단 전체의 의견을 수렴해서 보고해야 한다.

이러한 연습을 반복해서 시행하여도 된다. 이 보고서를 준비할 수 있도록 일주일 정도 시간을 줄 수 있다.

국가 안팎의 사람들의 정치적 관계에 미치는 영향도 고려해 볼 수 있다. 오직 부자들만이 영생을 누릴 수 있다면 분명히 소요가 일어날 것이다. 그레이는 상황이 그렇게 된다면 정부가 정치적 불안을 해소하기 위해 다른 모든 사람들 역시 영생이 가능할 수 있도록 바로 조치를 취할 것이고, 그렇다면 이러한 혼란은 곧 진정될 것이라고 믿었다. 그러나 넓은 범위에 걸쳐 문제가 여전히 남아 있다.

노인들이 모든 일을 차지하고 있고, 젊은 사람들이 적당한 일을 찾기 위해 수년을 기다려야 한다면[13] 세대 간의 분쟁이 일어날 수 있지 않을까?[14] 노인 투표자가 젊은 투표자보다 훨씬 많아진다면 과연 정부는 젊은이들에게 유리한 정책을 발의할 수 있을까?[15] 노인의 필요와 요구가 정치적 실용주의로 인해 최우선시되지 않을까?[16] 정부가 노인들을 위해 주택과 연금을 제공하기만 한다면 어떤 것이라도 할 수 있지 않을까?

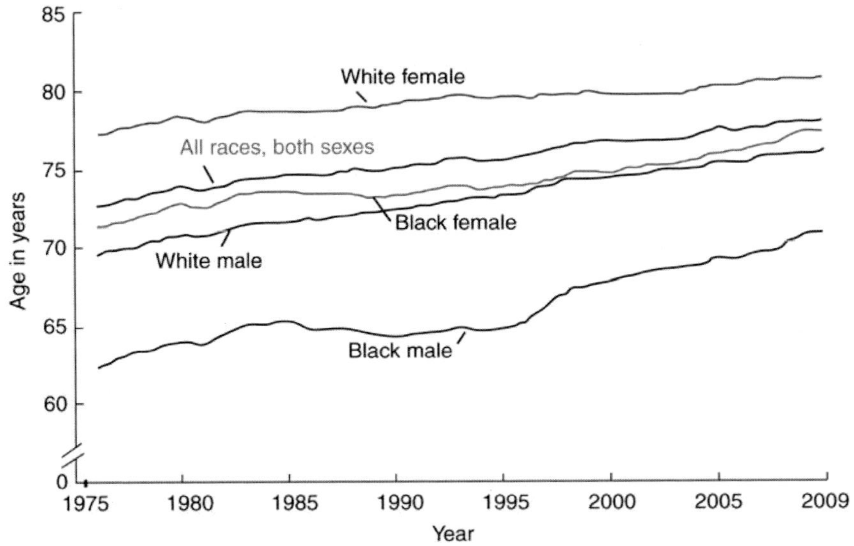

그림 12.1 ▒ 미국의 인종별 · 성별 출생 시 기대 수명: 1975~2007년 최종과 2008~2009년 예비조사 결과, 미국의 출생 시 기대 수명은 1975년에서 2007년까지 상승하였다. 이러한 증가 추세는 대부분 사망 원인의 감소 추세에 기인한 것이다.
Source: Centers for Disease Control and Prevention, USA.

국가 간 분쟁에 대해서도 여러 측면이 있을 것이다. 부유한 국가들은 모든 국민의 수명을 연장시켜 줄 수 있다 하더라도, 가난한 나라는 그것이 불가능할 것이다. 후쿠야마

(Fukuyama)는 선진국 대부분은 국민(주로 여성)의 고령화를 경험하고 있으나, 개발도상국의 대부분 국민(주로 남성)은 여전히 젊을 것이라고 믿었다. 따라서 선진국은 젊은 남성 노동자를 개발도상국에서 데리고 올 것이고, 이로 인해 얼마 지나지 않아 원래 살고 있던 국민인 주로 부유한 노인 여성 인구와 이민자인 가난한 젊은 남성으로 구성될 것이라고 예측하였다.[17] 만약 후쿠야마의 예측이 옳다고 한다면, 이것이 사회적 안정에 도움이 된다고 생각하는가?

그레이는 9·11 테러 같은 일이 또 일어날 수 있다는 두려움 때문에 부유한 국가는 가난한 국가에게 생명 연장 치료를 위한 보조금을 주기 시작할 것이라고 주장하였다. 그러나 부유한 국가가 식량 지원과 같은 삶의 질 향상 프로그램에 대해서도 가난한 국가에게 보조금을 줄 수 있을까? 만약 그렇지 않다면 과연 가난한 사람들이 생명 연장 치료를 받으려고 할까? 영원한 기아에 허덕일 수 있는 이런 상상이 여러분은 맘에 드는가?

이러한 실제적 문제는 물론이고, 엄청나게 긴 수명 연장을 반대하는 명석한 결과론자들의 주장이 있다는 사실도 분명하다. 그러나 영원한 삶을 누리는 개인의 만족감을 고려한다면, 이러한 반대 의견이 수명 연장에 찬성하는 의견보다 더 일리 있다고 하기는 어렵지 않은가?

박스 12.4 활동: 창의적 글쓰기

만약 자신이 영국 수상이나 미국 대통령 혹은 다른 나라의 지도자로서 기대 수명을 상당 기간 연장하는 새로운 기술 도입 여부를 결정해야 하는 위치에 있다면, 어떤 결정을 내릴지 상상해 본다. 그리고 이를 위해 경험할 수 있는 과정에 대해서도 상상해 본다.

그레이는 이러한 실제적 문제들은 해결할 수 있다고 믿는다.[18] 왜냐하면 주택 문제는 우리 모두 고층 빌딩에서 살면서 수요를 맞추면 되고, 그래도 부족하다면 다른 행성에서 사는 것도 대안이 될 수 있다고 보았기 때문이다(그리고 아마도 증가된 기대 수명으로 인해 이것 역시 조만간 실현될 것이다). 그리고 사람들이 아이를 덜 낳으려고 할 것이기 때문에 인구가 폭발적으로 증가되지는 않을 것이라고 지적하였다. 또한 재정이 부족해진다는 의견에 대해서도 만약 HIV가 갑자기 흔한 감기처럼 유행된다면, 비용이 얼마가 들더라도 효과적인 치료를 위해 정부는 최후의 재정까지 이를 위해 지출할 것임은 분명한 일이다. 그레이는 묻는다. '그렇다면 무엇이 문제란 말인가?'

박스 12.5 활동: 브레인스토밍

다음과 같은 주제로 브레인스토밍을 수행해 본다.

(i) 수명을 연장하면서 생길 수 있는 실제적인 문제
(ii) 이러한 문제를 위해 제안할 수 있는 해결책

참여자들은 되도록 독창적이고 창의적인 의견을 피력한다.

만약 이러한 실제적 문제들이 극복된다면, 이 문제에 대한 결과론자들의 논쟁 역시 해결될 수 있다. 그러나 원칙과 관련된 문제는 여전히 남아 있다.[19]

노화와 인간 본성

카스(Kass)[20]와 후쿠야마(Fukuyama)[21] 같은 권위 있는 연구자들은 수명의 엄청난 증가로 인해 생길 수 있는 실제적인 문제들에 대한 해결책을 찾았다 할지라도 그것은 노화를 중단시키는 과정일 수 있기 때문에 도덕적으로 수용하기 어렵다고 주장한다. 노화와 죽음의 과정을 막기 위해 청소년기와 성적 성숙을 지연시키려 한다면, 그것은 자연의 과정을 방해하는 것과 같기 때문이다. 나이가 들고 결국 죽음을 맞이하는 것이 인간 본성에 맞고, 우리 모두는 그렇게 되어야 하는 것이 마땅하다는 주장이다.

표면상으로 이 주장은 6장에서 이미 주목받은 주장 중 하나로 보인다. 자연법칙을 거스르는 것은 도덕적으로 나쁜 것이라는 주장이다. 그러나 우리의 행복을 위협하는 출산 시 고통이나 치매 치료와 같이 자연법칙을 거스르려는 노력은 도덕적으로 나쁘다는 주장이 적용되지 않는 것 같다. 그렇다면 노화와 죽음을 막는 것은 왜 안 된단 말인가?

이러한 주장을 하는 사람들은 단순히 자연의 과정을 거스르기 때문에 영생에 대해 두려워하는 것이 아니다. 영생의 존재가 됨으로써 인간성을 잃을까 봐 두려워하는 것뿐이다. 죽을 운명은 우리 본성의 일부분이고 우리는 하루하루 죽음에 가까워진다는 사실을 인정하는 것이 인간 조건의 일부라고 주장한다. 영생의 수용에 관한 이야기는 인간 본성에 관한 이야기로 돌아갈 것이다. 여기에는 단순히 자연의 순리가 선이라는 것보다 더 진전된 주장이 있다.

카스와 같이 이러한 언급을 한 학자는 이러한 주장을 은유적으로 설명하였다. 그러나 후쿠야마와 같은 학자에게 그것은 문자 그대로를 의미하였다. 우선 카스의 주장을 먼저 보고 다음으로 후쿠야마의 주장을 살펴보도록 하자.

영생의 비인간화 효과

영원불멸의 운명을 타고난 사람에게는 그것이 축복이라기보다는 저주에 가깝다는 이야기는 오래 전부터 있어 왔다. 카스 역시 위의 이야기에 동의하였다. 죽을 수밖에 없는 운명에는 네 가지 좋은 점이 있는데, 그 모든 것이 영원불멸이 되면서 사라진다고 믿었기 때문이다. 네 가지 좋은 점은 (i) 생에 대한 관심과 책무, (ii) 진지함과 열망, (iii) 아름다움과 사랑, (iv) 미덕과 도덕적 우월함이다.[22]

이러한 네 가지를 잃는다는 것은 엄청나게 심각한 일일 수 있다. 그러나 왜 영원불멸이 되는 것 또는 적어도 현재 사는 것보다 훨씬 오래 사는 것이 우리를 위협하는 것이 될까?

(i) 생에 대한 관심과 책무

영원한 삶을 산다면 우리는 곧 세상에 흥미를 잃을 테고, 세상에 대한 책무를 저버리게 하는 이유가 된다는 주장을 하기 위해 카스는 무명 시인의 시를 인용하며 설명한다(필자의 생각에는 무명 시인이 아니라 세네카(Seneca) 같다).

'우리는 삶으로 들어가 딱 그만큼의 인생을 사는 것이지, 인생의 길이에 따라 새로운 즐거움이 생겨나는 것은 아니다.'

그리고 그는 40년의 세월 동안 삶을 즐겼다고 400년은 말할 것도 없이 또 한 번의 40년을 즐길 수 있으리라 생각하는지 물었다.

이는 수긍이 가는 의구심이다. 그러나 왜 모든 사람이 추가로 얻은 수명을 이전 인생을 되풀이해서 살아갈 것이라고 생각해야 하는가? 오래 사는 것의 가장 큰 이점 중에 하나는 그동안 우리가 시간이 부족해서 하지 못했던 모든 종류의 일을 할 수 있다는 것 아닌가? 우리에게 많은 시간이 주어진다면 새로운 언어를 배우거나 새로운 기술을 습득하고 수많은 책을 읽을 수 있다.

그레이는 오직 지성이 부족한 사람들만이 길게 주어진 시간을 지루해하고, 이것이 두려워 영생이라는 선물을 거절할 것이라고 설명한다.[23] 권태에 대한 치료는 교육을 받는 것이지 영생을 거부하는 것은 아니라고 주장한다. 그러나 교육을 받는다고 모든 사람들이 수십, 수백 년이 넘는 세월 동안 흥미를 잃지 않고 책임을 느끼며 살아갈 수 있을까?

엄청나게 길어진 수명은 말할 필요도 없이 어느 누구도 현재 살고 있는 수명조차도 일하지 말고 여가생활만을 하라고 제안하지 않을 것이며, 그럴 수도 없다는 것을 알아야 한다. 얼마나 오래 살든지 자신의 삶에 대해 대가를 치러야 한다.[24] 영원한 삶은 물론, 150년 혹은 950년이 평균 수명인 세상에서조차 65세에 은퇴하는 일은 없을 것이다. 더 오래 살게 된다면 노동 생활에 커다란 영향을 미칠 것이며, 가족 생활에도 마찬가지로 엄청난 영향을 미칠 것이다.

노동 생활

대다수 사람들이 45년 정도 일을 한 후 은퇴를 꿈꾼다면,[25] 만약 950년 동안 일을 하고 은퇴하는 것에 대해서도 비슷한 상황이라고 생각할까? 그렇다면 우리는 그 긴 시간 동안 정말 다양하고 흥미로운 경력을 만들 수 있을 것이라고 생각할 것이다. 45년이 허락된다 해도 거의 소수의 사람만이 직종을 바꾼다. 훨씬 더 오래 산다면 이런 사실이 변화할까? 아마도 우리는 900년의 세월 동안 지겹게 해오던 일이라 할지라도 여전히 익숙한 그 일을 고집할 것이다.

오직 운이 좋은 소수만이 원래 흥미를 가졌던 분야에서 일을 하게 된다. 만약 930년 동안 뭔지 모를 물체에 작은 부속품을 붙이는 일을 계속해야 한다면 어떻겠는가? 그 일을 누가 좋아할 수 있을까? 950년 동안 같은 일을 한다는 상상은 결코 매력적이지 않다.

그렇다면 우리 모두는 왜 1,000년의 생애 동안 도전하고 있다는 느낌을 가질 정도의 속도로 경력을 향상시킬 수 있다고 생각하는가? 그래 봤자 300년까지는 차를 끓이거나 복사하는 일 이상의 일은 할 것 같지 않다. 예를 들어 박사학위를 받으려면 필요한 현재의 3년이 아마도 100년으로 바뀌지 않을까? 혹은 200세가 될 때까지 학교를 다녀야 하지 않을까?

가족 생활

아마도 우리는 길어진 수명 때문에 더 이상 직장과 가정에서 저글링하듯 힘겹게 살지 않아도 되기 때문에 직업을 바꾸기 위한 시간과 노력을 충분히 가질 수 있을 것이다. 가족 생활이라는 전체 인생의 조각 퍼즐의 일부는 50세 이후 떨어져 나가 버릴 것이기 때문에 우리는 다른 경력이나 또 다른 흥미 있는 일에 집중하기 위한 950년을 번 셈이다.

그러나 왜 50세 이후 가족 생활이 떨어져 나간다고 생각하는가? 현재는 인공 생식세포와 함께 인공 자궁까지도 만들어 폐경 이후에도 임신하는 것이 가능한데 말이다. 또한 왜 생식이 16세에서 40세 전후에만 가능하다고 제한을 두는가? 250년 혹은 750년까지도 임신이 가능할 수도 있는데 말이다. 그렇다면 삶에 대한 흥미를 유지할 수 있지 않을까?

그러나 그레이는 아기를 갖는 것은 너무 많은 음식을 먹는 것처럼[26] 영원한 삶을 사는 데 장애가 되는 많은 일 중에 하나일 뿐이라고 경고하였다. 임신과 육아는 상당한 체력이 소모되는 일이기 때문이다. 1,000년을 살기 위해 아이 갖기를 포기하는 것은 어떠한가? (피자 먹기를 포기하는 것은 또 어떤가?)[27]

아무튼 출산을 지속적으로 하지 않는다 할지라도 여전히 스스로 가족에 대한 책임을 느낄 수 있다. 900세가 될 때까지 몇 번이나 임신할 수 있을까? 수백 명의 증손자, 고손자, 그 이상의 손자들을 본다고 해도 우리의 삶이 권태로워질까? 적어도 한 명의 아이보다는 인생을 더 흥미롭게 해 줄 수 있지 않을까? 수많은 생일 선물을 챙겨 줄 수나 있을까? 도대체 크리스마스는 어떻게 한단 말인가?

1,000년 이상을 살아 오면서 흥미를 잃지 않고 책임감을 다 하는 것은 어려운 일이 아닐 수 없다는 것이 카스의 주장이다.

박스 12.6 활동: 짝 토론

1,000년 이상 산다고 한다면 여전히 삶에 대해 흥미를 잃지 않고 책임을 다 할 수 있을 것이라 생각하는가?

반대 의견을 가진 사람들에 대해 어떻게 생각하고 왜 그렇게 생각하는지 정리해서 설명해 본다.

참여자들은 자신과 반대되는 의견에 논쟁하기 위한 근거 사례를 준비한다.

(ii) 진지함과 열망

카스는 삶의 의미는 그 경계가 있다는 사실에 입각한다고 믿었다. 또한 우리의 날들을 의미있게 만드는 유일한 방법은 날들에 숫자를 붙이는 것이라고 주장한다. 바로 이 사실로 인해 우리는 가치 있는 것들을 추구하게 된다는 것이다.

이런 주장에 대해 고개를 가로젓는 즉각적인 반응이 있을 수 있다. 배움은 가족과 친구를 돌보는 일만큼 가치 있는 일이지만, 두 가지 모두 우리의 인생이 80년 정도일 때나 의미 있는 말이다.

혹시 금요일 저녁에 잠이 들어 주말 내내 잠으로 보내고, 아무 것도 하지 않은 채 일요일 오후를 맞이한 적이 있는가? 아마 대부분 그런 경험이 있을 것이다. 주중의 업무에 지쳐 있다는 사실과 함께 시간이 많이 주어졌다는 사실은, 해야만 하는 일들을 하는 대신 빈둥거리며 시간을 보내게 만든다. 신문을 읽고, 정원을 거닐며, 손톱을 다듬고, TV를 보며, 친구와 수다를 떤다. 그런 똑같은 일을 1,000년 동안 할 수 있을까?

나이든 사람은 대부분 40대 정도에 갑자기 죽음이 친숙하게 느껴진다는 것에 동의할 것이다. 이런 이유로 이 시기를 '중년의 위기'라고 일컫는다. 중년의 위기는 즐거운 일이 아닐지도 모르지만 사실 필요한 일일 수도 있다. 인생이 정말 짧다는 생각이 갑작스럽게 들면서 삶의 특별한 전환점을 맞이할 수 있을 것이다. 인생이 여전히 길다고 하면 도대체 어디서 그런 계기를 찾을 수 있을까? 영생과 같은 삶을 산다면 그러한 계기는 영영 사라지게 될 것이라고 카스는 덧붙였다.

박스 12.7 활동: 집단 토론

우리는 80세 정도만 살 수 있다는 것을 알고 있기 때문에 노력해서 성취하고자 하는 동기를 가질 수 있다. 만약 수명이 엄청나게 늘어난다면 그런 동기는 사라지게 될 것이다.

참여자들은 이 주장에 대해 자신의 실제 견해와 상관없이 상대편이 되어 토론한다.

(iii) 아름다움과 사랑

카스는 우리는 언젠가 반드시 죽기 때문에 아름다움에 감동할 수 있다고 믿는다. 아름다움은 다음 세대나 되어야 인정받기 때문이라는 것이다. 예를 들면 일몰, 계절과 같은 자연 풍경은 그것들이 무상하기 때문에 아름답게 느껴진다는 것이다. '꽃의 아름다움은 그것이 곧 시들어 버리기 때문에 느끼게 되는 것이 아닌가?' 사랑 역시 죽을 운명에 처한 우리의 감상적인 생각에서 비롯된 것은 아닌지 의문이 든다. '만약 우리에게 죽음이 없다면 다른 사람을 얼마나 깊이 사랑할 수 있을까?"

만약 장미꽃이 두 달, 아니면 일 년 혹은 영원히 시들지 않는다고 생각한다면, 그것에 대한 아름다움은 훨씬 빛이 바래지 않을까? 플라스틱이나 실크로 만든 조화가 생화를 볼 때처럼 감흥을 주지 않는 것은 당연하다. 그러나 그 이유가 만약 실제라기보다는 플라스틱이나 실크이기 때문인 것은 아닐까?

미켈란젤로의 다비드상의 아름다움은 무한의 시간성에 기대고 있는데, 다비드상은 꽤 오랜 시간 전에 만들어졌다는 사실과 더불어 오늘날 살아 있는 누구보다도 더 오랫동안 존재할 것이라는 사실 때문이다(아마도 이런 이유로 우리 역시 영원한 삶에 대해 절박해 한다는 그레이의 주장이 맞을 수 있다). 그러나 미켈란젤로가 다비드상을 무한의 시간성을 생각하면서 만들었을까? 다비드상이 버터나 얼음으로 만들어졌다면 똑같은 감흥을 주지는 않을 것이다. 하지만 우리가 이러한 조각상에 아름다움을 느끼는 것은 본능에 가까운 것이지, 그것이 영원히 지속되기 때문에 아름답다고 느끼는 것은 아닐 것이다.

게다가 사랑하는 사람이 영원히 살지 않기 때문에 사랑의 깊이가 더 깊어지는 것이 아닌가? 이것은 현실주의인가, 냉소주의인가? 사랑이 영원히 지속되는 경우는 흔치 않다. 오래 사는 사회에서는 비현실적인 이상주의를 고집하기보다 이러한 진실을 다루는 법을 배워야 하는 것인가? 그렇지 않으면 이상적인 사회에 부응하기 위한 다른 방법을 찾아야 하는 것인가?

박스 12.8 활동: 집단 토론

그림 12.2를 보고 '영원불멸'을 지지하는 집단이 동상과 같은 것을 만드는 이유가 무엇인지 질문한다.

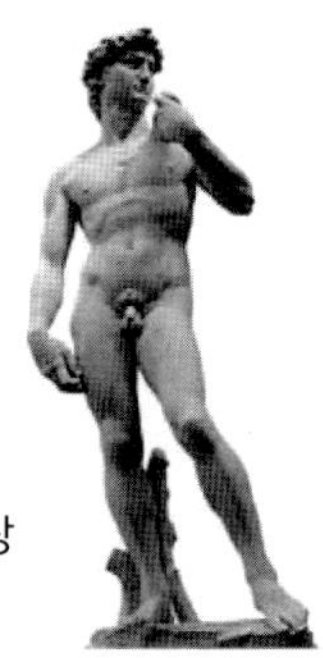

그림 12.2 ▪ 미켈란젤로의 다비드상
© iStockphoto.com/irakite.

(iv) 미덕과 도덕적 우월함

카스는 영원불멸의 삶은 숭고함을 가질 수 없다고 말한다. 숭고함은 '단지 생명이 있는 존재 이상'에서 나오기 때문이다. 다시 말해 우리가 단지 살아 있기 때문만이 아니라 숭고함, 선 그리고 성스러움을 위해 시간이라는 귀중한 주화를 쓰도록 준비되어 있기 때문이라는 것이다. 만약 우리가 죽을 운명을 포기한다면, 그것은 고귀함의 가능성 역시 포기하는 것이다.

그러나 아주 오랫동안 사는 사람은 헌신할 수 없을까? 영생을 살 수 없다면, 생명을 헌신하는 것보다 더 고귀한 것은 없을 것이다. 일단 우리가 영원불멸이라면 수명은 우리에게 문제가 되지 않기 때문에 참호 안에서 죽은 젊은 병사가 포기한 삶보다 더 고귀한 무엇을 포기할 수도 있을 것이다(수많은 세월에 대한 포기). 그렇다면 그것은 덜 고귀한 것이 될 것인가?

훨씬 더 많은 시간을 가지고 있다고 해서 대의를 위해 시간을 포기하는 것이 그다지 숭고하다고 할 수 없다는 말은 진실인가? 10주 동안 주말마다 호스피스 병동에서 봉사하는 것이 노동 기간인 대략 60년 동안 주말마다(3,120회의 주말) 봉사하는 것이나 대략 90년 동안 주말마다(48,360회의 주말) 봉사하는 것보다 덜 고귀한가? 만약 덜 고귀하다고 대답한다면 이에 대한 합당한 이유가 있을 것이다.

10주 동안의 호스피스 봉사 역시 '숭고함'으로 여길 수 있는가? 그렇다면 4,000회의 주말마다 호스피스 병동에서 봉사하는 것은 어떠한가? 고귀하지 않다고 하면 이유는 무엇인가? 빌 게이츠(Bill Gates)의 수백만 달러 기부에 대해서도 우리보다 훨씬 부자이기 때문에 이 행동을 고귀하지 않다고 말할 수 있을까? 고귀함이 다른 사람에게 준 우리의 돈이나 시간의 비율에 따라 달라진다면, 원칙적으로는 기부와 봉사를 위해 돈이나 시간을 더한다고 해서 우리의 고귀함이 퇴색되지는 않을 것이다.

박스 12.9 활동: 에세이 쓰기

다음 주제로 짧은 에세이(500단어)를 써 본다.

영원불멸하다고 하면 더 이상 숭고하지 않을 것인가?

영원불멸과 인간다움

카스는 '인간다움의 상실'의 위험에 대해서 언급할 때 은유적으로 설명하였다. 삶에 흥미를 잃고 삶에서 동떨어져 삶의 동기를 잃고, 마침내 미적 감상과 도덕적 미덕을 상실한 존재가 반드시 문자 그대로 비인간(non-human)은 아닐 것이다. 왜냐하면 늑대에 의해 키워진 야생의 아이[28]가 이럴 수 있지만 그럼에도 불구하고 그는 여전히 사람이기 때문이다.

그러나 후쿠야마는 노화와 죽어가는 과정을 멈추려는 행위는 문자 그대로 종의 변화를 가져오게 될 것이고, 이것은 인간이라기보다는 포스트휴먼(posthuman) 혹은 트랜스휴먼(transhuman)이라고 함이 더 어울릴 것이라고 주장하였다. 고고학자의 주장대로 더 커진 뇌의 크기로 인해 호모 에렉투스에서 호모 사피엔스가 출현한 것처럼, 영원불멸성으로 인해 호모 사피엔스에서 포스트휴먼이 출현하게 될 것이다. 이는 진화에 따른 자연적 과정이라기보다는 인간존재에 대한 의도적 결정으로 이루어졌다고 볼 수 있다.

박스 12.10 철학적 배경

오래된 철학적 질문 중에 '모든 사물은 본성 또는 본질을 가지고 있는가'라는 질문이 있다.[29] 만약 세 면을 가진 것이 삼각형의 정확한 본질이라면 세 면을 갖지 않은 것은 어떠한 것도 삼각형이라 할 수 없다. 물이 되는 것의 본질이 액체의 화학적 구성이 H_2O로 이루어질 때라면, H_2O가 아닌 것은 물이 될 수 없는 것이다.

이러한 질문을 개별적인 것(개인)과 사물의 종류(인류)에 적용할 수 있다. 그렇다면 만약 개인이 그러한 속성에 결핍이 있다면, 그 개인은 자신이 아니고 다른 사람일 수 있는지 물어볼 수 있을 것이다(우리는 그가 일란성 쌍둥이일 수 있기 때문에 유전자가 다를 수 있다는 사실을 이미 알고 있다). 마찬가지로 만약 어떠한 물질이 그 속성이 부족하다면 인류라 할 수 있는지 물어볼 수 있다.

이 이야기를 빌어보면 어떤 속성은 해당 종이 되기에 필수적이지 않을 수도 있지만, 또 어떤 속성은 해당 종이 되기 위해 필수적일 수 있다.

사물은 본질을 가지고 있다는 생각과는 다르게 모든 속성은 조건에 따라 달라질 수 있기 때문에 세 면을 가지고 있지 않아도 삼각형일 수 있고, H_2O라는 화학적 구성을 갖추지 않아도 물이라 할 수 있다.

후쿠야마의 관점을 살펴보면 그는 명백히 본질주의자이다(그는 모든 사물은 본연의 본질을 가지고 있다고 믿기 때문이다). 따라서 그는 결국 죽음에 이르는 노화 과정을 겪지 않는다면 이를 인간이라고 할 수 없다고 믿는다.

그러나 후쿠야마가 옳다고 할지라도 노화의 과정에 개입하는 것을 도덕적으로 수용할 수 없다고 결론 짓기에는 너무 성급하지 않을까? 아마 가정컨대 우리 중 어느 누구도 직립원인(호모 에렉투스)의 종말을 안타까워하지 않을 것이다. 특히, 호모 에렉투스에서 호모 사피엔스로 진화한 것처럼 포스트휴먼이 호모 사피엔스에서 진보하였다면 말이다.

이는 옥스퍼드 대학교의 닉 보스트롬(Nick Bostrom)의 관점이다.[30] 그는 우리가 포스트휴먼이 될 수 있다는 생각을 반겼는데, 포스트휴먼이 되는 것은 지금의 인간보다 훨씬 나을 것이라고 주장하였다. 사실 보스트롬은 후쿠야마의 주장이 '자연적이지 않다'라는 주장과 마찬가지라고 믿었다. 인간의 본성을 초월함으로써 우리 스스로가 향상된다면 왜 이를 두려워해야 하는가? 일반적으로 본성을 향상시키는 데 있어 도덕적으로 문제가 없기만 하다면 말이다.[31] 그러나 우리가 보스트롬의 주장을 받아들이기 전에 좀 더 면밀히 후쿠야마의 주장에 대해 살펴보도록 하자.

도덕성의 토대

후쿠야마는 우리의 공통된 인간성에 대해서 지극히 중요한 무엇인가가 있는데, 이는 결코 막아서는 안 될 특별한 이유가 있다고 주장한다. 그 이유로 우리의 공통된 인간성이 현대 도덕성의 근거가 되며, 우리 전체의 권리와 책임성 개념의 토대가 된다는 점에 있다고 지적하였다.

후쿠야마는 세계인권선언은 인간이라는 사실 하나만으로 모든 사람에게 적용된다고 주장하였다. 예를 들면 우리는 대량학살을 혐오하는데, 인종이나 민족의 차이가 같은 인류라는 사실보다 더 중요하지 않다고 생각하기 때문이다. 우리는 여성이나 흑인이라는 이유로 투표권을 제한했던 과거에 대해 정의롭지 않았다고 여긴다. 다시 말해 성별이나 피부색의 차이가 같은 인류인 것보다 덜 중요하다고 생각하기 때문이다. 후쿠야마는 굉장히 중요한 도덕적 진보는 지난 세기에 이루어졌다고 강조하였다. 왜냐하면 우리 모두가 같은 인류라는 중요성에 대해 알게 되었기 때문이라는 것이다.

도덕적 의무와 책임의 토대가 되는 공통된 인간성에 대한 관념에는 다른 종에 갖는 책무와는 같지 않다는 생각이 내포되어 있다. 물론 이는 의문의 여지가 있을 수 있지만(20장 참조), 모든 종 중 오직 인간만이 이러한 권리에 부합하고, 책임을 갖는 것처럼 보인다. 우리 자신보다 다른 종에 일종의 책임감을 보인다 할지라도 그것은 우리와 같은 것, 즉 인간만이 도덕적 존재로서 스스로를 인지하고 있다는 것에 다름 아닐 것이다.

후쿠야마는 의무와 책임감에 대한 이러한 이해를 기반으로 우리 중 일부가 인간다움을 저버리는 것을 평정심을 가지고 볼 수는 없다고 말한다.[32] 우리의 의무와 책임의 영역이 어디까지 해당하는지에 따라 바로 그 개념에 의문이 생길 수 있다. 말하자면, 우리 중 일부는 인간성을 초월해서 포스트휴먼이 되고, 일부는 그대로 인간이기를 고수한다면, 이들이 포스트휴먼과 같은 권리를 향유할 수 있다고 가정할 수 있을까?

그 지점에서 조금 더 나아가면, 단순하게 포스트휴먼은 그들의 의무를 그들과 같지 않은 우리에게까지 소급해서 생각할까? 인권은 포스트휴먼의 권리와 같은 것일까? 인간이 현재 인간이 아닌 동물과 같은 상태로 전락하는 것은 아닐까?

인간이 포스트휴먼과 똑같이 생겼다고 가정해 보자. 대부분의 인간이 20년의 교육과정을 거친다고 하면 포스트휴먼은 200년쯤일 것이다. 대부분의 인간은 충분히 성숙하고 쇠락하기까지 50년이 걸리고 이후 서서히 죽음에 이를 것이다. 그러한 수명은 900년이나 그 이상의 시간 동안 사는 사람에게는 그저 안쓰러운 것에 지나지 않는다. 그나마도 안쓰러운 짧은 인생 동안 아이를 키우면서 보낼 것이다. 그렇다면 포스트휴먼이 인간을 애완동물 이상으로 여기는 것이 가능할까? 그들이 관념적으로라도 인간을 그들과 동등하게, 그들의 도덕적 이상에 맞게 대해 줄 수 있을까?

이를 우리의 공통된 인간성에 확장시켜 보면, 우리의 권리와 책임의 토대는 '우리는 하나다'라는 관념에서 비롯된다. 하지만 일부 사람들이 의도적으로 공통된 인간성을 초월하게 되면서 우리의 도덕성의 근간을 위협할 수 있다.

보스트롬은 후쿠야마의 이러한 걱정이 근거가 없다고 말하는데, 같은 이익을 가진 무리의 사람들이 서로 뭉쳐서 나머지 사람들을 제거해 버리려 해도 잘 조직된 사회는 서로 단결할 것이기 때문이다.[33] 보스트롬은 사회가 다양한 종류의 차별 행위를 금지시키기 위해 취한 조치들은 포스트휴먼이 인간을 죽이거나 노예화시키려는 행위로부터 인간을 보호해 줄 수 있고, 또 그럴 것이라고 믿었다.

그러나 우리가 차이가 있다 하더라도 우리 모두는 인간이라는 관념만으로 사회가 인간을 보호할 수 있는 능력이 있을까? 법은 동물을 보호하기 위함이지 인간을 보호하기 위함은 아니다. 미래 사회에서 동물을 보호하듯이 인간을 보호하는 것에 대해 우리가 만족할 수 있을까?

1,000년을 사는 사람과 80년을 사는 사람 사이의 차이가 너무 커서 동등한 권리와 책임에 따라 서로를 생각해 줄 수 있도록 소통하고 의견을 나눌 수 있을지는 분명하지 않다. 그들의 기대와 삶의 형식, 그들의 경험과 미래에 대한 희망은 아주 다를 것이다. 서로 함께 살아갈 수 있을까? 아니 살 수나 있을까? 서로 함께 일하는 것은? 혹은 결혼하거나 함께 아기를 갖는 것은? 예를 들면 모두에게 적용할 수 있는 법이 합리적이기나 한 것일까? 징역 5년은 '불멸의 삶'을 사는 사람과 그렇지 않은 사람에게 똑같은 무게의 형량은 아니며, 6개월의 지역 봉사 명령도 마찬가지이다.

물론 다른 인종이나 민족 집단도 거주지역이 분리되어 있기도 하고, 의미 있는 의사소통과 상호작용을 나누는 데 있어 한계가 있는 것은 분명하다. 그러나 이러한 제한점은 문화적 이유 외에 다른 실질적 이유가 있어 보이지 않는다. 왜냐하면 이들은 사회적으로 상호 교류하기 시작하면서 상호 소통에 익숙해지고 서로 결혼으로 맺어지기도 하기 때문이다.

그러나 인간과 포스트휴먼이 분리되는 특징을 볼 때, 이 둘이 의미 있는 상호 교류를 한다는 것이 가능하기는 할까? 게다가 인권 개념의 토대가 되는 공통성이 사라진다면 의문은 더욱 깊어질 수밖에 없다.

우리의 법이 다른 인종 집단의 학살이나 노예화를 금지하는 범위로까지 진전된 것은 사실이다. 그럼에도 의미심장하며 고통스러운 예외가 있다. 유엔은 르완다에서 일어난 인종 학살을 막는 데 무기력하였다.[34] 모든 참여자의 공통된 인간성에도 불구하고 보스니아에서 일어난 잔혹행위를 막기에 역부족이었다.[35] 그러나 이런 모든 참여자가 공통된 인간성마저 잃어버린다면 이러한 상황은 얼마나 더 악화될까?

박스 12.11 활동: 개인 성찰

인간과 포스트휴먼이 동일한 법체계에서 함께 살 수 있다고 생각하는가? 그들이 서로에게 똑같은 권리와 책임을 소급 적용하면서 서로를 위해 도덕적 고려를 하게 될 것인가?

지금까지 우리가 염두에 두고 있는 엄청난 수명 연장의 도덕적 수용에 반대하는 주장은 우리가 앞서 고려한 것 이상으로 진전되어 보인다. 그러나 결론을 내리기는 아직 이르다. 단지 인간뿐 아니라 포스트휴먼에게까지 도덕적 교리를 확장시켜 그들이 인간에게 축복과 자비를 베풀기만 바라야 할까? 수명이 얼마가 되든 우리의 관심과 활동을 더 가치 있는 삶의 방향으로 확장시키려 할 것이다. 앞서 고려했던 어떠한 주장도 이러한 모든 가능성을 실질적으로 제거할 수 없으며, 수명 연장에 대한 도덕적 수용 역시 마찬가지이다.

그러나 그레이는 노화의 과정에 대한 개입은 도덕적으로 수용 가능하며, 더 나아가 도덕적 의무를 가진다는 주장에 대해 다음과 같이 훌륭한 근거가 있다고 주장하였다.

수명 연장에 대한 두 가지 주장

그레이는 이 장의 초반부터 모든 실제적 문제들을 풀어 나가는 데 있어 어느 정도 독창성을 보여 주었다. 그는 또한 노화 과정의 개입에 대한 도덕적 필요를 제시하며 카스와 후쿠야마의 주장을 반박하였다. 그레이는 노인들에게 있어 죽음의 '치료'는 도덕적으로 필수적이라는 주장을 두 가지 논리로 뒷받침하였다. 첫 번째는 다음과 같다.

'예를 들면 프랑스의 수상과 같이 권력자의 입장이 되었다고 생각해 보자. 1870년 전후로 파스퇴르(Pasteur)는 위생 관리를 잘 한다면 감염으로 인한 출생 시 사망과 영유아 사망 대부분을 막을 수 있다는 주장을 펼쳤다. 여러분이라면 이렇게 얻어낸 지식을 빠르게 보급할 수 있으며, 이로 인해 얼마 지나지 않아 많은 생명을 살리는 데 기여할 것이다. 이렇게 사람들이 손을 씻는 등의 원칙을 지키기 시작하자마자, 원래는 죽을 운명이었던 아이들이 살면서 인구가 폭발적으로 증가하게 될 것임을 깨닫는다. 그렇다면 여러분은 어떻게 할 것인가? 가능한 한 빨리 이러한 정보를 널리 알릴 것인가, 아니면 정보 보류가 인류의 위기를 지연시키기 위한 최선의 방법이라고 믿으며 정보를 움켜지고 있을 것인가? 그러나 후자처럼 하겠다고 말하는 사람을 아직 만난 적은 없다. 노화에 대한 치료도 이와 마찬가지이다. 완전히 같다고도 할 수 있다. 모든 죽음을 없애 버리는 만큼 인구의 폭발적 증가는 당연하지만, 장기적으로는 그만큼 출산율을 감소시킴으로써 이 문제에 대응할 것이다. 물론 첫 번째 우선순위는 인종 학살을 끝내는 것이다(그레이에 대한 자세한 사항은 http://www.sense.org, accessed 5 May 2010 참조).'

그레이의 말대로 인류가 폭발적으로 증가하기 때문에 영아 사망 감소를 위한 프로그램을 중단시키길 원하는 사람이 아무도 없다는 게 사실인가? 만약 그렇다고 답한다면 그로 인한 인구 증가를 고민하고 증가로 인한 문제들을 해결해야 한다고 생각한다. 그렇다면 노인들의 죽음을 막는 것 역시 이와 다를 이유는 없을 것이다.

> **박스 12.12 활동: 논증 분석**
>
> 그레이의 첫 번째 논증은 유추에 의한 논증이다. 짝을 지어 논리학 책 형식에 맞게 논증을 만들고 약점과 강점을 평가해 보자. 박스 11.5에 있는 유추를 통한 논증을 참고할 수 있다.

그레이의 두 번째 논증은 다음과 같은 논증에서 출발할 수 있다.

전제 1: 질병에 대한 치료는 도덕적 의무사항이다.

전제 2: 노화라는 질병을 치료한다면 우리는 불멸의 삶을 누릴 수 있다.

결론: 우리가 불멸의 존재가 될 수 있는 방법을 취하는 것은 도덕적으로 의무사항이다.

만약 두 가지 전제가 명백한 진실이라면 그레이의 결론 역시 진실이다. 두 번째 전제는 경험적 질문에서 나온 것임이 분명하다. 그레이는 만약 우리가 나이가 들어 가면서 진행된 손상을 바로 잡기 위한 방법을 안다면 마치 잘 유지된 클래식 자동차처럼 소모된 부품을 교체함으로써 우리의 몸을 영원히 유지할 수 있을 것이라고 주장하였다. 그러나 다른 사람들은 염색체 끝을 보호하는 텔로미어(telomere)가 점점 짧아지기 때문에 체세포의 분열 횟수는 한계치를 가지고 있다고 본다[36](일명 헤이플릭(Hayflick) 한계 이론[37]).

사실 어떤 사람들은 본래의 수명을 80세[38] 정도로 알고 있지만, 또 다른 사람들은 120세[39]까지 평균 수명을 늘릴 수 있다고 믿기도 한다. 카스와 후쿠야마는 어쨌거나 두 경우 다 죽음은 피할 수 없는데, 이것이 우리의 육체적 본질의 일부분이라고 믿는다. 우리가 할 수 있는 최선이란 젊음의 원천을 찾아 치명률을 낮추고, 피할 수 없는 마지막 순간까지 가능한 한 젊게 우리를 유지시키는 것이라고 주장한다.

그러나 그레이의 의견이 옳고 노화라는 질병을 치료하면서 얻어낸 필연적인 결과가 영생이며, 영생이 존재해도 본연의 인간성을 저버리지 않는다면, 그리고 치료법을 몰라 치료하지 못하는 질병만 없다면, 실제로 가능한 일과 늘 해 왔던 일이 무엇인지 보여 주면서 우리는 이 일을 완수해 나갈 것이다.

그러나 명백한 것은 오직 시간과 과학만이 우리가 죽음을 피할 수 있을지, 그리고 '영원불멸의 삶'의 성취 가능 여부는 물론, 이것이 진정한 인간의 조건 중 꼭 필요한 부분이 될 수 있을지를 말할 수 있다.

첫 번째 전제는 솔직히 말하면 철학적 질문이다. 우리는 도덕적으로 질병을 치료해야 할 의무가 있는가? 질병을 치료하지 않아도 도덕적으로 문제가 없는 질병이 있는지 상상해 보자. 만약 어떤 질병이 오직 살인자만 공격하고, 살해를 하려 할 때 증상이 발현된다면 어찌하겠는가? 그래도 여러분은 이 질병을 치료하기를 원하겠는가? 만약 어떤 질병을 치료하기 위해서는 다른 어떤 것을 할 수 없을 정도로 많은 자원이 소모된다면 어떻게 하겠는가? 만약 인구 증가가 우리의 현존을 위협한다면? 더욱 중요한 질문은 노화라는 질병을 치료하기만 한다면 영원한 삶이 확실한 것인가? 이 장에서 고려한 모든 문제로 인해 노화라는 질병을 치료하지 않는 것이 도덕적으로 문제가 없다고 말할 수 있을까?

박스 12.13 활동: 소집단 토론

만약 노화라는 질병의 치료가 우리를 영생으로 이끈다면 질병 치료에 대한 도덕적 의무가 있다는 사실을 부정하기 위한 좋은 구실이 될 것이다.

우선 이 질문에 대해 토론하기 위해 참여자들을 네 집단으로 나누고 개별 집단은 자신의 집단에서 대체적으로 합의한 결론에 대해 의견을 주고받는다. 그리고 합의한 의견을 가지고 전체적으로 이 질문에 대해 논쟁한다.

여기서 노화와 죽음 정복의 가능성에 대한 토론을 마무리 짓고자 한다. 다음 장에서는 죽음 자체의 맥락에서 생명공학을 숙고할 것이다.

요약

- 미래에 발생할 수 있는 '노화의 치료'와 엄청난 수명 증가가 가져다 줄 사회적 · 개인적 영향에 대해 살펴보았다.
- 공유지의 비극이 수명 연장에 대한 공리주의자의 주장을 거부하게 하는지 고려하였다.
- 수명 연장에 반대하기 위해 일부 의무론적 윤리학을 살펴보았다. 수명 연장이 우리를 비인간화할 것이라는 주장은 두 가지 의미인데, 하나는 은유적으로, 다른 하나는 문자 그대로이다.
- 그레이는 어떠한 사람도 과포화 인구로 인한 사회문제 때문에 영아 사망을 줄이고자 하는 노력을 반대하지 않는 것과 같이 노인을 위한 죽음의 치료 역시 마찬가지라고 주장한다.

더 생각해 볼 문제

사회는 1,000세까지 인간 수명이 증가하는 것에 대처할 수 있는가?

만약 우리가 1,000세까지 산다면 그만큼 삶이 확장될 수 있는가?

유한한 시간을 산다는 사실은 삶에 대한 동기에 어느 정도까지 영향을 미치는가?

영생의 인간 역시 인류가 될 수 있는가?

우리의 도덕적 의무와 책임이 인간다움과 불가분의 관계로 연결되어 있는가?

도덕적 인간과 영생의 존재는 한 사회에서 공존할 수 있는가?

노화는 자연스러운 상태인가, 아니면 질병인가?

치료하는 것이 도덕적인 의무를 다한 것이 아닌 질병도 있는가?

추가 활동

스위프트(Swift)의 『걸리버 여행기(*Gulliver's Travels*)』에서 스트럴드브러그(Struldbrug)에 대한 스위프트의 설명을 읽어 본다.

가족과 친구들에게 영원히 살고 싶은지 물어보고 그 이유도 물어본다. 만약 그들이 아이 갖기를 포기하거나 영원히 살기 위해 아주 적은 칼로리만을 먹을 준비가 되어 있는지 물어본다.

150세(혹은 1,000세)까지 살아가는 사람의 세상에 대해 짧은 이야기를 써 본다.

영생에 대한 몇 가지 경제학 관련 연구를 수행하고 결과에 대해 발표해 본다.

1,000세 혹은 150세까지 사는 것에 대해 좋은 점과 나쁜 점을 기록한 목록을 작성해 본다.

포스트휴머니즘과 트랜스휴머니즘에 대해 친구들과 토론해 본다. 대부분의 사람들은 어떻게 생각하는가?

Juan Ponce de León y Figueroa와 관련된 웹사이트를 검색해 보고, 젊음의 원천과의 연계성을 알아본다.

주석

1 http://en.wikipedia.org/wiki/Fountain_of_Youth. AWikipedia account of the fountain of youth.
2 http://www.scientificamerican.com/article.cfm?id=the-truth-about-human-agi. A 'position statement' on aging from *Scientific American*.
3 http://www.mfoundation.org/index.php?pagename=video_faq_4. A video on 'the seven deadly causes of aging' by Aubrey de Grey.
4 http://www.ted.com/speakers/aubrey_de_grey.html. TED on Aubrey de Grey.
5 http://www.sens.org/media. Videos of Aubrey de Grey explaining his work.
6 http://news.bbc.co.uk/1/hi/uk/4003063.stm. A BBC news report on this claim.
7 http://news.bbc.co.uk/1/hi/uk/4059549.stm. One critic of de Grey.
8 http://www.thecentenarian.co.uk/. The website of the *Centenarian*, which offers advice on living to 100 and over.
9 http://www.telegraph.co.uk/finance/personalfinance/2883789/The-Struldbrugs-of-Luggnagg-and-an-age-old-problem-foretold.html. A *Telegraph* article on the downside of increasing longevity.
10 http://www.guardian.co.uk/books/2002/may/13/health.highereducation. Extracts from Francis Fukuyama's book *Our Posthuman Future: Consequences of the Biotechnology Revolution* (2003, Picador). Extract three is on extending longevity.
11 http://www.garretthardinsociety.org/articles/art_tragedy_of_the_commons.html. Garrett Hardin on the Tragedy of the Commons, from the Garrett Hardin Society.
12 http://www.cabinetoffice.gov.uk/about-cabinet-office.aspx. The website of the UK Cabinet Office.

13 http://www.timesonline.co.uk/tol/comment/columnists/anatole_kaletsky/article7142095.ece. A Times article on intergenerational conflict.
14 http://www.ncbi.nlm.nih.gov/pmc/articles/PMC1228271/. Gray, C. (1997) 'Are we in store for some intergenerational warfare?' *Canadian Medical Association Journal*, 157(8): 1123-1124.
15 http://news.bbc.co.uk/1/hi/magazine/3550079.stm. The BBC on 'grey power'.
16 http://www.dailymail.co.uk/news/article-1258406/Rise-grey-power-ministers-90-year-oldssit-juries.html. A 2010 initiative to get 90 year olds on jury service.
17 Fukuyama, F. (2003) *Our Posthuman Future: Consequences of the Biotechnology Revolution*. London: Picador.
18 http://www.methuselahfoundation.org/. de Grey's account of how he would solve the practical problems of significantly increasing lifespan.
19 http://www.maxlife.org/faqs.asp#q3. Another organisation that believes we can overcome the problems of 'maximum life'.
20 Kass, L. (2002) *Life, Liberty, and the Defense of Dignity: The Challenge for Bioethics*. San Francisco: Encounter Books.
21 http://www.guardian.co.uk/commentisfree/2010/apr/15/transhumanism-biologicalimmortality. A *Guardian* article about immortality. http://www.timesonline.co.uk/tol/comment/columnists/guest_contributors/article703117.ece.
22 http://www.independent.co.uk/news/science/never-say-die-who-wants-to-live-forever-2018292.html. An article by one who agrees with Kass.
23 http://www.dailymail.co.uk/news/article-431827/Would-die-boredom-lived-ever.html. The *Daily Mail* on boredom and immortality.
24 http://citywire.co.uk/money/the-economics-of-immortality/a399808. An interview with de Grey in which he claims that immortality would solve the pension crisis.
25 http://www.guardian.co.uk/money/2010/jun/24/state-pension-age-rise-plan. A report on union claims by charities and unions that it is 'unfair' to raise the retirement age to 66.
26 http://www.guardian.co.uk/uk/2005/nov/18/genetics.science. A report on a breakthrough in extending lifespan. http://www.telegraph.co.uk/health/7898775/The-Calorie-Restriction-dieters.html. A *Telegraph* report on two people living on a very low calorie diet.
27 http://www.uknetguide.co.uk/Lifestyle_and_Leisure/Article/Id_rather_be_dead_than_celibate-101884.html. UKnetguide report that two out of five Britons would give up sex to live to 100.
28 http://www.bbc.co.uk/dna/h2g2/alabaster/A269840/. A BBC report on feral children.
29 http://plato.stanford.edu/entries/essential-accidental/. The *Stanford Encyclopedia of Philosophy* on essence (essential versus accidental properties).
30 http://www.nickbostrom.com/. Nick Bostrom's website.
31 http://www.nickbostrom.com/papers/dangerous.html. A paper on transhumanism by Bostrom (non-philosophers won't find it difficult).
32 http://www.bluelight.ru/vb/showthread.php?t=181632. Fukuyama's essay on Transhumanism.
33 http://www.nickbostrom.com/ethics/dignity.html. Nick Bostrom's essay on 'Posthuman Dignity' (not difficult for non-philosophers).
34 http://news.bbc.co.uk/1/hi/1288230.stm. A BBC report on genocide in Rwanda.
35 http://news.bbc.co.uk/1/hi/world/europe/675945.stm. BBC report on the massacre in Srebrenica.

36 http://learn.genetics.utah.edu/content/begin/traits/telomeres/. An account of the supposed link between telomeres and aging from Learn Genetic at the University of Utah.

37 http://www.molecularstation.com/wiki/Hayflick_limit. Information on the Hayflick Effect from Molecular Station.

38 See Carne, B. and Olshansky, S.J. (2002) *The Quest for Immortality: Science at the Frontiers of Aging*. London: W.W. Norton and Company.

39 http://web.mac.com/sjayo/SJayOlshansky/Live_to_150.html. A radio interview with S. Jay Olshansky who denies the possibility of significantly increasing lifespan.

더 읽어 볼 것과 유용한 웹사이트

Appleyard, B. (2007) *How to Live Forever or Die Trying: On the New Immortality*. New York: Simon and Schuster.

De Grey, A. and Rae, M. (2008) *Ending Aging*. New York: St. Martin's Press.

Post, S. and Binstock, R. (2004) *The Fountain of Youth: Cultural, Scientific and Ethical Perspectives on a Biomedical Goal*. Oxford: Oxford University Press.

Kass, L. (2002) *Life, Liberty, and the Defense of Dignity: The Challenge for Bioethics.* San Francisco: Encounter Books. 222 Aging and immortality: the search for longevity

http://www.debatingmatters.com/topicguides/topicguide/aging/. A topic guide and resources on debating whether increasing lifespan is a good thing or not from Debating Matters.

http://www.imminst.org/. The Immortality Institute, an organisation dedicated to advocating and supporting research into unlimited lifespans.

http://video.google.com/videoplay?docid=6581761732541483047&safe=active#. A video from the Immortality Institute on life extension.

13 죽음과 죽임: 삶의 질과 가치

Death and killing: the quality and value of life

목표

- 죽음의 본성에 대해 숙고한다.
- 죽음의 기준을 바꾸는 것의 득과 실을 생각한다.
- '삶의 질을 결정하는 것'이 '죽음의 기준'을 결정하는 것으로 대체될 수 있는가에 대해 고찰한다.
- 안락사의 다양한 유형을 학습한다.
- 인간을 의도적으로 죽이는 것에 대한 세 가지 도덕이론을 검토한다.
- 어떤 종류의 안락사가 합법화될 수 있는지 숙고한다.

생명공학이 많은 것을 가능하게 하더라도 죽음은 그다지 변하지 않을 것이라고 생각할 수도 있다. 그러나 지난 50년간 생명공학의 발전은 죽음에 대해 수많은 철학적인 사고를 불러일으켰고, 이는 비단 철학자들 사이에서만 해당되는 것은 아니었다.

죽음의 '기준'

60년 전만 해도 죽음이 무엇인지 쉽게 알 수 있었다. 숨이 멈추고 맥박이 뛰지 않으며 뻣뻣해지고 창백해지면 죽은 것이다. 반면 여전히 숨을 쉬고 몸에서 맥박이 뛰고 있다면, 살아 있는 것이다. 이는 죽음을 결정하는 방법이 명확했고, 죽음의 본질을 확실하게 이해할 수 있다는 것을 의미한다. 심폐기능이 비가역적으로 멈춘 것이 죽음의 '기준'이었다.

1950년대와 1960년대에 인공호흡[1]과 심장이식[2]이라는 두 가지 기술 발전으로 인해 죽음의 기준이 무엇인지 고민하게 되었다.

1950년대 인공호흡으로 인해 심장이 자발적으로 다시 뛰기를 바랄 수 있게 되었고, 누군가의 심폐기능을 보조할 수 있게 되었다. 인공호흡은 자주 누군가의 심폐기능을 보조하였다. 그러나 환자의 심장을 아무리 오래 뛰게 할지라도, 그가 다시는 풍요로운 삶을 살 수 없다는 사실은 금세 알 수 있었다.

1960년대가 되어서야 기증자의 심장을 심장이 기능하지 않는 사람에게 이식하는 것이 가능해졌다. 이때 기증자는 죽은 상태여야 한다. 심폐기능이 아직 작동하고 있는 환자로부터 심장을 제거하는 것은 인위적으로 그 환자를 죽이는 것이기 때문이다.

한편에는 살아 있는 심장과 폐가 있는데도 풍요로운 삶을 다시는 바랄 수 없는 사람들이 있다. 그리고 다른 한편에는 살아 있는 심장과 폐를 구하지 못하면 죽게 될 사람들이 있다. 무엇을 해야만 하는가?

1968년 하버드 의대[3] 의사들은 죽음을 심폐기능의 비가역적 정지가 아니라 뇌기능의 비가역적 정지로 결정해야만 한다고 제안하였다.

뇌기능의 비가역적 정지를 죽음의 기준으로 본다면, 환자의 뇌가 기능하지 않으면 죽은 것이다. 그렇다면 환자의 심장이 멈추는 것을 허용한다고 해도, 심지어 심장을 적극적으로 멈추게 한다고 해도, 이는 환자를 죽이는 것이 아니다. 이렇게 죽음의 기준이 변화하면, 뇌사자로부터 심폐기능을 제거해서 그것을 이식받지 못하면 죽을 사람에게 이식하는 것이 도덕적으로 그리고 법적으로 허용 가능해진다.

그러나 뇌는 복합기관이다. 뇌의 일부만이 죽을 수도 있다. 어떤 사람이 죽었다고 말하려면 뇌 전체가 죽어야만 하는가? 아니면 뇌의 일부 기능이 죽더라도 죽은 것인가?

박스 13.1 사실에 입각한 정보: 뇌

간뇌: 호흡이나 심장박동, 반사작용처럼 무의식적인 것을 통제하는 뇌간이 있다. 간뇌가 기능하는 한, 인간은 자발적으로 호흡하고 기침하며 빛에 반응하고 음식을 삼킬 수 있다.

대뇌: 대뇌겉질을 포함하여 대뇌반구에 있다. 대뇌는 주변 세계를 경험하고 쾌락과 고통을 느끼며, 욕망, 목적, 의도를 형성할 수 있게 하는 의식을 보강한다.[4]

만약 뇌의 일부가 죽는 것으로 죽음을 결정한다면 두 가지 광범위한 가능성이 있을 것이다. 간뇌의 죽음을 사망으로 인정하는 경우와 대뇌의 죽음을 사망으로 인정하는 경우이다.

간뇌가 죽으면 심폐기능이 가차 없이 비가역적으로 정지되기 때문에 만약 간뇌의 죽음을 사망으로 간주한다면, 이는 심폐 기준으로 죽음을 결정할 때 유용한 점이 있을 것이다. 이와 같이 죽음을 정의한다면 간뇌가 죽었을지라도 여전히 의식이 있을 것이라는 사실이 문제가 된다. 함께 대화할 수 있는 누군가를 죽은 사람으로 간주하기를 진심으로 원하는가?

박스 13.2 사례연구: 감금증후군

프랑스 패션잡지 『엘르(*Elle*)』의 편집장인 43세 장 도미니크 보비(Jean-Dominique Bauby)는 1995년 극심한 뇌졸중으로 쓰러졌다. 곧 그는 '감금증후군(locked-in syndrome, coma vigilante)'이라는 병을 진단받았다.[5]

보비의 의식은 정상적으로 기능하고 있었지만, 그의 몸 가운데 스스로 통제할 수 있는 유일한 부분은 눈밖에 없었다.

그는 「잠수종과 나비(The Diving Bell and the Butterfly)」[6]라는 영화의 기반이 된 책을 알파벳 문자판을 보고 눈꺼풀을 깜박이면서 힘겹게 썼다.

보비는 자신의 저서가 출판된 지 이틀 후에 폐렴으로 사망하였다.[7]

다른 한편으로 대뇌가 죽은 것을 죽음이라고 정의한다면, 이는 비가역적으로 의식이 손상된 사람을 죽었다고 간주할 것이라는 사실을 보장할 때 직관적으로 수용할 수 있는 장점이 있을 것이다. 게다가 이는 간뇌가 살아있는데도 죽은 사람으로 간주한다는 것을 의미하기도 한다. 그래서 우리는 온기가 있고 호흡하고 있는 사람, 들어 올릴 때 기침을 하고 빛에 반응하며 수면 각성 주기가 있는 사람을 땅에 묻거나 그의 심장을 거리낌 없이 꺼낼 것이다. 여러분은 그런 사람의 (뛰고 있는) 심장을 꺼내고 싶은가?

다른 한편으로는 뇌 전체가 죽은 사람은 의식이 없고 의식을 되찾는 일은 절대로 없을 것이며, 전통적인 의미에서 죽은 것처럼 보이기도 하고 죽었다고 생각될 것이다. 보통 인간이 죽는 기준을 뇌 전체가 죽은 것으로 규정하는 직관에 반하는 결론은 없다. 그러한 사람의 심장이 인공호흡의 도움으로 박동하고, 혈색이 좋으며 만져 보면 따뜻하다고 할지라도 생명의 모습은 허상이고, 인공기술일 뿐이다.

죽음, 즉 뇌 전체의 죽음에 대한 새로운 기준은 현대 기술에 맞춘 것으로 생각된다.[8]

박스 13.3 활동: 감상문 쓰기

영화 「잠수종과 나비」를 보고 자신이 장 도미니크 보비의 상황에 처했다고 가정하고, 그 상황에 대해 500단어로 작성한다.

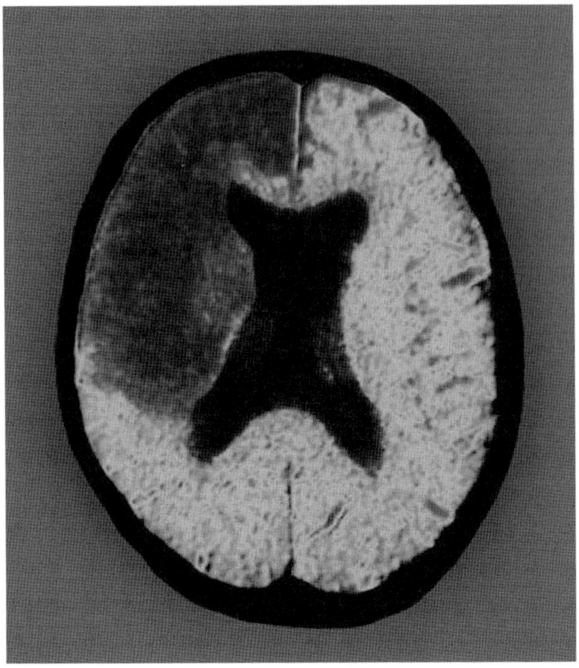

그림 13.1 ▒ 뇌의 축방향 컴퓨터단층촬영(CT) 사진은 왼쪽 위 대뇌조직이 죽은 것을 보여 준다.
© Zephyr/Science Photo Library.

죽음 대 '삶의 질'에 대한 판단

피터 싱어(Peter Singer)는 자신의 저서 『삶과 죽음(*Rethinking Life and Death*)』[9]에서 1950년대와 1960년대의 새로운 기술에 직면하여 대뇌가 죽은 사람의 삶은 가치가 없고, 그런 사람을 죽이는 것을 도덕적으로 받아들일 수 있는 결정을 해야만 한다고 주장한다. 그는 그런 사람을 죽이는 것은 실제로 죽음을 재정의하여 이식용 장기와 다른 환자를 위한 병실을 제공해 줄 것이라고 언급한다.

이러한 움직임은 심장이 박동하고 온기가 있는 사람이 이미 죽었다는 사실(죽음의 기준이 대뇌가 되는 것)을 인정해야만 한다는 것을 의미하지는 않을 것이다. 그 대신 의식 없이 그들의 삶은 가치가 없기 때문에 적극적인 죽임이 도덕적으로 수용할 만하다는 인식을 의미할 것이다.

싱어에 따르면, 우리는 삶의 질이 어떻든 생명은 내재적으로 가치가 있다는 절대주의자들의 오랜 사고방식에 빠져 있기 때문에[10] 그러한 사람들을 의도적으로 죽이는 것에 동의하는 것을 거부한다는 것이다. 그리고 그는 이것이 잘못되었다고 주장한다. 즉, 회복할 수 없을 정도로 의식을 잃은 사람을 죽이는 것은 도덕적 · 법적으로 허용 가능해야만 한다는 것이다.

싱어는 죽고 싶어 하는 당사자의 이익을 위해 그를 죽이는, 안락사의 도덕적(그리고 법적인) 허용 가능성을 주장하고 있다. 무엇보다도 싱어는 비자발적 안락사의 도덕적 · 법적 허용 가능성을 주장한다. 안락사의 종류는 다음과 같이 다양하다.[11]

조력자살: 죽는 것을 도와주고 있다는 사실을 아는 사람의 도움으로 자살하는 것

자발적 안락사: 스스로의 요청에 따라 다른 사람이 자신을 죽이는 것

비자발적 안락사: 자신이 죽고 싶은지 여부에 대한 생각을 표현할 수 없음에도 불구하고, 삶의 질이 받아들이기 어려울 정도로 낮기 때문에 다른 사람이 자신을 죽이는 것

어떤 사람들은 여기에 타의에 의한 안락사, 즉 살고 싶은 바람을 표현했음에도 불구하고 그 사람을 죽이는 목록을 추가한다. 타의에 의한 안락사는 살해와 불가분의 관계인 것으로 여겨진다. 어떤 사람이 벗어날 수 없는 심각한 고통에 처해 있더라도 만약 그가 살고 싶어 한다면, 그가 살고 싶어 하는 권리가 죽는 것이 유용할 것이라고 부분적으로 믿는 우리의 그 어떤 신념보다도 우선한다.

되돌릴 수 없이 의식을 잃은 사람의 삶은 가치가 없다는 싱어의 주장에 공감하지 않기는 어렵다. 그러한 삶은 쾌락, 고통, 즐거움, 웃음이나 눈물 또는 비애도 없다. 계획, 목표, 의도나 행동도 전혀 없을 것이다. 이 사람은 다시는 어떠한 것도 전혀 할 수 없을 것이다. 그러한 삶에서 중요한 것이 무엇이냐고 물을 수 있다. 다음 사례에서 사고 후 그러한 삶을 살아야 하는 환자를 살펴볼 것이다.

박스 13.4 사례연구: 앤서니 블랜드

1989년 4월 15일 17세의 토니 블랜드(Tony Bland)는 FA컵 준결승에 진출한 자신의 팀 경기를 보러 갔다. 그날 경기는 셰필드(Sheffield)의 힐스버러(Hillsborough) 축구장에서 진행되었다. 경기가 시작되었을 때 수천 명의 팬들은 안타깝게도 좌석을 구하지 못하였고 서로 밀기 시작하였다.

수백 명의 팬들이 쓰러지는 것을 막기 위해 세워둔 장벽에 부딪혔으며, 95명이 사망하였다.[12]

토니 블랜드는 죽지 않았으나, 폐가 망가져 산소가 뇌에 도달할 수 없게 되었다. 그가 호송될 때 간뇌는 여전히 살아 있었고, 잘 기능하고 있었다. 그러나 대뇌는 죽은 상태였다.

1993년까지 토니 블랜드는 병실에 누워 식도에서 위까지 관으로 음식을 공급받았다. 이 과정에서 그는 침을 흘리며 구토를 했고, 소변을 배출하게 하는 카테터(체내에 삽입하여 소변 등을 뽑아내는 도관)를 바꿀 때도 반응하였다. 그의 다리는 뒤틀렸고, 팔은 가슴 쪽으로 단단하게 구부러졌다.

토니 블랜드 자신은 이로 인해 가족이 엄청난 고통 속에서 살아간다는 것을 의식하지 못하였다. 그의 의식은 4년 전 4월에 비가역적인 손상을 입었다.[13]

토니 블랜드의 간뇌가 살아 있는 한, 그의 상황은 전체 뇌의 죽음을 죽음이라고 인정하는 기준에 부합하지 않는다. 물론 그를 죽인다면 그것은 불법이다.

그러나 1993년 최고법원은 블랜드를 죽이는 것이 법적으로 허용 가능하지 않을지라도, 그의 삶을 유지시키는 것도 법적으로 필요한 것은 아니라고 결정하였다. 이 판결은 인위적인 영양공급을 멈추는 것을 허용하였다. 즉, 토니 블랜드를 아사시키는 것이 허용된 것이다.[14]

이 판결은 중대한 것이었다. 이는 누군가가 죽는 것을 허용하는 법적 가능성을 명백하게 인지한 첫 번째 판례였다. 그렇게 하지 않았다면 토니 블랜드는 오늘날까지도 살아 있을 것이다.

박스 13.5 철학적 배경: 작위–부작위 원칙

이 이론에 따르면, 우리는 행위하지 않은 것에 대해서가 아니라 행위한 것에 대해 도덕적으로 책임이 있다.[15]

이는 치매 노인이 심장마비로 죽어가고 있는 병실에 의사가 뛰어 들어가지 않고 느긋하게 걸어 들어갔다고 하여 환자를 죽였다고 할 수 없음을 의미한다. 이 의사는 사람을 죽인 것이 아니다. 그는 아무것도 하지 않았다. 그 사람을 죽인 것은 심장마비였다.

이러한 이론이 행위에 대해 함축하고 있는 것은 박스 4.6과 박스 9.14를 참고한다.

싱어는 블랜드의 죽음을 허가한 법원의 결정에 갈채를 보냈다. 그러나 그것으로 충분한 것은 아니라고 생각한다. 만약 삶이 살 가치가 없다는 것을 인식한다면, 적극적으로 삶을 끝내기를 도덕적으로 받아들이는 것을 왜 인정할 수 없는가라고 묻는다.

싱어가 비자발적 안락사를 옹호한다는 것은 명확하다. 블랜드의 의식이 비가역적으로 손상되었을 때 생명유지 장치의 도움을 받고 싶지 않다고 표현하는 '사전의료의향서'에 이전에 서명을 했었다면, 생명유지 장치는 법원명령 없이 제거될 수 있었을 것이다. 말하자면, 그는 살 가치가 없다고 스스로 결정했을 것이다. 그러나 대부분의 17세 청소년은 사전의료의향서에 서명하지 않는다.

박스 13.6 사실에 입각한 정보: 사전의료의향서

누군가가 정신적으로 무능해졌을 때 그가 정한 법정 대리인이 그의 생명, 건강, 재산과 상황을 어떻게 정리해야만 하는지를 작성한 법적 문서가 사전의료의향서(advance directives)이다.[16]

영국에서 이러한 문서는 법률행위를 대신할 수 있도록 권한을 위임하는 문서로 알려져 있다.[17] 이 문서는 작성자가 (두 명의 의사가 판단하기에) 정신적인 능력이 없게 되었을 경우에만 유효하다.

비가역적으로 의식이 손상된다면 생명유지 장치를 사용해서는 안 되는지에 대해 위임장에서 물을 수 있다.

싱어의 주장은 설득력이 있다. 법관들은 그들의 판단에 불안해하였다. 브라운 윌킨슨(Browne Wilkinson) 의원은 다음과 같이 언급하였다.

> '아무리 고통이 없더라도 어떻게 일주일 넘게 음식을 공급하지 않아서 환자가 천천히 죽어가는 것을 법적으로 허가할 수 있는가, 치명적인 주사로 환자를 바로 죽게 해서 이미 비극을 경험한 가족을 또 다른 시련으로부터 구하는 것이 비합법적일 수 있는가? 이 문제에 대해 도덕적인 답을 찾는 것은 어려울 것 같다. 그러나 이것이 명백하게 법적인 문제이고, 내가 말한 어떤 것도 생명을 끝낼 의도로 적극적인 행위를 하는 것은 살인이라는 주장에 반대하는 것은 아니다.'[18]

그의 언급은 영국에서 안락사와 살인 사이에는 법적인 차이가 전혀 존재하지 않는다는 사실을 강조하였다. 영국에서는 의도적으로 죽이는 것과 같은 종류(심지어 누군가가 서서히 굶어 죽는 것을 허락한다고 해도)는 불법이다.

그러나 이러한 법이 정당하다고 할 수 있는가? 비자발적 안락사가 합법화되어야 한다는 것을 블랜드의 사례가 증명하는 것이 아닌가? 더욱이 이러한 법이 삶의 질과 상관없이 생명이 본질적으로 가치 있다는 절대주의자들의 '오래된' 믿음에 기반한다고 싱어가 생각하는 것은 옳은가?

박스 13.7 활동: 비공식 투표

참여자들이 이 장의 나머지 부분을 읽기 전에 다음과 같은 질문에 동의하는지, 아니면 반대하는지 다음과 같이 묻고자 한다.

의식에 비가역적 손상을 입은 사람을 의도적으로 죽이는 것을 허용하도록 법을 바꾸어야 하는가?

의견을 취합한 후에 참여자들은 그렇게 결정한 이유를 적고, 이 장의 끝에서 다시 재고해 본다.

조력자살과 자발적 안락사

모든 의도적인 죽임을 금지한 영국의 법은 조력자살과 자발적 안락사가 불법이라는 사실에 반대하는 사람들로부터도 빈축을 사게 되었다.[19]

비자발적 안락사와 달리 이러한 두 유형의 안락사에서는 자신의 삶이 살 가치가 없다고 결정한 사람이 죽는 것이다. 우리는 다른 사람을 대신해서 그들의 삶은 살 가치가 없다는 것을 결정할 마음의 준비가 되어 있지 않다 해도 충분히 분별력 있는 성인이 자신의 삶은 살 가치가 없다고 스스로 결정한 것을 허락하는 것이 합리적이라고 생각할 수도 있다. 만약 그렇다면, 분별력 있는 성인이 그렇게 하는 것을 도와줄 필요가 있다고 해도 동일하게 그들이 그 결정을 실천에 옮기는 것을 분명하게 허락해야만 한다.

더 이상 조력자살과 자발적 안락사를 합법화하는 문제를 거부하기는 힘들어질 것이다. 12장에서 살펴본 것처럼, 머지않아 기술이 우리를 '불멸하게' 만들 수 있다면 이에 대한 두려움은 우리 스스로 죽는 것이 불가능할 때 우리의 삶을 끝낼 수 있는 가능성이 있다는 것으로 완화될 것이다.

1961년까지 영국에서는 자살을 시도하면 사형에 처해질 수 있었다. 하지만 이러한 자살의 불합리성을 인식하는 것은 처벌하지 않았다. 이제 영국의 법은 자신의 삶이 살 가치가 없다는 결정에 따라 조치를 취하는 주체의 법적 권리를 인정하였다. 그러나 1961년의 자살법은 스스로의 삶을 마감할 수 있는 사람들에게만 이 권리를 확대하였다. 만약 그들이 죽기 위해서 도움이 필요하다면, 그들의 삶의 질이 어떻든 그들이 얼마나 죽고 싶든 삶을 유지해야만 한다. 또한 그들은 자신을 돕는 다른 사람들의 자유가 위험에 처할 수도 있다는 것을 감수해야만 한다.

이러한 모험은 무시할 수 있는 정도가 아니다. 왜냐하면 영국에서 자살을 도왔을 때의 형벌은 14년간의 투옥생활이기 때문이다.

자신이 죽음을 선택한 시기에 남편의 도움으로 죽는 것을 허락해 주기를 바라는 여성이 2000년에 이 법률의 정당성을 의심하고 압력을 가하였다. 이에 대한 내용은 박스 13.8을 참조하면 된다.

박스 13.8 사례연구: 다이앤 프리티

1999년 42세의 다이앤 프리티(Diane Pretty)는 운동신경질환을 진단받았다. 이 치유 불가능한 퇴행성 신경질환은 근육을 약화시키고 소모시키며, 사지를 마비시킨다. 또한 말하고 삼키고 호흡하는 것을 어렵게 만든다.

운동신경질환 환자에게 흔히 발생하는 질식사를 두려워하는 프리티는 스스로 선택해서 그녀의 남편인 브라이언(Brian)의 도움으로 자살을 행할 권리를 법이 침해한다고 주장하기 위해 상원으로 갔다.[20]

상원은 인권법은 생명을 끝내기 위해서가 아니라 보호하기 위해서 고안된 것이라는 주장으로 그녀의 주장을 기각하였다. 후에 이러한 판결은 유럽인권재판소의 지지를 받았다.

프리티는 유럽에서 그 소송이 기각된 이틀 뒤에 사망하였다.[21]

사람들이 자살을 돕는 것이 합법인 스위스로 여행할 수 있고, 스위스로 여행할 용의가 있을 때 죽고 싶어 하는 사람이 죽는 것을 돕는 단체인 디그니타스(Dignitas)[22]가 존재함으로 인해서 최근 영국의 상황은 복잡해졌다. 100명이 넘는 영국인이 디그니타스의 보호 아래 사망하였다.[23]

그러나 누군가가 디그니타스의 서비스를 이용하기 위해 스위스로 여행가는 것을 돕는다면 사실상 이는 자살을 도와주는 것이라는 사실을 피할 수 없다. 하지만 이것을 행한 어느 누구도 기소된 적은 없다. 이러한 기소 실패는 박스 13.9의 사례로 설명할 수 있으며, 최근에 부각되고 있다.

박스 13.9 사례연구: 다니엘 제임스

23세의 다니엘 제임스(Daniel James)는 디그니타스의 도움으로 죽은 최연소 영국인이 되었다. 다니엘은 럭비사고로 척추가 탈구되었을 때, 전신이 마비되어 24시간 보살핌을 필요로 하는 상황을 받아들일 수 없었기 때문에 죽음을 택하였다. 사고를 겪기 전까지만 해도 다니엘은 자신의 대학팀과 16세 이하 영국팀을 위해 럭비를 한 건강한 청년이었다.

다니엘의 부모인 마크(Mark)와 줄리(Julie)는 스위스까지 아들과 함께했고, 그가 죽는 순간까지도 곁에 있었다. 누군가 그들을 자살을 도왔다는 이유로 경찰에 신고를 하는 바람에 그들은 영국으로 돌아오는 길에 발각되었다.[24]

제임스의 사례는 상당히 논란이 많았다. 다니엘이 죽기 전에 자신이 처한 상황을 인정할 만큼 충분한 시간을 갖지 못하였다는 논의와 그가 죽는 것을 도와줄 것이 아니라 장애를 가지고 살아가는 것을 도와주었어야 하였다는 논의가 있었다.

결국 검찰총장 대변인은 다니엘의 부모가 법을 위반하였다는 증거에도 불구하고 그들을 기소하는 것은 공익의 관심사가 아니라고 결정을 내렸다고 말하였다.[25]

얼마 지나지 않아 다른 소송이 제기되었다. 이번 소송은 자살을 돕는 것을 반대하는 법을 명확히 할 것을 요구하였다. 브래드포드(Bradford) 출신의 다발경화증 진단을 받은 46세의 데비 퍼디(Debbie Purdy)는 그녀의 남편 오메르 푸엔테(Omer Puente)가 스위스로 여행가는 것을 돕는다면, 남편이 어떤 상황에서 기소를 당하는지 알고 싶어 하였다.[26]

퍼디는 승소하였다. 2009년 검찰총장은 디그니타스의 도움을 받는 여부와 상관없이 다른 사람이 자살하는 것을 도운 사람의 기소 여부가 어떻게 결정되는지에 대한 지침을 공표하였다.[27]

그러나 이러한 승리는 법의 해명에 불과하다. 이것은 법이 변한 것이 아니다. 여전히 영국에서는 조력자살과 자발적 안락사가 불법이다.[28] 그러나 이것이 기소가 불가피하다는 것을 의미하는 것은 아니다. 새로운 지침은 사랑하는 사람이 자살하는 것을 도와준다면 기소될 수 있는지의 여부에 대해 원칙적으로 판단할 수 있게 한다.

안락사 금지법의 정당성 여부를 다시 한 번 물을 것이다. 특히 일반적으로 안락사 금지법이 무너졌을 때 그것을 적용하는 데 실패한다면 말이다.[29]

삶의 내재적 가치

여러분이 4장에서 의무론 부분에 대해 읽었다면, 몇몇 의무론자는 죽고 싶어 하는 사람에게 도움이 된다고 해도 인간생명은 내재적 가치가 있기 때문에 다른 사람을 죽이는 것은 절대적으로 잘못되었다고 주장한다는 것을 알 수 있을 것이다. 공리주의자인 싱어(Singer)는 영국에서 안락사가 불법인 것은 '절대주의자들의 낡은 신념'의 배경 때문이라고 하였다. 죽이는 것이 절대적으로 잘못되었다고 생각하는 사람들은 분명히 그것이 그래야만 하기 때문에 그렇다고 생각할 것이다.

그러나 이러한 의무론자의 주장만이 법의 배경이 된 것은 아니다. 안락사를 처벌하지 않으면 살인자가 처벌받지 않을 가능성에 수문을 열 것이라는 결과에 대한 공리주의의 입장도 말할 수 있다.[30]

타의에 의한 안락사의 미끄러운 경사길 논리

딸이 치매에 걸린 노모를 베개로 질식시켜 죽였다고 상상해 보자. 그리고 딸은 다음과 같은 동기 가운데 하나를 자신이 행동한 동기라고 주장한다고 상상해 보자.

(i) 그녀는 어머니가 죽고 싶어 하는 바람을 이룰 수 있도록 도운 것이다.

(ii) 그녀는 어머니의 삶이 가치가 없어졌기 때문에 어머니의 생명을 끝낸 것이다.

첫 번째 경우 딸은 자살을 도왔다고 주장하거나 자발적 안락사의 행위를 한 것이라고 주장한다. 두 번째 경우는 딸이 비자발적 안락사의 행위를 한 것이라고 주장한다.

딸의 행위동기가 무엇이든 상관없이 다음과 같은 의문이 든다.

(i) 딸이 말한 것이 행위에 대한 진정한 동기였는가?
(ii) 어머니가 죽고 싶어 하였다는 딸의 믿음은 진실이었는가, 그리고 그것을 행동으로 옮기는 것은 합리적이었는가?
(iii) 어머니의 삶이 살 가치가 없다고 믿은 것은 딸의 진심이었는가?

이러한 문제들을 차례로 살펴보자.

의도 파악하기

딸은 어머니를 돕기 위한 행위였다고 주장하고 있다. 이것은 사실일 수도 있다. 그러나 딸이 다른 동기에서 행위했을 수도 있다. 다음과 같은 동기가 있을 수 있다.

(i) 자제심을 잃었다.
(ii) 어머니를 보살피는 부담감에서 스스로 벗어나고 싶었다.
(iii) 어머니의 재산을 물려받는 것에 조바심이 났다.

딸이 솔직하게 어머니를 살인하였다는 사실을 은폐하려고 하지 않는다는 것을 어떻게 알 수 있는가?

누군가가 행위하는 의도를 규정하는 것이 얼마나 어려운지를 강조하기 위해서 스스로가 행위하는 의도를 규정하는 것이 때때로 어렵다는 사실을 숙고해 볼 필요가 있다. 여러분이 어떤 행위를 해서 칭찬을 받았을 때 그럴 만했는지 궁금해 한 적이 있는가? 아마도 여러분은 행위 동기가 실제로는 그렇게 칭찬받을 만하지 않았다는 꺼림칙한 생각을 하면서도 칭찬을 겸허하게 받아들였을 것이다.

어떤 행위를 할 때 단 한 가지 이유에서 행위하는 경우는 매우 드물다. 여러 이유 가운데 행위를 창출하는 데 우연히 영향을 주는 것이 무엇인가가 중요한 질문이다. 이 경우 딸이 어머니를 죽일 수 있는 모든 동기를 생각해 볼 수 있다. 그녀는 안락사를 행한 것이었는가? 그렇지 않다면 살인을 저지른 것인가? 그녀가 그렇게 행위한 진정한 동기는 무엇이었는가?

물론 그 행위가 살인자가 은폐하려고 하는 바로 그 살인이라면 문제가 심각하다. 안락사를 처벌하지 않는다면 안락사라는 이름 아래 살인을 쉽게 은폐할 수 있게 보호하는 것은 아닌가?

그래서 안락사를 처벌하지 않는다면 안락사는 그 특성상 어떤 의도로 행위하는지가 중요하고 다른 사람의 행위 의도를 파악하는 것이 매우 어렵기 때문에 문제가 된다.

박스 13.10 활동: 재고찰

박스 4.6을 읽고 사람들이 어떤 의도를 갖는 것이 가능한지 자문해 보자. 행위의 도덕적 수용 가능성을 평가하는 데 있어 사람들이 행동할 때 의도의 본성이 중요한지 다시 숙고해 보자.

욕구 파악하기

딸이 어머니가 죽기를 원하였다고 생각한 것이 옳았는지의 여부 또는 어머니가 간절히 죽기를 원하였다면 왜 죽고 싶어 했는지, 그리고 그 욕구를 실현하는 것이 합리적인 것이었는지의 여부에 대해서 묻는다면 또 다른 문제가 발생한다. 사전의료의향서 없이 사람이 죽는다면, 다른 사람들의 말을 제외하고는 죽은 사람의 욕구를 알 방법이 없다. 게다가 그들이 죽고 싶었을 욕구의 본질이나 이유를 파악할 수도 없다.

어머니가 죽고 싶어 하였다고 딸이 믿는 것은 치매를 안고 살아가는 삶은 가치가 없다는 자신의 믿음을 투영한 것에 불과한가? 딸의 소진된 상태 그리고 어머니가 죽어야만 한다는 욕구를 반영한 것에 불과한가? 어쩌면 어머니는 죽고 싶다고 잘못 말함으로써 딸이 죄책감을 느끼게 하려고 시도한 것은 아닐까? 아마도 어머니는 딸이 자신을 죽이기 전에 정말로 죽고 싶었지만, 하룻밤 자고 나니 그 생각이 완전히 사라졌을 수도 있지 않을까?[31] 어머니는 딸이 자신을 부담스러워하는 것만 같아서 죽고 싶어 했을 수도 있지 않을까?

이러한 상황에서 어머니가 죽고 싶어 하였다는 믿음에 따라 스트레스 때문에 자신이 어머니인 것처럼 가장하거나, 죽고 싶다는 아이의 말에 따라 조치를 취하는 것은 합리적이지 않은 것이다. 이러한 상황에서 딸은 안락사를 행한 것인가? 아니면 살인을 저지른 것인가?

안락사를 처벌하지 않는다면 어떤 사람이 정말로 죽고 싶어 하는지의 여부, 왜 그들이 죽고 싶어 하는지, 그리고 그들의 욕구를 실행하는 것이 합리적인지의 여부를 결정하는 것이 매우 어려울 수 있기 때문에 문제가 있다.

박스 13.11 활동: 집단 토론

샘(Sam)이라는 학교 친구는 2년 전에 소중한 연인과 헤어지고 난 이후부터 줄곧 죽고 싶다고 말해 왔다.

사람들은 샘이 우울증을 앓고 있는 것 같으니 병원에 가서 우울증에 대한 처방을 받으라고 설득하였다. 그러나 샘은 약물을 복용하는 것을 신뢰하지 않았고 병원에 가지 않았다.

샘은 정말로 죽고 싶은 것인가? 샘이 죽는 것을 돕는 것이 도덕적으로 허용 가능한 것인가? 샘이 죽는 것을 돕는 것이 법적으로 허용 가능해야만 하는가?

타인의 삶의 질에 대한 판단

비자발적 안락사의 경우 딸이 어머니의 삶의 질이 매우 낮기 때문에 죽는 편이 낫다고 생각한 것이 옳은 것이냐고 묻는다면 또 다른 문제가 생긴다. 어머니가 치매에 걸렸다고 생각한다면, 어머니의 삶의 질은 매우 위태로워졌다고 주장할 수도 있을 것이다.

그러나 우리는 미끄러운 경사길 직전에 불안정하게 서 있다. 치매를 앓거나 삶의 질이 '심각하게 악화된' 상황에 처한 사람을 죽이는 것을 용납할 수 있는가? 게다가 다른 사람의 삶의 질이 심각하게 악화되었다고 과연 누가 판단할 수 있겠는가? 이러한 맥락에서 뇌스캔

기술 발달로 최근에 밝혀진 결과를 생각해 보는 것이 도움이 될 것이다.[32] 박스 13.12의 사례를 살펴보자.

박스 13.12 사례연구: 롬 호우벤

사고 당시 20세였던 롬 호우벤(Rom Houben)은 교통사고를 당한 후에 영구적 식물인간 상태(PVS)[33]로 지낼 것이라는 의사의 진단을 받고 23년이라는 세월을 보냈다. 2008년에 촬영한 뇌 단층촬영 사진은 그의 대뇌가 정상적으로 기능하고 있다는 것을 보여 주었다. 얼마 지나지 않아서 그가 발가락과 오른쪽 집게손가락을 의식적으로 약간 움직일 수 있다는 것이 밝혀졌다.

집중적으로 치료를 받은 지 3년 후 호우벤은 의사소통을 하기 위해 컴퓨터를 사용하였다. 호우벤은 '드디어 사람들이 내 의견을 들을 수 있고 내 감정을 표현할 수 있다'고 썼다.[34]

1996년에 환자 40명을 대상으로 한 연구에서는 영구적 식물인간 상태를 진단받은 환자들의 43%가 실제로는 감금증후군[35]에 걸렸다고 주장하였다. 10년 후에 영구적 식물인간 상태의 환자들 가운데 40%가 오진으로 밝혀진 것은 여전히 생각해 볼 문제이다.[36]

롬 호우벤의 삶의 질은 우리가 생각했던 것보다 낫다는 것, 즉 그에게 자신의 삶은 살 가치가 있다는 것을 말해 줄 기술이 필요하였다.

공감만큼 필요한 것은 기술이 아니다. 대체로 건강한 사람들은 (지레짐작으로) 질병과 장애를 지닌 채 살아가는 것이 아주 어렵다고 평가한다. 건강한 사람들이 생각하기에 어떤 사람이 상당히 악화된 삶을 살고 있어서 그를 죽이는 것이 용납된다면, 가치 있는 삶을 살아간다고 믿으면서 살아가는 그들이 위험에 처해 있다고 생각할 수도 있다. 안락사를 처벌하지 않았을 때, 치매라고 진단받는 것은 사실상 사형선고인 것인가?

그래서 안락사를 처벌하지 않는다면 특히나 우리가 건강할 때 다른 사람들이 경험한 삶의 질을 건전하게 판단하는 것이 매우 어렵다는 또 다른 문제가 있다.

박스 13.13 활동: 토론

참여자들은 짝을 이루어 감금증후군에 걸리면 어떠할지에 대해 토론한다.

5분 후에 (제일 낮은) −5부터 (제일 높은) +5까지 감금증후군에 걸린 채 살아가게 된다면 삶의 질은 어느 정도일지 참여자들의 생각을 묻는다.

실제로 감금증후군을 앓고 있는 사람들의 정도 수치와 비교해 본다. 런던 남부에 위치한 로열 병원에 신경재활의 최고 전문의 아쉬라프 알리(Ashraff Ali)가 언급했듯이 대부분의 감금증후군 환자는 자신이 어느 정도의 삶의 질을 경험하고 있는가에 대해서 3이나 4점 정도를 준다.

이 점수의 차이에 대해서 토론해 본다.

남용 가능성 제거

이 모든 어려운 점을 고려했을 때, 우리가 해야 할 것은 안락사를 비범죄화하는 것이라기보다는 합법화하는 것이다(박스 13.14).

박스 13.14 사실에 입각한 정보: 합법화 대 비범죄화

행위를 비범죄화(decriminalisation)한다는 것은 법의 영역에서 그 행위를 제거한다는 것이다. 안락사를 비처벌화하는 것은 사탕을 파는 것에 비유할 수 있을 것이다. 영국에서는 그들이 무엇을 얻든지, 언제나, 누구에게나, 어느 정도의 양으로나 사탕을 팔 수 있다.

행위를 합법화(legalisation)한다는 것은 법으로 그것을 규제한다는 것이다. 영국은 주류 판매를 규제한다. 즉, 주류는 18세 이상에게만 팔 수 있고, 주류를 팔기 위해서는 허가가 필요하며, 특정한 시간 이외에는 판매할 수 없다.[37]

만약 안락사를 합법화한다면 앞에서 언급한 남용 가능성을 제거하기 위한 방법으로, 안락사를 합법화하는 동시에 규제할 수도 있어야 할 것이다. 정확하게 이러한 이유로 안락사가 법적으로 허용되는 곳이라면 어느 곳에서나 규제를 한다.[38]

예를 들어 네덜란드에서 안락사는 계속해서 불법이라고 해도, 자격조건을 갖춘 의사이며 국가가 규정한 조건을 충족시키는 한, 어느 누구도 안락사 때문에 기소된 적은 없다. 이러한 방식으로 국가는 안락사를 수행하는 데 있어서 의학적으로 자격을 갖추지 못한 사람을 금지하며, 박스 13.15에서의 대략적인 조건을 충족시키지 못하는 의사를 기소할 권리가 있다.[39]

박스 13.15 사실에 입각한 정보: 네덜란드 「형법」 293조

다음 상황에서 (그리고 다음 상황에서만) 의사들은 누군가가 죽는 것을 도와달라고 부탁하는 것에 대한 형사책임이 면제된다.

(i) 의사는 환자가 자발적으로, 그리고 충분히 숙고하고 (가능하면 환자가 결정할 수 없기 전에 문서로) 죽여 달라는 요구를 확신한다.
(ii) 의사는 환자가 계속 참을 수 없는 (정신적인 또는 신체적인) 고통을 느끼고 있다는 것을 확신한다.
(iii) 의사는 환자에게 환자의 상황과 미래에 대한 정보를 제공한다.
(iv) 의사는 환자가 죽는 것 이외에는 받아들일 수 있는 해결책이 전혀 없다는 것을 확신하고 있다는 것을 확실히 안다.
(v) 의사는 그 환자를 지켜본 다른 독립적인 의사와 상담한다.
(vi) 의사는 위에서 언급한 것과 관련하여 간호요구도의 서면평가를 제공한다.
(vii) 의사는 의료행위로 환자가 죽는 것을 돕는다.

이는 18세 이상일 경우에만 해당한다. 18세 미만일 경우 (16세나 17세라면) 부모는 그 결정에 관여해야만 하고, (16세 미만이라면) 그 결정의 승인을 요구해야만 한다.

그러나 안락사는 적어도 네덜란드에서는 허용되고 있다. 정신적 능력이 있는 성인들은 법이 규정한 조건을 충족시키는 한, 자신이 선택할 수 있을 때 자유롭게 죽음을 선택하고 있다. 그래서 우리가 싱어와 같은 공리주의자라면 안락사를 처벌하지 않을 때 남용을 막기 위해 고안된 규제 아래서 안락사를 허용하는 것이 안락사를 법적으로 금지하는 것보다 더 많은 효용성을 산출할 것인지의 여부를 자문해 봐야 한다.

박스 13.16 활동: 비공식 투표

참여자들이 이 장의 나머지 부분을 읽기 전에 다음과 같은 질문에 '찬성'할지 '반대'할지에 대해 물어보자.

남용을 막기 위해 규제를 고안한 상황에서 안락사를 합법화시켜야만 하는가?

참여자들이 투표를 하고 나서 투표한 이유의 목록을 작성하고, 이러한 이유에 대해서는 이 장의 마지막 부분에서 다시 한 번 논의해 보자.

규제와 안락사

영국에서 안락사가 불법일 때의 유용성과 네덜란드에서 규제 아래 안락사를 허용할 때의 유용성을 비교하기 위해서 안락사를 반대하는 법이 실제로 어떻게 작동하고 있는지 숙고해 볼 필요가 있다.

이 법은 정부 당국으로부터 다른 사람을 고의로 죽였다는 의혹을 받고 있는 영국의 모든 사람들이 법정에 서게 될 가장 주목할 만한 결과를 초래하게 될 것이다. 의사가 모든 사망을 진단하기 때문에, 이는 의사가 꺼림칙해 하는 죽음은 정부 당국에 보고된다는 것을 의미한다. 이는 다음 내용에 해당하지 않는다면 누군가를 죽이는 것에 반대할 커다란 동기가 될 것이다.

(i) 의사를 속일 수 있다는 것을 확신한다.
(ii) 의사와 공모한다.
(iii) 재판소에 흔쾌히 간다.
(iv) 흔쾌히 신체를 은밀하게 처리한다.

안락사에 연관된 사람들은 의사를 속이거나 신체를 비밀리에 처리할 것이라고 확신할 개연성이 낮다는 가정하에 영국에서 안락사가 시행된다면 의사와 공모하거나 법정에서 조사를 받을 것이다. 이러한 가능성에 대해 한 번 살펴보자.

의료적 결탁

사랑하는 부모가 무의미한 고통에 직면해 있기 때문에 부모의 생명을 끝낸 사람을 동정하지 않는 의사는 무정한 의사일 것이다. 의사가 정부 당국에 알리지 않고 사망을 확정하는 재량권을 전혀 사용하지 않을 것이라고 생각하는 것은 순진한 것이다.

해럴드 시프먼(Harold Shipman) 박사가 잡히기 전에 자신의 환자 177명을 살해하였다는 사실이 밝혀졌기 때문에 이 문제는 최근에 영국에서 더욱 어려워졌다.[40] 이제 예상치 못했던 죽음의 경우 사망진단이 정부 당국에 의해서 수용되기 전까지는 두 의사가 합의해야 한다. 만약 이것이 마련되어 있지 않다면, 검시관은 사후 분석을 요구할 것이다. 갑작스러운 죽음이 안락사라면, 법의 철저한 검사를 피하기 위해서 두 의사가 결탁해야 한다. 그리고 이러한 일이 결코 발생하지 않는다고 생각하는 것도 순진한 것이다. 누구보다도 의사들은 임종의 실제 상황을 잘 알고 있다.

다음으로 사람을 죽이는 것이 언제나 불법일지라도, 누군가가 죽는 것을 허락하는 것이 반드시 불법은 아니라는 것을 기억해야만 한다. 가족과 의사 사이의 협의의 결과로 항생제로 쉽게 치유될 수 있었던 폐 감염으로 죽은 사람들을 그 예로 들 수 있다. 또한 의사들이 커피를 다 마시고 심장마비로 죽어가는 환자의 방으로 어슬렁거리며 걸어가는 짓을 하지 않는 것은 아니며, 사람들이 죽은 뒤보다 죽기 전에 의사인 자신을 찾기를 기대하는 것도 아니다.[41]

작위와 부작위의 구분처럼 의도적으로 누군가를 죽이지 않고 더 이상 살 가치가 없는 삶을 끝내는 것을 용이하게 하는 또 다른 구분이 있다. '이중효과 이론(박스 13.17)'은 의도한 결과와 의도하지는 않았지만 예상 가능한 결과 사이를 구분할 수 있도록 한다.[42]

모르핀 주사를 놓는 행위는 두 가지 예상 가능한 결과를 초래할 수 있다. 첫째, 고통이 완화된다. 둘째, 모르핀 과다로 죽는다. 의사가 고통을 완화시킬 의도가 있는 한, 주사가 환자를 죽일 것이라는 사실을 예견한 것이 의사를 살인죄로 만드는가?

법의 문구에 따르면, 그렇지 않다. (i) 다른 사람의 죽음을 직접적으로 초래하는 행위를 했을 경우와 (ii) 다른 사람이 죽어야만 한다는 의도로 어떤 행위를 했을 경우에만 살인을 저지른 것이다. 이 경우에 첫 번째 상황은 충족되지만 두 번째 상황은 충족되지 않는다. 환자의 죽음은 행위했을 때 예상할 수 있는 결과였지, 의도된 행위는 아니었다. 의사는 고통을 완화시키려는 의도로 주사를 놓았다.

박스 13.17 철학적 배경: 이중효과 이론

여러분이 다리 위에 서 있다고 상상해 보자. 기차가 철도 궤도 아래쪽으로 내려오는 것을 보고 거기서 일하는 다섯 사람을 칠지도 모른다는 두려움을 느꼈다. 여러분 옆에는 기차를 다른 궤도로 가도록 할 수 있는 지레가 있다. 그러나 여러분이 기차 방향을 바꾼다면, 아이팟을 들으면서 어슬렁거리며 놀고 있는 사람을 죽일 것이다.

여러분이 어떻게 해야만 하는가?

대부분의 사람들은 다섯 명이 죽는 것을 보고 있기보다는 한 사람이 죽는 것이 더 낫다고 하면서 기차의 방향을 바꿔야 한다고 주장한다.

다른 한편으로 다섯 명을 구할 한 명의 부랑자의 장기를 사용하기 위해 그 한 명을 의사가 죽일 가능성의 경우에는 대부분의 사람들이 다섯 명을 구하기 위해서 한 명을 죽이기보다는 다섯 명이 죽는 것을 허용해야 한다고 주장한다.[43]

무엇이 다른가?

알려진 대로라면 이중효과 이론은 다음을 주장함으로써 직관에서 차이를 설명한다.

- 기차의 경우는 다섯 명을 구하려는 의도로 행위하고, 단지 그 한 명의 죽음을 예상할 뿐이지 의도한 것은 아니다. 이는 행위를 도덕적으로 수용할 수 있게 한다.
- 의사의 경우는 오직 부랑자의 죽음을 통해서만 다섯 명을 구할 수 있기 때문에 한 명의 죽음을 적극적으로 의도하였다. 이는 행위를 도덕적으로 수용할 수 없게 한다.

이러한 의료적 결탁의 예는 영국에서 안락사가 불법이라는 사실이 안락사가 영국에서 발생하지 않는다는 것을 의미하는 것도 아니고, 안락사 이외에 삶이 끝날 수 있는 모든 종류의 방식이 없다는 것을 의미하는 것도 아님을 증명한다.

영국 왕립의학회(Royal College of Medicine)와 같은 기관이 대표하듯, 이러한 맥락에서 영국에서 일차진료의들이 안락사의 합법화에 끊임없이 반대한다는 것은 흥미롭다.[44] 그들은 안락사가 생명을 구하는 의학의 임무를 약화시킬 것이라고 두려워한다. 안락사는 곧 노약자를 치료하기 위한 비용을 효율적으로 사용하게 할 것이며, 더욱 효과적인 통증완화치료[45]나 통증완화약물[46]을 추구하는 것을 단념하게 할 것이다.

박스 13.18 활동: 개인 조사

의사 조력자살이 합법인 미국 오리건 주[47]에서 훌륭한 완화치료를 받은 45%의 환자들이 안락사에 대한 자신의 생각을 바꾸었다.[48]

안락사를 금지할 때의 유용성과 안락사를 규제할 때의 유용성을 비교 검토하는 데 도움이 될 어떤 경험적 증거를 찾을 수 있는가?

그래서 안락사를 규제할 때의 유용성과 안락사를 금지할 때의 유용성을 비교하는 데 있어서, 의료적 결탁이 안락사가 법적으로 규제된 곳에서보다 안락사가 불법인 곳에서 발생할 개연성이 더 큰지, 그리고 이 물음에 대한 답변이 유용성을 계산하는 데 있어서 어떻게 영향을 미치는지 물어야 할 것이다.

박스 13.19 활동: 비공식 투표

참여자들은 그들이 이 장의 마지막을 다 읽기 전에 다음과 같은 질문에 대하여 '찬성'하는지 '반대'하는지 대답해야 한다.

의료적 결탁은 안락사가 불법인 곳에서처럼 안락사가 합법적으로 규제된 곳에서도 발생할 개연성이 있는가?

참여자들은 자신의 입장에 대한 근거를 하나하나 적어서 이 장의 마지막에서 재검토할 수 있도록 한다.

법정에서 기꺼이 조사받기

우리가 알다시피 사람들(일차진료의와 일반인 모두)은 안락사가 명백하게 불법일 때조차 도덕적으로 수용 가능하다는 자신의 신념에 따라 종종 행위한다는 것은 의심의 여지가 없다. 당국의 감시 아래 많은 사례가 행해지고 있다.

게다가 경우에 따라서는 자신이 법을 위반하였다는 사실을 숨기려고 노력조차 하지 않는다. 박스 13.20에서 안락사를 행한 것을 공개적으로 인정한 사례를 볼 수 있다.

박스 13.20 **사례연구**

2005년 72세의 도널드 모디트(Donald Mawditt)는 구급차를 불렀다. 그러나 구급차가 도착했을 때는 이미 너무 늦어버렸다. 모디트는 50년 동안 아내이자 '마음이 잘 통하는 친구'인 모린(Maureen)을 안정시키기 위해서 그녀에게 진정제의 일종인 다이아제팜을 주었으며, 그녀 목을 배낭으로 조르고 그녀가 숨을 멈춘 후에도 '5분 동안 그렇게 있었다'고 구조원에게 말하였다.

손주가 네 명이나 있는 모린은 70세의 할머니였다. 그녀는 심장과 신장 손상 말기로 위독하였다. 그녀는 대소변 실금 상태가 두 배로 늘었고, 횡설수설했으며, 경련을 일으켰고, 차츰 의식이 오락가락하였다. 모린은 의사에게 목을 졸라서 죽여 달라고 부탁했던 것을 남편에게 부탁하였다.

경찰이 집에서 모디트를 연행하려고 할 때, 그는 아내의 몸에 키스하면서 "내 사랑, 잘 가"라고 말하였다. 모디트는 살인죄로 기소되었지만 과실치사죄로 변호하였다.

크로우더(Crowther) 판사는 모디트에게 3년 조건부 석방을 선고하면서 다음과 같이 말하였다.

'당신은 아내의 삶이 견딜 수 없을 정도가 되자 아내의 죽음을 초래했습니다. 때때로 그것은 자비로운 살인으로 설명할 수 있습니다. 그러나 법은 그런 것을 인정하지 않고, 사회관습은 생명을 앗아가는 것을 결코 용서할 수 없습니다. 이런 상황이라도 처벌은 문제의 중요성을 인식하게 하고, 가해자가 한 행위에 대해 적절한 처벌을 받는 것은 중요합니다. 당신은 사회에 전혀 위험하지 않으므로 언뜻 보기에 완전히 이례적이라고 생각하지만, 나는 적절한 처벌은 다음과 같다는 생각을 하게 되었습니다. 즉, 당신은 결코 이 행위에 대해서 처벌받을 수 없을 것입니다. 당신의 고통이 그 자체로 처벌인 것입니다.'

그의 딸 카렌(Karen)은 '만약 아빠가 경찰에게 거짓말하는 것을 선택했다면 아빠는 살인죄로 전혀 기소되지 않았을 것이다. 아빠가 한 행위에 대해 아빠를 존경한다'고 말하였다.[49]

이러한 경우에 일반적으로 여론의 질타를 받는다. 사람들은 이러한 상황에서 그 사람을 살인자로 여겨서는 안 된다는 것을 분명하게 말한다. 일반적으로 사람들은 자신의 방식대로 생각한다. 모디트와 같은 상황에서 법정은 종종 집행유예를 선고하고 일시적인 정신이상을 이유로 눈감아주거나 그렇지 않으면 사면한다.

법이 의도적인 모든 살인이 금지된다는 것을 명확하게 그리고 분명하게 언급하는 곳에서조차, 판결에 있어 살인과 안락사를 구분할 여지가 있는 것 같다.

그래서 안락사를 금지할 때와 규제할 때의 유용성을 검토하는 데 있어 우리가 물어야 할 또 다른 문제는 법정이 형을 선고하는 데 안락사가 불법인 곳에서처럼 안락사가 법으로 규정된 곳에서도 똑같은 재량권을 가질 수 있을지의 여부이다.

박스 13.21 활동: 비공식 투표

참여자들은 이 장의 마지막을 다 읽기 전에 다음과 같은 질문에 대하여 '찬성'하는지, '반대'하는지 대답해야 한다.

법정은 안락사가 합법적으로 금지된 곳에서 하는 것처럼 안락사가 합법적으로 규제되도록 판결을 내리는 데 있어서 동일한 재량권을 가지고 있는가?

참여자들은 그들의 입장에 대한 근거 목록을 만들어서 이 장의 마지막에 재검토할 수 있도록 한다.

이제 우리 입장을 정리하자. 몇몇 의무론자처럼 안락사를 도덕적으로 전혀 받아들일 수 없다고 믿는다면, 안락사는 불법으로 남아야 한다고 믿을 것이다.

다른 한편으로 안락사가 적어도 때때로 도덕적으로 수용할 만하다고 믿는다면, 공리주의적인 근거로 안락사는 다음과 같아야만 한다고 믿을 것이다.

(i) 비범죄화된다: 어떤 사람이 죽기를 원하거나 삶의 질이 일정 수준 아래로 떨어지는 한, 누군가를 죽여도 비범죄화된다.

(ii) 합법화된다: 만약 죽고 싶어 하지 않거나 누군가의 삶의 질이 일정 수준 아래로 떨어지지 않는다면 어느 누구도 죽임을 당해서는 안 된다는 것을 보장할 만큼 충분한 규제로 합법화된다.

(iii) 불법이다: 정말로 죽기를 원하는 사람이나 삶의 질이 일정 수준 아래로 떨어진 사람이 안락사가 합법이 아니어도 죽을 수 있게 보장하는 방법들이 있기 때문에 불법이다.

박스 13.22 활동: 덕윤리와 안락사

참여자 집단은 안락사가 비범죄화되거나 합법화되어야만 하는지의 여부(그리고 어떻게 규제해야 하는지)를 조언하기 위해 정부에서 지목한 '훌륭하고 선량한 사람들의 위원회'라는 것을 가정해야만 한다. 위원회 구성원들이 유덕하며 명성이 자자하다고 상상해 보자.

위원회 구성원들은 다음과 같이 주어진 역할극을 할 것이다.

의장: 의장의 임무는 위원회 의장직을 맡고, 구성원들이 의제를 유지하게 하며, 위원회가 자신의 소관을 지킬 수 있도록 보장해 주고, 최종 보고를 하는 것이다.

서기: 서기의 임무는 회의록을 기록하고 회의 보고서를 작성하는 것이다.

다른 참여자들은 위원회가 안락사를 합법화하는 것에 찬반을 주장하기 전에 증인이 소환된 것처럼 행동한다. 구성원들은 다음 기구들을 대변해야 한다.

종교단체

장애인 인권단체

노인권 관련 단체

시민자유단체

개업의사 단체

변호사와 판사

다른 참여자들은 주어진 시간에 어느 정도의 연구를 수행해야만 하고, 그들의 주장을 준비한 다음, 위원회는 개최될 것이다. 증인은 모두가 들을 때까지 차례차례 소환된다. 그리고 논의는 위원회에 공개되어야 한다.

이 장은 안락사에 대한 논의뿐만 아니라 생명공학기술로 인해 삶의 시작과 끝에서 생길 수 있는 사회문제와 윤리문제의 숙고로 마무리한다.

요약

- 어떻게 기술 발전이 죽음의 기준에 바람직한 변화를 가져오는지에 대해 고찰하였다.
- 다양한 형태의 안락사에 대해 이해하고, 사람을 죽이는 동기가 아무리 자애롭다고 해도 항상, 그리고 어느 곳에서나 사람을 죽이는 것은 잘못된 일이라는 의무론적 신념에 대해 다시 생각하였다.
- 비자발적 안락사, 조력자살, 자발적 안락사의 도덕적 허용 가능성에 대한 논증을 살펴보았다.
- 비범죄화와 합법화의 차이를 숙지하였다.
- 안락사를 비범죄화하는 것은 그 보호 아래 살인을 저지르는 많은 행동을 초래할 수도 있다.
- 안락사를 합법화하면 그것이 남용될 여지를 제거하기 위해 규제를 허가할 것이라는 것을 이해하였다.
- 작위–부작위와 이중효과 이론에 대해 알아보고 안락사가 불법인 곳에서도 의사와 가족이 사랑하는 사람이 필요 이상의 고통을 받지 않도록 하기 위해 어떻게 결탁하는지 알아보았다.
- 안락사를 합법화할 경우의 유용성과 현재 법을 유지했을 때의 유용성을 비교해 보았다.
- 덕윤리학자가 안락사의 합법화를 어떻게 볼 것인지를 고찰하였다.

더 생각해 볼 문제

안락사가 도덕적으로 허용 가능하다고 생각하는 것이 법적으로 허용 가능해야만 한다고 생각하는 것을 내포한다고 믿는가?

'죽이지 않는 것'이 도덕의 절대원칙이라는 것을 수용하지 않는 의무론자가 있는가?

공리주의자들은 안락사가 합법화되어야 한다는 신념을 위해 헌신하는가?

어떤 것을 비범죄화하는 것과 합법화하는 것 사이에 무슨 차이가 있는가?

작위와 부작위 그리고 이중효과 이론은 의무론자가 절대주의자의 신념의 결론을 피하는 것을 허용하기 위해 고안된 이론에 지나지 않는가?

사회가 안락사의 불법을 유지하면서 효과적으로 안락사에 대한 맹목적인 시각으로 전환하는 것은 위선적인가?

엄격한 규제를 도입하지 않고 안락사를 허용했을 때 남용할 가능성을 제거할 방법이 있는가?

덕윤리학자는 안락사를 합법화할 것인가?

추가 활동

죽음을 결정하는 방법에 대해 찾아보고 1,000단어 정도의 짧은 글을 작성해 봄으로써 죽음의 기준에 대해 더 생각해 본다.

조력자살에 대해 가족, 친구들과 이야기해 본다. 대부분 그것을 합법화히려고 하는가, 아니면 처벌하지 않으려고 하는가? 그렇다면 그 이유는 무엇인가?

조력자살과 그 법에 대해 1,500단어 정도로 서술해 본다.

다니엘 제임스의 사례(박스 13.9)를 읽고 이 사례에 대해 인터넷 자료를 찾아본다. 다니엘이 올바른 결정을 하였다고 생각하는가?

자신이 어떤 입장을 취하든지 다른 입장을 위해 변론해 본다.

'의회는 법이 삶의 질이 형편없을 때 그 사람을 죽이는 것은 도덕적으로 허용 가능하다는 것을 수용해야 한다고 믿는다'는 움직임에 대해 논의해 본다.

호주의 방송(http://fora.tv/2009/02/03/IQ2_Debate_Should_Euthanasia_Be_Legalized)에서 안락사에 대한 토론을 본다. 여러분은 어떤 입장을 지지하는가?

주석

1 http://my.clevelandclinic.org/healthy_living/healthcare/advance_directives/hic_understanding_life_support_measures.aspx. An account of artificial life support measures from the Cleveland Clinic in the United States.

2 http://news.bbc.co.uk/1/hi/england/cambridgeshire/7117750.stm. A BBC retrospective on the first ever heart transplant.

3 A definition of irreversible coma. *Journal of the American Medical Association* (1968), 205:337 - 340.

4 http://www.bbc.co.uk/science/humanbody/body/interactives/organs/brainmap/. A BBC Science and Nature website on the human brain.

5 http://www.ninds.nih.gov/disorders/lockedinsyndrome/lockedinsyndrome.htm. Information on locked-in syndrome from the US National Institute of Health.

6 Bauby, J.D. (1997) *The Diving Bell and the Butterfly*. New York: Alfred A. Knopf.

7 http://www.independent.co.uk/news/people/obituary-jeandominique-bauby-1272406.html. Obituary of Jean-Dominique Bauby from the Independent newspaper.

8 http://news.bbc.co.uk/1/hi/6987079.stm. A BBC report of a call to change the definition of death.

9 Singer, P. (1996) *Rethinking Life and Death: The Collapse of Our Traditional Ethics*. New York: St. Martin's Griffin.

10 See the section on deontology in Chapter 4.

11 http://www.bbc.co.uk/ethics/euthanasia/. The BBC Ethics guide on euthanasia.

12 http://www.thefirstpost.co.uk/46969,sport,football,hillsborough-disaster-pictures. The Hillsborough Disaster in pictures from *The Week* magazine in the UK.

13 http://www.spuc.org.uk/about/no-less-human/Bland.pdf. An article with full details of the Tony Bland case from the Society for the Protection of the Unborn Child.

14 http://news.bbc.co.uk/onthisday/hi/dates/stories/november/19/newsid_2520000/2520581.stm. A BBC retrospective on the judgment in the case of Tony Bland.

15 http://www.bbc.co.uk/ethics/euthanasia/overview/activepassive_1.shtml. The BBC gives a good account of the act - omission doctrine on this page.

16 http://www.direct.gov.uk/en/Governmentcitizensandrights/Death/Preparation/DG_10029429. Information on advance directives from the government in the UK.

17 http://www.bbc.co.uk/blogs/theoneshow/2010/01/power-of-attorney-top-tips.shtml. A video on lasting powers of attorney from the BBC's *The One Show*.

18 Airedale NHS Trust v. Bland [1993] AC 789.

19 http://www.dignityindying.org.uk/. The Dignity in Dying Organisation of the UK.

20 http://www.guardian.co.uk/society/2002/mar/20/health.uknews. *A Guardian* report on the Pretty case.

21 http://news.bbc.co.uk/1/hi/health/1983457.stm. A BBC report of Pretty's death.

22 http://news.bbc.co.uk/1/hi/world/europe/2676837.stm. A BBC report on the operations of Dignitas.

23 http://www.dignitas.ch/index.php?lang=en. The Dignitas Organisation website.

24 http://www.dailymail.co.uk/news/article-1078531/We-help-paralysed-son-die-Anguishparents-quizzed-police-taking-crippled-rugby-player-suicide-clinic.html. *Daily Mail* report on the Daniel James case.

25 http://www.telegraph.co.uk/news/majornews/3689907/Parents-of-rugby-player-in-Dignitas-assisted-suicide-will-not-face-charges.html.

26 http://www.independent.co.uk/news/people/profiles/debbie-purdy - omar-puente-a-matterof-love-and-death-1522544.html. Details of the Debbie Purdy case from the *Independent*.
27 http://www.telegraph.co.uk/news/newstopics/politics/7317372/Assisted-suicide-questionsand-answers.html. A *Daily Telegraph* Q&A on the guidelines.
28 http://www.cps.gov.uk/publications/prosecution/assisted_suicide_policy.html. The DPP guidelines.
29 http://newsforums.bbc.co.uk/nol/thread.jspa?forumID=7459&edition=1&ttl=
20 100820154228. The BBC 'Have Your Say' on assisted suicide.
30 http://www.telegraph.co.uk/news/uknews/law-and-order/7865305/Legal-assisted-suicidecreates-slippery-slope-to-doctors-killing-without-consent-expert-claims.html. An argument to the effect that legalising assisted suicide will produce a slippery slope.
31 http://www.telegraph.co.uk/health/3343327/Depression-is-not-a-good-reason-to-die.html. An account of depression causing someone temporarily to wish to die.
32 http://www.wellcome.ac.uk/News/2009/News/WTX056177.htm. A warning about the use of brain scanning to determine consciousness.
33 http://www.guardian.co.uk/world/2009/nov/23/man-trapped-coma-23-years. A Guardian report on Rom Houben.
34 http://news.bbc.co.uk/1/hi/world/europe/8526017.stm. A BBC correction of original reports on Rom Houben.
35 http://www.bmj.com/cgi/content/full/313/7048/13. The misdiagnosis of PVS.
36 http://www.timesonline.co.uk/tol/life_and_style/health/article3004892.ece. An update on misdiagnoses.
37 http://www.bayswan.org/defining.html. The first two paragraphs of this paper nicely capture the difference between legalisation and decriminalisation.
38 http://euthanasia.procon.org/view.resource.php?resourceID=000136#11. International regulations on euthanasia.
39 http://www.telegraph.co.uk/news/worldnews/europe/netherlands/7841696/Euthanasiacases-in-Holland-rise-by-13-per-cent-in-a-year.html. A report to the effect that euthanasia cases have been increasing in the Netherlands.
40 http://news.bbc.co.uk/1/hi/in_depth/uk/2000/the_shipman_murders/news_and_reaction/default.stm. A BBC report on the Shipman murders.
41 See the discussion of the act - omission doctrine in Chapter 4 and Box 13.5.
42 http://www.bbc.co.uk/ethics/euthanasia/overview/doubleeffect.shtml. The BBC on the doctrine of double effect.
43 http://www.open2.net/ethicsbites/trolleys-killing-double-effect.html. Read about the Trolley Problem on Ethics Bites.
44 http://www.timesonline.co.uk/tol/news/uk/health/article715074.ece. A Times report of doctors insisting the RCM abandon its neutral stance on euthanasia.
45 http://euthanasia.procon.org/view.subissues.php?issueID=000422. The ProCon site on palliative care. http://www.guardian.co.uk/society/2007/feb/28/socialcare.guardiansocietysupplement3. A *Guardian* article on palliative care.
46 http://www.carenotkilling.org.uk/about/. The 'Care not Killing' website.
47 http://www.oregon.gov/DHS/ph/pas/faqs.shtml. An Oregon government information site about the Death with Dignity Act.
48 http://www.euthanasia.com/charts.html. Some information on assisted suicide in Oregon.
49 http://www.telegraph.co.uk/news/uknews/1497507/Husband-who-killed-his-soul-mategoes-free.html. A *Daily Telegraph* report on the Donald Mawditt case.

더 읽어 볼 것과 유용한 웹사이트

Gorsuch, N. (2009) *The Future of Assisted Suicide and Euthanasia*. Princeton, NJ: Princeton University Press.

Paterson, C. (2008) *Assisted Suicide and Euthanasia: A Natural Law Ethics Approach (Live Questions in Ethics and Moral Philosophy)*. Farnham, UK: Ashgate.

Penney, L. (2007) *Assisted Dying and Legal Change*. Oxford, UK: Oxford University Press.

http://euthanasia.procon.org/. The ProCon website on euthanasia

http://www.debatingmatters.com/topicguides/topicguide/assisted_dying/. The Debating Matters topic guide on euthanasia.

http://news.bbc.co.uk/hi/english/static/health/euthanasia/basics.stm. BBC fact files on euthanasia.

Part III

삶의 한가운데

In the Midst of Life

Section 4

우리 자신에 대한 의무 Our duties to ourselves

14 인간 강화: 강화하는 것이 더 좋은가

Human enhancement: the more the better?

목표

- 인간을 강화시키기 위해 생명공학기술을 사용하는 것이 도덕적으로 허용 가능한지 여부에 대해 숙고한다.
- 유전자 강화와 관련된 사전예방 원칙에 대해 고찰한다.
- 강화와 치료의 경계가 도덕의 경계인지에 대해 생각한다.
- 강화가 '진정한 자아'에 부합하는가에 대해 숙고한다.
- 운동경기에서 강화를 사용하는 것이 부정행위인가에 대해 숙고한다.
- 자식을 강화시키는 것이 조건 없는 사랑이라고 할 수 있는지에 대해 숙고한다.
- 강화를 허용했을 때의 사회적 영향에 대해 검토한다.
- 이제 '진화'가 부분적으로 우리 손에 달려 있다는 사실에 대해 숙고한다.

우리가 키가 더 커지고, 금발이 되고, 더 똑똑해지거나 더 많은 것을 기억할 수 있다면 어떨까? 멋지지 않은가? (만약 이러한 과장을 믿는다면) 현재 진행 중인 강화(enhancement)의 긍정적인 보고(寶庫)는 우리 곁에 매우 근접해 있다. 인지능력이나 정서를 강화시킬 수 있는 약물,[1] 면역체계를 강화시키거나 몸무게를 쉽게 감량할 수 있게 하는 유전공학 그리고 인공근육[2]을 만들어 줄 수 있는 생명나노기술은 보형물이나 옷의 섬유[3]로 건강을 진단할 수 있도록 하고, 집을 청소할 필요가 전혀 없게 한다.[4]

너무 늦은 경우도 있겠지만, 우리는 여전히 자식을 강화시킬 수 있다. 더 이상 배우자(일반적인 의미에서의 생물학적 부모 가운데 한 사람)를 택하는 것만으로 자식의 특성을 선택할 수 있는 것은 아닐 것이다. 이뿐만 아니라 유전자, 약물 또는 나노 인공보형물을 선택할 수도 있는데, 이들을 활용하여 자식이 더 키가 크고, 더 똑똑하고, 운동을 더 잘하고, 음악적인 소질이 더 있도록 또는 우리가 원하는 것은 무엇이든지 더 강화하도록 만들 수 있다.

모두가 이러한 발전을 잠자코 바라보는 것은 아니다. 조건 없이 자식을 사랑하는 마음이 이제는 사라질 것이라고 알리려는 것인가? 우리 자신을 강화시키는 것을 원하지 않거나 그럴 경제적 여유가 없는 사람들은 패자가 될 것인가? 결국 모두가 키가 크고, 금발이 되고, 아름다워질까? 이러한 발전의 안전성에 대해 더 심각하게 걱정하는 사람도 있지 않을까?

우리가 하나의 특성만을 변화시키기 위해 유전적으로 개입할 수 있는가? 또는 원하지 않는 부작용 없이 강화약물을 개발할 수 있는가?[5]

현재 우리는 지능, 운동신경, 음악적 소질과 같은 특성이 유전자에 기반한다고 생각하지 않는다. 그리고 그러한 모든 특성이 유전자 전체 집단에 달려 있다는 것 역시 명확하다. 그러한 '유전자 전체론'은 조작하거나 약물처럼 어떤 유전적인 개입을 했다고 해서 항상 그 결과를 확신할 수는 없을 것이다.

박스 14.1 사실에 입각한 정보: 유전자 전체론, 말라리아와 겸상적혈구빈혈

겸상적혈구빈혈(sickle cell anaemia)에 연루된 유전자 변이 중 한 개만 보유한 사람은 말라리아로부터 보호받는다는 점에서 '이형접합체 이득'을 가진다. 말라리아 기생체는 변이의 결과로 (완전히 낫 모양은 아니더라도) 약간 기형적인 적혈구 세포들을 공격할 수 없다.[6]

이는 겸상적혈구빈혈에 관련된 유전자를 변형하는 데 조심할 것을 경고한다. 말라리아에 맞서서 방어를 제거하는 것은 겸상적혈구빈혈의 효과를 완화하거나 치료한다고 해도 반드시 이로운 것은 아니다.

얼마나 많은 다른 조건들이 이런 방법으로 '짝'을 이루는가?

물론 체세포보다 생식세포를 변형시킨다면, 유전자 전체론은 문제가 악화될 것이다(박스 14.2). 우리 자식의 자식이 경험할 환경이 어떻게 변화할지 또는 자식의 유전자가 어떻게 돌연변이를 일으킬지 전혀 알지 못할 때, 미래 세대에게 미칠 영향이 안전하다고 느낄 수 있을까? 새로운 유전자를 '운반'하는 데 사용되는 벡터 바이러스가 해롭지 않다고 확신할 수 있는가? 우리의 후손은 생식계열 유전공학에 거리낌 없이 관여한 것을 후회할 것인가?[7]

박스 14.2 사실에 입각한 정보: 유전공학

유전공학이 가능한 두 종류의 세포가 있다.

생식세포(난자와 정자)는 각각 23개의 염색체를 운반한다. 그들은 새로운 유기체를 생산하기 위한 생식과 결합되어 있다. 이러한 세포를 변형시키는 것은 세대로 전달될 변화를 생산하는 것이다.

체세포(일반 체세포)는 46개의 염색체를 운반한다. 이러한 세포의 변형은 사람의 세포가 변하면 죽게 될 변화를 생산하는 것이다.[8]

이러한 사실을 고려해 볼 때, 우리는 어쩔 수 없이 사변적인 논의를 할 수밖에 없다. 실용주의적이고 낙관주의적인 정신으로 과학이 안전한 기술을 만드는 데 성공할 것이라고 가정할 것이다. 그리고 다음과 같은 질문을 던진다. 생명공학기술이 제공하는 강화의 기회를 이용해야만 하는가, 또는 그러한 행위가 도덕적으로 위험한가?

박스 14.3 활동: 개인 성찰

사전예방 원칙을 다시 생각해 보자(6장 참조). 유전자 전체론의 문제가 (i) 생식세포, (ii) 체세포를 변형시키는 것을 금지원칙에 기대하도록 유도해야만 한다고 생각하는가?

'치료(therapy)'는 의도적으로 질병과 장애를 제거하려는 (착상 전 유전자 진단(PGD)과 같은 – 비록 착상 전 유전자 진단은 배아가 폐기되기 때문에 치료라고 보기 어렵지만) 행위로 특징지을 수 있고, '강화(enhancement)'는 원하는 특성을 의도적으로 개선하려는 행위로 특징지을 수 있다. 우리는 이러한 관례를 적용할 것이고 박스 14.4의 정의에 따라 '강화'를 정의할 것이다.[9]

박스 14.4 정의: 강화

양호한 건강이나 정상적인 기능을 위해 요구되는 것을 넘어 몇몇 특성이나 조건을 개선하려는 욕구에서 동기가 부여되었다면, 이 개입은 강화이다.

몇몇 사람들은 치료와 강화가 도덕적으로 차이가 있다고 주장한다. 치료를 위한 개입은 도덕적으로 수용할 만하지만 강화는 도덕적으로 받아들일 수 없다는 것이다. 또한 어떤 사람들은 이 주장에 대해 다음과 같이 두 가지 근거를 제시한다.

1. 질병과 장애는 문화에 따라 부분적으로 결정된다는 생각(11장 참조)
2. 치료와 강화의 구분을 도덕적 경계로 여기는 것은 정의롭지 않을 수 있다는 사실

이성애를 보장하기 위한 방법을 찾는다고 하자.[10] 만약 이것을 치료라고 생각한다면, 이것은 도덕적으로 허용 가능하다. 반면에 이것을 강화라고 생각한다면, 이것은 도덕적으로 허용 가능하지 않다. 동성애가 장애인가, 정상인가? 이런 논의가 고무되어 의견이 일치하지 않는 모습은 쉽게 상상할 수 있다.

박스 14.5 활동: 집단 활동

후쿠야마는 다음과 같은 사고 실험을 제안한다.

> '20년 뒤에 동성애의 유전학을 잘 이해할 수 있게 되어 사람들이 게이를 낳을 가능성이 현저하게 줄어들었다고 가정하자. 이는 유전공학의 존재를 전제할 필요도 없이, 간단하게 태아의 뇌를 남성적으로 발달하게 하기 위해서 자궁에 충분한 양의 테스토스테론을 제공하는 약일 수 있다. 치료가 저렴하고 효과적이며 부작용이 전혀 없어서 산부인과에서 의사를 만나지 않고도 처방받을 수 있다고 가정해 보자. 더 나아가 사회규범이 동성애를 전적으로 수용하게 되었다고 가정해 보자. 얼마나 많은 임산부들이 그 약을 복용하려고 선택할 것인가?'[11]

'약'을 복용하려는 많은 사람들이 후쿠야마에게 어떻게 동의하는가? 특히 성적 지향성 때문에 차별받는 것이 불법인 나라에서 치료와 강화를 구분했을 때 초래하는 문제는 무엇인가?

참고: 생명공학은 게이와 레즈비언이 자신과 생물학적으로 연관이 있는 아이를 갖는 것을 가능하게 하는 방법이다(9장과 10장 참조).

무엇을 질병이나 장애로 여길 수 있는지에 대해 일치하지 않는 한, 치료와 강화를 구분하는 것을 도덕적 경계로 여기는 문제는 간단하지 않다.

이는 정의롭지 못한 상황이 생길 수도 있다는 것을 살펴보면 더 분명하게 알 수 있다.

뷰캐넌(Buchanan)과 학자들은 빌리(Billy)와 조니(Johnnie)라는 두 소년을 생각해 볼 것을 제안한다.[12] 빌리는 성장호르몬의 결핍을 초래하는 유전문제 때문에 키가 157.48cm 밖에 되지 않는다. 이러한 상황은 성장호르몬을 투여하여 손쉽게 치료받아 호전될 수 있고, 이는 치료를 위한 개입이기 때문에 도덕적으로 특별히 문제 될 것이 없다.

조니도 키가 157.48cm에 불과하다. 그러나 조니가 키가 작은 이유는 부모가 모두 매우 작기 때문이다. 조니가 키가 작은 것 역시 빌리처럼 성장호르몬으로 간단하게 해결할 수 있다. 그러나 157.48cm라는 조니의 키가 정상적인 범주 안에 든다는 이유만으로 키를 변화시키는 것은 강화이다. 이러한 입장에서 생각해 보면, 조니를 치료하는 것은 도덕적으로 받아들일 수 없을 것이다.

그러나 이것이 옳은가? 두 소년 모두 큰 키를 선호하는 사회에서 똑같이 불이익을 받는다. 그들은 성장호르몬 치료를 받아서 동등하게 득을 봐야 할 것이다. 적어도 그들은 자신의 키에 대해 아무런 책임도 없고 (만약 조니의 부모님이 키가 작은 것이 유전적인 문제라는 것을 가정한다면) 두 상황은 모두 유전적인 것에 기반한다. 조니의 키에 개입하는 것이 치료가 아니라 강화라는 이유 때문에, 개입하지 않는 것이 정말 도덕적으로 정당화될 수 있는가?

만약 조니가 치료를 받아야만 한다고 생각한다면, 또는 적어도 그를 치료하는 것이 잘못된 것은 아니라고 생각한다면, 여러분은 적어도 몇몇 강화는 도덕적으로 받아들일 만하다고 (또는 심지어 도덕적으로 요구된다고) 생각하며, 치료와 강화의 경계가 도덕적 경계로 간주될 수 없다고 생각하는 것이다.

강화의 용인 가능성

강화가 도덕적으로 받아들일 만하다는 것은 아주 명백하다고 말할 수도 있다.[13] 어쨌든 태고부터 우리는 자신과 자식을 강화시켜 왔다. 요즘 우리는 자신의 몸을 꾸밀 뿐만 아니라, 체모를 제거하고, 화장을 하며, 주름을 제거하기 위해 보톡스를 맞고, 근육을 강화하기 위해 스테로이드제를 맞으며, 허벅지를 더 날씬하게 만들기 위해 지방을 제거하고, 확실한 성적 쾌락을 위해 파란 알약(비아그라)을 상습적으로 복용한다.

또한 자식의 특성을 강화시킬 목적으로 임신했을 때 술을 마시지 않고 칼슘이나 오메가-3를 추가로 복용한다. 자식에게 예방접종을 하거나 더 넓은 공간을 주기 위해서 교외로 이사하는 것도 마찬가지이다. 부모가 부모라는 자격으로 하는 거의 모든 것이 자식이 인생에서 더 많은 기회를 갖게 하려는 목적에서 행하는 것이다.

그렇게 생각해 보면, 강화의 도덕적 용인 가능성에 대한 논의는 예전에도 있었을 것이다.[14]

생명공학과 강화

그러나 지금까지 우리가 했던 강화는 생명공학기술을 이용한 강화와는 현저하게 다르다고 반대할 것이다.[15] 이러한 주장에는 두 가지 유형이 있다.

(i) 생명공학적인 강화는 우리의 정체성을 위협한다.
(ii) 생명공학적인 강화는 이해할 수 없는 사회 부정의를 초래한다.

차례대로 이 주장에 대한 반대 주장을 검토해 보자.

(i) 강화와 정체성

다음의 세 가지 상황과 연관된 주장을 살펴볼 것이다.

1. 개인이 정서나 인지력을 강화시키는 약물을 사용하는 경우
2. 운동선수가 기록을 강화시키는 기술을 사용하는 경우
3. 자식을 강화시키기 위해서 생명공학기술을 사용하는 경우

이러한 기술을 사용하는 것이 바로 강화된 사람의 정체성을 위협한다는 주장에 반대할 것이다.

상황 1: 정서강화약물

주장: 우리의 기분이나 인지력을 강화시키기 위해서 스스로를 다르게 만들거나 진짜가 아닌 사람으로 만드는 강화약물을 복용한다면, 우리는 진정한 우리가 아니다.

우울할 때 즐거운 활동으로 기분이 좋아진다면, 스스로를 강화시켰다고 생각한다.[16] 이것은 칭찬할 만하다. 유사하게 바둑을 두거나 낱말 맞추기를 해서 인지능력을 개선시키려고 노력한다면, 이는 우리 자신을 강화시키는 방식이고 자신을 강화시키는 것은 훌륭한 것이기 때문에 이것은 칭찬받을 만한 행위이다.[17]

그러나 우리가 프로작(Prozac)을 복용해서 기분을 강화시키거나 모다피닐(Modafinil)을 복용해서 인지능력을 강화시킨다면, 우리는 자기 강화에 관여한 것이 아니며, 허위의 진정성 없는 자아가 되는 것이다. 이는 칭찬받을 일이 전혀 아니며, 도덕적으로도 수용할 수 없다는 것이다.

박스 14.6 사실에 입각한 정보: 인지강화약물

암파킨(Ampakines): 치매를 치료하기 위해 개발된 이 약은 인지를 강화시키는 것으로 알려져 있다.

도네페질(Donepezil): 아세틸콜린(acetylcholine)의 농도를 증가시키는 콜린에스테라아제 억제제는 뇌세포 사이에 전기 전이의 힘을 강화시킨다. 치매를 치료하기 위해서 사용되었지만 건강한 사람의 뇌기능을 강화시키는 것으로 알려져 있다.

모다피닐(Modafinil): 기면증을 치료하기 위해서 개발되었지만, 임상시험을 통해 건강한 젊은 사람들과 잠이 부족한 사람들의 인지능력을 강화하는 것으로 밝혀졌다.

리탈린(Ritalin): 주의력결핍과다활동장애(attention deficit hyperactivity disorder, ADHD)를 겪는 아이를 위한 치료제이다. 그러나 집중력과 조심성을 강화시키기 위해 학생들이 자주 사용한다.

프로프라놀롤(Propranolol): 외상후 스트레스 장애 증상을 줄이고 고통스러운 기억을 완화시켜 주는 베타 차단제이다.

멤 합성물(Mem compounds): 알츠하이머병을 치료하기 위해 개발된 세 가지 분리된 합성물이다. 동물 연구에서는 이것이 기억을 회복하는 데 도움을 줄 수 있다고 주장한다.

건강한 사람들 사이에서 이런 약물이 얼마나 장기적으로 효과가 있는지는 알려져 있지 않지만, 정서장애에 약한 사람들이 이 약물을 사용해서는 안 된다는 언급이 있었다는 것을 강조해야만 한다.[18]

우리는 상황 1의 첫 번째 주장에 대해서 단지 더 나아지려고 즐겁거나 인지적으로 흥미를 유발하는 활동을 하는 것과 프로작이나 모다피닐을 복용하는 것이 어떻게 다른가를 묻는 것으로 대응할 수 있다.

도전하고 싶거나 재미있는 활동을 하는 것은 우리의 우연적인 속성만을 변화시키는 반면, 약물을 복용하는 것은 우리 자신의 본질적인 요소를 변화시킨다고 할 수 있다.

우리에게 본질적인 속성이 있는지의 여부는 철학에서 중대한 문제이다.[19] 본질적인 속성은 변화를 통해서 지속된다. 여러분이 태어났을 때 키는 대략 45.72cm였을 것이다. 지금은 아마도 최소한 152.4cm를 넘을 것이다. 한때 45.72cm였던 사람이 이제는 152.4cm 이상이 되었고, 그 사람은 이러한 변화에도 지속되었으니 키가 그 사람의 본질적인 속성 가운데 하나는 될 수 없다. 따라서 키는 사람이 본질적인 속성을 유지한 채 클 수도 있고 작아질 수도 있는 우연적인 속성이다.

게다가 약물을 복용하는 것이 우리의 본질적인 속성 가운데 하나를 변화시킬 수 없다는 주장으로도 대응할 수 있다. 결국 우리는 프로작을 복용했고 그것은 기분을 강화시켰다.

그러나 인격체로서의 우리 자신과 인간으로서의 우리 자신을 구분하는 것에서 어떤 것이 진정한 의미인지 구분하는 것은 오해에서 비롯된 것이다. 프로작이나 모다피닐을 복용해도 그 인간이 같은 인간이라는 것은 의심할 나위가 없다. 문제는 동일한 인격체가 존재하는가이다.

박스 14.7 철학적 배경: 개인의 정체성

우리를 우리 자신으로 만드는 정체성의 물음은 중요한 철학적 문제이다.[20] 철학자들은 몇몇 답안을 제시하였다.

기억: 당신이 가진 기억이 당신에게 있기 때문에 당신은 당신이다(그래서 만약 다른 사람이 당신의 모든 것을 기억한다면, 다른 사람이 당신이 될 것이다).

두뇌: 당신이 가진 두뇌를 당신이 가지고 있기 때문에 당신은 당신이다(그래서 만약 당신의 두뇌를 다른 사람의 몸에 이식한다면, 그 사람은 당신이 될 것이다).

대부분의 철학자들은 이러한 이론이 이제는 너무 단순하다고 생각한다.[21] 그 이유를 상상할 수 있겠는가?

그러나 이렇게 구분하면, 즐겁거나 자극적인 활동이 단지 우리의 우연적인 속성만 변화시키고 더 좋게 만드는 반면, 약물을 복용하는 것은 우리의 본질적인 속성을 변화시키고 우리를 다른 사람으로 만드는 것이라고 믿어야 하는 이유를 묻게 된다.

약물을 복용하는 것은 우리의 생화학(본질적 속성)을 변화시키지만, 전자는 세계와 우리 자신에 대한 관점(우연적 속성)을 변화시킨다고 말할 수 있는가?

이러한 생각에 반대하는 두 가지 (관련된) 이유가 있다. 하나는 위 생각의 기저를 이루는 생물학적 결정론의 거부이다. 다른 하나는 이러한 활동을 하는 것이 약물을 복용하는 것만큼 효과적으로 우리의 생화학을 변화시킨다는 것이다.

이 책에서 우리는 우리의 생물학이 우리가 누구인지 결정하지는 않는다는 것을 알았다. 우리의 정체성에는 자연의 기능만큼 양육의 기능도 작용한다. 후성유전학(epigenetics)에서는 다음과 같이 상당히 명확하게 말한다. 우리의 경험이 우리 생물학의 기능일 수 있는 방식으로 우리의 생물학은 우리 경험의 기능일 수 있다.[22] 우리가 겪는 경험과 우리가 행한 행위는 우리 유전자가 표현되는 것과 유전자가 표현되는 방식을 결정하는 데 기여한다. 우리는 환경의 변화를 통해 존재하듯이 생물학에서의 변화를 통해서도 존재한다.

이는 우리가 생각하는 경우에도 설명된다. 우리의 기분을 좋게 하거나 인지능력을 강화시키고 싶어서 재미있거나 도발적인 행위를 할 때 뇌에서 생화학을 변화시킨다. 예를 들면 기분을 강화시킨다고 알려진, 무엇인가 즐거운 것을 경험할 때 뇌에서 세로토닌의 흡수율이 증가된다.[23] 운동은 바라던 바를 이루거나 사랑하는 사람과 함께 있는 것과 같은 효과를 나타낸다.

만약 뇌에서 생화학의 변화가 본질적 속성을 변화시키고 우리를 다른 사람으로 만든다면, 즐거운 것을 추구하는 것은 약물을 복용하거나 그와 동일한 수단만큼 효과적이다.

우리가 생명공학으로 강화시키는 약물을 복용하는 것이 우리의 정체성을 변화시킨다는 주장을 우리의 생물학적 속성이 본질적인 것이어서 그것의 변화를 통해서는 우리가 인격체로서 존재할 수 없다는 생각에 의존한다면, 이러한 주장은 그저 거짓인 것이다.

박스 14.8 활동: 집단 토론: 약리학적 강화와 특성

프로작을 복용하는 것은 즐거움을 느낄 때와 똑같은 효과가 뇌에 나타나도록 한다. 그래서 둘 사이에 도덕적인 차이는 없다.

이 주제에 대해서 어떻게 생각하느냐에 따라 집단을 두 부류로 나누어 토론한다.

그러나 아리스토텔레스의 덕윤리에서는 이러한 주장과는 다른 주장을 한다(4장 참조). 아리스토텔레스에 따르면, 인간은 그들이 덕을 실천할 때만 자신의 잠재적인 것을 이행하고 인간의 올바른 목적인 행복(eudaimonia)을 성취할 수 있다. 이는 다음을 수반한다.

- 올바른 것을 하는 일을 규정하는 것
- 올바른 것을 하는 일
- 올바른 이유에서 올바른 것을 하는 일

아리스토텔레스에 따르면, 어느 누구도 어떤 행위가 올바른 것인지 알고 시작할 수 없으며, 이는 우리가 덕 있는 사람들(운이 좋으면 부모와 선생님)을 관찰하고 모방하면서 획득한 지식이다. 어느 누구도 항상 올바른 것을 할 수는 없다. 우리는 올바른 습관을 체득해서 그러한 능력을 얻는다. 만약 선천적으로 강한 사람이 게으름의 유혹에 넘어간다면 해야 할 일을 할 수 없게 되는 것처럼, 사적인 이득을 위해서 거짓말의 유혹에 넘어간다면 그는 정직하지 못하게 된다.

아리스토텔레스에 따르면, 유덕하게 되는 것과 인간의 잠재성을 이행하는 것은 올바른 목적과 그러한 목적을 추구할 때 강인해지는 훈련과 자기 수양을 쌓기 위해서는 진실하고 지속적인 노력을 반드시 수반한다. 우리의 특성(character)은 우리 손에 달려 있다는 관점

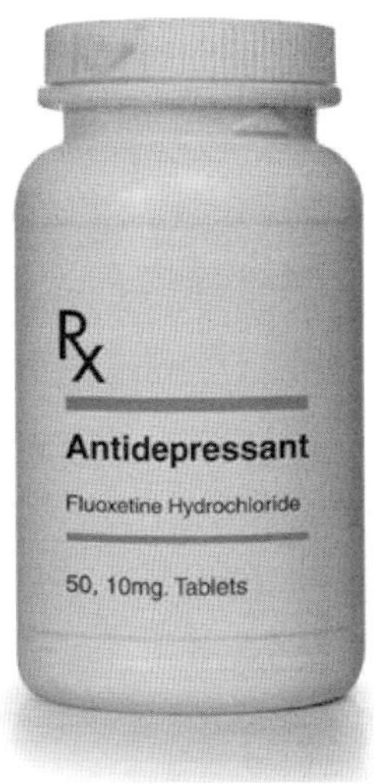

그림 14.1 항우울제 ©iStockphoto.com/James Steidl.

에서 보면, 우리는 우리가 한 선택으로 현재의 우리가 된다. 유혹에 넘어감으로써 우리 스스로가 그런 종류의 사람이 되는 것을 허용한다. 유혹에 저항함으로써 우리 스스로 다른 종류의 사람이 될 수 있는 것이다.

덕 이론은 오히려 후성적(epigenetic) 사실에 잘 맞는다. 우리의 특성(우리가 누구인가)은 우리의 생물학적 시발점만큼이나 우리가 하는 일과 우리가 겪는 경험의 기능이라고 주장할 수 있다. 아리스토텔레스는 우리의 특성은 자연과 양육의 기능(그리고 우리 자유의지의 실행)이라고 주장한다.

이를 알고도 프로작과 같은 정서강화약물을 복용하거나 모다피닐과 같은 인지강화약물을 복용하는 것은 유혹에 넘어가는 것이라고 말할 수 있는가?

우리가 기분을 좋게 하기 위해서 친구를 만나 시간을 보내지 않고 프로작을 복용하면 시간이 지나면서 우리는 다른 사람이 되는 것인가? 인지 기술을 강화시키기 위해서 낱말 맞추기를 하고 오목을 두었을 때와 모다피닐을 복용할 때 다른 종류의 사람이 되는 것인가? 만약 기분을 좋게 하거나 인지 기술을 높이기 위해서 즐겁거나 흥미로운 경험을 하는 데 의존한다면 우리는 단순히 약물을 복용하는 사람보다 더 나은 사람이 될 것이라고 주장할 수 있는가? 약물을 복용하면 덕스러운 사람이 되고 행복을 실현시키는 것을 효과적으로 막는 것인가?

기존에 하던 활동을 하는 것과 달리 강화제를 복용하는 것이 우리의 정체성을 위협한다는 비난에 아리스토텔레스는 실질적인 내용을 제시한다.

박스 14.9 활동: 짝 토론

덕윤리에서는 인지강화약물을 복용하는 것은 우리의 특성을 약화시키기 때문에 그러한 약물을 절대로 복용해서는 안 된다고 제안하는가?

아리스토텔레스의 '중용'은 답을 제시할 수 있는가?

상황 2: 스포츠 능력강화약물

주장: 만약 운동선수가 자신의 체력을 강화시키기 위해서 에리트로포이에틴(erythropoietin, EPO)이라는 호르몬을 복용한다면, 그는 혼자 힘으로는 이길 수 없다는 것을 증명하는 것이다.

이 주장은 운동선수가 에리트로포이에틴과 같은 능력강화 호르몬을 복용하는 것은 부정행위라고 주장하는 것이다. 부정행위는 운동선수가 약물의 도움 없이는 이길 수 없다고 자백하는 것이나 마찬가지이기 때문에 수용할 수 없다. 결국 약물을 복용한 운동선수는 그가 복용하지 않았더라면 졌을 '복용하지 않은' 운동선수에게서 상을 훔친 것이다.[24]

그런데 왜 운동선수가 에리트로포이에틴을 복용하는 것이 그가 부정행위를 하는 것이라고 생각해야만 하는가? 에리트로포이에틴을 복용하는 것은 고지대에서 훈련을 하는 것과 정확하게 동일하게 신체에 영향을 미친다. 두 가지 모두 헤마토크리트(적혈구용적률)의 수준을 높이는 것이고, 그렇기 때문에 신체에 운반되는 산소의 효율성이 지구력을 강화시킨다. 왜 어떤 수단으로 무엇인가를 성취했을 때는 부정행위이고, 다른 수단으로 무엇인가를 성취했을 때는 부정행위가 아닌가?[25] 결국 승자는 다른 것보다도 행위의 결과로써 먼저 결승점에 도달한 사람이 아니라, 단지 먼저 결승점에 도달한 사람이다.

운동선수가 불법을 행했기 때문에 부정이라고 말할 수 있을 것이다. 지구력을 높이기 위해서 에리트로포이에틴을 복용하는 것은 규칙이 허용하지 않은 것이지만, 고지대에서 훈련하는 것은 허용된 것이다. 이것이 고지대에서 훈련하는 것은 도덕적으로 받아들일 수 있지만, 에리트로포이에틴을 복용하는 것은 도덕적으로 받아들일 수 없다고 믿는 명백한 근거이다.

그렇다면 다음과 같은 질문을 할 수밖에 없다. 왜 에리트로포이에틴을 금하는가? 만약 약물을 복용하는 것이 부정행위라면 그것을 금해야만 한다는 것을 알 수 있다. 그러나 흥미로운 것은 그것을 부정으로 생각하는 이유이다.

그 이유에 대해서 우리는 약물이 건강을 위협한다고 말할 수도 있고, 건강(또는 특성)이 위험하다고 해도 그 위험을 얼마나 잘 감수하고자 하는가가 아니라 실력으로 이기기를 원한다고 말할 수도 있다. 그러나 옥스퍼드 대학교의 줄리안 사불레스쿠(Julian Savulescu)가 주장하듯이, 이는 안전하지 않은 약물을 금하거나 안전하지 않을 정도로 약물을 복용할 때만 해당하는 주장이다.[26]

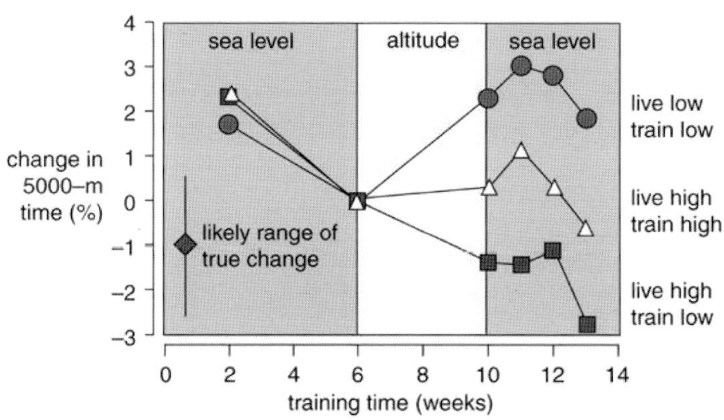

그림 14.2 **고지대에서의 훈련.** Baker, A. and Hopkins, W. G. (1998) Altitude training for sea-level competition In: Sportscience Training & Technology. Internet Society for Sport Science (http://sportsci.org/traintech/altitude/wgh.html).

예를 들면, 이것이 에리트로포이에틴을 금지하는 논거가 아니라는 것이다. 헤마토크리트(HCT)를 너무 많이 높여서 생기는 위험은 고지대에서 훈련한 결과나 에리트로포이에틴을 복용한 결과가 2006년 세계반도핑기구의 규칙에 따라 허용한 저산소실에서 실제로 훈련한 결과와 동일하다. 만약 운동선수가 자신의 헤마토크리트를 55% 이상 강화시킨다면, 그의 헤마토크리트는 높아지지만 심장마비에 걸릴 위험이 있다. 만약 그가 자신의 헤마토크리트를 50% 아래로 낮춘다면, 에리트로포이에틴을 복용하거나 고지대에서 훈련하거나 둘 다

안전하다. 운동선수의 건강에 대한 관심은 헤마토크리트의 정도를 너무 높게 올리는 곳에서 두 행위, 즉 고지대에서 훈련하는 것과 에리트로포이에틴을 복용하는 것 모두 금지시켜야만 한다고 제안하지만, 헤마토크리트의 정도를 너무 높게 하지 않는 곳에서 두 행위, 즉 고지대에서 훈련하는 것 또는 에리트로포이에틴을 복용하는 것 모두 금할 필요가 없다.

사불레스쿠가 추천했듯이, 안전하지 않은 약물만을 금지하는 것은 몇 가지 장점이 있다.

- 정부 당국은 에리트로포이에틴을 검사하는 것보다 더 쉽고 더 값싼 헤마토크리트에 대한 검사를 해야 할 것이다.
- 현재 에리트로포이에틴에 대한 검사는 혈장증량제와 이뇨제로 쉽게 피할 수 있기 때문에 헤마토크리트에 대한 검사를 하는 것이 더욱 정당할 것이다.
- 에리트로포이에틴에 대한 검사 비용을 절약할 수 있을 것이다.
- 고지대에서 훈련해서 헤마토크리트를 56%까지 강화시키는 것은 합법적이지만, 에리트로포이에틴을 사용해서 헤마토크리트를 41%까지 높이는 것은 불법이라는 반직관적인 영향을 없앨 것이다.
- 고지대가 없는 개발도상국에서 온 운동선수가 고지대에서 훈련하는 비용을 절감할 것이다.
- 정직이 올바로 집행될 수 없는 규칙으로 처벌되지 않는다는 것을 의미할 것이다.

만약 모든 안전한 약물이 (그리고 안전한 약물만이) 허용된다면, 정부 당국이 공평한 경쟁의 장을 보장하기 위해서 현재 검토하는 모든 왜곡을 피할 수 있을 것이다. 또한 알 수 없는 약물보다 안전한 약물을 생산하는 제약회사에 장려금을 제공할 것이다.[27]

그렇다면 지금까지 운동선수가 약물의 도움으로 이기는 것이 종래의 방식으로 훈련한 결과로 이기는 것보다 부정한 행위라고 간주되어야만 하는 이유는 찾을 수 없다.[28]

모든 약물이 그 약물과 동일한 결과를 가져올 만한 기존의 대안을 갖는 것은 아니다. 에리트로포이에틴을 복용하기 원하지 않는 운동선수는 고지대에서 훈련할 수 있으며, 하고자 하는 한 '허용된 안전한 약물' 제도 아래 불리해지지 않을 것이다. 또한 그 제도는 간 손상을 충분히 피할 수 있는 약한 스테로이드 사용을 허용할 것이다. 만약 운동선수가 스테로이드제를 복용하는 것이 건강에 해가 되지 않는다는 것을 알면서도 그것을 원하지 않는다면 어떠한가? 운동선수가 소량의 스테로이드제를 복용하는 것이 안전하다는 것을 확신하지 않는다면 어떠한가? 그러한 운동선수는 약물을 복용하도록 압박을 받거나 불리한 입장에 설 것이 확실한가?

만약 문제가 되는 약물이 건강을 위협하지 않는다고 주장한다면, 왜 그것을 복용하라고 실질적으로 강요하는 것을 걱정해야만 하는가? 운동선수에게 약물복용은 운전자가 술을 기피하는 것과 견줄 만한 것이다. 만약 여러분이 이러한 활동을 하고 싶다면 여러분은 어떤 조건을 충족하도록 '강요'받을 것이다.

그러나 강화약물을 복용하는 것이 특성을 위협할 수 있다는 주장이 옳다면, 이것은 운동선수가 불리한 입장에 서게 될지라도 약물복용을 단념할 이유가 될 수 있는가? 심지어 그들이 안전하다고 말할지라도 약물복용을 싫어하는 사람은 어떠한가? 경쟁하는 스포츠에서 그런 사람들을 제명하려고 정말로 힘써야 하는가? 만약 그렇다면 안전한 강화제의 허용은 약물을 사용할 수 있다고 생각하는 사람들에게만 공평한 경기장을 남길 수 있을 것이다.

얼마나 많은 운동선수들이 약물을 복용했을 때 그들의 특성에 미칠 영향에 대해 우려하거나 일반적으로 약물복용을 싫어함에도 불구하고 경기에서 압도하고 싶은 유혹을 느낄 것인가? 그들의 특성에 대해 걱정하는 사람들과 '안전한' 약물에 대해 회의적인 사람들은 전문 스포츠에서 곧 퇴출될 것인가? 전문 스포츠에서 성공하는 것은 능력이라기보다는 제약 회사의 주장을 기꺼이 믿거나 기꺼이 자신의 특성의 위험을 감수하는 것으로 바로 결정될 것인가? 만약 그렇다는 것을 안다면, 우리는 똑같이 경기를 즐기면서 볼 수 있을까?

그러한 상황을 알면서 경기를 보는 것이 우리가 경기를 볼 때 느끼는 즐거움에 영향을 미칠 것이다. 이때 젊은 사람들은 성공한 운동선수들을 역할모델로 간주한다. 만약 운동선수가 복용한 약물이 안전하다고 할지라도 모든 운동선수가 약물을 복용했다는 것을 안다면, 우리는 여전히 성공한 운동선수들을 존경할 수 있을 것인가?[29] 또한 약물을 복용하는 것만이 훌륭한 특성을 형성하는 것에 부합한다고 주장해야 할 것인가? 이것을 결정할 때 생길 어려움을 상상해 보라!

그러나 운동선수의 특성이 시합에서 경쟁하기 위해 기록을 높이는 안전한 약물을 복용해서 위태로워지는 것인가? 만약 운동선수가 이길 기회를 원한다면, 훈련을 해야만 하고 좋은 식습관을 고수해야만 하듯이 기록을 높이는 안전한 약물을 복용해야만 한다고 생각할 수는 없는가? 이것이 운동선수의 특성을 위협한다고 생각해야만 하는 이유가 있는가?

이러한 생각은 약물의 모습을 하고 있지 않은 강화제 역시 부정행위라고 간주되었다는 것을 깨우치기 위해 유용할 것이다.[30]

2008년 수영선수들은 108개의 세계기록을 경신하였다. 이는 상어에게서 발견되는 변형된 비늘을 모방하기 위해 수영복에 나노입자를 사용했기 때문에 가능하였다. 폴리우레탄층이 제2의 피부처럼 잘 맞아서 근육을 압박할 수 있게 하기 위해서 초음파로 결합된 솔기를 가질 때, 이러한 '방패비늘 피치'는 항력과 격동을 감소시킨다. 이러한 수영복을 입는 수영선수는 자신의 유체역학을 현저하게 강화시킬 수 있고 이길 기회도 많아진다. 반면 이러한 수영복을 입기 꺼려하는 수영선수는 심각하게 불리해진다.[31]

그러나 올림픽 금메달을 획득한 레베카 애들링턴(Rebecca Adlington)은 새로운 수영복의 착용을 거부하면서 다음과 같이 말하였다.

> '나는 수백만 년이 지나도 결코 나에게 유용한 약물을 복용하지 않을 것인데, 기록을 강화시키기 위해서 왜 수영복을 입어야 하는가? 그건 내가 아니다.'[32]

애들링턴이 새로운 수영복 가운데 하나를 착용하는 것이 잘못되었다고 생각하는 정확한 이유는 무엇인가? 애들링턴은 우승을 차지하는 것은 자신이 아니라고 생각하는가? 기록강화를 위한 수영복 착용이 특성을 약화시킬 것인가? 기록을 강화시키는 약물을 복용하는 것처럼 기록을 강화시키는 수영복을 착용하는 것이 우리의 특성을 실질적으로 약화시킬 수 있는가? 스포츠의 목적을 위해서만 기록을 강화시키는 약물을 복용하는 것이 특성을 약화시키는 것일 수 있는가? 애들링턴은 지나치게 양심적인가?[33]

박스 14.10 활동: 에세이 쓰기: 스포츠 약물

참여자들은 다음 주제 가운데 하나에 대해서 연구하고 1,500단어로 에세이를 작성한다.

1. 합법적인 수단으로 자신을 강화시키기를 거부하는 운동선수는 패배할 만하다.
2. 시험 전에 인지강화약물을 복용하는 것은 부정행위이다.
3. 능력강화약물을 복용하는 것과 능력강화 수영복을 착용하는 것은 아무런 차이가 없기 때문에 둘 다 수용 가능하다.

이러한 주장들은 집단 토론을 활성화하기 위해서 사용될 수 있다.

상황 3: 자식을 강화시키는 것

주장: 우리가 원하는 특성을 자식이 가질 가능성을 높이기 위해서 아이의 유전자를 변형한다면, 우리가 아이들 자체를 사랑하지 않는다는 것을 증명하는 것이다.

이러한 예는 생명공학적으로 아이를 강화시키는 것이 우리가 자식을 무조건적으로 사랑하지 않는다고 생각하는 것을 인정하는 것과 같다고 주장한다. 너필드생명윤리위원회(Nuffield Council for Bioethics)[34]의 말에 따르면, 부모가 자식을 강화시키는 것은 자식이 어떠한 특성을 갖고 있는 것과 상관없이 자식을 사랑해야만 한다는 '자연적인 겸손'이 부족하다는 것을 증명하는 것처럼 보일 수 있다.

종래의 기술을 사용하는 것이 아이의 우연한 속성만을 변화시키는 반면, 강화를 위한 현대 기술의 사용은 원래 아이의 본질적인 속성을 변화시킨다는 주장은 해서는 안 된다. 이 주장은 우리의 생물학적 속성이 우리의 비생물학적 속성만큼이나 본질적이라는 주장에 대해 제시된 논거와 바로 대립하게 될 것이다.

이러한 주장은 그러한 강화가 자식의 특성을 약화시킨다는 생각에 근거한 것도 아니다. 생명공학적인 강화가 특성을 약화시키는 결과를 초래한다면, 그것은 몇몇 전통적인 기술을 사용해서 더 노력하려고 할 때 생명공학적인 강화의 사용을 선택하는 것에서 비롯된 것이다. 자식을 강화시킬 때 하는 선택은 그들이 아니라 우리가 하는 것이다.

바로 이러한 사실이 자식을 강화시키는 것은 잘못이라고 생각하는 이유로 언급될 수도 있다. 자식이 스스로 강화하는 것을 동의할 수 있을 때까지 그들을 강화시켜서는 안 되는가?

그러나 부모가 자식의 동의를 얻지 못했다고 그들을 강화시키는 것을 어떻게 하지 않을 수 있겠는가? 전통적인 수단을 활용할 때도 아이를 사회화하는 것은 본질적으로 강화를 수반하기 때문에, 이는 아이가 동의할 수 있기 전에 반드시 시작되어야만 한다. 자식이 동의할 수 있을 때까지 자식을 강화시키지 않는 부모는 무모한 것이다.

하지만 아이들이 선택할 수 있다면 강화에 동의했을 것이라고 생각할 수 있는 이유가 있을 때에만 자식을 강화시켜야 한다는 생각에 대한 사례가 있다. 예를 들면, 아이가 판단할 수 있다면 동의할 것이라고 생각하기 때문에 아이의 거부에도 불구하고 예방접종을 한다. 자식이 관습적인 기술을 사용한 강화에 동의할 것이라고 이성적으로 가정할 수 있는 반면, 현대 기술을 사용한 강화제의 경우에는 자식이 강화에 동의할 것이라고 이성적으로 가정할 수 없는가?

뷰캐넌과 동료들[35]은 동의의 추정에 의존하는 것은 위험하다고 경고한다. 이것은 설사 이 방식이 최선이 아닐지라도 사람들은 자신이 자라온 방식을 지지하는 경향이 있기 때문이다. 부모에 대한 자식의 사랑(또는 두려움)은 비판을 불가능하게 한다. 훗날 아이가 부모가 사용한 기술을 확실히 지지할 것이라는 주장은 이러한 기술을 도덕적으로 받아들일 수 있다는 주장을 정당화하기에 충분하지 않다. 또한 그것은 필요하지도 않다. 아이는 자신의 잔인한 행동이 양육으로 교정되었다는 사실에 강하게 반대할 수도 있다. 그것 때문에 자신의 양육을 원했을 것이라고 믿을 근거가 있다고 생각하지 않는다.

사불레스쿠는 우리가 무슨 수단을 쓰든지 자식을 강화시키는 것이 사실상 도덕적으로 요구된다고 생각한다. 사불레스쿠는 아이를 강화시킬 수 있을 때 그것을 하지 않는 것은 자식에게 부모가 선택할 수 있었던 것보다 더 나쁜 미래를 적극적으로 선택하는 것이라고 생각한다. 그는 이러한 선택에 대해서 도덕적으로 책임이 있다고 주장한다.

그러나 부모가 어떤 것을 강화라고 여긴다고 해서 그것을 위한 개입이 도덕적으로 수용 가능하다고 믿을 만한 충분한 이유인가? 부모가 강화라고 생각하는 모든 것을 다른 사람들도 강화라고 생각해야만 하는가? 국가가 동의하지 않으면 어떻게 될까? 다른 사람들이 동의하지 않으면 어떻게 될까? 개입이 강화인지 아닌지를 결정하는 데 있어 누구의 관점이 중시되어야만 하는가?

예를 들어, 부모가 자식을 위해서리기보다는 오히려 자신을 위해서 강화제를 사용하기 원하는 상황을 상상할 수 있다. 두 가지 시나리오가 있다.

1. 아이에게 문제가 있어서가 아니라 아이의 본성 때문에 잠시도 가만히 있지 못하는 아이를 상상해 보자. 부모가 자식의 산만함을 치유하기 위해서 리탈린(Ritalin)을 복용해야만 하는가?

이러한 강화는 부모가 자식이 조용하고 얌전할 때만 자식을 사랑한다고 주장하는 것은 아닌가?

2. 음악적 재능과 연관된 일종의 유전자를 발견했다고 상상해 보자. 더 구체적으로 부모 중 누구도 음악가는 아니지만 아이가 음악에 소질이 있기를 원하는 부모가 있다고 상상해 보자. 그들은 체외수정과 착상 전 유전자 진단을 시도했지만 음악적 재능에 필요한 유전자를 가지고 있는 배아는 없었다. 결국 그들은 두 개의 배아에 음악적 재능에 대한 유전자를 유전적으로 변형시킬 결심을 한다.

이러한 강화는 부모가 자식이 음악에 소질이 있을 때에만 사랑한다고 주장을 하는 것은 아닌가?

박스 14.11 활동: 개인 성찰

여러분은 자식을 강화시키기 위해 부모에게 완전한 자유가 주어져야만 한다는 것에 동의하는가? 만약 그렇지 않다면 부모가 강화시키는 것을 어떻게 규제할 것인가?

(ii) 강화와 사회부정의

생명공학적인 강화를 경계하는 일반적인 두 번째 이유는 강화를 위해서는 상대적으로 비용이 많이 든다는 것이다. 부유한 사람들만이 그러한 강화를 누릴 여유가 있을 것이라고 생각할 것이다. 이는 사회가 두 부류일 수 있다는 것을 의미한다.

우리는 이미 두 부류의 사회에 살고 있다는 대답을 이성적으로 주장할 수 있을 것이다. 부유한 부모는 사교육, 치과 교정전문의, 과외수업과 디자이너의 옷을 자식에게 제공할 수 있는 반면에, 가난한 부모는 공교육, 국가보건 치과의사(만약 찾을 수 있다면), 방과 후 학습과 저가 브랜드에 만족해야만 한다. 두 부류로 사회가 나뉜 것을 이미 도덕적으로 허용하고 있다고 생각한다면, 생명공학적인 강화가 그러한 사회를 악화시킬 수도 있다는 사실이 왜 문제가 되는가?[36]

이 답은 어느 정도 설득력이 있다. 특히 국가가 음악수업과 같이 종래의 방식으로 강화하는 것에 그리 부유하지 않은 사람들을 위해서 어느 정도까지 보조금을 지급한다는 것을 고려해 보면 그렇다. 이것은 새로운 강화, 특히 결속력과 발전에 유용한 강화에 대해서도 동일할 것이다. 예를 들어 우리가 지능, 건강, 신체단련이나 기억과 같은 일반적인 능력을 안전하게 강화시킬 방법을 찾아낸다면, 모두가 그런 수단으로 강화될 수 있도록 지불하는 것은 명백히 국가의 관심사일 것이다.

모두의 건강을 강화시킴으로써 병으로 인한 엄청난 양의 경제적 손실을 면할 수 있다. 또한 국가건강보험을 제공하는 나라에서는 보험료를 덜 지불하게 될 것이다. 모든 사람의 지능과 기억을 강화시키는 것은 국가에 (비록 그러한 강화가 (높은 지능은 높은 자살률과 연관된다) 문제가 될 수 있다고 해도 우리가 전에 일어났던 불쾌했던 모든 일을 기억한다면 어떻게 될까?) 이로울 수 있다.

국가가 부유한 사람들에게 세금을 부과하고 그 돈으로 가난한 사람들을 보조하는 데 사용함으로써 교육, 건강보험이나 소득과 같이 기본이 되는 것을 보장하는 것은 공공재의 불평등이 사회불안을 일으킬 정도로 그렇게 심각하지 않다는 것을 보장한다. 생명공학적인 강화를 분배해서 그동안 국가가 한 것과 동일하게 사회분열과 불안을 충분히 없애려고 하는데, 왜 생명공학적인 강화를 지원해서는 안 되는가? 사회정의의 문제는 생명공학적인 강화를 포용하는 것을 제지해서는 안 될 것인가?

대답하는 과정에서 비관습적인 형태의 강화를 허용해서 초래될 불평등을 극도로 과소평가했을 수도 있다.

(경제적 불평등에 의해 결정되는) '사회적인 운'과 (유전적 불평등에 의해 결정되는) '선천적인 운' 사이의 차이점을 고려해 보자. 의심할 여지없이 사회적 운이 있고 이러한 사회적 운

에 따라 이기고 지는 것을 인정할 것이다. 우리는 이것이 불공평하다고 생각할 수도 있지만, 정부가 모두에게 적절한 최소한의 것을 보장하는 서구사회에서는 이러한 불공평함에 대해 무엇인가를 해야만 한다고 생각할 만큼 인정할 수 없는 것은 아니다.

그러나 사회적인 운으로 인한 불평등을 우리가 어느 정도로 수용하는가는 선천적인 운, 즉 재능과 능력의 분배가 공정하다고 믿는 것에 달려 있는가? 사회적인 운을 인정한다는 것은 국가보조금을 받는 가난하지만 명석한 사람이 부유하지만 멍청한 사람만큼 대학에 입학할 기회가 많다고 생각하는 것에 달려 있는가? 만약 그렇다면, 사회 안정은 공정한 선천적인 운과 국가보조금의 결합이 가난한 사람들이 부유한 사람들과 충분히 공평하게 경쟁할 수 있도록 공평한 경쟁의 장을 만들어 낸다는 우리의 신념으로 보장된다.

만약 사회적 운이 작동하듯이 생명공학적인 수단에 의해서 선천적인 운이 불공평한 것처럼 보이기 시작한다면, 사회의 불안정이 뒤따를 수도 있을 것이다.[37]

그 순간에 부유한 사람과 가난한 사람 모두 그들이 가지고 있는 재화로만 일할 수 있다. 아이의 지능지수가 낮다면, 이는 훌륭한 교육과 부모의 사회적 지위로 보완될 수도 있을 것이다. 그렇지만 지능지수 자체는 변할 수 없다. 그러나 우리가 지능과 같은 일반적인 특성의 유전적인 기본을 이해하게 된다면, 그리고 그러한 특성을 강화시키는 기술을 획득하게 된다면, 지능지수가 낮은 아이라도 부유한 집에서 태어나면 편할 것이라는 사실이 아니라 지능지수가 낮은 아이가 전혀 태어나지 않을 것이라고 확신할 수 있을 것이다.

부유한 사람들은 자신들이 어떠한 상황에 처해도 인정하지 않을 것이고, 그들은 자식 모두가 사회에서 가장 선망하는 특성을 가질 수 있도록 조치를 취할 수 있다.

생물학적 강화를 허용한다는 것은 누가 어떤 재능을 갖는지, 그리고 그가 선호하는 특성을 갖는지가 더 이상 운의 문제가 아니라는 것을 인정하는 것이다. 이는 부모의 재력이나 자식에 대한 관리의 문제일 것이고 자식을 위해서 인생에서 좋은 다른 것들을 기꺼이 포기하는 것의 문제일 것이다. (비교적) 부유한 사람들은 교육과 건강보험과 같은 사회적 재화뿐만 아니라 우리가 현재 선천적인 것으로 생각하는 건강이나 지능과 같은 재화를 살 수도 있을 것이다. 사람들이 자식을 강화시키는 것을 허용하는 것은 선천적인 운을 제거하도록 위협하는 것이며, 적어도 그들은 이러한 선택을 실천할 수 있고 기꺼이 하려고 한다.

이는 사회에 심각한 영향을 미칠 수 있다. 예를 들면, 대학에서 상대적으로 부유한 기득권층이 자신들은 훌륭한 교육을 받았기 때문에 더욱 똑똑한 것 같다고 주장하는 것이 비합리적이지 않다고 말한다면 말이다. 그러한 주장은 미래에 부자가 되는 것은 자신이 더욱 지적이라는 사실을 의미할 것이기 때문에 비합리적일 것이다. 그리고 상대적으로 부유한 사람들을 고용하는 것은 고용주들이 원하는 재능을 가진 사람들을 고용하는 것을 보장할 텐데, 굳이 왜 고용주들이 가난한 사람들을 고용해서 모험을 하겠는가? 부유한 사람들과 가난한 사람들은 운에 관해서는 더 이상 같은 선상에 있을 수 없다. 물론 아주 조금은 운의 문제도 있겠지만, 부유한 사람들에게 국한된 이야기일 뿐이다.

박스 14.12 활동: 집단 토론

이 토론회는 국가가 선천적 운이 사회적 운만큼이나 부정의하게 되는 것을 피하기 위해 강화를 규제해야만 한다고 생각한다.

참여자들은 집단을 나누어 특정한 입장을 겨냥하거나 자신의 입장을 권유하며 토론한다.

사회의 분열

생물학적 강화를 허용한다면 부유한 사람들은 교육을 잘 받아서 고용되는 것은 말할 것도 없고, 크고 아름답고 지적이며, 운동과 음악에 소질이 있을 것이다. 반면 가난한 사람들은 운이 없다면 작고 못생기고 멍청하고 투박하며, 음치인 사회가 될 것이다. 부유한 사람들과 가난한 사람들이 너무 달라서 사실상 두 개의 다른 종이 살아가는 사회가 될 수도 있을 것이다.[38]

현저하게 연장된 수명의 가능성에 대해 논의하는 방식으로 사회가 분열되기 시작한다면 발생할 어려움에 대해 이미 논의하였다. 게다가 강화의 기술은 이러한 문제에 박차를 가한다.

예를 들어 집단들이 생겨난다고 상상해 보자. 그런데 그 집단의 구성원들은 부모가 중요하게 생각하는 주어진 강화에 의존한다. 예를 들면 운동을 중시하는 부모는 자식에게 다른 사람과 경쟁하는 것이 의미 없을 정도로 운동 실력을 강화시킬 것이다. 음악적 재능을 중시하는 부모는 합창단에서 노래하거나 오케스트라에서 연주하는 데 노력할 필요가 없을 정도로 음악적 재능을 강화시킬 것이다. 사회는 자연의 분화만큼 노동의 분화에 그렇게 많이 의존하지 않는 것처럼 보이기 시작할 수도 있다.

그것은 반드시 강화된 재능일 수는 없을 것이다. 어떤 집단은 딸이 얌전하고 겸손한 것과 아들이 전사 같고 경쟁심이 강한 것을 보장하는 선택을 할 수도 있다. 다른 집단은 경쟁심을 없애거나 종교적 신념이 강하도록 유전적으로 조작하는 것을 선택할 수도 있다. 수십 년 후에 이 사회는 사회의 다양한 부분들이 공통점이 거의 없는 방식으로 분열되기 시작할 수 있다. 동시에 각각의 집단 내에서 부분들은 공통점이 커질 수도 있다. 그 집단 내에서의 생물의 다양성을 위협하기에도 충분할 정도로 말이다.

그러나 이러한 우려가 국가가 강화를 금지해야 한다거나 규제해야 한다는 것을 제안할 만큼 심각한 것인가?

박스 14.13 활동: 창의적 글쓰기

부모에게 강화에 대한 무한한 자유를 허용하는 것이 사회를 분열시킬 수 있는가?

이것이 사회에 미칠 수 있는 영향을 고려해서 500단어로 에세이를 작성한다.

국가가 합리적으로 금지할 수 있는 몇몇 강화는 확실히 존재한다. 예를 들면, 사회적으로 자기기만일 수 있는 사회규범을 증가시킬 수 있는 강화는 금지할 수도 있다. 예를 들어 모두가 자식의 키를 10cm씩 크게 한다고 생각해 보자. 이것은 경제적으로 비용이 많이 들고 (모든 공공 좌석이 안락함을 보장하기 위해 교체되어야 하기 때문에) 아무에게도 이익이 되지 않는다.

규범이 증가할 것에 대한 두려움도 리탈린과 프로작 같은 강화제의 사용 규제를 촉진시킬 수 있다. 모두가 리탈린을 사용해서 시끄러운 남자아이를 사회화시킨다면, 남자아이가 일반적으로 시끄럽게 행동하는 것은 비정상처럼 보이기 시작할 것이다. 기분이 좋지 않을 때마다 모두가 프로작을 복용한다면 조금만 풀이 죽어 있어도 비정상이라고 생각할 수 있다.[39] 이것은 수용 가능한가, 아니면 때때로 시끄러움과 조금은 풀이 죽어 있는 것이 자연스러운 인간의 모습이라는 것을 그저 받아들여야만 하는가?[40]

고통의 제거

이 마지막 고찰은 10장에서 강화와 착상 전 유전자 진단에 대한 물음과 관련하여 더 심각한 문제를 야기한다. 어느 정도로 선호하는 특성을 강화시키고 선호하지 않는 특성을 제거하는 것이 합리적인 것인가? 예를 들면 모든 고통을 제거할 수도 있다는 것을 바랄 수 있는가?

여러분은 아마도 『멋진 신세계(*Brave New World*)』를 읽었을 것이다(읽지 않았다면 읽어 볼 것을 추천한다[41]). 만약 읽었다면, 모두가 영원히 행복할 것을 보장하기 위해서 모두가 복용하는 '소마(soma)'를 기억하는가?[42] 원하는 모든 것이 특정한 시간 내에 충족되어야 한다는 정부의 칙령이 있었고, 그래서 아무도 얻는 것이 없었다. 여러분은 이것이 바람직한 상황이라고 생각하는가?

대부분의 사람들은 모든 것에 수긍하고 자신의 상태에 만족하는 데 있어서 현재의 인간보다 2540년(포드 632년)에 살고 있는 보통의 시민들이 부족하다고 생각한다. 진정한 인간이 되기 위해서 꼭 필요한 고통이 있는가? 많은 사람들은 심리적으로 강해지기 위해서는 역경을 경험해야 한다고 믿는다. 언제나 우리가 원하는 대로 모든 것이 이루어진다면, 추구하는 방법이 무엇인지도 잊을 것인가? 사람들이 오랫동안 믿어 왔듯이 고난을 극복하기 위해서 스스로를 절제하고 강해지도록 훈련하는 것이 성격 발달에 도움이 된다면, 고난을 제거한다면 어떻게 될까? 우리의 특성도 제거하려고 할 것인가?

그렇지 않다면 이런 모든 생각은 상상력 결핍을 암시하는 것에 불과한가? 고통에 대한 전통적인 견해는 그저 사람들이 태연한 척할 뿐이라는 것이다. '어차피 고통이 제거될 수 없으니, 전화위복의 기회로 삼자.'라고 말이다. 이제 원칙상 우리는 고통을 제거할 수 있는데, 그것이 정말 좋은 것이라고 생각하는가?

박스 14.14 활동: 집단 토론

우리가 세상의 모든 고통을 제거할 수 있다고 상상해 보자. 우리가 그렇게 해야만 하는가? 모든 조가 이에 대해 논의하고, 각 조원들은 자신이 선택한 대로 주장해 보자. http://www.bltc.com/ 사이트가 도움이 될 것이다.

생물학적 강화의 가능성에 주목하는 이 문제는 중대한 문제이다. 여전히 강화에 대해서는 논의만 무성하다. 그러나 몇몇은 이미 우리 곁에 있다. 위에서 개관한 문제들을 고려하는 것은 그러한 기술을 사용했을 때 도덕적 결과에 대한 논의를 아무리 서둘러도 지나치지 않다는 것을 보여 준다.

요약

이 장에서는 강화의 도덕적 허용 가능성을 숙고하고, 특히 다음과 같은 내용을 살펴보았다.

- 체세포 유전공학과 생식세포 유전공학 사이의 차이를 알아보았다.
- 유전자 전체론에 대해 살펴보았다.
- 치료와 강화의 경계가 도덕적인 경계인지의 여부에 대해 고찰하였다.
- 다음과 같은 입장에 의해 정체성이 위협받는 것에 대해 의문을 제기하였다.
  - 개인이 사용하는 인지 · 정서강화약물
  - 스포츠 능력강화약물
  - 부모가 자식을 강화시키는 것
- 다음 사회정의의 개념에 대해 생각해 보았다.
  - 사회적 운과 선천적 운의 구분
  - 사회가 분열될 가능성
  - 모든 고통을 제거하려는 희망

더 생각해 볼 문제

'치료를 위한 목적으로 생명공학기술을 사용하는 것은 도덕적으로 수용 가능하지만, 강화를 위한 목적으로 그러한 기술을 사용하는 것은 도덕적으로 용인할 수 없다.' 이 의견에 동의하는가?

유전적인 변화는 아니지만 비유전적인 변화를 유전적으로 변형시키는 것은 도덕적으로 허용 가능한가?

우리의 유전자가 서로 어떻게 상호작용하는지를 알기 전에 우리의 유전자를 변형시키는 것은 도덕적으로 무책임한가?

커피도 인지를 강화시키는 것인데, 모다피닐과 왜 다르게 생각해야만 하는가?

운동선수의 능력을 강화하기 위한 약물은 안전한 한도 내에서 사용하도록 허용해야 하는가?

우리가 자식을 강화시킨다는 것이 자식을 조건 없이 사랑하지 않는다는 것을 입증하는 것인가?

강화를 허용하게 되면 선천적 운이 사회적 운만큼 부정의하게 될 것인가?

자신의 가치에 따라 스스로를 강화시킨다면 다른 집단들이 다른 종이 될 것인가?

확산된 약리학의 개입은 인간이 무엇인지를 망각하게 할 것인가?

추가 활동

세 가지 도덕이론에서 (i) 스포츠 능력강화약물 (ii) 맞춤아기에 대해 어떻게 생각하는지 100 단어로 작성해 본다.

맞춤아기에 대해 어떻게 생각하는지 친구와 가족에게 격식에 얽매이지 말고 물어본다.

스포츠 능력강화약물 사용에 대해 토론해 본다.

첨단기술을 사용한 수영복을 금지하는 것에 대해 더 조사해 본다.

인간 고통에 대한 입장에 대해 살펴본다. 인간 고통이 인간 조건의 본질적인 부분인가?

내일 시험을 보아야 하는데 잠을 쫓을 수가 없다고 생각해 보자. 잠을 쫓기 위해 모다피닐을 복용해야만 하는가? 그렇게 하는 것에 대해 찬반 목록을 작성해 본다.

모든 사람들이 유전적으로 자식을 강화시킨다면 우리의 삶은 어떻게 될지 상상력을 동원하여 1,000단어로 작성해 본다.

주석

1 http://www.thesite.org/workandstudy/studying/studentlife/smartdrugs. An account of smart drugs by the Site.Org.
2 http://nanotechweb.org/cws/article/tech/24508. A report on artificial muscles by nanotechweb.
3 http://www.physorg.com/news147928092.html. A report on 'smart clothing' from Phyorg.com.
4 http://nanogloss.com/nanotechnology/nanotechnology-cleaning/. From the Introduction to Nanotechnology website.
5 http://newsforums.bbc.co.uk/nol/thread.jspa?forumID=6630&edition=1&ttl=20100823105602. A BBC Reith lecture on the ethics of genetic enhancement.
6 http://malaria.wellcome.ac.uk/doc_WTD023878.html. Information on malaria and the sickle-cell trait from the Wellcome Trust.
7 http://today.ninemsn.com.au/article.aspx?id=284244. A radio interview on human genetic enhancement.
8 http://www.geneticsandsociety.org/article.php?id=286. Information about the difference between germline engineering and somatic cell engineering from the Genetics and Society website in the United States.
9 http://www.hum.utah.edu/~bbenham/2510%20Spring%2009/Gene%20Therapy/Resnik-therapyenhancement%20morality.pdf. A philosophical paper about the therapy enhancement distinction (not difficult for non-philosophers).
10 http://www.newscientist.com/article/mg20227094.000-harnessing-science-to-create-theultimate-warrior.html. A BBC report on the genetics of homosexuality.

11 Fukuyama, F. (2002) *Our Post-Human Future: Consequences of the Biotechnology Revolution*. London: Picador, pp. 39-40.
12 Buchanan, A., Brock, D. W., Daniels, N. and Wikler, D. (2001) *From Chance to Choice: Genetics and Justice*. Cambridge: Cambridge University Press, pp. 115-118.
13 http://www.time.com/time/health/article/0,8599,1921027,00.html. An article on human enhancement from *Time* magazine.
14 'Stronger, smarter, nicer humans' Julian Savulescu's 'Sydney Ideas Lecture' on Human Enhancement, originally broadcast on ABC Radio National in Australia, 19 August 2007. http://www.debatingmatters.com/topicguides/topicguide/designer_babies/. Lots of news articles both for and against 'designer babies' from Debating Matters.
15 http://www.biology-online.org/2/13_genetic_engineering.htm. Biology-Online on the advantages and disadvantages of genetically engineering humans.
16 http://www.guardian.co.uk/society/2008/jul/27/mentalhealth.drugs. A report of a government exhortation to smile rather than take Prozac.
17 http://www.telegraph.co.uk/news/uknews/1548910/Intelligence-drugs-could-be-commonas-coffee.html. A *Telegraph* article on cognitive enhancers.
18 http://www.thedoctorschannel.com/video/1640.html?order=title&page=25&specialty=4. A Doctors' Channel video on the contraindications of Modafinil.
19 http://plato.stanford.edu/entries/essential-accidental/. The *Stanford Encyclopedia of Philosophy* on the distinction between essential and accidental properties.
20 http://www.iep.utm.edu/person-i/. The *Internet Encyclopedia of Philosophy* on personal identity.
21 http://philosophybites.com/2008/11/christopher-shi.html. A podcast of philosopher Christopher Shields talking about personal identity for Philosophy Bites.
22 http://www.bbc.co.uk/sn/tvradio/programmes/horizon/ghostgenes.shtml. A BBC Science and Nature report on epigenetics.
23 http://www.chm.bris.ac.uk/motm/serotonin/depression.htm. Serotonin and mood from the University of Bristol.
24 http://www.open2.net/ethicsbites/sport-genetic-enhancement.html. Philosopher Michael Sandel on performance-enhancing drugs in sport for Philosophy Bites.
25 http://blip.tv/bion/human-enhancement-biotechnology-in-sports-15-03-11-part-5-professor-julian-savulescu-4976680. Podcast of philosopher Julian Savulescu talking about enhancement in sport.
26 We should accept performance-enhancing drugs in competitive sports: debate. A debate between Julian Savulescu of Oxford University's Uehiro Centre and opponents including Dick Pound, Head of the World Anti-Doping Agency. http://www.youtube.com/watch?v=0hPFMDFacRA.
27 http://www.thehastingscenter.org/Publications/BriefingBook/Detail.aspx?id=2206. The Hastings Centre from the United States on sport and enhancing drugs.
28 http://www.timesonline.co.uk/tol/comment/columnists/guest_contributors/article4359068. ece. An article from the *Times* on the use of enhancers in sport.
29 http://www.debatingmatters.com/topicguides/topicguide/drugs_in_sport/. A Debating Matters reading list for performance enhancement in sport.
30 http://www.telegraph.co.uk/sport/othersports/swimming/5894600/FINA-under-fire-as-hitech-swimsuits-row-overshadows-World-Championships-in-Rome.html. A *Telegraph* article on enhancing swimsuits.

31 Lea, Randall, D. (2009) Ethical considerations of biotechnologies used for performance enhancement. *The Journal of Bone and Joint Surgery (American)*, 91: 2048–2054, doi:10.2106/JBJS.I.00023. An article on the ethical issues of biotechnological enhancement.
32 http://www.guardian.co.uk/sport/2009/jul/19/rebecca-adlington-swimsuit-fina. A report on Adlington's attitudes to 'technological doping'.
33 http://online.wsj.com/article/NA_WSJ_PUB: SB10001424052970204313604574328372762265260.html. AWall Street Journal Report on FINA's banning of the high-tech swimsuits.
34 http://www.nuffieldbioethics.org/go/ourwork/behaviouralgenetics/introduction. The report from the Nuffield Council for Bioethics.
35 Buchanan, A. et al. (2001) *From Chance to Choice: Genetics and Justice*. Chapter 5, p. 165.
36 http://www.newscientist.com/article/dn13879-comment-here-come-the-designer-babies. html. An article from the New Scientist on designer babies.
37 http://www.bbc.co.uk/dna/h2g2/A3136042. The BBC on John Rawls' 'natural lottery' (and other ideas).
38 http://news.bbc.co.uk/1/hi/uk/6057734.stm.
39 http://ieet.org/index.php/IEET/more/3277/. An article from the Institute of Ethics and Emerging technologies.
40 http://www.dailymail.co.uk/femail/article-1074175/How-I-weaned-son-Ritalin-proved-discipline-IS-better-drugs.html. A *Daily Mail* article on a mother's taking her son off Ritalin.
41 Huxley, A. (1932 [1998]) *Brave New World*. New York: Harper Perennial Modern Classics.
42 http://www.huxley.net/soma/somaquote.html. Quotes about soma from Brave New World, from Huxley.net.

더 읽어볼 것과 유용한 웹사이트

Green, R. M. (2009) *Babies by Design: The Ethics of Genetic Choice*. New Haven, CT: Yale University Press.

Harris, J. (2007) *Enhancing Evolution: The Ethical Case for Making Better People*. Princeton, NJ: Princeton University Press.

Murray, T. and Miah, A. (2004) *Genetically Modified Athletes: Biomedical Ethics, Gene Dopingand Sport: The Ethical Implications of Genetic Technologies in Sport*. London: Routledge

Sandel, M. J. (2007) *The Case Against Perfection: Ethics in the Age of Genetic Engineering*. Cambridge, MA: Harvard University Press.

hhttp://www.debatingmatters.com/topicguides/topicguide/designer_babies/. A 'Debating Matters' topic guide to designer babies.

Allen Buchanan, Beyond Humanity? The Ethics of Biomedical Enhancement-Lecture 1 (avi)
Allen Buchanan, Beyond Humanity? The Ethics of Biomedical Enhancement-Lecture 2 (avi)
Allen Buchanan, Beyond Humanity? The Ethics of Biomedical Enhancement-Lecture 3 (avi) Three lectures on biomedical enhancement from the Uehiro Centre for Practical Ethics at the University of Oxford.

http://www.humanenhance.com/NSF_report.pdf. Twenty-five questions and answers on the ethics of human enhancement from the US National Science Foundation.

15 생체정보: 데이터베이스, 사생활, 범죄와의 투쟁

Bio-information: databases, privacy and the fight against crime

목표

- 생체정보를 수집하고 저장하며 이용하는 공적인 시도를 두려워하는 것이 합리적인지 여부에 대해 숙고한다.
- 전 세계적 데이터베이스의 바람직함에 대해 고찰한다.
- 맞춤형 의료가 바람직한 것인지 여부에 대해 생각한다.
- 확산된 유전자 검사 결과 때문에 고용보험 또는 건강보험 등의 혜택에서 차별받을지 생각한다.
- 여성이나 흑인이 특정한 유전적 경향성을 갖고 있다는 것을 안다면, 그 결과는 어떻게 될지 숙고한다.
- 개인의 생체정보를 보호할 수 있다고 가정할 때 그 실현 가능성에 대해 고찰한다.

사람은 일란성 쌍둥이가 아니라면, 1%의 유전자(DNA)[1]로 다른 모든 사람과 구분될 수 있다. 여러분의 유전자와 출처를 모르는 유전자 샘플이 일치한다면, 여러분이 지구상의 모든 사람들과 유전자 99%를 공유(침팬지와는 98%, 바나나와는 60%)함에도 불구하고, 여러분이 그 샘플의 출처라고 결정적으로 확신할 수 있다. 여러분의 유전자는 30억 쌍의 염기를 포함하고 약 6백만 개의 위치에서 다른 사람의 유전자와 구별된다.[2]

여러분의 외모, 행동 특성, 인격, 약물, 음식과 알레르기 유발 항원에 대한 반응은 유전자의 독특한 구성과 독특한 성장 환경의 기능이 더해진 것이다.

우리는 자연과 양육이라는 두 가지 요소의 산물이다.[3] 어떤 것이 더 큰 영향을 미치는가에 대한 논의는 오랫동안 문제가 되었다. 유행은 돌고 돈다. 빅토리아 시대에 자연은 모든 것으로 간주되었다. 20세기 중후반에 그것은 중요하게 간주된 것을 '조건화'하였다. 요즘 우리는 어느 것도 우선시되지 않는다는 것을 알고 있다. 유전이 미치는 영향은 우리가 환경에 대응하는 방식에 영향을 미치고, 우리가 살아가는 환경은 유전자가 전달되는 방식에 영향을 미친다.[4] 우리가 자신을 이해하고 싶다면, 자연과 양육에 대해 알아야만 한다.

지난 수십 년 동안, 스펙트럼의 한쪽인 자연을 이해하는 것은 다음과 같은 요인 때문에 상당히 용이해졌다.

- 전체 유전체 지도
- 잠재적인 각각의 '생물지표(bio-marker)'의 공통된 유전자 변이가 어디 있는가를 나타내는 지도
- 동시에 다른 50만 개의 생물지표에 대한 검사를 허용하는 '유전자 칩(genechips)'의 발달[5]
- 유전자 배열, 구조와 기능에 대한 정보를 파악하고, 진행하고 분석하며 저장하는 것을 허용하는 생체정보의 발전[6]
- 우리에게 이익이 되는 유전자, 환경 특성과 표현형 특성 사이에 상호작용을 분석할 수 있는 데이터베이스의 발달

이제 특정한 많은 생물지표에 대해 개인과 집단을 검사할 수 있고, 그들을 결정적으로 규정하는 수단으로써 개인의 유전자 프로필을 사용할 수 있으며, 경제력이 있는 개인은 자신이 어떤 질환에 취약한지 알기 위해, 더 좋은 삶의 형태를 선택하기 위해 자신의 배열된 유전체를 가질 수 있다.

박스 15.1 사실에 입각한 정보: 유전자 정보

배열: 유전자의 길이에 대한 정확한 배열을 결정한다.

유전자 프로필: 일반적으로 신원확인이나 건강관리를 위한 목적으로 개인의 전체 유전체를 배열한다.

유전형질 분석: 개인이 소유한 다양한 유전자를 결정한다.

유전자 검사: 문제가 있기 때문에 일반적으로 특정한 생물지표에 대해 개인을 검사하는 것. 예를 들어 가족 가운데 누군가가 헌팅톤병을 앓았다면 HD유전자에 대한 검사를 받아야 할 것이다.

유전자 선별검사: 특정한 생물지표에 대한 전체 인구나 소집단 검사를 수반하는데, 일반적으로 공공 건강 서비스의 부분으로써 치료할 수 있는 조건을 알아내기 위해서 생물지표를 이용할 수 있다. 예를 들어, 요즘 영국에서 부모들은 페닐케톤뇨증의 가능성에 대해 아이를 검사할 수 있다.

이 장에서는 우리의 생물학적 특성, 특히 유전자에 대한 정보를 확보하고, 저장하고 사용하며, 생체정보로 인해 발생하는 사회문제와 윤리문제를 살펴볼 것이다.

생체정보와 신원

경찰이 범죄 현장에서 유전자를 찾는다면, 원칙적으로는 범인을 찾을 수 있다.[7] 누군가의 유전자와 현장에서 발견된 유전자가 일치한다면, 범죄에 연루된 사람의 증거로 사용할 수 있다.

범죄 현장에서의 유전자 샘플과 데이터베이스에서 채취한 샘플을 검사해서 일치하는 유전자를 찾을 수 있다. 각각의 경우에 범죄 현장에서 얻은 샘플과 데이터베이스로부터 채취한 샘플이 일치하지 않는다는 것은 무고함을 증명하는 것이고, 일치한다면 그 반대일 것이다. 그러한 기술을 다룰 수 있는 모든 나라에서, 유전자가 일치하는가에 경찰이 죄를 확인하기 위해 도움이 되는 수단으로 지문을 추가하였다.

그러나 이러한 방법은 논란이 많다. 영국의 국가 주도 유전자 데이터베이스에 대한 최근의 주장을 살펴보자.[8]

박스 15.2 사실에 입각한 정보: 국가 주도의 유전자 데이터베이스(NDNAD)

범죄 현장 샘플과 국가 주도의 유전자 데이터베이스의 일치 여부를 확인하여 한 달에 15건의 살인, 31건의 강간 그리고 770건의 교통 위반 용의자를 연행한다. 예를 들면 다음과 같다.

- 2006년 술집에서 사소한 다툼 후 체포된 마크 딕시(Mark Dixie)의 유전자는 샐리 앤 보우맨(Sally Ann Bowman)이라는 여자를 강간한 뒤 살해한 사람의 유전자와 일치하였다. 딕시는 지금 34년간 복역 중이다.[9]
- 2004년 크레이그 하먼(Craig Harman)은 고속도로 다리에서 달리는 차에 돌을 던졌다. 이로 인해 53세의 대형트럭 운전사인 마이클 리틀(Michael Little)은 심장마비를 일으켰다. 벽돌에는 하먼의 혈흔이 남아 있었다. 비록 이 혈흔이 데이터베이스의 어떤 유전자와도 일치하지 않았지만, 가족을 검색해 보니 친척의 유전자 20개 가운데 16개가 일치하였고, 이것은 하먼의 유전자와 완벽하게 일치하였다. 하먼은 6년간 복역하였다.
- 2008년 정신적으로 나약한 션 호지슨(Sean Hodgson)은 감옥에서 26년간 복역한 후 그의 유전자가 22세의 테레사 드 시몬느(Teresa de Simone)의 살인자일리가 없다는 것이 증명되자 풀려났다.

미국에서도 유전자는 죄를 선고하는 데 사용되기도 했지만, 유죄를 선고받았던 245명의 사람들을 석방하는 데 사용되기도 하였다. 다음과 같은 예가 있다.

- 2010년 레이먼드 타울러(Raymond Towler)는 11세 여자아이를 강간하였다는 이유로 30년 동안 감옥에서 살다가 석방되었다. 피해자가 한 줄로 세워진 용의자 가운데 그를 지적한 후에 유죄를 선고받았었다.[11]
- 2009년 제임스 베인(James Bain)은 유괴, 절도, 폭력강간으로 감옥에서 35년을 복역하고 석방되었다.

국가 주도의 유전자 데이터베이스는 1995년에 구축되었다. 이것은 세계 최초였고 가장 큰 데이터베이스였다. 영국에서 범죄와 연루된 (용의자, 피해자, 목격자 포함) 모든 사람들로부터 채취한 유전자 샘플이 갖춰져 있다. 최근까지 이 모든 유전자 샘플은 영국의 유전자 데이터베이스에 추가되었다. 경찰이 이 데이터베이스의 샘플이나 프로필을 의심한 적은 없으며, 그들 가운데 39,000명은 아이들이다.[13]

유전자는 상당히 안정적이기 때문에 무기한으로 저장될 수 있다. 유전자 프로필은 채취한 샘플이 파괴된 후에도 저장할 수 있다. 2008년 말 영국의 유전자 데이터베이스의 샘플은 4백만 개를 넘어섰다.

그러나 2008년 유럽인권재판소에서는 국가 주도의 유전자 데이터베이스는 불법이라고 판결하였다.[14] 죄가 의심스럽기는 하지만 유죄가 아닌 개인 두 명이 검사하는 것에 대해서 소송을 제기하였다. 그들은 데이터베이스에 그들의 유전자가 추가되는 것을 반대하였다. 유럽인권재판소는 그들의 유전자를 보유하는 것이 사생활의 권리를 침해한다고 여기고, 이는 '무분별하고', '적절하지 못한 개입'이며 '민주주의 국가에서 불필요한' 것이라고 판단하였다.

박스 15.3 활동: 악역 담당하기

유럽인권재판소가 유죄 판결을 받지 않은 사람들의 유전자가 국가 주도의 유전자 데이터베이스에 저장되어서는 안 된다고 주장하는 것이 옳다고 생각하는가?

어느 입장을 취하든 자신과 반대되는 주장을 하는 사람들의 논거를 생각해 보자. 전혀 동요되지 않는가?

유럽인권재판소가 주시하고 있는 국가 주도의 유전자 데이터베이스에 반대하는 소송은 영국 최고법원의 항소에 의해서 이전에 기각되었다. 유럽인권재판소가 왜 그렇게 판결했는지를 살펴보았다. 이제 대법관의 판결에 대한 이유를 살펴보자.

대법관은 유죄 판결을 전혀 받은 적이 없다는 항소인들의 주장을 근거로 항소를 기각하였다. 대법관은 이를 받아들이기 위해서 유죄 판결을 받았던 사람은 새로운 죄에 대해 과거에 유죄 판결을 받지 않았던 사람들보다 덜 '무고'하다고 주장하였다. 그들은 이것이 영국법에서 핵심인 전제(모두가 죄가 증명될 때까지 무고하다는 전제)[15]에 위배된다고 지적하였다.

이것이 영국법에서 중요하다는 사실은 부인할 수 없다. 영국에서 죄가 있을 것이라는 혐의 때문에 재판을 하기도 전에 유죄를 선고하는 것은 매우 특별한 상황일 때만 가능하다. 이는 판사가 피고인이 이전에도 유사한 죄를 저질렀다는 것을 알았을 때, 증거 때문이 아니라 이전에 죄를 지었다는 것에 기반해서 유죄를 선고할 것이라는 생각이다.

국가 주도의 유전자 데이터베이스의 목적은 어느 누구도 유죄 판결을 받지 않은 범죄를 해결하는 것이다. 그러한 범죄에 대해서 모두가 무고함에 틀림없다는 것을 가정해야만 한다. 그래서 데이터베이스에 있는 누군가는 '무고하다,' 그리고 다른 누군가는 '죄가 있다'고 구별하는 것은 아무런 근거가 없다. 여기에 기반을 두고 법관은 청구인의 사생활이 그들의 유전자가 영국 내의 데이터베이스에 보유되어 있다는 사실로 인해 침해된다는 것은 받아들일 수 있다고 주장하는 소송을 기각하였다.

박스 15.4 활동: 소집단 토론

유럽인권재판소는 유죄 판결을 받지 않은 사람들은 사생활의 권리가 있기 때문에 국가 주도의 유전자 데이터베이스가 그들의 유전자를 보유하는 것은 위법이라고 주장한다.

> 법관은 국가 주도의 유전자 데이터베이스가 어느 누구에게도 유죄 판결을 내리지 않은 범죄를 해결하기 위해서 존재하는 것이라고 주장한다. 모두가 그러한 죄에 결백하다고 여겨져야하기 때문에, 유죄로 기소된 적이 있는 사람의 유전자와 그렇지 않은 사람의 유전자 사이의 차이가 없다.

참여자들을 소집단으로 나누어 어느 입장을 취할지 묻는다. 모든 집단은 다른 집단에게 설명할 대표를 정해야 한다.

전 세계적 데이터베이스?

대법관은 전혀 유죄 판결을 받지 않은 사람들의 유전자가 국가 주도의 유전자 데이터베이스에 있을 수 있다고 결정하였다. 또한 대법관은 모든 사람의 유전자를 기록하는 것은 그들의 사생활에 위배된다고 쉽게 결정하였다. 대법관은 국가의 유전자 데이터베이스가 죄를 미연에 방지하고 해결한다는 점에서 가치가 있다는 것을 알았기 때문에 사생활을 위협한다는 이유로 데이터베이스를 해체해야 한다고는 하지 않았다.

예를 들어, 2008년에만 83건의 살인과 184건의 강간을 포함한 17,614건의 범죄가 국가 주도의 유전자 데이터베이스의 직접적인 결과로 해결되었다. 만약 국가 주도의 유전자 데이터베이스의 4백만 개의 샘플이 그렇게 유용하다면, 왜 우리는 6백 15만 개의 샘플을 보유한 데이터베이스를 가져서는 안 되는가? 달리 말해서 왜 모든 사람의 유전자가 기록된 전 세계적 데이터베이스를 보유해서는 안 되는가? 그렇게 하면 사건 현장에 유전자를 남기고 간 영국인이 저지른 모든 범죄는 몇 시간 안에 해결될 수 있다.

이러한 데이터베이스를 구성하는 것은 쉬울 것이다. 최근에 수백만 명의 사람들로부터 유전자를 수집하였다. 아기가 태어날 때마다 바늘로 찔러서 나온 혈액으로 페닐케톤뇨증을 검사할 수 있다. 결과는 '신생아 카드'에 기록되고 아이가 태어난 병원에 보관된다. 신생아의 간에 이상이 있다는 신호를 보내자마자 바로 92개의 다른 유전자 상태에 대한 검사가 진행될 것이다.[16] 어느 시점에 채취된 혈액, 소변이나 조직이 없는 성인은 없을 것이고, 그것으로 생성된 샘플과 프로필 역시 기록될 것이다.

샘플과 프로필의 수집은 데이터를 용이하게 공유할 수 있도록 표준화하였고, 컴퓨터에 저장하는 것은 데이터를 쉽게 공유할 수 있게 하였다. 그러한 모든 데이터베이스가 국가 주도의 유전자 데이터베이스를 확장하는 데 효과적이라면, 경찰은 곧 전체 인구에 대해 범죄 현장에서의 샘플을 검사할 수 있게 될 것이다.

국내의 데이터베이스에 왜 집착하는가? 범죄는 국내에서만 발생하는 것이 아니다. 국가가 범죄의 기록을 적어도 우호적인 나라와 공유한다면 국제적인 테러리즘의 위협을 막는 데 많은 도움이 될 것이다. 왜 국제적인 데이터베이스를 목표로 하지 않는가?[17]

생체정보학이 범죄와 테러리즘에 대항하여 세계적으로 싸울 수 있는 도구가 될 수도 있다!

오웰의 악몽

전 세계적 데이터베이스라는 발상은 민권기구(civil rights organization)를 고민하게 만들었다. 그러한 기구는 다른 정부가 국민의 유전자에 접근하고 공유하는 것은 차치하고라도, 자국 정부가 국민의 유전자에 접근할 수 있다는 생각은 오웰의 악몽과 같다고 주장하였다. 이 기구는 전 세계적 유전자 데이터베이스라는 생각이 다음과 같은 이유에서 두렵다고 말하였다.

(i) 데이터베이스가 보유한 정보는 매우 방대할 것이다.
(ii) 그 정보는 선택을 제한하는 데 사용할 수 있다.
(iii) 정보는 정치적으로 선동하는 데 이용될 수 있다.
(iv) 데이터베이스는 유전적인 하위계급을 초래할 수 있다.
(v) 데이터베이스는 사생활을 위협할 것이다.
(vi) 데이터베이스는 유전적으로 안정적이지 않다.
(vii) 온화한 국가가 해로운 국가가 될 수 있다.

국내 또는 국제 유전자 데이터베이스를 두려워하는 이유를 자세히 살펴보자.[18]

(i) 방대한 유전자 정보

개인의 유전자 프로필을 보유한다는 것은 정부가 범죄현장에서 찾은 샘플에 대해 개인의 유전자를 검열하는 것 이상을 허용한다는 것을 의미할 것이다. 현 국가를 보면 정부는 우리의 가족관계를 알 수 있다. 예를 들어 정부는 누가 아이의 아빠인지, 그들이 이복형제나 자매가 있는지, 그리고 '아빠'라고 생각하는 사람이 정말로 아빠인지의 여부도 알 수 있다.

정부는 개인의 현재와 미래 건강에 대한 정보도 알 수 있다. 개인이 헌팅톤병을 앓게 될지, 심장병에 걸리기 쉬운지, 또는 유방암이나 알츠하이머병에 걸릴지의 여부도 알 수 있다. 우리가 폭력, 지능, 운동신경 등의 경향성이 유전에 기반한다는 것을 알아냄으로써 우리의 모든 인격, 능력, 행동의 특성은 명백해질 것이다.

우리는 가장 친한 친구나 가족에게도 이러한 정보를 알리고 싶지 않을 것이다. 심지어 우리 자신도 이러한 정보에 대해서 알고 싶지 않을 수도 있다. 원칙상 정부는 전 세계적 데이터베이스로 인해 이러한 모든 것에 접근할 수 있게 될 것이다.

(ii) 선택 제한

우리가 음악적 소질을 가지고 태어나는지 태어날 때 알 수 있다고 상상해 보자. 그렇다면 정부는 모두가 음악수업을 받게 하는 것이 경제적 손실이라고 주장할 수도 있는가? 아마도 운동신경의 유전자가 없는 사람들은 건강을 유지하는 수업에서 제외될 것이다. 이러한 유전자를 가진 사람들은 체육교육을 받을 수 없을 것이고, 수영장과 경기장을 이용할 수 없을 것이다.

박스 15.5 활동: 짝 토론

자신이 음악적 재능이 없다고 생각한다면, 이러한 이유 때문에 악기를 배우거나 합창단에서 노래하는 것을 단념할 것인가?

이 때문에 다른 사람들이 단념할 것이라고 생각하는가?

정부가 음악적 재능이 전혀 없다고 생각하는 유전자를 가진 사람에게 음악교육을 보조해야 한다고 생각하는가?

더 나아가 우리가 지능에 대한 유전자를 가지고 있다면, 정부는 몇몇 인간들에게 기본적인 최소한의 교육을 시킬 가치가 없다고 결정할 수 있는가? 『멋진 신세계』에서는 '입실론(epsilons)' 계급에 영양소를 주지 않았고 그래서 '지루하고 고된 일'을 할 누군가가 있을 것이다. 우리의 멋진 신세계에서 정부는 입실론 계급을 만들기 위해서 어떤 것을 할 필요조차 없으며, 그들의 유전자로부터 그저 확인만 하면 될 것이다.

정부가 폭력적인 행동과 관련 있는 두 효소, 모노아민 산화효소와 트립토판 수산화효소에 대한 유전자 부호화로 아이가 폭력적인지 알아낼 수 있다면 어떠한가?[19] 그 아이는 분노조절과 분노완화 교육을 받아야만 하는가? 만약 아이들이 폭력적인 성향을 표출할 것 같으면 아무런 잘못도 하지 않았음에도 불구하고 그 아이들을 감옥으로 보내야 할 것인가?

많은 사람들은 전 세계적 데이터베이스를 구축하는 것이 우리의 부모나 자신보다 정부가 우리에게 일어날 일에 대해 결정하는 사회로의 첫 발걸음일 수 있다고 생각하였다.

박스 15.6 활동: 창의적 글쓰기

다른 사람들과의 공감능력이 병적으로 부족하고, 학대와 살인을 즐기는 것과 연관이 매우 깊은 '살해' 유전자가 발견된다면, 감금 당시 잘못한 것이 전혀 없음에도 불구하고, 아이를 범죄자로 취급하여 복역시키는 것이 정당한가?

이 아이 또는 아이의 부모의 관점에서 500단어로 이야기를 작성한다.

(iii) 정치적 선동

모두의 유전자가 데이터베이스에 있다면, 특정한 집단이 유전형질을 공유하였다는 것이 명확해지는가? 예를 들어 전체적으로 여성이 과학적 재능과 관련된 유전자를 갖고 있지 않다는 것이 명확해진다는 것은 어떠한가? 대체로 흑인이 범죄 유전자를 가지고 있다는 것은 어떠한가?

인지과학자 스티븐 핑커(Stephen Pinker)는 이러한 가능성을 언급하였고, 이 물음에 다음과 같이 대답하였다.

'당신의 발상이 왜 위험한가? 이것에 대한 당신의 생각은 그것이 거짓일지도 모르기 때문이 아니라 그것이 진실일지도 모르기 때문에 위험하다.'[20]

과거 여성과 흑인은 그들이 여성과 흑인이라는 이유만으로 차별받았다. 우리 대부분은 그런 차별이 맹목적인 편견에 근거한다고 믿었다. 그러나 이 집단과 다른 집단 사이에 유전적인 차이를 증명할 수 있다면, 그리고 이러한 차이가 행동과 능력 때문에 차별하는 이유와 관계가 있다면, 과학은 맹목적인 편견이 옳다는 것을 증명할 수 있는가?[21] 핑커는 이것이 정치적 선동을 증명할 수 있다고 믿었다.[22]

프랜시스 후쿠야마(Francis Fukuyama)는 다른 걱정을 한다. 그는 모두가 편견이 죄라고 하는 것을 두려워하기 때문에 이러한 문제가 현재 지적 공동체에서조차도 논의될 수 없다고 생각한다. 그는 공공화해서는 안 되는 과학적 사실이 있다는 주장을 할 수 있다고 생각한다.

플라톤(Plato)의 사회 선을 위한 거짓말인, '고상한 거짓말'이라는 사고가 부활할 수도 있는가?[23] 최대 다수를 위한 최대 행복을 위해 거짓말을 해야만 하는, 또는 적어도 진실을 숨겨야만 하는 경우가 있는가?

박스 15.7 활동: 집단 토론

2005년 1월 14일 하버드 대학교의 총장인 로렌스 서머스(Lawrence Summers)는 다음과 같은 두 문장을 포함한 연설을 하였다.

> '인간의 많은 속성(키, 몸무게, 범죄 성향, 지능지수, 수학적 재능, 과학적 재능)에는 남성과 여성 사이에 차이가 있다는 상대적으로 명확한 증거가 있는 것 같다.'[24]
> '사회화에 쉽게 귀속되지 않는 어린 소녀와 소년 사이의 입맛 차이에 대한 명확한 합리적인 증거가 있다'

2006년 2월 서머스는 위와 같은 말로 인해서 사직을 권고받았다.

과학이 남성과 여성 사이에 차이가 있다는 서머스의 주장에 대한 유전적 증거를 제시할 수 있다면 어떤 일이 발생할지 생각해 보자.

다음과 같은 질문을 해 보면 논의는 쉬워질 것이다.

- 모든 남성이 과학적 능력이 있다거나 여성은 전혀 과학적 능력이 없다는 것을 유전적으로 증명할 수 있는가?
- 여성이 통계적으로 과학적 소질이 부족하다는 것이 증명된다면, 여성에게 과학교육을 덜 시켜야만 한다거나 여성을 교육시키는 데 있어서 만족스러운 교육효과를 얻기 위해서는 더 많은 돈을 투자해야만 한다고 주장할 수 있는가?
- 이 결론 때문에 여성이 과학 분야에서 경력을 쌓는 것을 단념해야만 하는가?
- 이 결론이 침묵해야 하는 '정치적 선동'이 될 것인가?
- 정치적으로 선동되는 침묵해야 하는 과학적 결과가 있는가?

(iv) 유전적 하위계층

지금까지 정부가 개인의 유전자에 쉽게 접근하는 것을 우려하였다. 만약 사기업이 개인의 유전자에 접근할 가능성이 정부보다 더 크다면 더 많이 걱정할 것이다.

보험회사는 유전자 데이터베이스에 이용 가능한 많은 정보들이 이미 병원기록과 가족력에도 이용될 수 있다고 명확하게 주장한다. 심지어 그들은 유전자 데이터베이스에 접근하는 것이 보험료를 인하시킬 것이라고 주장한다.[25] 사고와 유전자가 개인을 약하게 만드는 몇몇 상황을 제외하고 왜 개인이 보험을 들어야 하는가? 개인이 살아가는 방식이 개인이 직면할 몇몇 위험을 최소화한다는 보험회사를 신뢰할 수 있다면, 보험료는 심지어 인하될 수도 있을 것이다.

몇몇 보험회사들은 이미 삶을 위협하는 행동을 하거나 담배를 피우는 사람들에게 상당한 연금을 지불하고 있다. 그런 사람들은 다른 사람들만큼 연금을 오래 필요로 하지 않을 것이기 때문이다. 개인의 열등한 유전자가 과연 부유함, 짧은 근로기간, 정년퇴직을 보장할 수 있을 것인가?

그러나 보험회사가 생체정보에 접근했을 때 그 결과에 대해 모두가 낙관적인 태도를 취하는 것은 아니다. 미국에서 보험회사는 생체정보를 사용하면 사람들이 보험에 들지 않을 것 같다는 이유로 그것을 금지하였다.

고용주들은 생체정보가 가치 있다고 생각할 수도 있다.[26] 건강에 위험신호가 있다는 것을 보여 주는 유전자 때문에 개인을 고용하지 않을 것인가? 개인의 유전자가 회사에 건강상 그리고 안전상 위험하다는 것을 알려 주기 때문에 특정한 직업을 추구할 수 없을 것인가?

결혼할 상대가 여러분의 유전자를 검사하는 것이 가능하다면 어떠한가? 사랑하는 사람이 여러분이 너무 위험하다고 생각한다면 어떻게 할 것인가?

박스 15.8 활동: 영화감상

영화 「가타카(Gattaca)」를 보여 주고 그러한 내용이 현실이 되면 어떨지에 대해 논의해 본다.

(v) 사생활 위협

일거수일투족이 기록되지 않고는 창가를 바라보거나 이웃과 이야기조차 할 수도 없는 유명인 가운데 한 사람이 되고 싶은가? 여러분은 무명을 더 선호하는가? 사생활에 얼마나 많은 가치를 두는가? 루마니아의 차우셰스쿠(Ceausescu)가 몰락한 이후에 많은 루마니아 시민들은 그의 통치 가운데 가장 나쁜 것은 끊임없는 감시였다고 말한다. '정부는 당신이 매순간 불평한 것을 모두 알았다.'

CCTV, 휴대전화, 신용카드, 인터넷과 연결된 노트북의 감시로부터 자유롭다고 생각하는 것은 허상일 것이다.[27] 그러나 정부가 여러분이 만진 모든 것에 남겨진 유전자로부터 여러분의 자취를 쫓는다고 상상해 보자. 엿보고 있는 눈으로부터 도망쳐 나왔다고 느낄 수 있는가?

박스 15.9 활동: 창의적 글쓰기

자신의 삶에서 도망치려고 시도하지만 자신의 이름과 모든 신상정보에 대해 알고 있는 사람들 때문에 끊임없이 당황하는 짧고 재미있는 이야기를 작성해 본다.

(vi) 생체정보의 안전성

범죄와 싸우기 위해서 전 세계적 데이터베이스를 선호하는 사람들은 당연히 이러한 데이터베이스에 대한 정보가 완벽하게 안전하다고 주장할 것이다. 심지어 정부로부터도 안전하다고 생각한다. 범죄와 싸우는 사람들만이 그러한 데이터베이스에 접근할 것이다.

그러나 우리 모두는 데이터가 손실되거나 매매되거나 남용될 수도 있다는 것을 안다. 예를 들어 영국의 조세프 라운트리 재단(Joseph Rowntree Reform Foundation)은 2009년 46개의 데이터베이스를 검열했지만 단지 6개를 제외하고는 불안정하다고 밝힌 '데이터 국가(Database State)'라는 보고서를 발행하였다.[28] 이 보고서의 증거는 (그리고 보고서를 강압하는 불공정성) 설문을 기반으로 했지만 우리가 누구를 믿겠는가? 박스 15.10에서 데이터의 안전성이 이상과는 상당히 거리가 멀다는 사례를 몇 가지 소개하였다.

다른 한편으로 많은 젊은이가 그들의 사생활에 대해 무관심한 것 같다. SNS를 살펴보면 자신의 개인 신상정보를 보고 상당히 기뻐하고, 심지어 그들의 무분별한 행동이 웹을 뒤덮고 있다. 아마도 사생활은 그리 중요하지 않은 것 같다.[29]

박스 15.10 사실에 입각한 정보: 영국의 민감한 데이터

영국의 운전면허청은 개인 주차 회사에 차 소유자들의 연락처와 세부 사항을 9백만 파운드에 팔았다.[30]

2008년 영국에서 육아수당을 받은 2천5백만 명의 연락처와 다른 세부 사항은 비암호화되어 CD에 기록되거나 등록되지 않은 주소로 보내졌다. 그것들은 사라졌다.[31]

단지 1년 안에 1,500개의 영국 여권이 우체국에서 분실되었다.[32]

미국이 영국 운전면허청과 계약하는 과정에서 컴퓨터 하드 드라이브가 사라졌을 때, 3백만 명의 영국 운전 연습생의 신상정보가 사라졌다.[33]

2007년 의료훈련 지원서비스는 수련의 1,000명의 성적 지향성에 대한 세부 사항을 포함하여 사적인 세부 사항을 불안전한 웹사이트에 공개하였다.[34]

(vii) 좋은 정부와 나쁜 정부

심지어 정부가 보유하고 있는 전 세계적 데이터베이스에서 모든 사람의 유전자를 이용할 수 있다면, 우리 대부분은 앞에서 언급한 방식으로는 남용하는 일이 없을 것이라고 믿고 싶을 것이다.

그러나 정부는 변한다. 1930년대 독일에서 몇몇 사람들은 독일 정부가 변하고 있다는 것을 실감하였다. 전 세계적 데이터베이스에 이용 가능한 정보를 전혀 남용하려고 하지 않는 사람들이 우리를 항상 지배할 것이라고 확신할 수 있는가?

박스 15.11 활동: 집단 토론

이 의회는 전 세계적 데이터베이스가 시민의 자유를 심각하게 위협할 것이라고 믿는다.

참여자들을 나누거나 자신의 입장을 선택하도록 하여 토론한다.

정부의 효용성

전 세계적 데이터베이스를 구축하는 것에 반대하는 사람들이 여러분을 설득하지 못할 수도 있다. 그런 사람들은 매우 냉소적일 것이라고 생각할 수도 있다. 실제로 여러분은 정부가 전 세계적 데이터베이스에 접근하면 얻을 수 있는 것이 있다고 덧붙일 것이다.

예를 들어 정부 당국이 얼마나 자주 여러분의 신원을 검열하는지 생각해 보자. 여러분이 세금을 지불하고, 수당을 받고, 해외여행을 가고, 정부기관이나 다른 안전구역에 들어갈 때, 범죄기록을 검열하거나 정부에서 일자리를 얻었을 때를 생각해 보자. 생체정보에 대한 데이터베이스는 이러한 검열을 엄청나게 쉽게 만들 것이다. 우리는 더 이상 신분증을 가지고 다닐 필요조차 없을 것이며, 우리의 홍채가 그 기능을 대신할 것이다.

그러한 데이터베이스는 정부의 계획을 상당히 용이하게 할 것이다. 정부는 미래 공공서비스를 더 이상 추측에 기반하지 않아도 될 것이고, 얼마나 많은 사람들이 심장병이나 알츠하이머병에 걸릴 것인지도 알 수 있을 것이다. 또한 가장 위험에 처한 사람을 대상으로 서비스를 제공하는 것도 가능할 것이다. 예를 들어 심장병에 걸릴 것을 알게 된 다섯 살 아이는 적합한 삶의 형태를 선택하기 위한 보조금을 일찍 지급받을 것이다.

예를 들어 우리가 수영 또는 수학적 재능과 연관된 유전자를 찾는다면, 정부는 그러한 유전자를 갖고 있는 아이들이 얼마나 많은지를 파악해서 공공 수영장을 건설하는 계획을 더욱 효과적으로 세울 수 있고, 수학교사의 정확한 수요를 파악할 수 있을 것인가?

정부가 보유하고 있는 모든 기록과 연관된 유전자에 기반한 신분증은 유일한 신원번호를 기억하기를 기대하기보다는 훨씬 더 효과적일 것이다(그리고 남용될 가능성이 훨씬 적을 것이다).

잠재적으로 이용할 수 있는 많은 이득에도 불구하고 전 세계적 데이터베이스에 찬성하는 사람들은 왜 그것을 반대하는지 도무지 알 수가 없다. 그들은 여러분이 무엇인가를 숨기려고 하지 않는다면 정부가 유전자로 여러분을 확인할 수 있다는 것을 두려워하는 이유가 무엇인지 묻는다.[35]

박스 15.12 활동: 짝 토론

현재는 2035년이고 인격, 행동 특성, 질병에 대한 민감성, 약물과 알레르기에 대한 반응 등과 연관된 많은 유전자 변이를 성공적으로 알아냈다고 상상해 보자.

모든 사람의 유전자 샘플은 모든 정부부처가 접근할 수 있는 데이터베이스에 있다고 가정해 보자.

짝을 지어 다음 사항에 대해 논의한다.

(i) 데이터베이스에 정부가 접근할 때 얻을 수 있는 이익 목록
(ii) 데이터베이스에 정부가 접근할 때 발생할 수 있는 문제 목록

맞춤의학

심지어 전 세계적 데이터베이스라는 발상에 거부감이 든다고 해도, 많은 개인은 자신의 유전자 서열을 갖는 것에 관심을 가질 것이다. 미래에 자신이 어떤 병에 걸릴지 아는 것이 사치라고 생각할 수도 있다. 자신이 술[36]이나 심장병 또는 간질환[37]에 대해 전혀 민감하지 않다는 것을 알았다면, 피자나 그날 밤의 외출을 얼마나 더 즐겼겠는가?

2010년 현재 염기서열의 가격은 미국에서 9,500~32,000달러이다. 그러나 몇 년 후에는 1,000달러 아래로 가격이 인하될 것이다.[38] 이미 상당히 저렴한 '유전형질 분석'(박스 15.1)을 이용해서 유전체에 대해 많이 알아낼 수 있다. 많은 회사가 대중에게 이 서비스를 제공하고 개인은 자신이 처한 상황이 특수한지 또는 견딜 수 있는지의 여부를 알아내거나 자신의 건강을 더욱 효과적으로 유지하려고 그 서비스를 구매한다.

이러한 수단으로 여러분은 다양한 약물에 어떻게 반응할지를 결정할 수 있다. 예를 들어 정신의학의 유전자 감식 GeneSightRx는 이미 세로자트(Seroxat)와 프로작(Prozac)을 포함한 26개의 정신의학 약물이 여러분에게 효과가 있는지 알아내는 데 유용할 것이다.[39] 그들이 처방한 정신의학 약물의 1/3이 당사자에게 전혀 도움이 되지 않는다고 평가하는 것은 요긴하다.

또한 이로 인해 '맞춤' 약물의 가능성이 생겨난다. 예를 들어 암을 치료할 수 있는 많은 약물은 특정한 유전자를 가진 사람들에게만 효과가 있다. BRAF에 대해 종양이 양성반응을 보인 환자는 PLX 4032를 얻을 수 있지만, EGFR에 대해 종양이 양성반응을 보인 사람은 엘로티닙(erlotinib)을 얻을 수 있다.[40] 약의 부작용으로 사망하는 사람들의 수를 생각하면,[41] 이러한 발전이 큰 도움이 될 것이라는 것을 알 수 있다.

박스 15.13 정의: 약물유전학/약물유전체학

약리학과 유전학을 한 영역으로 합병하는 것은 약물에 대한 유전적인 반응과 관련이 있다. 예를 들어, 근육이완 약물에 따라 환자가 근육이완을 신진대사시키는데(진행하는데), 유전적인 결핍 때문에 호흡곤란이 생길 수도 있다.

'약물유전학(pharmacogenetics)'이라는 용어는 1962년까지 베르너 카로우(Werner Kalow) 박사가 『약물유전학: 유전과 약물반응(*Pharmacogenetics: Heredity and the Response to Drugs*)』을 출간했을 때 사용되었다.

약물유전학은 새로운 용어 '약물유전체학(pharmacogenomics)'으로 대체되기도 한다.[42]

미래에 여러분은 의사가 판독기에 넣을 카드를 갖고 다닐 확률이 높을 것이고, 그 카드는 어떤 약물이 여러분에게 가장 좋은지, 그리고 어느 정도 복용해야 하는지를 잘 결정해 준다. 처방전은 더 이상 주먹구구식이 아닐 것이다.

그러나 모두가 맞춤의학이 좋은 발상이라고 생각하는 것은 아니다. 많은 사람들은 행복한 무지를 선호한다. 실제로 전혀 발생하지 않을 가능성에 대해 걱정하면서 일생을 보내고 싶은 사람이 어디 있겠는가? 초기에 발생하는 알츠하이머병이 발병할 수도 있다는 위험을 안고 전전긍긍하면서 인생을 허비하고 싶은가?[43]

박스 15.14 활동: 개인 성찰과 발표

알츠하이머병의 가능성을 현저하게 높이는 ApoE4와 TOMM40의 결합을 자신이 갖고 있다는 것을 알고 싶은가?[44]

그것을 알고 어떻게 대응할 것인지에 대한 생각을 적은 공책을 일주일 넘게 가지고 다닌다. 뉴스나 신문에 보도되는 알츠하이머병에 대해 관심을 갖고, 그 병을 앓고 있는 친척들에 대해 이야기하며, 그 병에 관련된 기관의 웹사이트를 체크한다.

한 주 후에 자신의 결정과 그 이유에 대해 짧게(5분 동안) 발표한다.

여론은 행동으로 이어지기도 하고 집단 토론을 자극하는 데 활용될 수도 있다.

유전되는 무엇인가를 지니고 있거나 가족력이 있다는 것을 알면 또 다른 문제가 생길 것이다.[45] 예를 들어, 여러분이 낭성섬유증의 보균자라는 것을 아는 것은 여러분의 형제자매도 보균자일 수 있다는 것을 아는 것이다.[46] 이러한 사실을 그들에게 알릴 책임감을 느끼고 싶은가? 그렇게 하지 않는다면 여러분 스스로가 감당할 수 있는가? 정부가 그것을 형제자매에게 말하라고 여러분에게 (또는 여러분의 주치의에게) 강요할 수 있는가?[47] 이것이 합리적인가? 어린 시절에 아이의 건강관리를 더 잘하기 위해서 아이의 유전자 배열 순서를 밝혀야만 하는가? 만약 자식이 성장했을 때 자신의 건강위험에 대해 오히려 알고 싶어 하지 않으면 어떠한가?

박스 15.15 사실에 입각한 정보

구글의 공동 창업자인 세르게이 브린(Sergey Brin)은 유전체를 배열해서 파킨슨병에 걸릴 위험이 20~80% 높은 LRRK2의 유전자 돌연변이를 자신이 가지고 있다는 것을 알았다.[48] 그는 10,000명의 파킨슨 환자 연구를 보조하기 위해 4백만 달러를 기부하였다.

브린은 23andMe[49]의 공동 창업자인 앤 보이치키(Anne Wojcicki)와 결혼했고, 그 회사는 유방암부터 탈모까지 105개 질병의 유전자 검사를 한 번 하는 데 399파운드를 받는 사기업이다.

연구를 위해 자원봉사를 하는 파킨슨 환자는 검사를 받는 데 25달러만을 지불할 것이다. 그들의 유전체와 자세한 생활방식에 대한 질문은 파킨슨병에 걸리지 않은 23andMe의 고객의 정보와 비교될 것이다.

브린과 보이치키는 이미 그 연구를 위해 아들의 유전자를 제공하였다.[50]

죄가 되는 생활방식도 있다. 우리 모두는 우리에게 좋지 않다는 것을 알면서도 하거나 좋지 않은 것을 할 때 이미 많은 죄책감을 느낀다. 그들이 겪을 위험을 알고 완화시키기 위해서 할 수 있는 모든 것을 하지 않았다는 죄책감을 평생 느끼기를 누가 원하겠는가? 미래의 자기 건강을 어떻게 향상시킬 수 있는지를 간과하는 흡연자들은 거의 없다. 이는 심한 죄책감을 느끼게 한다. 여전히 그들은 행동하지 않는다. 많은 사람들이 죽을 때까지 죄책감을 느끼고 싶어 할 것인가?

국가에서는 개인이 자신의 유전자에 대해 안다고 해서 그것을 다룰 수 없기 때문에 자신의 유전자에 대해 아는 것을 의사들이 제지해야만 한다고 주장한다. 의회 조사가 2010년 의회에서 시작되었고 미국 식품의약국(FDA)은 유전자 배열 회사에 규정 없이 의학 장비를 팔고 있다고 경고하였다.[51] 그러나 심지어 개인들이 아는 것을 스스로 원하지 않는다고 해도, 많은 사람들은 이것이 온정주의적인 태도이고 개인이 자신의 유전자를 알기 위해 지불할 권리를 갖는다고 믿는다.

물론 그들은 자신의 자녀가 사실은 자신의 생물학적 자녀가 아니라는 것을 알 수도 있을 것이다. 어떤 아버지는 이것을 '참담하다'고 표현했고, 비록 그가 열일곱 살 '딸'이 있다고 말했지만 변하는 것은 어떤 것도 없으며, 그는 '그렇다면 그런 것이다'라고 인정하였다.[52]

이 아버지가 얼마나 화가 났을지 상상해 보자. 이것이 자신의 유전자를 알 가능성을 금지하는 충분한 이유이지 않는가?

박스 15.16 활동: 인터넷 검색

참여자들은 자신의 유전자에 대해 알고 있는 것이 축복이 아닌 사례들을 인터넷에서 찾아본다. 그리고 그 결과를 보여 주고 이야기한다.

영국에서 국가 건강서비스가 흡연과 비만 같은 것이 원인이 되어 발병한 병의 치료비를 지불해야만 하는가에 대해 활발한 논쟁이 있었다.[53] 개인 스스로 이 병에 걸리지 않기 위해 할 수 있는 것이 있었는데도 하지 않았다면, 그들은 공공재정에서 그들을 치료하기 위해서 지불할 권리를 박탈당하였다고 주장한다. 복지국가가 아닌 나라에서 건강보험은 자신의 나쁜 습관을 포기할 경우 보험료를 부여할 수도 있다. 이 경우에 국가가 치료를 보조해 주는 것을 거부하는 것이 공평한가?

박스 15.17 활동: 토론 주제

많은 사람들이 가장 위대한 영국 축구선수라고 칭하는 조지 베스트(George Best)는 알코올중독자였다. 그는 2002년 간 이식 수술을 받았지만 술을 끊을 수 없었고, 2005년 59세의 나이에 간경변증으로 사망하였다.[54]

베스트는 사보험을 지불할 수 있는 능력도 있었다. 그러나 그럴 능력이 없는 사람들도 있다. 술을 끊어야 하는데도 술을 마시는 사람은 술과 관련된 병에 대해서도 국가건강보험에서 치료해 주어야 하는가?

만약 여러분이 알코올중독자라면 입장이 바뀌겠는가?

바이오뱅크

우리가 일반적인 특성을 전달하는 표현형 특성에 반하는 공동 유전적 변이를 알 수 있을 때까지, 맞춤의학은 요원한 꿈일 것이다. 수많은 사람들로부터 유전자 샘플을 모을 수 있을 때만, 그리고 이러한 사람들의 생활방식과 특성에 반하는 유전자 샘플을 알 수 있을 때만, 우리는 질병에 대한 취약성, 약물에 대한 반응, 폭력에 대한 경향성 등에 대해 예견할 필요가 있는 연관성을 알게 될 것이다. 이러한 연관성으로 무장해서 우리는 더 나은 진단 도구, 더 나은 치료법을 개발할 수 있을 것이고, 약물이 가장 잘 기능할 것 같은 개인을 약물로 치료할 수 있을 것이다.

그러나 유전자 데이터베이스로 인해 생길지 모르는 두려움, 게다가 자신의 유전체에 대한 정보를 설사 얻는다고 해도, 자신의 유전자 샘플을 제공하는 사람들을 어떻게 설득하겠는가?

두려워할 필요 없이 유전자 데이터베이스의 이득을 확고하게 할 명백한 방법이 있다. 연구자들이 접근할 수 있는, 모든 샘플이 익명으로 주어지는 유전자 데이터베이스가 필요하다. 그러한 데이터베이스는 개인의 신원을 파악하는 경찰이나 정부가 전혀 사용하지 못하도록 하는 것이 중요하다.[55]

박스 15.18 사실에 입각한 정보: '합맵 프로젝트(HapMap Project)'

국제적인 합맵은 상황에 따라 어떤 민감성이 증가하는 것과 관계가 있는 유전자 변이를 찾는 사람들이 자유롭게 이용할 수 있는 자원이다.[56] 많은 사람들이 그 프로젝트에 자신의 유전자를 기부하지 않는다면 이 프로젝트는 만들어질 수 없었다. 익명성을 보장하지 않았다면, 그렇게 많은 사람들이 자신의 유전자를 기부하지는 않았을 것이다.

염색체에 서로 가까이 있는 유전자 변이는 함께 유전되는 경향이 있다. '단상형(haplotype)'은 그렇게 연관된 변형의 영역이다.

인구의 55%는 단상형의 한 형태일 수 있고, 30%는 다른 형태, 8%는 또 다른 형태 그리고 나머지는 각양각색의 공통성이 떨어지는 단상형일 것이다.

고혈압과 관련된 유전자 변이를 찾으려는 연구원들은 고혈압이 있는 사람들과 공통되지만 그것 없이는 공통점이 없는 단상형을 찾기 위해 합맵을 사용할 수 있다.

전 세계 수백만 명의 사람들은 국내와 국제 '바이오뱅크(biobank)'에 자신의 유전자를 익명으로 기부하였다. 그러한 바이오뱅크 가운데 가장 큰 규모의 바이오뱅크는 아이슬란드의 바이오뱅크이다. 아이슬란드의 모든 시민은 1703년부터 현재까지 조직, 혈액과 소변 샘플, 삶의 방식과 병원 기록을 (2009년 파산하기까지) deCODE 유전학에 의해 운영된 아이슬란드 바이오뱅크에 기부하였다. 이는 역대 가장 유용한 연구자료 가운데 하나가 되었다. 국민들은 자발적으로 빠져 나올 수 있지만, 현재 국민의 95%가 포함되어 있다. 또한 캐나다, 에스토니아, 영국에 기반한 거대한 바이오뱅크가 있다.

유전자와 병원 기록을 바이오뱅크에 기부하는 모든 사람은 정보가 유전자를 기부한 개인

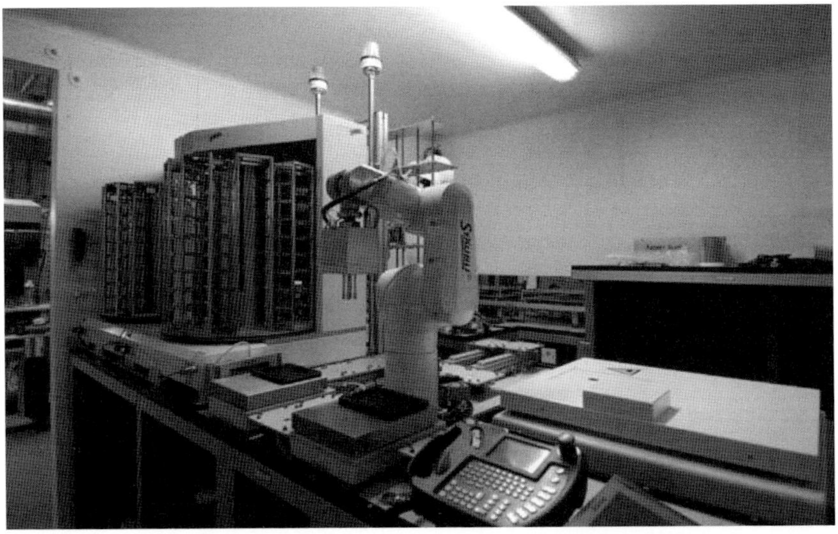

그림 15.1 ■ 영국 바이오뱅크에서 복합 샘플을 다루는 장치. 자원봉사자들이 거대 은행의 의학적 자료와 물질을 저장하고 보호하는 프로젝트. © Wellcome Images, London.

을 알아낼 수 있는 연구와 아무런 관련이 없다는 사실을 포함하는, '사전동의' 조건 아래 자신의 유전자를 기부한다. 유전자를 기부한 사람의 기록은 확실하게 보관되고 있다. 그 기록을 꺼내야 하는 특별한 이유가 없다면 연구를 하는 사람이나 다른 사람들이 접근하지 못하도록 보관된다.

불행하게도 이러한 익명성은 실패할 것이다. 2003년에 스웨덴 외교부 장관인 안나 린드(Anna Lindh)는 암살당하였다. 스웨덴 경찰은 그녀를 죽이는 데 사용한 칼에서 살인자의 유전자를 찾았다. 일치 여부를 알아보기 위해 스웨덴의 병원에서 수집된 검사용 카드를 사용한 결과 세르비아 국적의 사람과 일치하였다. 그 사람은 바로 체포되었고 린드의 암살을 자백하였다. 뉴질랜드와 스코틀랜드에서 경찰은 검사용 카드를 성공적으로 사용하고 있다. 바이오뱅크가 같은 방식으로 사용되지 않을 것이라고 누가 장담할 수 있겠는가?

박스 15.19 사실에 입각한 정보: 유전자 분석 기업

2009년 아이슬란드의 바이오뱅크에 대해 책임지는 deCODE와 개인의 유전자 검사를 시작한 회사는 파산신청을 하였다.[57]

이는 deCODE가 보유한 데이터에 실망감을 안겨 주었다. 미국 투자회사인 사가(Saga)는 deCODE의 핵심 과학기업을 사는 데 동의했고, 데이터는 그들의 소유가 될 것 같았다.[58]

그러나 유전자 샘플을 deCODE에 준 사람들은 이러한 정보가 넘어가는 것에 동의하지 않았다.[59]

영국에서 경찰은 병원과 다른 기관이 보유한 유전자 데이터베이스에 접근하기 위해서 소송을 제기할 수 있다. 건강보험 전문가들도 그러한 접근을 금지하기 위해 소송을 제기할 수 있지만, 그들의 승소를 보장할 수는 없다. 접근이 요청된 데이터베이스에 있는 개인의 유전자는 더욱이 그 문제에 대해서 권한을 내세울 수 없다. 경찰이 그러한 정보를 요구할 수 있다는 것은 개인이 서명하는 동의의 형태가 아니다.[60]

유전자를 데이터베이스에 기부한 사람들이 경찰이 자신의 유전자에 접근할 수 있다는 것을 안다면, 과연 기부할 것인가? 건강보험 전문가가 경찰이 개인의 신상을 알기 위해서 공개할 수 있다는 것을 깨닫는다면, 그들이 약속한 비밀이 지켜질 것이라고 생각하는가?

미국에서는 다른 입장이 증명되었다. 미국 국립보건원(NIH)은 연방, 주, 지역적인 차원에서나 '시민, 범죄, 행정적 · 입법적 절차'에서 신원정보를 노출하는 것을 거부할 수 있는 연구자들에게 '비밀증서'를 논의할 수 있다.[61]

이는 미국에서 연구자가 비밀을 약속했을 때, 즉 프로젝트가 증서를 가지고 있는 한, 피험자가 제공하는 유전자가 그들의 자취를 따르지 않을 것을 확신할 수 있다는 것을 의미한다. 소외집단의 많은 사람들은 이 때문에 따로 기부하지 않았을 유전자를 기부한다고 믿는다.

서던캘리포니아 대학교(USC)에서 연구 설계부터 비밀증서 획득까지

연구책임자 (PI)

- (제한되지 않은) 정보를 포함한 신상정보를 수집하는 행동연구 조사관
  - 유전적 민감도나 혈통
  - 정신질환
  - 성적 태도, 선호와 습관의 높은 위험
  - 물질 남용이나 다른 불법행위
  - 노출효과(예: 인공 유방 보형물, 환경이나 직업적 노출)에 연관된 소송에 개입

연구책임자는 연구윤리심의위원회에 연구 제출

연구윤리심의위원회 (IRB)

- 연구책임자가 임상실험심사위원회 적용에서 비밀증서를 제안하거나 임상실험심사위원회가 연구 승인을 위해 비밀증서를 요구할 수도 있음
- 비밀증서를 위한 지원은 VPRA/IO의 서명을 포함해야만 함
- VPRA와 IRB는 지원서의 내용을 검토하지 않을 것임
- IRB 승인 VPRA 서명/미국 국립보건원 비밀증서 보증에 대한 요구

연구책임자는 연구윤리심의위원회에 증서에 대한 지원서 제출

미국 국립보건원 (NIH)

- 미국 국립보건원은 다음에 근거하여 지원 평가
  - 연구 설계
  - 임상실험심사위원회 승인
  - VPRA/IO로부터의 승인
  - 데이터를 보호하기 위한 조치

미국 국립보건원은 연구책임자에게 증서 승인

연구책임자 (PI)

- 조사관은 미국 국립보건원으로부터 비밀증서 입수
- 비밀증서를 미국 국립보건원으로부터 받을 때까지 임상실험심사위원회 승인은 조건부
- 비밀증서가 iStar에 업로드되자마자 승인된 서류는 방출되며, 승인은 더 이상 조건부가 아님

그림 15.2 미국 국립보건원(NIH)으로부터 비밀증서를 획득하는 단계
(http://www.usc.edu/admin/provost/oprs/research/confident.html)

다른 한편으로 경찰이 죄를 저지른 개인의 비밀을 침해함으로써 많은 사람들을 죽이는 테러리즘 행위와 같은 악랄한 범죄를 해결할 수 있다고 믿는다면, 경찰이 그렇게 하는 것은 나쁜 것인가? 사생활에 대한 개인의 권리 그리고 범죄와 테러리즘에 대한 투쟁과 통합에 관련한 연구자의 필요 사이에 어떻게 균형을 잡아야 하는가?

박스 15.20 활동: 소집단 토론

개인의 사생활을 보호하는 것이 중요한가, 아니면 범죄와의 싸움이 더 중요한가? 경찰과 치안부대가 바이오뱅크에 유전자를 기부한 사람의 신원에 접근해야만 하는가? 이것이 사람들이 기부하거나, 적어도 소외된 집단의 사람들이 기부할 개연성을 낮추어 연구를 위태롭게 하는가?

참여자들을 소집단으로 나누어 이 문제에 대해서 토론하게 하고, 대표자가 자기 조의 결정을 앞에서 발표한다.

오픈소스 유전자 배열

과학 공동체 사이에서도 사생활이 매우 중요하다는 생각을 거부하고 유전자를 공개하는 움직임이 있다. 유전공학자인 크레이그 벤터(Craig Venter)는 자신의 유전체를 검사한 첫 번째 개인이다. 그는 웹에 유전체를 전부 공개하였다.[62] 이중나선 구조를 밝혀낸 연구자 가운데 한 명인 제임스 왓슨(James Watson)이 그 뒤를 따랐다.[63]

하버드 대학교의 조지 처치(George Church)도 웹에 자신의 의료에 대한 세부 사항과 함께 유전체를 밝혔고, 10만 명의 지원자들이 이와 같이 하기 위해서 방문하였다.[64] 처치는 그의 프로젝트를 이목을 끄는 다른 9명의 개인이 (그들 모두는 우수한 과학자와 같은 자격이 있다) 자신의 유전자 정보와 의료기록을 공적으로 공개하는 시험단계로 시작하였다. 이에 용기를 얻은 13,000명의 개인이 대기자 명단에 이름을 올렸다.

처치의 '사적인 유전체 프로젝트'[65]에 전념하면서 (미국에서 왔음에 틀림없는) 지원자들은 자신의 유전자 정보를 '오픈소스' 소프트웨어에 덧붙이는 것을 허용하였다. 이것은 누구나가 (고용주와 보험회사를 포함하여) 그들에게 공들일 수 있다는 것을 의미한다. 접근을 허락함으로써 전에는 해결하지 못했던 것보다 빨리 해결하기를 원하는 문제를 풀고자 한다.

이렇게 영향력 있고 수준 높은 사고를 하는 과학자가 익명이 아니라 자신의 이름으로 인터넷에 의료기록과 유전자 정보를 공개하는 것을 생각한다면, 우리는 사생활을 필요 이상으로 걱정하고 있는 것이 아닌가? 이제 SNS와 웹사이트에서 우리의 유전자를 공개할 때가 오는 것은 아닌가?

박스 15.21 활동: 토론 주제[66]

존경받는 유전공학자와 과학자가 자신의 유전자 정보를 웹에 공개하는 데 서명하였다는 사실이 여러분을 부추기는가?

그들의 이러한 행위가 이러한 과학자들 가운데 어느 누구도 시민의 자유를 염려한다는 주장에 대해 우려하지 않는다는 것을 나타내는가?

이것이 우리가 어떤 것에도 관심을 가져서는 안 된다는 것을 의미하는가?

그러한 과학자의 안일한 입장을 취하는 것에는 다음과 같은 배경이 있다. 즉, 우리의 유전자의 비밀유지가 필요하다고 생각하는 것은 우리가 무지하기 때문이라고 생각한다. 그들이 언급하는 무지에는 두 종류가 있다.

(i) 유전자 결정론의 믿음을 발생하게 하는 무지
(ii) 우리의 유전자를 어느 곳에나 남긴다는 사실의 무지

과학자들이 말하듯이, 우리의 유전자가 우리의 특성과 행동을 결정한다는 믿음은 다른 사람들이 우리의 유전자에 접근하도록 허용하는 것을 두렵게 한다. 그러나 우리가 아는 것처럼, 유전자 결정론은 옳지 않다. 만약 우리가 이에 대해 대중을 설득할 수 있다면, 그들은 사람들이 유전자 데이터베이스에 대해 두려워하지 않을 것이라고 말한다.

사람들이 그들의 유전자가 이미 모두에게 접근 가능하다는 것을 깨닫는다면, 이것은 확실하게 그러한 경우일 것이라고 그들은 덧붙인다. 그들은 우리가 물을 마실 때마다 우리의 유전자가 잔의 가장자리에 남는다고 지적한다. 버스에서 하차할 때 유전자를 남기지 않은 채 여행하는 사람은 거의 없을 것이다. 누군가가 원하는 어느 때나 우리의 유전자를 모을 수 있을 때, 유전자를 사적으로 보호하는 것에 대해서 왜 그렇게 걱정하는가?[67]

그러나 유전자 데이터베이스에 대해서 두려워하는 것이 정말로 무지하기 때문인가? 또는 위에서 언급한 요소들이 너무 많아질 것인가? 유명한 과학자의 영향력 아래에서 이목을 끌려는 사람들은 자신의 신상정보를 모두에게 접근 가능하게 하는 것이 매우 좋다고 주장할 수 있지만, 나머지 사람들은 그것을 그렇게 쉽게 가질 수 없다고 주장할 수 있다. 결국에는 사람들의 데이터를 오용하는 것은 큰 문제가 될 것이고, 전자의 사람들에게는 해가 될 것 같지 않다. 예를 들어, 그들은 직업이 부족하지 않을 것이고 보험에 들지 않아도 될 만큼 여유가 있을 것이다. 나머지 사람들은 그렇게 낙관적일 여유가 있는가?

박스 15.22 활동: 짝 토론

다른 사람들이 자신의 유전자에 접근하도록 허용하는 것을 두려워하는 사람들은 유전자 결정론에 대한 잘못된 신념을 갖고 있거나 자신의 유전자를 모든 곳에 남긴다는 사실을 인식하지 못해서 호도된다고 생각하는지 상대방에게 묻는다.

생체정보와 결합된 유전학의 이해, 효과적으로 빠르고 저렴하게 정보를 분석하며 저장하고 사용하기 위해 향상되고 있는 능력은 우리의 어떤 세대도 전혀 고민하지 않았던 윤리문제와 사회문제를 야기하고 있다. 개인으로서의 우리 자신, 우리가 속한 사회(그리고 세계 공동체)를 위해 책임감 있게 그러한 문제를 해결할 수 있는 방법은 충분히 고민하는 것이다.

요약

이 장에서 우리는 생체정보의 수집, 저장과 사용에 대한 도덕적 함축에 대해 살펴보았다. 특히 다음 사항을 숙지하였다.

- 유죄 판결을 받지 않은 사람들의 유전자가 영국 바이오뱅크에 저장되는 것이 그들의 사생활을 침해하는지 여부에 대해 토론하였다.
- 어떤 사람들은 국내 또는 국제 유전자 데이터베이스를 다음과 같은 이유에서 두려워할 것이다.
  - 방대한 유전자 정보
  - 선택이 차단될 가능성
  - 정치적 선동 가능성
  - 유전적 하위계층 출현에 대한 우려
  - 사생활을 잃는 것에 대한 두려움
  - 생체정보가 손실되거나 매매되거나 남용될 것에 대한 두려움
  - 새 정부가 해로울 가능성
- 그것이 다음과 같이 유용할 것이라고 믿는 사람들도 있다.
  - 범죄의 더 쉽고 빠른 해결책
  - 범죄의 방지
  - 국내와 국제 안전망의 증가
  - 공공서비스의 효율성 증대
  - 더 나은 공공서비스의 계획
  - 더 나은 공공서비스의 목표
- 맞춤의학의 찬반논의에 대해 숙고하였다.
- 바이오뱅크에 대한 필요성과 익명성의 중요성에 대해 살펴보았다.
- 사생활에 대한 바람과 안전에 대한 바람 사이의 긴장에 대해 고찰하였다.
- 사생활에 대한 바람이 무지에 근거하는지의 여부에 대해 살펴보았다.

더 생각해 볼 문제

'전혀 숨길 것도, 두려울 것도 없다.' 이것이 유전자 데이터베이스에 대한 두려움을 잠재울 수 있는가?

태어났을 때 모든 아이의 유전자를 정리해서 모든 정부기관이 그들의 정보를 이용 가능하게 만드는 것이 공공서비스의 효과적인 전달을 상당히 용이하게 할 것이다. 그것을 할 필요가 있는가?

자신이 70세에 알츠하이머병에 걸릴 확률이 매우 높다는 것을 20세에 알고 싶은가?

고용주가 직업에 적합하다고 생각하는 유전적 특성을 가진 사람들만 고용하는 것이 합리적인가?

심장병의 위험이 평소보다 더 높을 것을 알고 있으면서도 합리적인 생활습관으로 바꾸지 않는 사람의 치료를 공공 건강서비스가 거부하는 것은 정당한가?

특성상 여성이 남성보다 과학을 잘하지 못한다는 것을 알아낸다면, 여성에게 과학을 가르치는 우리의 입장을 바꾸어야만 하는가?

우리는 유전자를 언제, 어느 곳에나 남긴다. 우리가 사적인 유전자를 보호할 수 있다고 가정하는 것이 합리적인가? 그렇지 않다면, 우리는 유전자 데이터베이스를 덜 두려워할 것인가?

추가 활동

다음과 같은 유형의 생체정보 윤리에 대한 학급 프로젝트를 준비한다.
http://proist.biology.washington.edu/fingerprint/dnaintro.html.

논의를 불러일으키기 위해 다음과 같은 사례연구를 이용한다.
http://www.nuffieldbioethics.org/fileLibrary/doc/DNA_database_case_studies.doc.

실제 과학으로부터의 일련의 활동을 알아본다.
http://www.realscience.org.uk/science-discussion-girls-maths.html.

타인의 입장에서 자신에 대한 정보를 찾아본다. 자신의 프로필을 페이스북, 트위터 등에서 얼마나 많이 찾을 수 있는가?

가족의 병력에 대해서 알 수 있는 만큼 찾아본다. 다양한 조건에 대한 민감성에 대해서 어떻게 말하는가?

영국의 바이오뱅크에 대해 알아본다. http://www.ukbiobank.ac.uk/

주석

1 http://www.independent.co.uk/news/uk/crime/whodunnit-twins-deny-dna-theft-link-1934712.html.
2 http://www.nigms.nih.gov/publications/factsheet_geneticvariation.htm. A fact sheet on genetic variation from the US National Institute of General Medical Science.
3 http://www.timesonline.co.uk/tol/news/science/article5986239.ece. Nature and Nurture from the Times newspaper
4 http://www.nature.com/nature/supplements/insights/epigenetics/index.html. *Nature* on epigenetics.
5 http://www.dnalc.org/resources/animations/dnachip.html. An animation on gene chips from the Dolan DNA learning centre in the United States.
6 http://www.bioinformatics.org/wiki/Bioinformatics_FAQ. FAQ on bioinformatics from Bioinformatics.org.
7 http://www.exploredna.co.uk/dna-crime-scene-collection.html. Collecting DNA from a crime scene.
8 http://www.parliament.uk/documents/post/postpn258.pdf. A 'Postnote' on the NDNAD from the UK Parliament.
9 http://www.guardian.co.uk/politics/blog/2010/apr/09/reality-check-conservatives-dnabowman. A *Guardian* report on the Bowman case.
10 http://www.telegraph.co.uk/news/uknews/law-and-order/5010003/Sean-Hodgson-Policere-examine-cases-using-DNA-profiling.html. The *Telegraph* reporting on the Hodgson case.
11 http://www.timesonline.co.uk/tol/news/world/us_and_americas/article7120167.ece. A *Times* report on Raymond Towler.
12 http://www.msnbc.msn.com/id/34467096/. A report from Associated Press on James Bain.
13 http://www.statewatch.org/news/2009/sep/uk-home-office-ethics-group-dna.pdf. A report from the Ethics Group of the NDNAD.
14 http://www.bailii.org/eu/cases/ECHR/2008/1581.html. The European Court ruling.
15 http://www.genewatch.org/sub-563143. Everything you could want to know about the UK NDNAD from Genewatch.
16 http://www.bionews.org.uk/page_68686.asp?dinfo=Y7N4PAmZl5Sorwq27ejPeY3Y. An article about the new genetic tests.
17 http://news.bbc.co.uk/1/hi/uk_politics/3809575.stm. BBC report of a call for an international database.
18 http://www.liberty-human-rights.org.uk/issues/3-privacy/dna-database/index.shtml. The organisation Liberty on the NDNAD.
19 http://www.independent.co.uk/news/uk/do-your-genes-make-you-a-criminal-1572714. html. A report on a man who claims to have been born a killer.
20 http://www.edge.org/3rd_culture/dangerous07/dangerous07_index.html. The Edge Organisation's 'Dangerous Idea' site.
21 http://www.wired.co.uk/wired-magazine/archive/2009/11/features/hard-to-swallow-racebased-medicine?page=all. A report on 'race-based medicine' from *Wired*.
22 http://www.timesonline.co.uk/tol/comment/columnists/guest_contributors/article6952298. ece. An article arguing we shouldn't 'shoot the messenger' if we discover genes linked with criminality.

23 http://cco.cambridge.org/uid=3040/extract?id=ccol0521839637_CCOL0521839637A006. Cambridge Collection Online on the Noble Lie.

24 http://www.president.harvard.edu/speeches/summers_2005/nber.php. Transcript of Summers' speech.

25 http://www.timesonline.co.uk/tol/life_and_style/health/article5989433.ece. Bringing down the cost of insurance.

26 http://www.independent.co.uk/news/business/news/job-testing-may-create-a-geneticunderclass-635549.html. Employment and DNA.

27 http://www.telegraph.co.uk/technology/news/7054432/Terrorism-and-child-pornographyused-to-justify-surveillance-society-says-academic.html. The *Telegraph* on the surveillance society.

28 http://www.jrrt.org.uk/uploads/Database%20State%20-%20Executive%20Summary.pdf. Executive summary of Database State.

29 http://www.bbc.co.uk/blogs/haveyoursay/2010/08/are_you_ashamed_of_your_online.html. A suggestion that people will change their name as they come of age to rid themselves of their past.

30 http://www.thisismoney.co.uk/news/article.html?in_article_id=415902&in_page_id=2.

31 http://news.bbc.co.uk/1/hi/uk_politics/7103566.stm.

32 http://news.bbc.co.uk/1/hi/uk_politics/7103566.stm.

33 http://news.bbc.co.uk/1/hi/uk_politics/7147715.stm.

34 http://www.guardian.co.uk/technology/2007/apr/26/news.health. A report on the accidental release of details on junior doctors.

35 http://www.hgc.gov.uk/Client/document.asp?DocId=226&CAtegoryId=8. Report on databases from the Human Genetics Commission.

36 http://www.sciencedaily.com/releases/2004/10/041021084120.htm. Report on a genetic susceptibility to alcoholism.

37 http://www.medscape.com/viewarticle/723904. Report on the heritability of non-alcoholic fatty liver disease. http://www.parliament.uk/documents/post/postpn329.pdf. A Postnote on personalised medicine from the UK parliament.

38 http://www.newscientist.com/article/dn16552-genome-sequencing-falls-to-5000.html. Report on the cost of genome sequencing from the *New Scientist*.

39 http://www.timesonline.co.uk/tol/life_and_style/health/mental_health/article7078157.ece. Times report on GeneSightRx.

40 http://news.bbc.co.uk/1/hi/health/7034089.stm. A BBC report on bespoke drugs.

41 http://jama.ama-assn.org/cgi/content/full/279/15/1200. A report from the *Journal of the American Medical Association* on adverse reaction to drugs.

42 http://www.medterms.com/script/main/art.asp?articlekey=4858.

43 http://alzheimers.org.uk/site/scripts/documents_info.php?categoryID=200137&documentID=168&pageNumber=1. Information about early onset Alzheimer's disease.

44 http://www.facebook.com/note.php?note_id=109392478801.

45 http://www.bmj.com/cgi/content/full/321/7274/1464. A case study from the *British Medical Journal*.

46 http://www.aboutcysticfibrosis.com/cystic-fibrosis-in-children.htm.

47 http://www.ncbi.nlm.nih.gov/pubmed/11137485. A survey of attitudes about the duty to inform family members about relevant results.

48 http://www.guardian.co.uk/technology/2009/mar/15/sergey-brin-google-founder. A profile of Sergey Brin from the *Observer* newspaper.

49 https://www.23andme.com/. The website of 23andme.

50 http://www.nytimes.com/2009/03/12/business/12gene.html. A report of Brin's donation to Parkinson's research. http://www.mja.com.au/public/issues/175_07_011001/savulescu/savulescu.html. A useful case study about getting children tested for Huntington's disease.
51 http://www.genomicslawreport.com/index.php/2010/07/21/14-more-fda-letters/.
52 http://women.timesonline.co.uk/tol/life_and_style/women/families/article7107079.ece. A Times report on this case.
53 http://www.bbc.co.uk/radio4/factual/costofhealth_20080708.shtml. A BBC radio programme about personal responsibility and the NHS.
54 http://www.bbc.co.uk/dna/h2g2/A33314997. A BBC profile of George Best.
55 http://www.genewatch.org/sub-507674. The Genewatch organisation on biobanks.
56 http://hapmap.ncbi.nlm.nih.gov/. Home page of the International HapMap Project.
57 http://www.nytimes.com/2009/11/18/business/18gene.html. A report on the bankruptcy of DeCODE Genetics.
58 http://www.news-medical.net/news/20100122/deCODE-genetics-completes-sale-of-its-Iceland-based-subsidiary-to-Saga-Investments.aspx. A report on the sale of decode genetics to Saga Investments.
59 http://www.actionbioscience.org/genomic/hlodan.html. An activity on this story from Actionbioscience.org.
60 http://www.telegraph.co.uk/health/7756320/DNA-database-created-from-babies-bloodsamples. html. A report on the fact police can apply for access to hospital DNA records.
61 http://grants.nih.gov/grants/policy/coc/background.htm. Background information on 'certificates of confidentiality'.
62 http://www.technologyreview.com/biotech/19328/. A report from *Technology* Review.
63 http://www.technologyreview.com/Biotech/18809/. A report on the sequencing of James Watson's genome.
64 http://bigthink.com/georgechurch. George Church on the 'Big Think' website.
65 http://www.personalgenomes.org/. Project homepage.
66 http://www.economist.com/debate/days/view/284. Debate from *The Economist* on DNA and secrecy.
67 http://www.theaustralian.com.au/news/nation/push-for-jail-terms-for-theft-of-dna/storye6frg6nf-1111117999454. *The Australian* newspaper considers whether DNA theft should become illegal (it is illegal in the UK under the Human Tissue Act 2004).

더 읽어 볼 것과 유용한 웹사이트

Collins, F. (2010) *The Language of Life: DNA and the Revolution in Personalised Medicine*. London: Profile Books.

Corrigan, O. and Tutton, R. (2004) *Genetic Databases: Socio-ethical Issues in the Collection and Use of DNA*. London: Routledge.

Widdows, H. and Mullen, C. (2009) *The Governance of Genetic Information: Who Decides?* Cambridge: Cambridge University Press.

http://www.hgc.gov.uk/Client/Content.asp?ContentId=122. Information about genetic testing from the UK's Human Genetics Commission.

http://www.wellcomecollection.org/whats-on/events/wellcome-debate.aspx. The Wellcome Trust: a debate on personalised medicine.

http://www.debatingmatters.com/topicguides/topicguide/genetic_screening/. Debating Matters Topic Guide on the genetic screening of infants.

16 안전과 방어: 안전 민감성, 출판물과의 전쟁

Security and defence: security sensitivity, publication and warfare

목표

- 생명공학기술의 발전이 어떻게 악의적인 목적으로 이용될 수 있는지 숙고한다.
- 이를 방지하기 위해 현재 시도하는 것의 적절성에 대해 생각한다.
- 기술의 '양가사용'과 그것을 사용하는 것의 어려움에 대해 파악한다.
- '오픈소스 웨트웨어'로 인해 가능한 자원의 결과를 고려한다.
- 우리 자신을 안전하게 유지하기 위한 능력에 대한 '차고 생물학'의 영향에 대해 숙고한다.
- 이 분야에서의 위험을 민감하게 평가할 수 있는 정도에 대해 고찰한다.
- 모든 생물무기의 위협에 가능한 대응을 규정하고 평가한다.

이 장에서는 생명공학기술이 악의적인 목적으로 사용될 수 있다는 사실에 대해 논의할 것이다. 특히 파괴적인 무기를 만들기 위해서 생명공학기술을 사용하는 것을 감시할 것이다.[1] 예를 들어 한 도시에 에볼라 바이러스를 의도적으로 확산시키는 것은 끔찍한 결과를 초래할 것이다.[2] 이는 유독물질을 군인들의 폐로 운반하거나,[3] 해로운 자가복제 유기체를 환경에 악의적으로 방출하는 나노 운송수단을 사용하는 것이다.[4]

물론 국가와 세계 공동체는 이러한 가능성을 저지하는 조치를 취한다. 이는 1925년 '세균전'을 금지하는 제네바 조약을 시발점으로 한다. 그 이후 1972년 생물무기금지협약과 1993년 화학무기금지협약[5]은 생화학무기의 획득, 보유 또는 이전을 금지하였고, 그것을 만드는 데 중요한 물질을 검열하였다. '선택적 작용제 규칙'[6]은 미국에서 공공 건강에 잠재적으로 위험하다고 알려진 80가지 독소에 대한 보유, 사용과 분배를 통제했고, '스케줄 5(Schedule 5)'라는 병원균이 기재되어 있는 목록은 영국에서 보유하였다. 1985년 이후 자발적이고 공식적인 40여 개국의 집단인 '생화학무기 비확산체제(Australia Group)'[7]는 생화학무기를 개발하는 것으로 의심되는 나라들에 대해 생화학 물질의 공급, 본질적인 설치물, 기술과 방법의 수출을 통제하였다.

생물무기금지협약의 효용성

이러한 조치를 취하는 것에는 한계가 있다. 단적인 예로 30여 개 국가가 서명을 하지도 않았고, 생물무기금지협약을 비준하지도 않았다. 이러한 국가 가운데 시리아와 같은 국가는 생물무기 개발을 적극적으로 추진하는 것으로 보인다.[8]

게다가 준수의 문제도 있다. 생물무기금지협약을 비준하였음에도 불구하고 남한은 북한의 군사력이 콜레라, 황열병, 발진티푸스를 포함한 생물작용제(biological agent)를 이용해서 서로 다른 13개의 바이러스와 세균으로 공격할 수 있다고 믿는다. 이란, 쿠바, 리비아는 생물무기금지협약을 비준했음에도 불구하고 그 협약을 모두 위반하고 있다.

박스 16.1 사실에 입각한 정보: 생물무기금지협약 불이행

1989년 영국으로 망명한, 구소련의 생물무기 프로그램의 연구 책임자였던 블라디미르 파세치니크(Vladimir Pasechnik)[9]는 가장 노골적인 위반을 폭로하였다.

파세치니크는 소련이 다량의 천연두 바이러스를 수년간 만들어 왔다는 것을 서구 세계에 알렸다.

소련이 몰락한 후 러시아가 그 모든 활동을 확실하게 끝낸다는 것을 보장하기 위해 미국, 영국과의 3자 합의에 서명했음에도 불구하고, 러시아가 계속해서 프로그램을 진행시킨다고 믿었고, 생물무기 설치에 접근하는 것을 거부했을 때 협상은 깨졌다.[10]

불이행을 입증할 수 있을 때까지 이러한 협약은 속임수에 지나지 않는 것 같다.[11]

그러나 이것이 명확한 것일까? 결국 생물무기에 관해 위험한 다른 국가들이 있다. 사실 9.11테러 이후 많은 사람들은 안전을 가장 심각하게 위협하는 것은 다른 국가가 아니라 알카에다[12]와 같은 테러조직이라고 말하기도 한다. 물론 이러한 조직에게 생물무기금지협약에 서명하라고 요청하지도 않을뿐더러, 화학무기금지협약과 같은 다른 협약들도 대부분 마찬가지이다. 게다가 그들이 서명할 것 같지도 않다. 그들의 행위는 2006년 영국의 대테러법과 미국의 애국법 아래 금해졌지만, 그것으로 어떤 행위를 효과적으로 저지할 수 있을 것 같지는 않다.[13]

박스 16.2 활동: 개인 성찰

모든 국가가 국제조약에 서명하지 않고, 국제조약이 이행을 확실하게 하기 위한 효과적인 절차를 지지하지 않는다면, 그리고 국가보다 낮은 단계의 단체를 전혀 밝힐 수 없다면, 국제조약을 발전시킬 이유가 있는가?

생물무기와 테러리즘

어떠한 테러조직도 효율적인 생물무기를 개발하기 위한 충분한 자금이 없을 것이고, 앞으로도 그러한 자금을 얻지 못할 것이라고 생각하는 사람도 있다.[14] 그런 사람들은 심지어 그런 조직이 심각한 피해를 낼 만큼 충분한 독성 바이러스를 찾아낸다고 해도, 이러한 바이러스를 '무기화'해야 하고, 효과적으로 확산할 수 있는 조건 아래서 바이러스를 운반해야 할 것이라고 언급한다. 이는 간단한 문제가 아니다. 예를 들어 바이러스를 무기로 전환하는 것은 액체나 가루로 된 병원균을 안정화하고, 시간이 지나면서 병원균의 전염력과 독성을 저장하며, 그것을 운송하고 확산할 수 있는 효과적인 수단을 찾은 다음, 효과적으로 분산시킬 수 있을 기상과 대기의 조건을 기다려야 한다.

그렇다고 해서 테러리스트가 가게 될 거리와 그들에게 유용한 돈과 전문지식을 과소평가할 수 있을까?[15] 이 책을 통해서 과학이 지금 할 수 없는 것을 할 수 있게 하는 방법을 찾을 것이라고 가정하면서, 실용주의적 낙관주의의 입장을 취하였다. 생물무기를 발전시킬 테러리스트의 능력과 관련된 분별 있는 입장만이 실용적인 염세주의 가운데 하나인가?

사실 테러조직의 생물무기 개발을 막았던 많은 장벽이 무너지고 있다. 그러한 조직은 생물무기를 만들기 위한 자연적인 바이러스를 더 이상 찾을 필요가 없다. 합성생물학(synthetic biology)이라는 상대적으로 새로운 분야가 바이러스를 만드는 것을 가능하게 하였다.

박스 16.3 사실에 입각한 정보: 합성생물학

합성생물학은 생물학과 유전공학의 교차로와 같다.[16] 현존하는 생물학적 유기체의 재설계와 구성 그리고 자연계에는 존재하지 않는 유기체와 합성물의 설계와 구성에 초점을 맞춘 것이다.

합성생물학은 유전공학이 현존하는 유기체에 유전자의 삽입과 제거만을 포함한다는 점에서 유전공학과 다르다. 합성생물학은 전반적으로 새로운 유기체를 생산하는 능력이다.

이 기술의 잠재적인 이득은 많으며 다양하다. 그들은 다음과 같은 생산을 수반한다.

- 오염, 독성이나 전염성 있는 조직을 제거하기 위한 단세포 감지기
- 환경의 독성을 파괴할 수 있는 유기체
- 말라리아의 치료에 사용되는 알테미시닌(artemisinin)과 같은 인공약물
- 수소와 같은 생물연료
- 조직 복구와 재생을 위한 복합 분자 장치

합성생물학과 나노기술 결합의 영향력은 상당하다. 나노공학기술의 작은 '기계'는 인간이나 동물 생체의 정확하게 지정된 부분에 합성생물학에 의해서 만들어진 유기체를 '운반'하는 데 사용될 수 있다.[17]

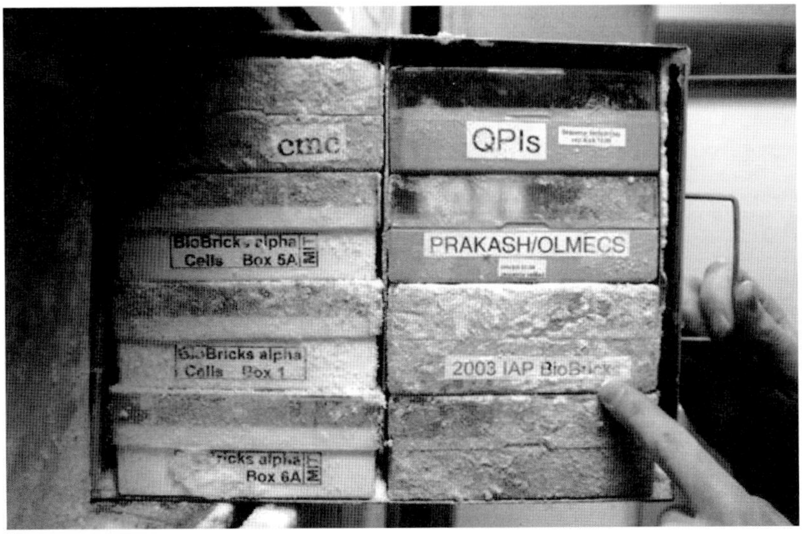

그림 16.1 ■ 생명벽돌. © Sam Ogden/Science Photo Library.

합성생물학은 생물학적 체계를 설계하고 구성하는 유전공학의 원칙을 사용한다. 현존하는 유전체의 합성 제품을 구성하는 데 사용할 수 있고, 원칙적으로 자연에 전혀 존재하지 않았던 유전체, 전적으로 새로운 유기체를 구성하는 데 사용할 수 있다. 그러한 수단으로 우리가 필요로 하는 유기체를 정확하게 생산할 수 있다는 것이 희망이다. 오염물질을 '먹을' 단세포 유기체, 폭발적인 전염성 또는 암세포를 공격할 유기체와 연관될 때 녹색 빛을 내는 유기체 등이 있다.

그러한 목적을 추구하면서 과학자들은 '생명벽돌(BioBricks)'[18]로 알려진 분자생물요소의 카세트(cassettes)를 생산하기 위해 아주 바쁘게 일하고 있다. 이 생명벽돌은 고안된 기능이 무엇이든 실행할 새로운 유기체를 생산하기 위해 삶에 필요한 유전자만으로 구성된 '동체(chassis)', '최소 유기체'[19]에 추가될 수 있다. MIT에서는 이러한 생명벽돌을 등록하고 인터넷에서 그것을 자유롭게 이용 가능하도록 하였다. (유전자의) 올리고핵산염은 상업적으로 주문할 수 있다. 그래서 신의 창조행위를 모방하고 싶은 과학자는 그가 필요한 모든 것을 얻을 수 있다.

물론 우리가 '필요'로 한 것은 우리가 이루고자 하는 것의 기능이지, 모든 사람이 이루고자 하는 것이 좋다는 것은 아니다. 2003년 미국 중앙정보부(Central Intelligence Agency)는 다음과 같은 결론을 내렸다.

> '생명공학기술의 발달은 훨씬 더 위험한 생물전을 초래할 잠재성을 가지고 있다. 이렇게 조작된 몇몇 생물학적 물질의 영향은 우리가 아는 어떤 질병보다도 더 악화될 수 있다.'[20]

완전히 새로운 바이러스로부터 생물무기를 창조하는 방법도 있다. 이는 숙주의 면역방어를 저지할 것이고, 그것을 감염시킬 것이며, 병이나 죽음을 초래해서 다른 것에 확산시킬 많은 유전자를 합성하는 문제이다. 이는 매우 무리한 요구이다.

처음부터 그러한 바이러스를 창조할 필요는 전혀 없다. 정말로 필요한 것은 우리에게 필요한 현존하는 바이러스를 찾는 것이고 그것을 합성하는 것이다.

더욱이 바이러스를 합성한다는 생각이 그저 미래의 꿈만은 아니다. 2001년 뉴욕의 스토니브룩스 대학교 생물학팀은 처음부터 소아마비 유전체를 그들이 인터넷에서 찾은 RNA 소아마비 유전체 지도에 부합하는 상업적으로 이용 가능한 올리고핵산염 끈을 함께 합성하였다.[21] 그 바이러스는 쥐를 마비시켰고 살아서 전염된다는 것이 확인되었다.

박스 16.4 사실에 입각한 정보: 소아마비

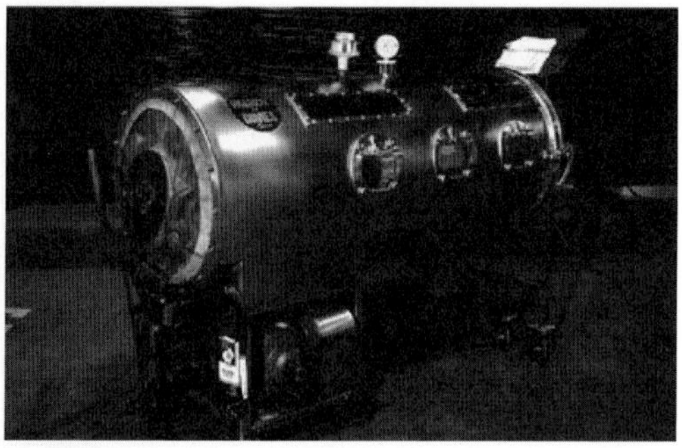

그림 16.2 ■ 소아마비 환자를 치료하기 위해 사용되었던 '철로 만들어진 폐'로 알려진 철제인공호흡기
Courtesy of CDC/GHO/Mary Hilpertshauser.

소아마비(poliomyelitis)는 20세기 가장 두려운 질병 가운데 하나였다.[22] 소아마비는 상당히 전염성이 높고, 소아마비에 걸린 대부분의 아이들이 불구가 되었다.

이러한 질병은 1950년대 개발된 효과적인 백신을 사용함으로써 근절되기까지 치명적이었다. 현재 재고품을 운송하고 있는 나라가 거의 없는 이 백신은 매우 효과적이었다. 소아마비가 여전히 풍토병인 나라는 사실 인도, 아프가니스탄, 파키스탄과 나이지리아뿐이다(그리고 인도에서는 2010년 42건이 기록되었는데, 이는 전년도에 비해 94% 낮아진 수치이다).[23]

소아마비 바이러스를 합성한 과학자들은 테러리스트들이 자연적 바이러스를 찾는 데 어려움이 없이 생물무기를 만들 수 있다는 결과를 경고하였다.[24] 분명히 그들은 치명적인 바이러스가 원칙상 '무기화'될 수 있는 방식으로 처음부터 합성될 수 있는 가능성을 매우 효과적으로 증명하였다.

심지어 테러리스트들이 소아마비와 같은 바이러스를 합성하였다고 해도, 결국 우리에게는 백신이 있기 때문에 피해가 크지 않을 것이라고 주장할 수도 있다. 바이러스를 악의적으로 방출한 영향을 응급 시 최소한 완화시키기 위해 백신을 충분히 생산하는 데 그렇게 오래 걸리지 않을 것이다.

그러나 다시 생각해 보면 이렇게 낙관할 일은 아닌 것 같다. 2001년 호주에서 분자생물학자들은 쥐를 불임으로 만드는 시도를 하는 데 유전공학기술을 사용해서 우연히 사지부전증을 만들었다.[25] 이러한 바이러스는 사지부전증에 선천적으로 저항력이 있는 쥐, 사지부전증에 저항력이 있도록 예방접종한 쥐, 심지어 항레트로바이러스의 약물을 준 쥐를 죽게 만들었다.

백신의 존재로 인해 테러 조직은 일반적인 바이러스보다는 백신에 저항력이 있는 바이러스를 합성할 것이다. 이러한 방법은 2001년 이후 향상되었고 우두 바이러스 또한 백신에 저항하는 형태로 합성되었다. 우두는 인간을 포함하여 동물을 감염시킨다.[26] 사지부전증과 같이 우두는 1980년 근절된 천연두 바이러스와 밀접한 연관이 있고, 역사상 다른 어떤 질병보다도 더 많은 사람을 사망하게 하였다. 소아마비 유전체와 같은 천연두 유전체는 웹에서 자유롭게 이용 가능하다.

천연두를 전혀 치료할 수 없다고 해도 상황에 따라 없앨 수 있고, 없애야만 하는 백신과 다시 사용되어야만 하는 백신이 있다.[27] 그러나 이것은 유전적으로 변형된 바이러스에 대항해서 많이 사용되지는 않을 것이다. 200,000개의 염기쌍 중 천연두 바이러스가 7,500개의 염기쌍에서 소아마비 염기쌍과 크게 비교된다는 사실은 합성하는 도구가 향상되는 속도를 전혀 방해하지 못한다. 소아마비 바이러스를 합성하는 데에는 몇 년이 걸리지만, 크레이그 벤터가 2005년 6,000개의 염기쌍을 포함한 살균 바이러스의 유전체를 합성하는 데에는 2주밖에 걸리지 않았다.

차고 생물학

이러한 사실은 조직화된 테러만이 새로운 합성생물학의 위험한 기술을 사용하는 것은 아니라고 주장한다. 이러한 위험은 우리 이웃에서 시작될 수도 있다. 터커(Tucker)와 질린스카스(Zilinskas)는 부모의 차고에서 우연히 또는 고의로 치명적인 바이러스를 합성한 다음, 우연히 또는 고의로 다시 피할 수 있게 하는 방법이 있는지 궁금해한다.[28]

실제로 예전에 레고나 메카노 장난감 블록을 가지고 놀아 본 적이 있다면, 생명 블록을 만들면서 노는 능력에 출중한 대학원생뿐만 아니라 명석한 젊은 사람들도 매료될 것이다. 우리는 새로운 소프트웨어와 프로그램을 고안하는 디지털 세계의 블록을 만드는 것을 끊임없이 즐기는, 공식적인 훈련을 따로 받지 않은 젊은이들, 즉 '해커'의 발상에 매우 익숙하다. 이것을 가능하게 하는 도구들은 쉽고 저렴하게 웹에 안전하게 보호되며, 점조직은 필요한 전문지식에 쉽게 접근할 수 있게 한다.[29]

이제 동일한 원리를 생물세계에 명확히 적용할 수 있다. 활동적인 바이오해커 공동체는 이미 존재한다. 그들은 자신을 '바이오펑크(biopunk)'[30]라고 부르고 전문지식과 정보를 자신의 채팅방에서, 그리고 이메일을 통해 국제적으로 끊임없이 교류한다. 2007년 어느 보스턴 대학교 학생은 바이오해킹을 시작하는 방법을 쉽고 기술적인 용어 없이 설명한 '합성생물학 입문서'[31]를 웹에 작성하였다. 물론 그러한 정보는 테러리스트에게 이익이 된다.

그러나 테러리스트와 바이오해커 둘 다 단순한 지식 이상을 필요로 한다. 또한 그들은 재료와 설비도 필요하다. 게다가 일단 이것만 구비된다면 어떤 장애도 없다. 우리는 MIT의 생명벽돌이 등록된 곳에 접근하고 싶은 사람은 누구나 자유롭게 온라인에서 이용할 수 있다는 것을 이미 알고 있다. 중고 설비(유전자 접속기, 산업 냉장고 등)는 이미 이베이(eBay)에서 상대적으로 저렴하게 구입할 수 있고, 머지않아 도구들은 상업적으로 이용할 수 있을 것이며, 이 모든 것들은 또한 그들의 방식대로 이베이에서 활용될 것이다.

퍼즐에서 중요한 마지막 조각은 기본적인 원자재이다. 그러나 이것은 매우 저렴하게 (염기쌍 한 쌍에 10센트) 구입할 수 있다. 과학자가 아닌 사람들이 그것을 구하는 데 전혀 어려움이 없다는 것을 영국 『가디언(*Guardian*)』 지의 기자가 2000년대 중반에 밝혀냈다.

제임스 랜더슨(James Randerson)은 자신이 말한 것처럼 '가상 회사의 이름, 휴대전화 번호, 이메일 주소와 런던 북쪽에 있는 집'만으로도 천연두 바이러스의 일부를 얻는 데 성공하였다.[32] 하루 만에 우편으로 일련의 유전자가 도착하였다. 랜더슨은 합법적인 기관과 관계가 있다는 것을 증명할 필요도 없었고, 그것을 필요로 하는 이유에 대해서도 말할 필요가 없었다. 유전자를 제공하는 유전자 배열 회사는 왜 그것이 필요한지, 또는 왜 그것을 검열해야 하는지 알지 못하였다. 랜더슨은 기능적인 유전자의 부분이 형성되지 않도록 수정하지 않았다면 유전자 배열이 반테러리즘, 범죄 및 안전조항 2001과 문제가 생겼을 것이라고 지적하였다. 그러나 검열은 전혀 이루어지지 않았고, 정부는 별다른 것을 요구하지 않았다.

랜더슨의 경험을 살펴보면서 『가디언』은 스케줄 5 아래 금지된 유전자 배열을 주문했을 때 검열한 적이 있었는지 영국의 세 회사에 물었다. 한 회사는 전혀 하지 않았고, 나머지 다른 회사들은 했다고 주장했으며, 검열에 대한 준비조사를 수행하고 있다고 하였다. 박스 16.5에서 한 기자가 합성생물학에 대해 새롭게 접근한 BBC 뉴스를 참고할 수 있다.

박스 16.5 사례연구: 독성요소를 얻는 방법

앵거스 스티클러(Angus Stickler)에 의해 작성됨[33]

인터넷 검색과 런던 대학교의 대학원생 나이젤 에디(Nigel Eady)의 도움으로 시작하였다.

나이젤은 검색엔진에서 '독성'과 '합성'이라는 단어를 검색하였고, 바로 독성과 관련된 정보 목록이 길게 나타났다.

브리스톨 대학교의 웹사이트 첫 페이지를 검색하면 처음에 (없애고) 합성하는 여러 단계를 설명하는 내용이 나온다.

단지 세 번의 클릭만으로 네 개의 화학물질로 간단히 다섯 단계를 거쳐 독성을 만들 수 있는 방법을 찾았다. 이것을 바탕으로 구성요소를 검색하였다.

첫째, 더비셔(Derbyshire)에 위치한 화학기업 플루오로화학(Fluorochem)에서 내가 해야 할 모든 것은 신용카드 정보를 주고, 전화로 내가 받을 주소를 불러 주는 것이었다.

며칠 후 유독성을 알리는 주황색 스티커가 부착된 상자가 배달되었다.

이 화학물질은 4g만 삼켜도 죽을 수 있음에도 불구하고 그들은 250g이나 팔았다.

정확하게 말하자면 플루오로화학의 이사는 내가 그것이 왜 필요한지 물었다. 나는 살충제 제조에 사용할 화학물질에 관한 연구를 위해 필요하다고 말하였다. 그는 문제가 있다(나는 500mL를 원하였다)고 말했고, 그들이 제공할 수 있는 최소량은 250mL였다. 내 주문량은 속달우편으로 보내져야 했고 고가였다.

또한 그 회사는 이름과 주소가 인쇄되어 있는 종이를 팩스로 보내 주문하기를 원하였다. 그는 내가 써야 할 내용을 편리하게도 말해 주었다.

BBC 이름과 주소가 인쇄되어 있는 종이를 위조하기 위해 재빨리 복사하고 붙이기를 해서 편지를 작성하였다.

'존경하는 비르치 씨에게,

전에 말씀드린 것처럼, 저는 주문을 확인하고 싶습니다. 이것이 위험한 물품이라는 것을 알고 있습니다. 그리고 이것을 보건위험물질 관리규정에 맞게 잘 다루고 처리할 것을 약속드립니다.'

화학물질은 일주일 안에 배달되었다.

나는 나머지 두 개의 화학물질도 전화로 주문하였다. 전반적으로 독성물질의 완전한 구입목록이 되었다.

플루오로화학은 두 개 가운데 하나만을 제공할 수 있었지만, 나머지 하나는 어디서나 구할 수 있었다. 내가 할 일은 여전히 신용카드와 도싯(Dorset)에 있는 몰레쿨라(Molekula) 사에 보낼 편지를 위조하는 것뿐이었다.

이러한 회사들은 내가 어떤 자격이 되는지 전혀 중요하게 생각하지 않았다.

조금만 속이면 화학무기(대량학살무기)의 재료를 구입할 수 있었다.

어떤 회사도 부도덕하지는 않았다. 두 가지 언급할 것이 있다.

플루오로화학은 '내무부는 당신에게 공급한 상품이 무엇이든지 당신에게 자격증을 요구하지 않는다.'라고 진술하였다.

또한 '우리는 제한된 화학물질에 대해서는 완전히 내무부 지침을 따른다. 우리는 이 문제에 관해서 올바르게 그리고 전문가답게 행동한다. 우리는 당신이 계획하는 것을 명확하게 이해하고 있으며 여러 가지로 그것을 환영한다.'라고 진술하였다.

몰레쿨라 사는 '우리는 개인이 민감한 성질의 물품을 주문했을 때, 모든 주문을 검열하려고 총력을 기울이고 있다. 우리는 회사 주소로만 물건을 보내며 개인 거주지로는 배송하지 않는다.'

'잠재적으로 양가사용할 수 있는 더 많은 화학약품에 대해, 우리는 이 곤란한 영역이 정부기관의 책임이라고 생각하며, 정부의 역할은 잠재적인 오용과 남용으로부터 공동체를 특별히 보호하는 것이다.'라고 진술하였다.

그들은 BBC라는 이름 때문에 나를 좀 더 신뢰할 수 있었다. 그러나 일반적으로 기업은 화학물질 연구와 관련이 없다. 여기에는 실험실도 존재하지 않는다.

나는 화학물질을 구입하기 위해 주문확인서가 아닌 신용카드를 사용하였다. 심지어 이름과 주소가 적힌 종이에는 유독물질이 섞여 있었다. 만약 안전을 검열하였다면 그들은 불합격이다.

화학물질은 안전한 곳을 떠나서 이제 내 손에 있다.

잠재적인 모든 테러리스트들은 이제 만들기만 하면 된다. 그리고 그것을 만드는 데 전문가가 될 필요도 없다.

우리를 도와주는 학생 나이젤은 학교에 있는 그의 실험실로 우리를 안내하였다. 그 실험실에는 환풍기, 유리 비커, 응축기와 냉각기가 있다.

'어느 학교에서나 볼 수 있는 전형적인 화학약품 설비'라고 나이젤이 말하였다. '그것은 정말로 대단한 기술, 즉 사린과 같은 합성물을 생산할 복잡한 기기나 엄청난 기술지식을 필요로 하지 않는다.'

그는 심지어 그런 합성물을 통풍이 잘 되는 곳에서도 만들 수 있다고 하였다.

우리는 도쿄 지하철 가스 테러에서 사용되었던 독성의 두 배를 만들 수 있는 화학약품을 샀다.

운반 방법을 시도하고 검사하며 쉽게 향상시켰다.

피스톤과 같은 역할을 하는 지하철 열차는 집에서 만든 가스를 지하를 통해 방출한다. 수천 명의 사람들이 부상당하거나 죽을 수 있다.

도쿄에서 사용되었고, 사담 후세인이 이라크에서 사용한 화학약품과 이번에 내가 산 화학물질 사이에 유일한 차이점은 그것이 영국에서 매매되고, 제조되었으며, 사용되었다는 것이다.

2005년 11월 『뉴사이언티스트(*New Scientist*)』 지는 미국과 유럽에 있는 12개의 유전자 합성 회사를 조사하고, 의심이 가는 유전자 배열에 대해 뉴클레오티드의 주문을 검사하는지 물었다. 다섯 개의 회사는 모든 주문을 검사한다고 말했고, 네 개의 회사는 가끔 주문을 검사한다고 말했으며, 세 개의 회사는 검사한 적이 한 번도 없다고 말하였다.

그 결과는 정부에 소아마비 바이러스를 얼마나 쉽게 만들 수 있는가에 대한 '경고'로 소아마비 바이러스를 다시 만드는 데 책임을 지고 있는 과학자 에커드 빔머(Eckard Wimmer)를 놀라게 하였다.

'최소 4년간의 모든 논의에도 불구하고 이러한 회사에 검열을 더욱 엄격하게 수행하지 않는다면 곤경에 처할 수 있다고 말하면서 어떠한 긴급한 조치도 하지 않았다는 사실이 놀랍다.'[34]

그렇게 적은 회사가 검사를 하는 한 가지 이유는 그들이 소프트웨어 이용 가능성에 신경 쓰지 않기 때문이다. 만약 주문된 배열이 짧다면, 그것이 스케줄 5 아래 금지된 유전자의 조각과 일치될 가능성은 높을 것이다. 회사가 주문을 거절하는 것 외에 어떻게 위양성(false positives)에 반응해야만 하는지는 명확하지 않다. 그러한 동향은 경쟁적으로 이득이 되지 않는다.

박스 16.6 활동: 인터넷 검색

'바이오펑크(biopunk)'라는 단어를 검색엔진에 넣고 바이오해킹 공동체에서 무엇을 찾을 수 있는지 알아본다.

자신이 찾은 결과를 친구들에게 가져 와서 이 주제를 논의하는 데 사용한다.

생물무기를 생산하기 위해서 생명공학기술을 사용할 수 있는 사람들이 단순히 테러 조직만은 아니다. 부모의 차고에서 새로운 생물 유기체를 만드는 이웃의 딸을 인지했을 때, 우리는 '새로운 기술의 남용을 어떻게든 막을 수 있겠지'라고 눈 감아 줄 수 있을 것이다. 영국 『타임(*Time*)』 지의 보도에 따르면, 미국에서 일반 가정 두 곳에 있던 실험실이 이미 문을 닫았다는 것을 알 수 있다.

생물무기와 과학 출판물의 검열

특정한 테러조직이 천연두에 저항할 수 있는 백신을 합성하는 능력과 청소년들이 부모의 차고에서 새로운 유기체를 만드는 능력은 위에서 언급한 대략적인 모든 것이 누구나가 접할 수 있는 저널에 사용한 물질과 방법이 모두 잘 설명되어 공개적으로 발행되었다는 사실에 의해서 크게 향상되었다. 어떤 사람들은 저널에 이러한 사실들이 포함된 결과를 발행하는 것은 무책임하거나, 적어도 사용된 물질과 방법의 완전한 설명을 발행하는 것은 무책임하다고 생각한다.

예를 들어, 해스팅 센터(Hasting Centre)[35]의 마이클 셀지리드(Michael Selgelid)는 그러한 행동이 생물무기를 생산하는 매뉴얼을 테러조직에 제공하는 것이라고 주장하였다.[36] 그는 안전을 위태롭게 할 수 있는 과학적인 글은 검열할 필요가 있다고 하였다.

그러나 과학자들이 자신의 결과물을 출판해서는 안 된다는 주장은 과학에 치명타가 될 수 있다. 그들이 결과물을 도출하기 위해 사용한 물질과 방법을 자세하게 설명한 것을 출판해서도 안 된다는 주장도 결과는 같다. 만약 다른 과학자들이 그러한 정보에 접근할 수 없다면 어떻게 결과물이 반복될 수 있겠는가?

이 문제의 해답으로 미국분자생물학회(American Society for Microbiology)와 함께 『사이언스(*Science*)』, 『네이처(*Nature*)』와 미국과학아카데미의 학술지 『*The Proceeding of the National Academy of Sciences*』의 편집장은 그들이 말한 것을 공동성명으로 공표하였다.

‘발행의 잠재적인 피해는 잠재적인 사회이익에 비해 중요하다고 편집장은 결론내릴 수 있다. …… 이러한 상황에서 학회지는 수정되어야 하거나 출판되어서는 안 된다.’[37]

그러나 사지부전증 관련 출판물의 저자들 가운데 한 명인 이안 램쇼(Ian Ramshaw)는 검열하기에 이미 늦었다고 주장한다. 위험한 정보는 이미 공개되었고 상황을 더 악화시킬 수 있는 발행이 무엇인지 지금 확신할 수는 없다는 것이다.

안전에 관한 논문을 발행하는 것을 만류하는 또 다른 문제는 출판된 결과물은 우리가 생물무기의 위협이나 자연적으로 발생하는 바이러스에 적절하게 대응하려고 할 때 필요할 바로 그 결과물이다.

전염병으로 공표된 신종 인플루엔자 A(H1N1)를 매우 두려워하게 된 최근 사례를 생각해보자. 이것은 많은 국가들이 효과적인 백신을 찾고 생산하며 저장하려고 상당히 노력하도록 하였다. 그러한 시도의 성공은 명백하게 과거의 전염병과 그 인자를 잘 알고 있는지 여부에 달려 있다.[38]

분자생물학팀이 이것에 몰두하고 있을 때, 미국의 질병관리본부에서 이번에는 1918년부터 1919년 사이에 5천만 명에서 1억 명이 목숨을 잃은 ‘스페인’ 독감을 합성하였다. 1918년 사망한 여성에게서 채취한 폐 조직 샘플로부터 유전자를 역으로 만들었다.[39] 이러한 바이러스를 합성하는 데 성공한 팀은 물론 그들이 사용했던 물질과 방법의 결과물을 자세하게 발행하였다. 크레이그 벤터는 이러한 성공을 ‘진정한 첫 번째 쥬라기 공원 시나리오’[40]라고 기술하였다.

자신의 결과물을 출판한 학회지는 그 출판을 위해 검열을 받아야만 하는가? 만약 그렇다면 어떻게 다른 과학자들이 그러한 결과에 기반하여 다른 전염병을 방어할 수 있는 효과적인 백신을 (운 좋게) 만들 수 있는가?

박스 16.7 활동: 집단 토론

출판은 과학의 활력인데, 어떤 저널도 안전상의 이유로 결과물을 거절해서는 안 되는가?

참여자들이 단지 하나의 입장만이 적절하다고 생각할 이유가 없다면, 자신의 입장을 선택하도록 허용해야 한다. 이 경우에 입장을 나눌 수 있다.

이러한 문제에 대처하는 방법은 금지하는 것이 아니라 안전에 민감한 결과물의 출판을 제한하는 것이라고 주장할 수 있다. 아마도 결과물에 대한 정보는 상대적으로 적은 과학자들의 독자가 기본을 '알 필요성'을 유포할 수 있지 않는가?

단독 운영자

그러나 이것은 그러한 결과물을 악의적인 목적으로 사용할 수 있는 사람들의 손으로 넘어가는 것을 막을 수조차 없을 것이다. 터커(Tucker)와 질린스카스(Zilinskas)는 '단독 운영자(lone operator)'가 생물무기를 개발하고 사용할 가능성을 살펴보았다.[41]

단독 운영자는 비도덕적인 일을 위해 필요한 모든 훈련을 받은 전문적인 생물학자일 것이다. 그는 정교한 실험실 시설, 그가 필요로 하는 원자재, 그리고 위에서 사용된 방식에서 제한된 정보에 접근하려고 할 것이다. 그가 하는 모든 것이 완벽하게 전형화된 과학적인 본업을 수행하는 일의 한 부분이라고 이성적으로 생각할 수 있기 때문에 그가 하는 어떤 것도 정부 당국의 관심을 불러일으키지 못할 것이다.

그러한 사람이 몇몇 정부기관에, 일반적으로 사람들에게, 심지어 특정한 사람에게 원한을 가지고 있다면, 또는 그의 우월성을 증명하기로 결정하였다면, 그 사람은 상당히 위험할 것이다. 그러한 사람이 실제 존재한다는 것은 일명 'UnABomber(University and Airline Bomber)'라 불리는 시어도르 카진스키(Theodore Kaczinski)의 행동을 보면 알 수 있다.

박스 16.8 사실에 입각한 정보: 시어도르 카진스키

대학교와 비행기를 폭파시켰기 때문에 일명 유나바머(UnABomber)라고 불리는데, 연방수사국은 그의 별명을 '국내 테러리스트'라고 하였다. 그는 여태까지 조사한 사람들 가운데 가장 힘든 사람에 속했다.

1978년부터 1995년까지 유나바머는 16개의 폭탄을 설치하여, 3명을 살해했고, 23명이 부상을 입었다. 1995년 카진스키는 『뉴욕타임스(*The New York Times*)』에 편지를 썼다. 그 편지의 내용은 만약 『뉴욕타임스』가 자신의 폭탄의 필연성을 주장하는 '성명서'를 발표하고, 세계가 현대기술로 인해 침해되는 인간의 자유에 주의를 기울인다면 테러를 멈출 것이라고 하였다.

이러한 문서를 발행하자 한 남성이 자신이 시어도르 존 카진스키의 동생이라면서 카진스키의 방식과 감정을 알 수 있다고 알려 주었다.

카진스키는 일리노이 주 시카고에서 태어났다. 그는 하버드 대학교에 다녔고, 미시간 대학교에서 수학 박사학위를 취득하였다. 그는 25세에 캘리포니아, 버클리 대학교의 조교수로 임명되었으나 2년 후에 사직하고, 전기나 수돗물이 없는 외진 오두막집에서 살았다. 그는 자급자족을 목적으로 생존기술을 스스로 터득하였다.

카진스키는 1998년 죄를 인정함으로써 사형을 면했지만, 가석방의 가능성이 전혀 없는 종신형을 선고받았다.[42]

안전성에 민감한 결과물의 출판을 제한하는 것은 심지어 그것이 테러조직이나 바이오해커의 삶을 고단하게 할지라도, 단독 운영자에게는 아무런 영향력도 행사할 수 없을 것이다.

양가사용 딜레마

그러한 문제를 논의하면서 소위 '양가사용 딜레마(dual use dilemma)'[43]에 직면한다. 이러한 딜레마는 동일한 과학적 업적이 선과 악을 위해 사용될 수 있을 때 생긴다. 이러한 딜레마로 인해 생긴 어려움은 남용 때문에 발생한 악을 피하면서 그러한 일이 약속하는 이득을 어떻게 우리가 얻을 수 있는가이다.

박스 16.9　활동: 브레인스토밍

참여자들이 '양가사용' 연구에 대해 작성할 사례가 얼마나 많은가?

그러한 어려움 중 하나가 과학적 결과의 출판이 검열되어야 하는지의 여부와 방법이다. 또 다른 어려움은 너무 위험하다는 이유로 금지해야 하는 과학연구가 있는지의 여부이다. 1975년 유전공학에 대한 애실로마 회의(Asilomar conference)[44]에서 초창기 대표들은 적어도 해결되지 않은 새로운 생명안전규제의 연구 활동 중단을 받아들이는 데 동의하였다.

물론 활동 중단(임시금지)은 영구적인 금지와는 다르다. 그러나 이 회의의 대표들은 적어도 일시적으로나마 과학적 자유보다도 안전을 고려할 준비를 하였다. 그러나 영구적인 금지를 정당화할 연구가 있는가?

우리가 8장에서 살펴보았듯이, 많은 국가들이 돌리의 탄생을 본 이후에 인간 생식복제를 금지하였다. 박스 8.1은 이러한 발표에 따른 생식복제를 금지하는 국제 입법의 갑작스러운 시행을 요약하였다.

핵무기를 생산할 수 있는 연구는 금지되어야만 한다고 주장하는 사람들이 있다. 이러한 사람들 가운데 몇몇은 그것을 금지하는 이유로 히로시마와 나가사키에서의 비통한 경험을 언급할 것이다. 여전히 몇몇 사람은 신뢰 가능하고 지속 가능한 에너지원을 약속하는 것이 그 연구를 정당화한다고 주장한다. 그들을 반대하는 사람들은 체르노빌, 스리마일섬과 후쿠시마를 지적하면서, 적절하게 규제를 강화하면 그러한 사고는 피할 수 있다는 주장은 거부해야 한다고 목소리를 높인다.

핵연쇄반응을 발견한 레오 실라드(Leo Szilard)[45]는 그 영향력을 실감하며 그러한 연구는 적어도 숨겨야 한다고 주장할 만큼 우려하였다. 그러나 그러한 비밀 유지는 유사한 발견이 프랑스에서 이루어졌을 때 매우 쓸모가 없었다. 명확하게 출판이나 연구 그 자체에 대한 금지도 국제적인 영역에서 작동해야 한다. 물론 우리가 위에서 고려한 모든 준수의 문제로 어려움을 겪을 것이다.

지구온난화의 위협으로 인해 원자력이 청정 에너지의 지속 가능한 자원으로, 더 나아가 이전보다 훨씬 더 효율적인 자원으로 개발되거나 사용되기도 한다는 것이 분명 이런 경우일 것이다. 이에 대해서는 21장에서 논의할 것이다.[46] 이제 선진국은 40년 전에 바라보았던 방식과는 전혀 다르게 원자력을 바라보고 있다. 그러나 원자력에 대한 연구는 이미 오래전인 1990년 체르노빌 재앙 이후에 금지되었다.

박스 16.10 활동: 짝 토론

경찰이 특정한 형태의 연구를 국제적으로 그리고 효과적으로 금지하는 것이 가능할 것인가에 대해 생각해 보자. 그것을 정당화한 적이 있는가?

연구 규제

실제로 전혀 효과가 없다고 해도 과학연구를 규제하는 국제법이 필요할 것이다. 적어도 모두가 국제 공동체에 의해 지켜질 것을 기대하는 가치에 대해서 명확한 의미를 전달한다. 또한 그것은 그러한 법을 어긴 것이 밝혀졌을 때 처벌이나 다른 조치를 취하는 것을 허용한다.

그러나 공중보건과 환경에 관련된 연구에 대해 고려할 필요가 있는 두 가지 서로 다른 규제가 있다. 바로 과학자의 자율규제와 국가 내에서의 법규제이다. 두 종류의 규제가 필요할 것이라고 논의하고 있는 연구(양가사용 딜레마를 초래하는 연구)에 관해서 문제를 제기하는 것은 매우 어렵다. 어떻게 두 가지가 균형을 이루는가라는 질문은 흥미롭다.

연구의 자율규제

과학자는 자신이 바라는 대로 연구를 이행하는 데 필요한 자유를 덜 침해할 것 같기 때문에 가능하면 자율규제를 더 선호할 것이다. 이러한 목적을 위해 국가가 자치를 보조하고, 규범을 보장하는 역할만을 하면서 연구는 주로 과학 자체에 의해서 규제되어야 한다고 과학자들은 주장할 것이다.

이러한 지원 아래 터커와 질린스카스는 1975년 애실로마 회의에서 논의된 재조합 유전자 연구지침은 다음과 같다고 주장하였다.

> '과학은 상대적으로 아무 방해를 받지 않는 것을 허용하는 반면, 잠재적인 위험으로부터 과학자들과 대중을 보호하기 위해 합리적으로 잘 기능해야 한다.'[47]

1976년 미국의 국립보건원은 이러한 지침을 채택해서 적용하였다. 또한 생명안전지침과 제도적인 관리절차를 발전시키기 위해서 재조합 유전자 자문위원회(Recombinant DNA Advisory Committee)를 설립하였다.[48]

이러한 지침은 엄격하게 위험을 평가하는 것, 생명에 유해한 물질의 생화학적 봉쇄[49] 단계 그리고 외래성 유전자(foreign DNA)를 수용하는 숙주 미생물 등 실험실 밖에서 생존과 복제를 막는 특성을 가져야만 하는 요건에 달려 있다. 미국 국립보건원의 지침과 관리절차가 잘 규정될 때까지 과학자들은 독성 유전자와 독성 박테리아 삽입에 관해 스스로 부여한 금지규정을 준수하였다.

그러나 지나치게 자율규제에 의존하는 이러한 지침들이 터커와 질린스카스에 의해 제안된 과정이라는 것에 모두가 동의하지는 않을 것이다. 예를 들어 ETC 집단은 이 지침이 '엘리트 과학자들의 정선된 집단'에 의해서 개발되었고 미연에 방지할 정부규제와 공적 논의를 위해 고안되었다고 주장한다. 그들은 다음과 같이 주장한다.

> '몇몇 재조합 유전자 실험을 (단기간에만) 자발적으로 포기하는 것을 보임으로써, 애실로마 과학자들은 뜨거운 논의의 열기를 식혔고, 그 문제에 대한 대중의 참여를 외면하였다.[50]

확실하게 자율규제가 좋은 것이었는지에 대한 공적인 논의가 전혀 없었다.

그러나 미국에서 유전적으로 변형된 유기체의 사고로 인한 방출이 전혀 보고되지 않았다는 것을 고려해 보면 이것은 전혀 중요하지 않다. 터커와 질린스카스는 이것이 사고로 인한 방출이 전혀 없었다는 것을 의미하는 것은 아니라고 생각했지만, 설사 그런 적이 있다 해도 그들은 '이러한 결과는 아무도 알 수 없을 만큼 매우 평범할 것'이라고 지적한다.[51]

그러나 유럽에서는 매우 다른 상황이 밝혀졌다. 영국도 미국처럼 과학자들이 새로운 방법으로 유전공학을 연구하는 데 있어서 과학자가 스스로를 규제하는 것을 허용하였다. 영국에서는 공적인 합의가 거의 없었다. 대중은 과학자가 하고 있는 일을 전혀 모르는 반면, 과학자는 연구를 계속 수행할 수 있도록 허가받았다. 그러나 이러한 태도는 상당한 역효과를 초래하였다.

대중이 유전공학이 실행되었다는 것뿐만 아니라 식량에 유전적으로 조작된 요소들이 흔하다는 것을 알았을 때 소란이 일어났다. 대부분의 소란은 간과되었지만, 그 원인과 상관없이 그러한 소란은 중요한 것이었다.[52] 우리는 17장에서 이에 대해 더 깊이 논의할 것이다. 이러한 소란 때문에 영국에서 한때 유망했던 유전자변형 기업은 이제 거의 소멸되었다는 것에 주목할 필요가 있다.

영국에서 잘 작동했던 자율규제는 결과적으로 수백만 파운드의 손실을 냈고, 제조업체, 레스토랑과 소매점은 자신의 상품에는 유전자변형물질을 사용하지 않는다고 고객을 안심시키는 데 많은 애를 써야만 하였다. 영국에서 연구는 자금 부족(공공 지원이 사라졌다는 것이 명백해지자 정부의 지원도 사라졌기 때문에)으로 서서히 중단되었고 상업적인 기관은 운영할 가치가 더 이상 없다고 생각하였다.

이 가운데 어떠한 것도 자율규제 제도가 실패하였다는 것을 보여 주는 결과가 아니라는 점은 중요하다. 영국에서 자율규제 제도가 미국에서 작동하는 것만큼이나 잘 작동하였다는 것은 틀림없다. 그러나 일단 대중의 신뢰를 잃으면, 그 중요성은 떨어지게 된다. 연구 규제가 단지 그 자체로 작동되기보다는 대중에 의해서 작동될 것이라고 여겨야 한다.

동일한 문제가 합성생물학과 관련하여 미국에서 발생할 수 있다는 것이 터커와 질린스카스에 의해 고려되었고 다음과 같이 언급하였다.

'과학자들의 조직은 실험실에서 그 자체를 활발하게 복제하는 완전히 새로운 삶의 형태를 창조하였다는 보고서의 영향력을 상상할 수 있다.'[53]

또한 대중이 차고 생물학과 합성한 바이러스의 생명안전 규정에 대해 더 관심을 기울이는 반응을 상상해 볼 수 있다. 미국에서 생명안전의 대중적인 발견이 유럽에서 발생한 생명안전 문제의 대중적인 발견과 효과가 동일한가? 이것은 확실히 대부분의 과학자들이 피하고 싶어 하는 것이다.

박스 16.11 활동: 자율규제를 위한 제안 조사

자율규제의 위험에도 불구하고 자율규제의 새로운 제도로 인해 합성생물학에 대한 두 번째 국제회의가 2006년에 제안되었다. 그 제안은 합성생물학의 자율규제와 관련하여 네 단계가 조치되어야만 한다고 주장한다.[54]

1. 위험한 유전자 배열은 몇몇 주문으로 이루어질 수 없다는 것을 보장하는 회사들에 연락과 함께, 올리고핵산염에 대한 주문을 적절하게 검사하지 않는 회사로부터 더 이상 구매하지 않을 것을 '공동체가 서약'하고 올리고핵산염의 주문에 대한 소프트웨어 검사를 강화한다.
2. 윤리자문위원회의 발족과 윤리에 대한 자유롭고 믿을 만한 자문을 제공하기 위해서 상담전화를 개설한다.
3. 과학자들이 자문위원회와 행동의 규약을 정하는 데 책임을 지는 전문적인 사회의 구성과 함께 잠재적인 사건과 생명안전 위험을 보고할 수 있는 웹사이트를 개설한다.
4. 과학자들은 자연에서 생존할 수 없거나 번식할 수 없는 '유전적으로 안전한' 유기체만을 개발해야 하고 자신들의 창조자를 알 수 있는 바코드를 구체화해야만 한다.

참여자들은 네 집단으로 나누어서 다음을 대표한다.

- 대중
- 과학
- 정부
- 상업적 이익

각각의 집단은 이 제안을 읽고 생각하고 나서 답변을 모두 앞에서 발표한다. 전체 집단은 제도적인 조망에 의해서 보충된 제안의 실행이 유전자변형에 대한 유럽 대중의 반응이 반복하는 것을 피할 개연성이 있는지 토론한다.

그 제안을 내세우는 사람들이 그것을 적용하는 것은 부가적이고, 더 형식적인 규제를 못하게 하는 것은 아니라고 주장한다는 것을 눈여겨 보아야만 한다.

자율규제에 대한 주된 걱정 가운데 하나는 과학자가 그것을 고수하려는 마음에 너무 강하게 의존한다는 것이다. 그러나 과학자가 자신이 그것을 알고 그것에 관심이 있다면 자발적으로 규제하는 체제를 고수할 수 있다.

그러나 많은 과학자들은 문제에 대처하는 데 있어서 주장된 제안을 전혀 신경 쓰지 않는 합성생물학으로 인해 발생한 생명안전 문제를 인식조차 하지 못한다는 주장을 뒷받침하는 증거들이 많다.

영국 브래드포드 대학교의 알렉산더 켈레(Alexander Kelle)는 생명안전 문제에 대한 그들의 인식을 20명의 연구자들과 인터뷰했고, 인식이 턱없이 부족하다는 것을 알았다. 과학자들이 이 분야에서 중요한 몇몇 보고서를 들었다는 점에서 '원칙상 전개되는 생명안전 담론을 인지하는'[55] 과학자들조차도 기껏해야 이러한 보고서의 내용에 대해서 매우 피상적으로 이해하고 있다는 것을 보여 준다. 8개국의 60개 세미나에서 1,600명의 연구원들의 답변에 기반한 또 다른 연구는 생명과학자들이 일반적으로 자신의 연구가 안전을 위협할 수도 있다는 것을 인식하지 못하고 있었고, '안전공동체 안에서, 그리고 안전공동체의 문제를 논의하는 것에 대해 아무런 지식도 없다'[56]고 주장하였다. '생물무기금지협약과 같이 법적 구속력이 있는 제도를 아는가'라는 물음에 대답을 하는 생명과학자는 별로 없는 것 같다.

적어도 자율규제 제도는 과학자들이 문제를 인식하게 하고 그 문제와 어떻게 싸워 나가는가에 대해 관심을 갖도록 주요 캠페인을 펼침으로써 시작되어야 할 것이다.

박스 16.12 활동: 소집단 토론

참여자들을 네 집단으로 나누고, 다음에 대해 연상되는 것을 묻는다.

(i) 생명안전 문제의 전문적 인식의 중요성
(ii) 그러한 문제에 대한 논의에서 전문가가 참여할 수 있는 방법
(iii) 전문직 참여의 장벽
(iv) 이러한 장벽을 극복할 수 있는 방법

각각의 집단은 대표자를 정하고 전체 집단 앞에서 자신의 집단이 논의한 것을 이야기하고 전체와 각각의 물음에 대해 논의한다.

또 다른 어려움은 자율규제 제도가 국제 범위를 요구할 때, 그것은 매우 다른 문화와 배경에서 과학자들이 동일한 원칙에 따라 행동할 것을 요구한다는 것이다. 때때로 과학자들이 이로 인해 자신의 정부와 분쟁을 초래할 것이고, 모든 정부가 그런 것은 아니지만 과학적 자유를 동등하게 존중한다고 말해야만 한다. 심지어 세계의 모든 과학자들은 검사를 하는 소수 회사에서만 주문하기를 자발적으로 서약하는 것을 존중할지라도, 이것이 소수의 모든 회사가 모든 주문을 검열할 것이라는 것을 의미할 것인가? 아니면 상업적인 고려는 다른 입장을 추천할 것인가?

마이클 셀지리드가 지적하듯이 자율규제를 신뢰하는 것의 가장 큰 어려움은 위험인물을 평가하는 것이 과학자들이 기대할 수 없는 사실의 어느 정도의 지식에 의존한다는 것이다. 예를 들어 앞에서 기술한 신부전증 연구를 발행하는 데 있어서 가능한 안전 관련을 평가하는 것이 알카에다와 같은 조직의 능력을 이해하지 못한 상태에서 어떻게 가능한가? 그러나 이러한 이해는 종종 정형화되었다. 과학자는 원칙상 그것을 찾을 수 없다. 셀지리드는 다음과 같이 주장한다.

'과학 공동체는 위험인물을 평가하는 데 매우 필요한 정보를 체계적으로 부인한다.'[57]

연구의 현 규제

만약 우리가 생명공학기술의 의도적인 남용을 피하려고 한다면 몇몇 종류의 국가규제는 필수적인 것처럼 보인다. 그러나 다수의 다른 문제들이 생기기 시작한다. 과학자들이 안전성 문제에도 불구하고 과학의 (연구와 출판의) 자유에 관심이 있는 반면에, 국가는 다른 방향에 관심이 있다.

과학은 생명안전이 중요하다는 이유에도 불구하고 과잉규제 자체를 원하지 않는다. 과잉규제는 자금의 유입을 어렵게 하거나, 간섭이나 불필요한 요식 없이 일하기를 원하는 사람들에게 연구의 흥미를 떨어뜨려 연구가 시작하는 단계에서 어려움을 겪을 수도 있다. 대부분의 과학자들은 1990년대 영국에서 유전자변형 연구에 부과한 것과 같은 규제를 피하는 것을 반드시 해야 한다고 생각할 것이다.

그래서 비결은 과잉규제와 과소규제 두 개의 악을 피하도록 하는 것이다. 명확하게 이것은 단지 과학자들 모두가 수긍할 만한 규제제도를 구성하기 위해 국가와 연구할 때만 성취될 것이다. 그것이 어떻게 성취될 것인가에 대한 제안은 박스 16.13에 기술되어 있다. 그것이 잘 작동할 것 같은가?

박스 16.13 **사실에 입각한 정보: 타협을 위한 제안**

마이클 셀지리드는 만약 생명안전을 목적으로 하는 규제에 대한 결정이 '개인이나 조직 모두의 가치를 구체화'하는 것에 의해서 조정된다면, 균형은 과학과 국가가 경쟁하는 이익 사이에서만 이루어질 수 있다고 주장한다. 이러한 목적을 위해서 그는 다음과 같은 사람들을 동일한 수로 구성할 것을 주장한다.

- 민간인 과학자
- 정부 과학자
- 민간인 안전 전문가
- 정부 전문가

전문가는 다양한 이익집단에 의해서 임명될 수 있고, 각각의 집단은 다른 집단 구성원의 임명에 대해서 어느 정도의 거부권을 행사할 수 있어야만 한다고 주장한다.

셀지리드가 말했듯이 이러한 사람에 대한 문제가 있는 경우의 언급은 의무적이고, 그 사람의 결정은 법적 구속력이 있어야만 한다는 것이 중요하다.[58]

그러나 만약 국가가 대중이 유전자변형 연구에 대해서 알았을 때 반응하는 방식으로 연구에 대해 알았을 때 반응할 것 같지 않다고 확신할 때에만 과잉규제는 확실히 피할 수 있을 것이다. 국가는 가혹한 규제가 불필요하다는 대중의 반응에 대해 어느 정도 걱정하고 있다. 이를 위해서 시행되는 인간 생식복제 규제를 살펴보아야만 한다.

17장에서 살펴보겠지만, 유전자변형으로 발생한 많은 대중의 공포와 두려움은 무지의 결과였다. 대중이 그렇게 많은 식량에 유전자변형 구성요소가 포함되었다는 것을 알기 전에, 유전공학에 대해서 알고 있는 정보의 원천은 공상과학이 유일하였다. 일단 공포와 두려움이 시작되면, 사실은 더 이상 중요하지 않게 된다. 다음 장에서 우리는 유전자변형이 크게 실패한 경우를 생각해 보고, 과학적으로 많이 알고 있는 공적 논의의 중요성에 대해 그것이 우리에게 말하는 것은 무엇인지 살펴볼 것이다.

요약

이 장에서는 생명공학기술의 발전이 악의적인 목적으로 어떻게 사용될 수 있는가에 대해 살펴보았다. 특히 우리는 다음과 같은 문제에 대해 살펴보았다.

- 생화학무기를 국제적으로 규제하는 것과 그 효율성
- 테러 조직이 생화학무기에 관여할 가능성
- 합성생물학과 다음과 같은 기관이나 사람들이 합성생물학을 남용할 잠재성
  - 테러 조직
  - 훈련받은 개인
  - 바이오해커와 차고 생물학자
- 웨트웨어로 인해 가능한 자원과 남용에 대한 잠재성
- 올리고핵산염 검사에 관한 규제의 부족
- 안전에 관한 과학서적의 검열 문제
- 양가사용 딜레마의 본성
- 정부와 과학의 자율규제
- 공공이해의 중요성

더 생각해 볼 문제

생화학무기를 국제적으로 규제하는 것이 어느 정도 효과가 있을 것이라고 생각하는가?

국가나 과학자 또는 국가와 과학자 모두 합성생물학을 규제해야 하는가?

'양가사용의 딜레마'는 무엇인가? 얼마나 많은 양가사용의 딜레마를 생각할 수 있는가?

테러리스트와 다른 악의가 있는 사람들이 정보를 사용할 수도 있기 때문에 웹에 공개해서는 안 된다고 생각하는가? 즉, 과학에 이득이 되는 것보다 안전성이 더 중요하다고 생각하는가?

어떻게 '단독 운영자' 또는 '차고 생물학자'의 활동을 알아내거나 막을 수 (또는 적어도 해가 되지 않게 할 수) 있는가?

민감한 정보를 지닌 과학서적은 검열해야 하는가?

그렇다면 누가 검열해야 하는가?

어떻게 과학자들이 안전연구에 관해서 대중의 지지를 얻을 수 있는가?

추가 활동

조교인 케드라 힐데브란트(Kedra Hildebrand)와 학장인 카렌 애덤스(Karen Adams)가 생화학전 토론을 다룬 것이 있다(http://www.cas.umt.edu/mun/documents/GA1%2009%20topic%20Strengthening_Enforcing_Convention_on_Biological_Weapons.pdf). 무기의 미래에 대한 논의를 활성화하는 데 사용한다.

일반미생물학회(Society for General Microbiology)의 안전 관련 발행물에 대한 정책 발언을 생각해 본다(http://www.sgm.ac.uk/pubs/policy.cfm). 이것에 동의하는가? 동의한다면 그 이유를 설명한다.

생화학 테러의 위험을 다루기 위해 정부가 제시한 의견을 찾아본다. 정부가 제시한 것을 찾아본 후, 더 안전하다는 생각이 드는가?

안전 관련 과학서적 출판에 대해 논의해 본다.

토론을 시작하기 전에 생물학적 전쟁에 대한 BBC 토론을 본다.
http://www.bbc.co.uk/history/worldwars/coldwar/pox_weapon_01.shtml

주석

1 http://www.guardian.co.uk/world/2002/may/26/september11.terrorism1.
2 http://www.who.int/mediacentre/factsheets/fs103/en/. The World Health Organization on the Ebola virus.
3 http://www.ncbi.nlm.nih.gov/pubmed/18712585.
4 http://www.wired.com/wiredscience/2010/05/scientists-create-first-self-replicatingsynthetic-life/.
5 http://www.brad.ac.uk/acad/sbtwc/. Everything you need to know about biological warfare from the Bradford University Centre for Peace Studies.
6 http://www.selectagents.gov/.
7 http://www.australiagroup.net/en/index.html.
8 http://www.armscontrol.org/factsheets/bwc.
9 http://www.telegraph.co.uk/news/obituaries/1363752/Vladimir-Pasechnik.html. Obituary for Vladimir Pasechnik.
10 David Kelly, The Trilateral Agreement. *In Verification Yearbook* 2002, pp. 94–96.
11 http://bwm.bwpp.org/bwm/pub/index.jsp. The BioWeapons Prevention Project database on compliance.
12 http://news.bbc.co.uk/1/hi/in_depth/world/2001/war_on_terror/default.stm. BBC website on al-Qaeda. http://www.abc.net.au/rn/talks/bbing/stories/s48674.htm.
13 http://www.inthenews.co.uk/news/science/biological-weapons-greatest-terror-threat-uk-$1231187.htm.
14 Tucker, J.B. and Zilinskas, R. (2006) The promise and perils of synthetic biology. *The New Atlantis*, http://www.thenewatlantis.com/publications/the-promise-and-perilsof-synthetic-biology.
15 http://www.timesonline.co.uk/tol/news/world/asia/article4418867.ece. A report on the death of al-Qaeda's biological and chemical weapons 'expert'.
16 http://syntheticbiology.org/FAQ.html.Everythingyoumightwant toknowabout syntheticbiology.
17 http://www.parliament.uk/documents/post/postpn298.pdf. A Postnote on synthetic biology from the UK parliament.
18 http://biobricks.org/. The Biobricks Foundation.
19 http://www.syntheticgenomics.com/pdf/Choetal.pdf. An article on the ethical issues associated with creating a minimal organism.
20 CIA, 'The Darker Bioweapons Future', November 3 2003 at http://www.fas.org/irp/cia/product/bw1103.pdf.
21 Cello, J., Paul, A.V. and Wimmer, E. Chemical synthesis of poliovirus cDNA: generation of infectious virus in the absence of natural template. Originally published in *Science Express* on 11 July 2002; *Science* 9 August 2002: 297(5583): 1016–1018.
22 http://poliomyelitus.comxa.com/. A website about polio.
23 http://www.msnbc.msn.com/id/41626296/ns/health-infectious_diseases/.
24 http://www.precaution.org/lib/05/poliovirus_baked_from_scratch.020712.pdf.
25 http://www.bbc.co.uk/worldservice/sci_tech/highlights/010117_mousepox.shtml. A BBC report on the mousepox superstrain.
26 http://www.britannica.com/EBchecked/topic/141309/cowpox. The *Encyclopaedia Britannica* on cowpox.
27 http://www.bt.cdc.gov/agent/smallpox/overview/disease-facts.asp. Information about smallpox from the Centers for Disease Control and Prevention.

28 http://www.wired.com/wired/archive/13.05/view.html?pg=2. An article on garage biology from Wired.com.
29 http://diybio.org/. The website for diybio.
30 http://www.biopunk.org/.
31 http://openwetware.org/images/3/3d/SB_Primer_100707.pdf. A draft of the primer.
32 http://www.guardian.co.uk/science/2006/jun/23/weaponstechnology.guardianweekly. Randerson's article.
33 http://news.bbc.co.uk/go/pr/fr/-/1/hi/uk/2949356.stm.
34 Randerson (2006).
35 http://www.thehastingscenter.org/.
36 Selgelid, M. (2007) A tale of two studies: ethics, bioterrorism and the censorship of science. A Hastings Centre Report 37, no. 3.
37 Statement on Scientific Publication and Security, February 2003.
38 http://www.who.int/csr/disease/swineflu/frequently_asked_questions/vaccine_preparedness/en/index.html. The World Health Organization on the H1N1 vaccine.
39 Trumpey, T. M., Basler, C. F., Aguilar, P. V. et al. (2005) Characterisation of the reconstructed 1918 Spanish influenza pandemic virus. *Science*, 310: 77-80.
40 http://www.nytimes.com/2006/01/29/magazine/29flu.html.
41 Tucker and Zilinskas (2006), p. 17.
42 http://en.wikipedia.org/wiki/Ted_Kaczynski.
43 http://www.parliament.uk/documents/post/postpn340.pdf. A Postnote on the Dual Use Dilemma from the UK Parliament.
44 http://www.nature.com/nature/journal/v455/n7211/full/455290a.html. A *Nature* report on the development of the agreement.
45 http://www.britannica.com/EBchecked/topic/579362/Leo-Szilard. The *Encyclopaedia Britannica* on Leo Szilard.
46 http://www.bbc.co.uk/climate/adaptation/nuclear_power.shtml. The BBC on nuclear energy as a source of clean power.
47 Tucker and Zilinskas (2006), p. 18.
48 http://www.cdc.gov/biosafety/.
49 http://www.answers.com/topic/biocontainment-laboratories.
50 Extreme Genetic Engineering: An Introduction to Synthetic Biology, The ETG Group, January 2007, http://www.etcgroup.org/upload/publication/602/01/synbioreportweb.pdf.
51 Tucker and Zilinskas (2006), p. 9.
52 http://www.parliament.uk/documents/post/postpn211.pdf. A Postnote on GM food in the UK.
53 Tucker and Zilinskas (2006), p. 18.
54 Maurer, S.M., Lucas, K.V. and Terrell, S. (2006) From understanding to action: community-based options for improving safety and security in synthetic biology, http://gspp. berkeley.edu/iths/UC%20White%20Paper.pdf.
55 Kelle, A. (2007) Synthetic biology and biosecurity awareness in Europe. Synbiosafe/Bradford Science and Technology Report No. 9, University of Bradford, http://www.brad.ac.uk/acad/sbtwc/ST_Reports/ST_Report_No_9.pdf.
56 M.R. Dando, contributing to a round table discussion of bioethics at a conference, as reported by Alexander Kelle.
57 Selgelid (2007), p. 41.
58 Selgelid (2007), pp. 41-42.

더 읽어 볼 것과 유용한 웹사이트

Gross, M. (2006) *Bioethics and Armed Conflict: Moral Dilemmas of Medicine and War (Basic Bioethics)*. Cambridge, MA: MIT Press

Schamoo, A. and Resnik, D. (2009) *Responsible Conduct of Research*. Oxford: Oxford University Press.

Wadsworth, W.D. (2003) *Biological Warfare (Opposing Viewpoints Series)*. Farmington Hills, MI: Gale Research.

http://debatepedia.idebate.org/en/index.php/Debate:_Artificial_life. Debatepedia on synthetic life.

http://www.youtube.com/watch?v=UF1y7loIU9o. A video from the Hastings Centre about the ethics of synthetic biology.

Section 5

서로에 대한 우리의 의무 Our duties to each other

17 식량 · 에너지안보: 유전자변형식품, 바이오연료, 매체

Food and energy security: GM food, biofuel and the media

목표

- 증가하는 인구와 경작지 부족, 세계 식량위기 전망에 대해 학습한다.
- 식량과 에너지안보의 상호 영향에 대해 살펴본다.
- 식량위기를 피할 수 있는 수단을 점검한다.
- 식량위기를 줄이기 위해 유전자변형기술을 사용하는 것의 장단점을 살펴본다.
- 기술에 대한 정치, 매체, 대중적 인식의 중요성을 알아본다.

앞서 우리는 인간 강화의 맥락에서 유전공학을 살펴보았다. 이 장에서는 동식물의 유전자변형으로 지구상의 모든 사람들에게 식량과 에너지안보를 확보하려는 맥락에서 유전공학을 살펴볼 것이다.[1]

유전자변형, 식량 · 에너지안보

많은 사람들은 유전자변형기술을 사용함으로써 지구공동체(global community)가 현재의 식량위기(food crisis)를 해결할 수 있다고 믿는다.

'식량위기?', '무슨 식량위기?' 사람들은 토스트의 한쪽 면에 버터를 바르면서 말할 수 있다. 만약 여러분이 서구에 살고 있다면 식량위기를 인지하지 못하는 것에 대해, 더 나아가 유일한 식량위기와 관련된 것이 비만 위기(obesity crisis)라고 생각하는 것에 대해서도 용서받을 수 있을 것이다.[2]

물론 여러분은 세계의 광범위한 지역에서 사람들이 굶주리고 있다는 것을 알고 있을 것이다. 아프리카 기근을 보고하는 뉴스들은 텔레비전을 시청하는 어린 시절의 바탕화면이 되고 있을 것이다. 굶주림은 지속되고 있다. 그러나 현재의 식량위기에는 차이가 있다. 식량의 가격이 너무 높아 많은 사람들이 식량을 살 수 없다는 것이 부분적으로 문제인 것이다.

2005~2008년의 3년 동안 주요 식량 가격이 80%가량 상승하였다. 2008년에는 55% 올랐으며, 2009년 영국에서는 59% 상승하였다.[3]

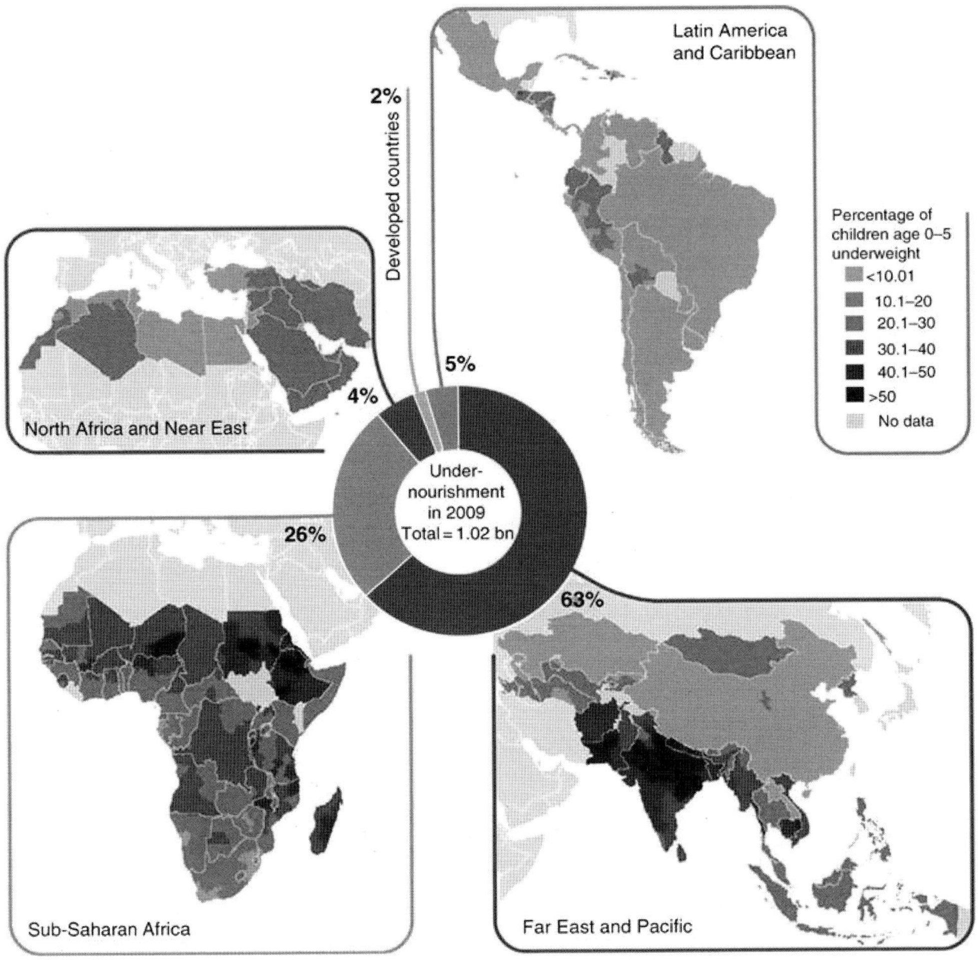

그림 17.1 2009년에 10억 명 이상의 사람들이 영양결핍 상태(통상적으로 최소 에너지 요구량보다 적은 양의 음식 섭취)에 처해 있었는데, 그 이유는 음식이 충분치 않아서가 아니라, 사람들이 너무나 가난해서 음식을 살 수 없기 때문이었다. Reprinted with permission from Macmillan Publishers Ltd: 'Food: The growing problem' *Nature*, 466, 546–547, © 2010.

여러분은 자신이 먹는 음식 비용이 증가하고 있다는 것을 느끼고 있을 것이다. 고기 대용으로 콩류를 먹어야 하는지 고민할 수도 있다. 하지만 식량 가격의 상승으로 생존과 기아의 갈림길에 서 있는 사람에 비하면 여러분이 처한 곤경은 아무것도 아니다.

인도에서는 인구의 2/3에 해당하는 수억 명의 사람들이 매일 2달러 이하로 생계를 유지하고 있으며,[4] 5세 이하 8백만 명의 아이들이 생명을 위협할 정도의 심각한 영양실조 상태에 있다.[5] 만성 영양실조 상태의 수천만 명의 사람들은 식량 가격 상승으로 생명이 위태로울 정도의 심각한 영양실조 상태에 처하게 될 것이다. 이집트에서도 식량 가격이 급등하고 있다. 가격은 더 오를 것으로 전망되고 있는데, 화재로 러시아가 2010년 여름 동안 밀 수확을 완전히 망친 후 수출 금지를 시행했기 때문이다.[6] 식량으로 가계 수입의 80%를 지출하는 가난한 가정에서는 더 이상 하루 세 끼의 식사를 할 수 없다. 태국의 경우 2008년, 주식인 쌀 가격이 2007년의 두 배였으며, 태국 인구의 1/5이 충분한 양의 음식을 먹지 못하였다.[7]

유엔은 세계식량프로그램(World Food Programme)으로 매년 7천만 명에게 식량을 원조한다. 2008년에 기본 식자재 가격이 상승하여 요구량을 충족하는 데 7억 5천만 달러의 예산이 부족하게 되었다. 그들은 프로그램을 중단하였고, 배급량을 줄였다. 유엔 세계식량프로그램의 위원장은 이러한 상황을 경계를 알 수 없는 세계를 휩쓰는 침묵의 쓰나미와 같은 상황으로 표현하였다.[8]

일단 가격이 오르면 공황, 사재기, 투기와 같은 요인이 나타나기 시작한다. 예를 들어 식량 수출업자들은 자신이 가지고 있는 것을 그냥 쥐고 앉아 있기 시작한다. 몇 주만 기다리면, 쌀 1톤에 1,000달러를 받을 수 있는데, 왜 1톤에 750달러로 쌀을 팔겠는가?

이는 모두 국내 불안을 야기한다. 카메룬에서는 식량 폭동 중에 24명의 사람이 죽임을 당했고, 1,600명이 체포되었다.[9] 인도네시아의 경우 1만 명의 사람들이 2008년 동안 125% 상승한 콩 가격에 대해 대통령 궁 밖에서 시위하였다.[10] 이집트에서는 빵을 얻기 위해 줄 서 있다가 7명의 사람들이 살해당하거나 탈진하여 사망하였다.[11] 파키스탄에서는 밀과 밀가루를 운송하는 트럭을 호위하는 데 수천만 명의 병력이 배치된다. 2008년 동안 세계 전역의 33개 국가들이 불안정한 상태(destabilizing unrest)에 처하였다. 2010년과 2011년에도 이러한 상황은 크게 개선되지 않았으며, 특히 여름 화재,[12] 엄청난 홍수와 같은 재해가 일어난 러시아와 파키스탄 같은 지역은 식량 공급에 엄청난 타격을 입었다.[13]

이러한 일련의 불안에 겁먹은 정부는 개입을 시도한다. 예를 들어 코트디부아르의 대통령은 쌀, 설탕, 우유, 생선, 밀가루, 기름에 대한 세금을 깎고, 수입되는 주요 식량에 관세를 철폐하였다.[14] 가장 가난한 사람들에게 응급 식량원조를 제공하며, 식량 비축(사재기)에 대해 높은 처벌을 도입한 정부도 있다. 국경 내의 상황을 달래기 위해 중국은 가격 조정을 도입하였으며, 다른 많은 나라들은 임금 인상, 가격 인하 또는 수출 금지를 하였다. 하지만 국제적 불황은 이러한 많은 계획을 약화시키고, 국제적 불안을 가중시키는 것으로 보인다.[15]
세계 식량 가격의 상승은 부분적으로 주로 연료, 비료와 같은 다른 부분에서의 가격 상승과

박스 17.1 활동: 역할극

참여자들을 네 개의 집단으로 나눈 후 각 사람에게 아래 역할을 하나씩 맡긴다.

- 배고픈 아이의 부모
- 배고픈 아이 중 한 명
- 식량 분배를 담당하는 공직자
- 식량 보관(보호)의 책임을 맡은 경찰 공직자

각 집단은 남아 있는 구성원들을 위해 5분 연극을 만들고, 수행해야 한다.

어떤 지역에는 물 부족을, 다른 지역에는 홍수를 초래하는 기후변화의 결과이다(21장 참조).

인구 증가 역시 가격 상승에 역할을 한다. 1798년 정치경제학자인 토머스 맬서스(Thomas Malthus)는 다음과 같이 주장하였다.

'인구의 힘은 지구가 인류의 최저 생활에 필요한 산출물을 생산하는 힘보다도 규정할 수 없을 정도로 크다.'[16]

세계 인구는 현재 68억 명이며, 2050년에는 90억 명이 될 것이다.[17] 그리고 이 모든 사람들이 음식을 필요로 할 것이다. 게다가 그들은 현재 우리가 보유하고 있는 것보다 더 적은 농지를 이용해 식량을 수급해야 할 것이다. 이들에게 주거를 제공하기 위해 정리된 토지를 농작물 생산에 이용할 수 없기 때문이다.

박스 17.2 사실에 입각한 정보: 세계 식량위기

1996년 세계식량정상회담(World Food Summit)[18]에서 식량안보(food security)를 다음과 같이 정의하였다.

'모든 사람이 언제나 그들의 식이를 만족시키기 위해 충분히 안전하고 영양가 있는 식량과 활동적이고 건강한 삶을 위한 식품 선호성에 물리적 · 경제적 접근을 하는 것'[19]

식량안보에는 네 가지 요소가 있다.

(i) 식량 이용 가능성(생산, 분배, 교환)
(ii) 식량 접근성(구입 능력, 할당과 선호)
(iii) 식량 활용성(영양적 가치, 사회적 가치, 식량 안전)
(iv) 식량 안정성(계절별, 연간 공급 변화)

현재 세계 식량위기는 식량 부족의 문제가 아니다. 만약 우리가 현재 세계 식량 생산량에서 얻을 수 있는 칼로리를 세계 인구 수로 나눈다면, 일인당 날마다 2,500칼로리를 섭취할 수 있다. 이는 생명을 전혀 걱정할 필요 없는, 건강을 유지하기에 충분한 것 이상이다.[20]

그러나 이러한 식량은 균등하게 분배되지 않는다. 선진국은 너무나 많은 식량을 가지고 있는 반면, 개발도상국은 너무나도 적은 양을 가지고 있다. 우리가 식량을 균등하게 나눌 수 있다면, 현재의 식량위기는 없을 것이다.

그러나 2050년에 인구 증가와 지구온난화로 식량 부족은 식량위기로 더 빨리 진행될 것이다.

에너지안보와 바이오연료

세계은행은 저렴하고 깨끗한 에너지를 안정되게 공급하고자 하는 시도로 최근 3/4분기 식량 가격이 상승했다고 평하였다.[21,22]

지난 세기에 걸쳐 선진국에서 나타난 놀라운 성장은 화석연료 소모에 의해 유지되어 왔다. 그러나 화석연료는 바닥을 드러내고 있다. 화석연료는 이전에 살았던 유기체의 퇴적물로 구성되며, 만들어지는 데 수백 년이 소요된다. 공급은 유한하다. 기후변화에 관한 정부

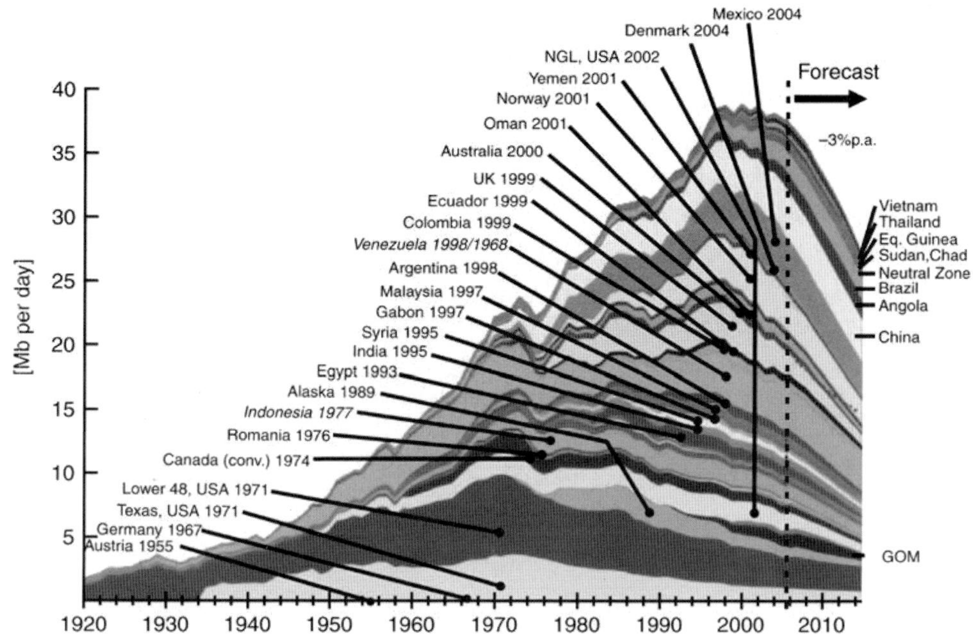

Ludwig-Bölkow-Systemtechnik GmbH, 2007
Source: IHS 2006; PEMEX, petrobras; NPD, DTI, ENS(Dk), NEB, RRC, US-EIA, January 2007
Forecast: LBST estimate, 25 January 2007

그림 17.2 정점에 다다른 지역별 석유 생산 전망. 국가 이름 옆에 적힌 연도는 생산량이 가장 많은 해를 나타낸다. Zittel, W. and Schindler, J. (2007) Crude Oil: The supply Outlook. Report to the Energy Watch Group, October 2007, EWG-Series No 3/2007 (www.energywatchgroup.org).

간 패널(the International Panel on Climate Change)은 우리에게 5조 배럴에서 18조 배럴의 석유가 남아 있다고 평가한다. 그러나 웁살라 대학교(Uppsala University)의 한 스웨덴 과학자 단체는 이것이 과대평가되었다고 생각한다. 그들은 단지 3조 5천억 배럴만이 남아 있다고 보고 있다.[23] 우리는 매년 230억 배럴의 화석연료를 사용한다. 석유공급은 2010년에 정점에 다다랐으며, 가스도 곧 줄어들 것이다.[24]

게다가 논쟁의 여지는 있지만, 얼마 남지 않은 화석연료는 그것에 가장 의존하고 있는 서방국가의 통제하에 있지 않다. 서방국가는 정치상황이 불안하고 석유가 특히 많은 중동국가로, 화석연료가 고갈되기도 전에 그것에 접근할 수 없을지도 모른다는 불안감을 갖게 되었다.

이것이 21장에서 논의할 기후변화와 함께 우리가 대체에너지 공급을 찾아야 할 필수적인 이유가 된다. 우리가 에너지안보(energy security)의 위협에 놓여 있다는 것을 깨닫자마자 하나의 가능성 있는 해결책이 시행되기 시작하였다. 바이오 에탄올, 바이오 디젤과 같은 바이오연료(biofuel)가 그것이다.[25] 그것은 언젠가 문명의 구원 투수가 될 수도 있다.

이러한 기대 속에서 전 세계 8백만 헥타르에 달하는 거대한 토지가 식량을 위한 곡식 재배 장소에서 연료 생산을 위한 곡식 재배 장소로 바뀌고 있다. 수만 명의 농부들은 후한 보조금에 이끌려 땅을 연료 생산지로 바꾸었다.[26] 선진국의 연료에 대한 수요가 개발도상국의 식량에 대한 수요를 능가하는 것처럼 보인다.

박스 17.3 사실에 입각한 정보: 바이오연료와 지구온난화

영국은 현재 주유소에서 판매되는 연료의 2.5%를 바이오연료로 사용하도록 하고 있다. 새로운 자동차의 60%가 그 사이 85% 에탄올을 포함한 혼합연료를 이용하고 있다.

그러나 옥수수, 콩, 씨앗기름(oilseed rape)에서 만들어진 1세대 바이오연료는 대체하려고 하는 화석연료와 거의 유사한 탄소 비용이 든다.

그것을 생산, 정제, 이용하면서 배출된 이산화탄소를 곡식이 성장하면서 흡수할 것이라고 희망하였다. 하지만 안타깝게도 곡식이 성장하면서 흡수하는 이산화탄소보다 이러한 과정에서 훨씬 많은 탄소가 만들어지는 것처럼 보인다.

예를 들어, 팜오일을 얻으려는 목적으로 팜 나무를 심기 위해 우림 지역을 태울 때 탄소가 발생하는데, 이를 흡수하기 위해서는 840년의 재배기간이 필요하다.

세계 정부가 주도하는 좋은 의도의 목표가 오히려 현재 지구온난화에 기여하고 있는 것이다.

이러한 문제는 2세대 바이오연료에 의해 극복될 것이라고 기대된다. 2세대 바이오연료는 조류, 거름(천연비료), 짚, 음식 쓰레기, 심지어 하수로부터 섬유소를 변환시키는 효소를 사용하여 만들어질 것이다. 또한 경작에 적합하지 않은 변두리 지역에서 성장하는 식물로부터 만들어질 수 있다. 이러한 기대가 이루어진다면 차세대 바이오연료는 이산화탄소 배출량의 80~90%를 감소시킬 것이다.[27]

지구온난화와 기후변화에 관련된 더 많은 사항은 21장에서 다룰 것이다.

식량위기는 사라지지 않을 것이다. 우리는 더 적은 땅에서 보다 많은 사람을 먹여야 하며, 한편으로 지구온난화에 기여하는 온실가스 배출을 줄여야 한다. 이러한 문제를 다루기 위해 어떤 선택 사항이 있는가?

선택 사항

몇 가지 선택 사항이 있다.

(i) 육류를 적게 먹거나 배양육과 같은 대체물을 찾는다.
(ii) 유기농법으로 전환한다.
(iii) 기존의 농법을 향상시킨다.
(iv) 유전자 기술을 사용한다.

이러한 선택 사항은 어느 정도 동시에 이루어질 수 있다. 한 번 살펴보자.

육류 적게 먹기와 배양육

미국인들은 한 해 123kg, 영국인들은 74kg, 인도인들은 3kg의 육류를 먹는다.[28] 만약 모든 사람들이 미국인처럼 먹기 시작한다면, 세계 석유 비축량은 11년만에 고갈될 것이다. 반면 미국인들이 채식주의자가 되면, 석유 수입을 60%까지 줄일 수 있을 것이다.

미국인들의 평균 식사를 위한 식량을 생산하기 위해서는 채식주의자들을 위한 땅의 10배가 필요하다. 1에이커(약 4,047m^2)의 땅에서는 감자 2만 파운드(약 9톤)를 생산할 수 있지만 소고기는 단지 165파운드(약 75kg)밖에 생산할 수 없다. 미국 내 산림 2억 6천만 에이커(약 105만km^2)가 육류 소비를 감당하기 위해 농업용지로 파괴되고 있다(1인당 1에이커가 넘는다). 육류를 생산하는 데는 밀 생산에 필요한 물의 100배가 필요하다. 미국인들을 먹이기 위해 하루 4천 갤론의 물이 사용되는 것이다(채식주의자들의 경우 1,200갤론, 엄격한 채식주의자는 300갤론의 물을 사용한다).[29]

가축은 인간보다 20배 더 많은 쓰레기를 생산한다. 이것이 강과 호수로 들어가 질산, 인산, 암모니아, 박테리아를 증가시키고 산소를 감소시켜 결국 동식물을 죽인다. 사실 표토층 소실의 85% 정도는 가축을 키우는 것과 직접적으로 관련이 있다. 미국 농무부(USDA)는 표토층 손실로 인해 곡식 생산성이 70% 하락되었다고 말한다. 축산업은 전 세계 자동차, 보트, 비행기, 기차가 배출하는 온실가스의 합보다 더 많은 온실가스를 만든다.[30]

육류 소비량을 줄이는 것이 식량안보의 어려움을 줄이는 데 중요한 기여를 하리라는 것은 명확하다.

아마도 바이오기술이 배양육(in vitro)을 생산함으로써 도움을 줄 것이다.[31] 육류를 생산하기 위한 두 가지 방법이 있으며, 둘 다 대규모 육류 생산에 잠재성을 가지고 있다.

(i) 얇은 막 위의 크고 편평한 세포막 시트에 세포를 키운다. 이것이 성장하고 늘어나 고기 시트(sheet)를 만들며, 그 후 막에서 떨어져 나와 두께를 키우기 위해 포개진다.
(ii) 작은 기온 변화에 따라 늘어나는 조그만 3차원 구슬상에서 근육세포가 자란다. 다 자란 세포를 거두어 들여, 너겟이나 햄버거육과 같은 가공육으로 만든다.[32]

이 결과물은 소고기, 가금류, 돼지고기, 양고기 또는 생선과 같은 맛이 나며 살아 있는 동물에서 얻은 고기와 동일한 영양분과 질감을 가진다.[33]

식량위기에 대한 이러한 반응에 직면할 중대한 문제는 혐오 요인을 극복하는 것이다.[34] 그러한 반응은 물론 우리가 6장에서 살펴본 것처럼 기술에 대한 마지막 반응이 될 수는 없다. 그러나 이 경우 많은 사람들의 첫 번째 반응이 될 수는 있다.

그러나 기술이 가진 한 가지 큰 이점에 주목해야 한다. 생산 과정에서 동물에게 해가 되지 않는다는 것이다. PETA(People for the Ethical Treatment of Animal, 동물을 윤리적으로 대하는 사람들[35])의 말에 따르면 '희생 없는 고기'라는 것이다. 2008년에 이러한 이유로 PETA는 상업적으로 이용 가능한 정도의 양을 생산하는 방법을 최초로 찾아낸 사람에게 1백만 달러를 지급하였다.[36] 요구 사항은 고기는 틀림없는 닭고기여야 하며, 살아 있는 새의 고기와 동일한 맛과 질감을 느낄 수 있어야 한다는 것이다.

저널리스트인 캐롤 미즐리(Carol Midgley)는 절대 이러한 음식을 먹을 수 없다고 하는 사람들에게 다음과 같이 응수하였다.

'어떻게 이것을 자신의 배설물 위에 수주 동안 앉아 있어 엉덩이에 궤양이 생기고, 자연 상태보다 다섯 배나 몸집이 크며, 다리에 50펜스 동전 크기의 농양이 있고, 난도질 당한 머리를 거꾸로 매달린 채 생을 마감하는 닭을 먹는 것보다 더 역겹다고 말할 수 있는가?'[37]

아마도 배양육이 우리가 안고 있는 모든 고민의 해답이 아닐까?

박스 17.4 활동: 의견 투표

참여자들은 친구, 가족, 동료 학생들로부터 배양육을 먹는 것의 입장에 관한 정보를 얻기 위해 함께 설문지를 만든다. 이 설문지는 배양육에 관한 정보지를 포함해야 한다.

그 다음 참여자들은 배양육이 세계 식량위기를 막는 데 기여할 수 있는지 논의한다.

유기농법

유기농법 기술은 다음을 포함한다.

- 돌려짓기(윤작)
- 화학 살충제와 합성 비료 사용 금지, 항생제와 식품 첨가제 금지
- 유전적 변형 유기물이 아님
- 축산 분뇨를 사용한 비료, 농장에서 생산된 것을 먹임
- 질병에 저항력이 있으며 지역 조건에 적응된 종을 선택
- 방목하여 가축을 기르고, 유기농 사료(organic food)를 먹임

이와 같은 방식이 더 건강한 식품을 생산하고, 기후변화에 영향을 주지 않는 자연과 조화를 이루는 것이라는 주장이 있다.[38]

6장에서 살펴본 것처럼, 이러한 방법에 더 자연적이라는 것을 필수적으로 권고하지 않는다. 어떤 것이 자연적이라는 것은 좋다는 것을 입증하는 데 필요조건도 충분조건도 아니다.

유기농 음식 역시 분명 더 건강한 음식은 아니다.[39] 예를 들어, 영국의 식품표준청(Food Standard Agency)에 따르면 유기농 음식은 종래의 제조식품 이상의 영양학적 이점을 가지고 있지 않다고 한다.[40] 런던 위생 열대 의학대학원에 있는 영양 및 공중보건 중재 연구소(The Nutrition and Public Health Intervention Research Unit at the London School of Hygiene and Tropical Medicine)[41]에서 발행한 이 보고서는 유기농법과 비유기농법으로 생산한 농작물과 가축에서 발견되는 다른 영양학적 수준에 대한 지난 50년 동안의 자료

를 바탕으로 작성되었다. 이 보고서를 비판하는 사람들은 음식에 있는 비료와 살충제 잔여물을 고려하지 않았다고 주장하고 있다.[42] 하지만 이러한 잔여물에 대한 규제가 너무나도 엄격하기 때문에 필요하지 않다는 논리도 있을 수 있다.[43]

유기농법이 기후변화에 영향을 주지 않는다는 주장 또한 완전한 사실이 아니다. 윤작과 관련해 땅을 일구면서 많은 양의 이산화탄소가 대기 중으로 방출된다.[44] 하지만 화학비료와 살충제를 사용하지 않는 것이 환경에 이득이 될 것이라는 데에는 의심의 여지가 없다.

유기농법이 식량위기를 해결할 수 있다는 생각에 대한 가장 큰 반론은 유기농법에 의해 생산된 산출물이 기존의 방법에 의해 생산된 것보다 훨씬 적다는 주장이다. 예를 들면 유기농법을 이용하는 농부는 1헥타르(0.01km^2)당 4톤의 밀을 생산하는 반면, 관행농법으로는 대략 최대 9톤을 생산한다. 식량위기 해결 방법으로 유기농법은 어려워 보인다.

하지만 이는 바뀔 것이다.[45] 최근 아프리카 24개국의 114프로젝트에 대한 유엔의 분석에 따르면 유기농법 또는 유기농법에 가까운 방법을 사용한 곳에서 두 배 이상의 생산량을 보였다고 한다. 동아프리카에서는 생산량이 128% 증가하였다.[46] 미래는 유기농일까?

박스 17.5 활동: 조사와 발표

참여자들은 유기농법에 대해 더 깊은 연구를 수행한 후, 이를 기존의 농법 및 미래 식량부족을 경감하는 방법으로 여겨지는 유전적 변형 기술의 이용과 비교하여 발표를 준비할 수 있을 것이다.

관행농법의 개선

현대 농업은 1960년대 노벨평화상 수상자인 노먼 볼로그(Norman Borlaug)의 짧은 줄기 밀의 새로운 품종으로 녹색혁명이 일어나면서 시작되었다.[47] 그로 인해 인도와 파키스탄에서 산출량이 거의 두 배가 되었다. 그렇지 않았으면 기아에 허덕였을 수십억 명의 사람들은 볼로그의 업적에 감사하고 있다. 오늘날 세계 농업용지의 3/4에 생산성이 높은 곡식과 지방종자가 재배되고 있다.

불행하게도 생산량의 증가는 부분적으로 질소비료, 살충제, 단일농작, 경유, 중공업의 높은 이용에 의한 것이었다. 이것은 식량위기에 대비하는 우리의 능력에 분명한 방해 요소가 되는 환경 손상을 초래하고 있다.[48]

예를 들어, 사용된 질소비료의 절반 정도만 식물에 사용되고, 나머지는 독성 유출물을 만들어 대수층과 강, 바다를 오염시킨다.[49] 이로 인해 엄청나게 조류가 번식하여 어류와 다른 해양생물들이 숨쉬기 어려울 정도로 물 속 산소가 감소하게 된다. 유엔에 따르면 이러한 데드존(dead zone)은 이미 과대어획으로 줄어든 어류량을 감소시키며 식량위기를 악화시킨다.[50] 뿐만 아니라 현대 농업에서 각광받는 단일재배는 21장에서 논의할 생물다양성의 손실에 상당한 영향을 주고 있다.

곡식 재배는 토양에 어떤 것도 되돌려 주지 않으며, 땅을 소진시킬 뿐이다.[51] 토양 구조의 약화로 땅이 불안정하고 쉽게 침식되는 상태가 된다는 것은 일정 기간 휴지기가 있어야 함을 의미한다. 현대 농업기술로 19억 헥타르의 농토가 저하되었으며, 세계의 토양은 과거 어느 때보다 더 빠르게 침식되어 매년 4톤의 토양이 모든 지구상에 인류로 인해 강의 하류로 씻겨 들어간다. 그라함 하비(Graham Harvey)는 그것에 대해 다음과 같이 말하였다.

'우리의 모든 기술을 위한 문명은 표토층 몇 센티미터에 의존하여 유지되고 있다.'[52]

분명 이것은 지속될 수 없다. 환경적 비용을 지불하지 않고, 현대 농업기술의 이익을 얻는 것이 가능할까?

박스 17.6 활동: 조사와 에세이 쓰기

녹색혁명과 그것이 환경에 미치는 영향에 대해 조사해 보자. 다음 진술에 대해 짧은 에세이를 써 보자(1,500단어).

'녹색혁명은 환경적 재앙이 되고 있다. 논의해 보라'

그라함 하비에 따르면, 도움이 될 수 있는 한 가지는 소떼에게 곡식을 그만 먹이고, 대신 그들을 목초지로 내보내는 것이다. 논란의 여지는 있지만 소들은 되새김질을 하는데, 그들에게 더 적합하며 고기를 건강하게 만들 것이다. 이것이 확실히 땅에 더 맞는 것이기도 하다. 다년초식물은 성장에 비료가 아닌 오직 태양만을 필요로 하며, 흙 속에 이산화탄소를 가두는 뿌리 시스템을 유지한다. 그러나 이러한 움직임만으로는 중국, 인도 같은 나라에서 서구식 식이를 채택하여 그들의 새로운 부를 보여 주고자 하는 문제를 해결하지 못할 것이다(박스 17.7).

박스 17.7 사실에 입각한 정보: 중국의 육류 섭취

2008년 6월 24일자 『차이나데일리(*China Daily*)』는 안후이 성 치앤치아오 현에서 의류 자영업을 하는 치아오를 특집으로 다루었다.[53]

치아오는 주로 기름 없는 절인 채소를 먹고 자랐다. 그는 다섯 아이들에게 매일 고기를 공급할 수 있는 충분한 돈을 가지고 있는 것에 자부심을 가졌다.

2008년 중국에서는 2003년도에 비해, 일인당 5% 이상의 육류, 10% 이상의 우유, 그리고 8% 이상의 식용류를 더 섭취하였다.

인도에도 유사한 이야기가 있다. 늘어난 중산층 사람들은 아이들을 위해 더 많은, 그리고 더 나은 음식을 필요로 한다.

육류 1kg를 생산하는 데 7~8kg의 곡식이 사용되기 때문에, 우유와 고기 수요의 증가는 이전 가난한 사람들을 먹이는 데 사용된 곡식이 대신 인도와 중국의 가축 떼를 키우는 데 사용된다는 것을 의미한다.

최근 관행농법을 개선하려는 노력이 이루어지고 있다. 이 계획의 이름은 지속 가능한 농업이다.[54] 이는 윤작으로 토양의 건강을 증진시키는 것, 이상적인 최소한의 경작, 격년제로 다른 곡식 재배하기, 단일재배 피하기, 가축 방목지와 경작지의 통합을 포함한 유기농법의 몇 가지 원칙을 아우른다. 또한 곡식을 고사시키는 해충을 통제하는 유기체를 키움으로써 살충제 사용을 최소화하는 것도 관련된다.

물론 이러한 원칙에 따른 완화된 현대 농법으로 생산량이 감소될 수 있다. 비록 이러한 농법들이 이전 방식에서 있었던 것처럼 식물에 해를 주지 않을지라도 증가하는 인구에 따른 식량을 제공하는 데 도움을 줄 수 있을지는 확실하지 않다. 그에 대해 논의되고 있는 생명과학기술에 의지할 필요가 있다. 특히 유전공학에 말이다.

유전자 기술

현대 농업기술을 단지 유전공학으로 보완함으로써 식량안보가 가능할 것이라고 많은 사람들은 믿는다.[55] 주장대로 이러한 기술에 의해 곡식 산출량과 동물 생산, 그리고 식량의 영양학적 가치가 증가될 것이다. 반면 필요한 땅의 범위가 줄어들고 환경 손상은 최소화될 것이다.[56]

유전자변형기술(GM techniques)을 수단으로 우리는 비교적 빨리 해충과 질병, 가뭄에 강한 식물 품종을 생산할 수 있을 것이다. 세계 곡식의 절반 정도가 이 세 가지 해악으로 수확을 얻지 못한다는 점에서 이것은 즉각적으로 세계 생산량을 증가시킬 것이다. 이는 또한 비료와 살충제, 물의 이용을 줄이고, 어쩔 수 없이 사용해야 하는 품목의 경우 더 환경친화적인 형태를 사용할 것이기 때문에 이산화탄소 배출량도 줄이고 환경 손상도 피할 수 있을 것이다.[57]

형질전환(transgenic) 동물 또한 식량안보에 기여할 것이다. 예를 들어 유선염에 저항력[58]이 있도록 소를 조작하면 일 년에 20억 달러를 절약하며 더 많은 우유를 생산할 수 있다.

이러한 기술의 사용을 지지하는 사람들은 이것이 1만 년 동안 농부들이 사용해 온 선발번식(selective breeding)과 근본적으로 다르지 않다고 주장한다.[59] 1960년대에 볼로그는 선발번식을 이용하여 생산량을 극적으로 향상시켰다. 그러나 선발번식은 느리고 믿을 만하지 않다. 유전자변형은 보다 더 표적화된 방식으로, 그리고 보다 더 효율적으로 선발번식과 같은 결과를 달성할 것을 약속한다. 바라건대 이는 두 번째 녹색혁명을 가져올 것이다.[60]

박스 17.8 사례연구: 감자낭포선충

선충류는 감자 뿌리에 침투하여 어떤 물질을 주입하는 미세한 기생충인데, 이 물질은 식물이 특별한 관을 통해 선충에 영양분을 제공하고, 뿌리 성장을 저해하며, 감자 줄기의 핵심적 영양분을 빼앗는 독특한 세포를 만들도록 유도한다. 품질이 낮고, 크기가 작은 작물이 나오게 되는 것이다.

영국 농부들은 선충류로 인해 살충제와 농작물 피해로 매년 6천 5백만 파운드의 비용을 지불한다. 전 세계적으로는 600억 파운드 이상의 비용이 든다.

현재 아스텔론(astelone)과 같은 독성 화학물질로 선충류를 처리하고 있는데, 이것은 먹이사슬에 들어가지 않지만, 비용이 많이 들며, 토양을 살균하여 그 안에 있는 살아 있는 다른 유기체를 죽인다.

리즈 대학교 식물과학센터의 한 팀은 쌀과 옥수수 속에서 자연적으로 만들어지는 단백질이 감자 뿌리에 더해질 수 있는데, 기생충이 그것을 먹게 되면 번식하지 못할 정도로 그들의 소화에 영향을 미친다는 것을 발견하였다.[61]

GM 기술은 또한 식량의 영양학적 가치 상승을 보장한다. 어느 날 한 끼 식사로 그날의 영양분 공급이 가능해지는 것이다. 일례로 이미 보통 우유보다 13% 높은 단백질을 함유한 우유가 생산되고 있다.[62]

개발도상국에서 분명히 이러한 기술이 적용되고 있다. 예를 들어 쌀 유전체 안에 β-카로틴(비타민 A의 전구체) 합성에 관여하는 효소를 코딩하는 박테리아 수선화 유전자를 삽입하는 방식으로 1999년에 최초로 황금쌀이 생산되었다.[63] 이러한 GM 식품의 전형은 인도, 베트남, 방글라데시와 같은 나라의 아이들이 매일 먹는 쌀 100~200g 안에 비타민 A 일일 권장량의 제공을 보장한다. 비타민 A 결핍이 있는 전 세계 118개국에서 황금쌀을 먹게 된다면, 매년 50만 명의 아이들을 시력 상실에서 구할 수 있을 것이다. 이 아이들의 절반은 시력을 잃고 6개월 이내에 사망하는데, 황금쌀의 이용은 또한 많은 생명을 살릴 수 있게 될 것이다.

이 기술은 서구에서도 적용된다. 예를 들어 영국 인구의 70%는 지방이 많이 함유된 생선을 먹지 않아 건강에 필수적인 오메가-3 지방산의 일일 권장량을 공급받지 못한다. 만약 생선이나 생선류를 먹는 동물에 함유된 오메가-3의 원천인 조류(algae)의 유전자로 곡식을 변형한다면, 이것은 해결될 수 있을 것이다.[64]

식품의 영양학적 가치를 높여 생명과 건강에 필요한 음식량을 줄임으로써, GM 기술은 생산량의 증가뿐 아니라 우리가 생산한 음식이 더 많은 사람에게 돌아가도록 하였다. 이것이 세계 여러 나라가 GM 기술을 열광적으로 받아들인 이유이다. 예를 들어 2009년 말까지 GM 곡식은 25개국, 1억 3천 4백만 헥타르에서 상업적으로 재배되었으며, 이에 1천 4백만 농부가 참여하였다. 미국은 GM 기술을 선두적으로 사용하는 나라로, 브라질, 아르헨티나, 인도, 캐나다, 중국이 그 뒤를 따르고 있다.

박스 17.9 사실에 입각한 정보: 바이오카사바 플러스 프로젝트

사하라 이남 아프리카인 중 2억 5천만 명 이상이 주된 열량 공급원으로 카사바 나무를 이용한다. 하지만 카사바를 기본으로 하는 식단은 완벽한 영양을 제공하지 않는다. 바이오카사바 플러스의 목적은 영양가가 더 높고, 생산량이 많으며, 보다 시장성 있는 카사바나무 품종을 산출하여 영양실조를 줄이는 것이다.

개선된 특성은 다음과 같다. 아연, 철, 단백질, 비타민 A와 E의 생물학적 이용 수준 증가, 독성 청산 글리코시드(cyanogenic glycosides) 양 감소, 재배 후 보관 기간 향상, 바이러스 질환에 대한 저항성 향상이다.

현지 실험과 인간 식이 실험의 효율성을 보여 주기 위해 아프리카 과학자들과의 밀접한 협력으로 이루어질 것이다.

바이오카사바 플러스는 6가지 주요 목표를 지니고 있다.

1. 카사바 덩이줄기(cassava tubers) 내의 아연, 철분의 양과 생물학적 이용 가능성을 6배 증가시키고, 현지에서의 생육력(viability, 생존력)과 사람에서의 효용성 증명
2. 카사바 덩이줄기의 단백질 함유량을 4배 증가시키고, 현지에서의 생육력과 사람에서의 효용성 증명
3. 카사바 덩이줄기의 비타민 A와 E를 10배 증가시키고, 현지에서의 생육력과 사람에서의 효용성 증명
4. 카사바 덩이줄기의 시아노겐 성분을 10배 감소시키고, 현지에서의 생육력과 사람에서의 효용성 증명
5. 카사바 덩이줄기의 재배 후 급속히 일어나는 생리학적 변형을 지연시키고, 현지에서의 저항성 증명
6. 바이러스에 저항력 있는 카사바 품종을 개발하고, 현지에서의 저항성 증명

유전자변형 카사바의 첫 현지 실험은 2009년 후반 나이지리아에서 시작되었다.[65]

그러나 많은 사람들이 유전적으로 변형된 곡식의 사용에 대해 불쾌감을 느끼고 있다. 이것은 특히 유럽에서 그러하였다. EU에서는 단지 6개국만 GM 곡식을 재배한다(2010년). 유럽의 여론이 유전자변형에 크게 반대하기 때문이다.

일부는 단순히 이것이 비자연적이라는 것에 우려를 표하였다. 이는 의심할 것 없는 사실이다. 유전공학이 선발번식과 근본적으로 매우 흡사하다 할지라도, 선발번식을 시행하는 어떤 사람들도 해파리의 GFP 유전자를 가지고 닭을 사육하려고 하지는 않을 것이다. 그러나 6장에서 살펴본 것처럼 기술의 부자연스러움에 대해 걱정한다면, 우리는 과학이 제공해 온 모든 것에서 이득을 얻지 못할 것이다. 어쨌든 거기에는 다음과 같은 우려가 있다.

(i) 유전자변형은 기대에 부응하지 못할 것이다.
(ii) 유전자변형식품은 사람의 건강에 해로울 수 있다.
(iii) 유전자변형은 환경에 해를 입힐 것이다.
(iv) 유전자변형은 허용하기 어려운 독점권을 만들 것이다.

이러한 우려는 유럽에서 GM 성분으로 만들어진 음식이 결코 대중에게 받아들여질 수 없다는 것을 보여 주는 근거로 여겨지고 있다. 이 문제를 각각 살펴보자.

과장된 주장

GM 기술이 식량위기 완화에 도움이 될 것이라는 생각에 대한 반대 주장의 하나는 그 이익이 지나치게 과장되었다는 것이다. 예를 들면 캔사스와 네브라스카 대학교의 연구[66]에서 GM 콩이 기존의 양보다 10% 더 적게 생산되었다는 것이 보고되었다. 비록 추가된 망간에 의해서 이런 결손이 생겼다고 할지라도, GM 기술은 단지 관행농법과 비교하여 비슷하거나, 혹은 더 적은 콩을 생산하였다.

이러한 결과에 대해 두 가지 설명이 있다. 첫 번째는 변형된 콩에서처럼 유전적 변화가 실제 생산성을 하락시켰다는 것이며, 다른 하나는 GM으로 실험을 하는 동안, 관행농법의 생산량이 향상되었다는 것이다. 그러나 캔사스 연구에서 사용된 곡식의 공급자 몬산토(Monsanto)는 곡식을 생산하기 위해 사용된 종자가 생산량을 늘리기 위해서가 아닌 단지 제초제에 저항력이 있도록 조작된 것이라고 주장하였다. 어쨌든 제초제 저항 특성은 생산성 감소와 연관되어 있으며, 특히 물 공급이 제한적일 때 그러하다.

2007년, 400명 이상의 과학자가 참여하고 영국의 전 수석 과학자인 밥 왓슨(Bob Watson)이 책임을 맡은 유엔 지원을 받은 보고서에서 GM의 이익은 가변적이라고 결론을 내렸다. 일부 영역에서는 생산량이 증가되기도 하며, 다른 영역에서는 감소되기도 하는 것이다.[67]

괄목할 만한 성장과 유전자 기술의 성공에도 불구하고 유전공학이 여전히 초보적 수준의 학문임을 기억하는 것은 중요하다. 기적이 다가오지 않았는데 오로지 유전공학의 기적에 의존하는 것은 부끄러운 일일 것이다. 그렇다고 하여 이것이 세계의 식량위기를 저지할 것으로 기대되는 하나의 수단으로 유전자 기술을 거부할 만한 이유는 아니다. 비록 유전자 기술이 세계 식량위기를 저지하는 데 있어 제한된 역할을 할지라도, 여전히 그 역할을 수행할 것이다. 이는 유전자 기술을 거부할 포괄적인 이유가 될 수 없다.

사람의 건강

또 다른 우려는 유전자변형식품이 사람의 건강에 위험이 된다는 것이다.

6장에서 우리는 사전예방 원칙에 관한 위험 본성에 대해 논의하였다. 위험평가에 있어서 기술을 적용하지 않는 것의 위험도 참작해야 한다는 것이다. GM 기술의 회피에서 우리가 만드는 한 가지 위험은 세계 식량위기를 해결하지 못할 수도 있다는 것이다.

그러나 GM 식품이 해가 될 수 있다는 몇 가지 증거가 있다. 2005년 러시아 과학 아카데미의 고등신경활동과 신경생리학 연구소(Institute of Higher Nervous Activity and Neurophysiology of the Russian Academy of Sciences)의 선임 과학자인 이라나 에르마코바 박사(Dr. Irina Ermakova)는 라운드업(Roundup)이라는 농약(살충제)에 저항성이 있도록 조작된 콩으로 만든 밀가루를 암컷 쥐에게 먹였다. 그러고 나서 그 쥐가 새끼를 갖도록 하였다. 임신기간 동안에 조작된 콩으로 만든 음식이 계속 공급되었다. 이 쥐의 새끼 55.6%가 3주 이내에 죽었으며, 36%가 2주 후 20g보다 더 적은 체중을 보이는 현저한 성장 지연을 나타냈다. 반대로 유전자변형을 하지 않은 콩을 먹은 쥐의 경우, 단지 9%의 새끼가 죽었

으며, 6.7%에서 성장 지연이 있었다.[68]

또 다른 연구에서 호주의 영연방 과학산업조사기구(CSIRO) 연구원들은 일반 콩에서 완두콩 해충을 죽일 수 있는 단백질 유전자를 취하여 완두콩에 이식하였다. 일부 쥐에게는 단백질을 주사로 투여했으며, 다른 쥐에게는 기도 속으로 단백질을 투여하였다. 주사를 맞은 쥐들은 피부 과민반응을 보였으며 기도에 노출된 쥐들은 기도 염증과 약간의 폐 손상을 보였다.[69]

한편 이러한 일련의 것들은 관행농법으로 재배된 식품에서도 일어날 수 있다. 만약 선발 번식으로 소랄렌(psoralens)을 첨가하여 셀러리 식물을 조작한다면, 이 식물은 보다 더 효과적으로 해충을 제거할 것이다. 하지만 소랄렌은 쥐에게는 암을, 인간에게는 피부발진을 유발할 것이다.[70]

조작된 식품은 엄격한 심사절차를 거칠 필요가 있기 때문에, 알게 된 모든 음식의 위험에 대한 증거에도 주의를 기울여야 한다. GM이건 아니건, 어떤 음식도 매우 엄격한 심사를 거치지 않고는 우리의 식탁으로 올라오지 않는다.[71] 인간 건강에 해를 끼치는 GM 품종이 이러한 심사과정에서 살아남을 것이라 보이지는 않는다. 어떤 일련의 조작(관행농법과 유전적 조작)의 위험이나 선별검사 규정의 성공에 대한 증거로써 앞서 기술한 증거를 받아들여야만 하는가?

최초의 상업적 곡식이 1995년 미국에서 재배되었다는 것을 아는 것 또한 중요하다. 그들은 거의 16년간 GM 식품을 이용해 왔다. 이는 매우 대규모의 현장 연구이다. 만일 건강 위해요소가 확인되었다면, 미국만큼 소송을 일삼는 나라에서 2억 명의 GM 식품을 먹어 온 사람들이 그렇게 오랫동안 GM 식품 공급자를 상대로 소송을 제기하지 않았다는 것은 상상하기 어렵다. 그와 같은 소송이 제기된 적은 없다. 식품에 요구되는 선별검사 절차를 통과할 때, GM 식품이 인간 건강에 위험이 없다고 결론내지 않기는 어렵다.[72]

박스 17.10 활동: 짝 토론

짝을 지어 건강에 대한 어느 정도의 공포가 사람들로 하여금 GM 식품 이용을 꺼리게 하는지 논의해 보자.

환경적 피해

세 번째 우려는 유전적으로 조작된 유기체들이 환경에 해로울 수 있다는 것이다.[73] 밝혀진 우려 한 가지는 제초제에 내성을 지닌 곡식이 심지어 지금까지 사용된 것보다 더 많은 제초제 사용을 필요로 할 수 있다는 것이다.[74] 다른 우려로는 이 같은 곡식이 꽃가루 관련 종자에 의해 야생으로 퍼져 나갈 것이라는 두려움과 관련되는데, 선택압(selective pressure)이 제초제에 스스로 내성을 가진 씨앗을 만들어 다른, 그리고 더 피해를 야기할 수 있는 제초제를 사용해야 하는 잡초를 만들 것이라는 데 있다.[75]

예를 들어 2006년 미국에서 골프장과 집안의 잔디를 개선시키기 위해 제초제에 내성을 가진 풀이 만들어졌는데, 이것이 오리건 주의 테스트 장소에서 3마일 떨어진 곳에서 발견되었다.[76] 일부는 GM 식물에서 만들어진 씨앗에서 자란 것이고, 일부는 GM 종과 유전자변형을 하지 않은 식물(non-GM plant)의 수분 결과로 잡종화된 것이었다. 애기겨이삭(*Agrostis stolonifera*)이나 겨이삭(creeping bentgrass)과 같은 풀은 야생에서 많은 유사종을 가진 (수분이 쉽게 일어나는) 다년생초이다. 이렇게 퍼지게 된 것은 인간의 실수 때문이다.

글리포세이트 내성 작물의 출현은 제초제로 글리포세이트 사용을 엄청나게 증가시켰다. 이로 인해 많은 일반적인 잡초(돼지풀, 대마풀, 갈퀴덩굴)가 차례로 글리포세이트에 내성을 획득하게 되었다. 주 전체를 가로질러 144개 지역에서 물대마풀을 검사한 미주리의 최근 한 연구에서 개체의 58%가 글리포세이트에 내성이 있음을 밝혔다.[77] 글리포세이트 내성을 가진 단풍잎돼지풀(giant ragweed) 또한 다른 제초제에 적어도 중등도의 내성을 가지고 있다고 밝혀졌다.

해충에 저항성을 가지도록 유전적으로 조작된 곡식은 살충제와 내성에 대해 유사한 걱정거리를 초래한다. 또한 더 많은 우려가 있다. 이 기술의 사용으로 인해 곤충을 먹이로 하는 새와 기타 여러 야생동물이 먹을 수 있는 음식이 줄어드는 것이다.[78] 이러한 GM 식물은 농작물이 해충에 저항성을 가짐으로써 그 해충을 먹이로 하는 이로운 곤충들에게 역효과를 줄 수 있다. 예를 들면 진딧물 내성에 관한 스노드롭 렉틴(snowdrop lectin) 유전자를 표현하는 형질전환 감자(transgenic potato)는 진딧물을 먹이로 하는 무당벌레에게 좋지 못한 효과를 야기한다.[79] 이것은 우리가 21장에서 논의할 생물다양성의 손실을 증가시킬 것이다.

마지막으로 바이러스에 저항성을 가지도록 식물을 유전적으로 조작하는 것은 종종 백신의 일종으로서 바이러스의 한 형태를 식물 안에 주입하는 형태를 띤다. 만약 이러한 식물들이 주위의 친척종과 수분된다면, 원래의 바이러스보다 더 많은 피해를 야기할 수 있는 하이브리드 바이러스가 생겨날 가능성이 항상 존재하게 되는 것이다.[80]

이러한 우려에 대한 한 가지 대책으로 적어도 최초 GM 품종 검사는 엄격한 생화학적 봉쇄하에 이루어져야 한다는 주장이 있다. 만약에 이러한 식물을 실험실이나 폐쇄된 온실에서 처음 테스트한다면, 환경에 대한 유전적 오염 가능성을 최소화할 수 있을 것이다. 그러나 결국 식물을 개방된 땅에 파종하게 될 것이다.[81]

박스 17.11 활동: 집단 토론

참여자들은 GM 기술의 이용에 관한 정부의 생각에 GM 기술의 환경적 영향에 관한 우려가 어떻게 고려되고 있는지 논의한다.

특별히 정부가 다음과 같은 일을 해야 하는지 논의해 볼 수 있다.

(i) 그와 같은 우려 때문에 GM 기술의 이용을 금지해야 하는가?
(ii) 그와 같은 걱정을 무시해야 하는가?
(iii) 이러한 우려들을 경감하기 위해 GM 기술의 이용을 법제화해야 하는가?

(iii) 을 선택한 참여자들은 그들이 예상하는 규제의 윤곽을 소개해야 한다.

또 다른 해결책으로 '종결 유전자(terminator gene)'의 도입이 제시되고 있다. GURT, 즉 유전자 이용 제한 기술(gene use restriction technology)은 식물이 종자 발달 후반기에 치명적인 단백질을 만들어 특별한 화학적 자극 없이는 종자가 싹트지 못하게 한다. 이것은 GM 식물이 환경을 오염시키지 못하도록 할 것이다. 이는 GM 식물이 자연 환경으로 퍼지는 것에 대한 우리의 우려 일부를 경감시킬 것이지만,[82] 다른 문제들을 야기한다.

받아들일 수 없는 독점

종결 기술(terminator technology)의 사용은 농부가 식물의 발아를 가능하게 하는 화학적 자극제를 제공하는 농약 회사에 의존하는 결과를 야기할 수 있다. 자극제가 없다면 종자는 무용지물인 것이다.[83]

18장에서 우리는 생물학적 절차와 제품의 특허권 허용에서의 윤리적 함의에 관해 논의할 것이다. 그러나 GM 기술이 발달된 이래로 회사들은 이러한 특허권을 내고 있다. 세계적 곡식 생산이 이루어지는데, 몇 안 되는 거대 회사들이 엄청난 권력을 가지게 되는 결과가 초래되고 있다.

그러한 회사 중 하나인 몬산토(Monsanto) 사는 1996년에 최초로 바이오기술 곡식(biotech crop)을 상업화한 회사로 세계의 많은 환경 단체들의 혐오의 대상이 되고 있다.[84] 가장 가까운 라이벌 회사인 듀퐁(DuPont) 사는 최근 해충과 제초제에 저항력이 있는 콩류와 옥수수의 독점권을 획득해 온 것과 그 독점권을 이용하여 종자 판매자와 농부, 그리고 다른 사람들에게 몬산토 사 제품에 의존하도록 강요하는 데 사용했다며 이 회사를 고소하였다. 듀퐁 사는 다음과 같이 언급하였다. 기술한 내용은 다음과 같다.

'농생명공학 특성시장(ag-biotech trait market)이 경쟁과 선택의 장애물로 작용하는 확고한 단일 공급자의 주도하에 있었다. 이는 2050년까지 세계식량 공급을 두 배로 늘려야 하는 국제적 목표를 위협한다.'[85]

듀퐁 사는 몬산토 사가 미국 콩류 시장의 98%를, 옥수수 시장의 79%를 차지하고 있다고 평가한다.

물론 몬산토 사 외에 (듀퐁 사를 포함하여) 다른 회사들도 GM 처리과정과 제품에 대한 특허권을 구입하고 있다. 세계 농업이 이렇게 비교적 작지만 거대한 힘이 있는 주요 회사들의 무리에 의해 놓여져 있다는 것을 인지하는 데서 불편함을 느끼지 않을 수 없다.[86]

반면 이러한 거대 회사들이 벌어들인 많은 이윤은 세계 식량위기 해결에 도움이 되기를 바라는 연구와 개발에 동력이 되고 있다. 예를 들면 몬산토 사의 일 년 연구 단독 예산은 12억 달러이다.[87] 이는 미국 정부의 전체 농업과학에 사용되는 비용보다도 큰 것이다(2007년 11억 달러). 그림 17.3은 이러한 대기업의 관리하에 있는 일부 생각의 힘을 보여 준다.

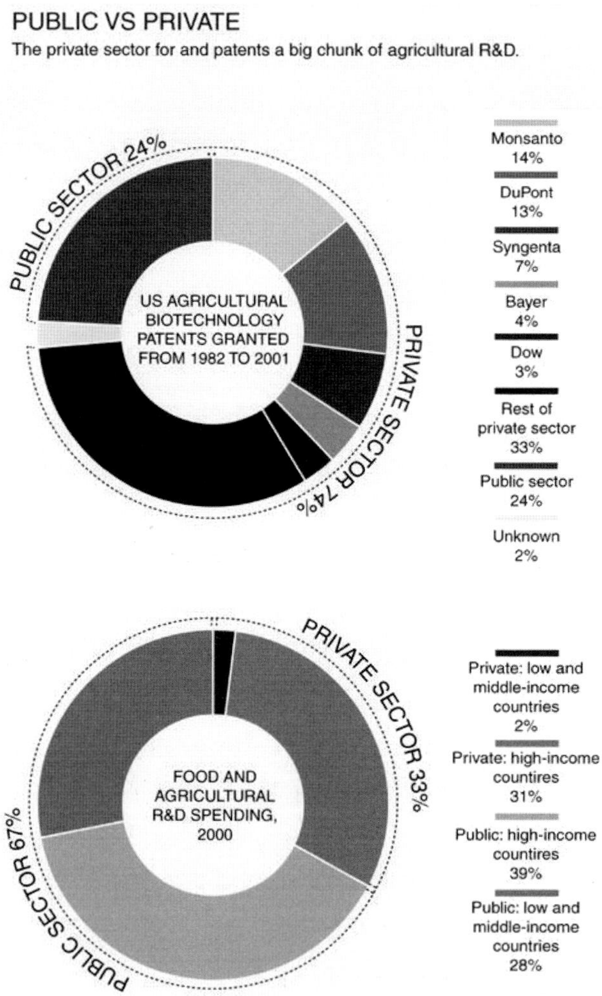

그림 17.3 ■ 공공 대 민간 농업 부분 R&D. Reprinted by permission from Macmillan Publishers Ltd. Gilbert, N. (2010) Food: Inside the hothouses of industry, *Nature*, 466, 548-551.

박스 17.12 활동: 조사와 발표

참여자들을 두 집단으로 나눈다. 한 집단에는 몬산토와 같은 거대 농화학회사(agro-chemical companies)에 반대하는 사례를 구상하고 발표하도록 하며, 다른 집단은 그와 같은 회사 측 사례를 구상하고 발표하도록 한다.

일단 각자 입장에서 사례를 발표하고, 조별 논의를 위해 안건을 공개한다.

대중의 수용

1990년대 초중반, 영국은 생화학기술의 선두 주자였다. 잘 조성된 기금으로 연구는 번성하였으며, 의학과 농업 모두에서 생명 구호 및 생명 향상을 위한 제품 생산이 한창 진행 중이었다. 엄격하지 않은 규제, 대중의 기술친화적 인식, 세계적 수준의 과학자들 덕분에 영국은 생명공학에 투자하기에 적합한 장소이자 과학자들이 실험하기에 이상적인 장소로 여겨졌다.

이러한 상황은 1997년 10월 'World in Action'이라고 하는 텔레비전 프로그램이 방영되면서 바뀌었다. 이 프로그램은 유전자변형식품에 관한 것이었다. 이 프로그램은 에버딘(Aberdeen)의 로웨트 연구소(Rowett Institute)에서 일하는 한 과학자를 특집으로 다루었다. 아르파드 푸스타이(Arpad Pusztai)는 해충에 저항력이 있도록 유전자가 변형된 감자를 쥐에게 먹이는 일을 하였다. 푸스타이는 연구의 예비 결과에서 쥐의 장기 성장 지연과 면역체계 기능 저하가 관찰되었다고 주장하면서 불후의 명언을 하였다. "나는 개인적으로 이러한 감자를 먹지 않을 것이다."[88]

매체는 이것을 선택하였다. 헤드라인을 "프랑켄슈타인 음식"[89] 그리고 "위험을 각오하고 먹자" 라고 뽑아 보도하였다. 특히 유아식에서의 GM 성분 사용을 강조하였다.[90]

가공식품의 60%에 GM이 포함되었으며, 이러한 음식에 라벨이 붙어 있지 않은 것(정부는 그것이 불필요하다고 결정하였다)을 알게 된 영국 대중은 반발하였다. 슈퍼마켓 바깥에서 시위가 있었고[91] 사람들은 GM 성분을 사용한다고 여겨지는 패스트푸드 매장의 물건 구매를 거부했으며,[92] 가공 유아식 시장은 붕괴되었다. 곧 지자체들은 학교 음식에 GM 성분의 사용을 금지했고,[93] 음식점들은 GM 성분이 들어 있는 요리를 처음으로 메뉴에 표시하였으며, 그것을 함께 폐기하였다. 슈퍼마켓은 경쟁력을 유지하기 위해 GM 성분을 금지하는 것이 필수적임을 알게 되었다.

박스 17.13 활동: 매체 분석

영국 『데일리메일』에서 이 기사를 출력하고 복사한다.

http://www.dailymail.co.uk/sciencetech/article-505561/Alert-march-grey-goo-nanotechnology-Frankenfoods.html.

참여자들에게 복사본을 주고, 그들을 소집단으로 나누어, 다음 질문에 답하도록 한다(* 표시된 질문의 경우 조사할 시간을 가지고 난 후 진행한다).

1. 이 기사에서 프랑켄슈타인 음식이라는 단어는 무슨 역할을 하는가?
2. 나노기술과 GM 식품 사이에 유사점을 명확히 하고, 왜 저자가 이를 언급하였는지(유사점의 설명에 대해서는 박스 11.5 참조) 논의해 본다.
3. 유사점이 좋은 것이라고 생각하는가?
4. 탈리도마이드와 나노기술 사이의 유사성은 어떠한가?
5. 다양한 전문가들의 관점이 인용된다. 그들은 저자의 사례를 지지하는가? 왜 그런지(그렇지 않은지) 말해 보자.
6. *그레이 구(grey goo) 시나리오에 대해 어떻게 생각하는가(필요하다면 인터넷에서 찾아본다)?
7. *언급된 보고서를 확인해 보자. 그 기사는 그것에 대한 의견이 더해진 것인가, 아니면 정확한 보고서인가?
8. *데프라 보고서(Defra report)를 확인해 보고, 그것이 의견 제시인지 살펴본다.
9. 『데일리메일』의 독자들이 기사의 결과로 만들고자 했던 나노기술의 관점은 무엇인가?

기사에 대한 전체 조별 토론에 의해 이러한 활동이 이루어지도록 한다.

정부는 불시에 발목을 잡히게 되었다. 극단적으로 GM 식품을 찬성해 왔기 때문에 처음에는 맹공격에 저항하려 하였다. 그러나 곧 포기하였다. GM 식품 표시에 대한 요구들이 빠르게 이루어졌으며, 최초로 식당과 소매점에서 표기되지 않은 GM 성분을 자진하여 금지하는 법에 동의하였다. 유전자 곡식에 대해 승인허가를 담당하는 것 외에는 아무 일도 없는 13명의 위원회는 대부분 GM 산업에 동조할 것 같은 사람으로 구성되었는데, 이들이 보다 적대적일 것으로 여겨지는 10명으로 교체되었다.[94]

여러분은 이 모든 일의 시작이 된 과학자가 궁금할 것이다. 푸스타이는 사실 은퇴하였다. 그는 로웨트 연구소에서 프리랜서로 일을 하고 있었다. 언론에 유출된 결과는 적절한 통제가 이루어지지 않는 실험에 의한 것이었다. GM 공포가 발생하고 얼마 되지 않아 푸스타이는 그의 연구는 시험적인 것이며, 동료평가가 이루어지지 않은 것으로, 그것을 공개적으로 말한 것은 무책임한 것이라고 로웨트 연구소에서 교육받게 되었다. 언론에서는 그가 해고되었다고 했으나, 직책을 가지고 있지 않았기 때문에 그것은 사실이 아니다.[95]

연구소가 부분적으로 몬산토의 재정 지원을 받았다는 것을 발견하면서 언론은 음모를 눈치챘으며, 그 여파는 급속히 퍼져 나갔다. 푸스타이의 결과는 뒤에 국제적으로 저명한 과학자 단체의 비난을 받았다.[96] 그들은 그의 방법론이 적절하지 못하고 그의 논쟁이 잘못되었다고 말하였다. 그러나 요정을 다시 병 안으로 넣을 기회는 없었다.[97]

환경 활동가들은 GM 성분이 식품에 사용되기 전에 먼저 작물로 재배되었다는 점을 주지하였다. 1996년에서 1998년 사이 전 세계에 GM 곡식 농지가 2백만 헥타르에서 2천 8백만 헥타르로 증가되었음을 지적하면서 환경적 재앙의 가능성을 제기하였다. 동일한 식물의 야생 품종에 유전자 곡식들이 그들의 유전자를 퍼뜨리면 어떻게 될까? 이러한 새로운 요소들이 취약한 생태계에 가져올 영향은 무엇일까?[98]

당국은 이러한 유전적 오염을 사실이 아닌 것처럼 주장하려고 노력하였다. 그러나 옥스퍼드 주에서 자란 GM 곡식의 수분이 3마일 떨어진 곳에서 발견되었고 슈퍼마켓에서 판매 중인 꿀이 오염되었다는 것이 밝혀졌다. 곧바로 오염제거복을 입은 활동가들은 (GM 곡식을 다루는 것이 위험하다는 것을 알리기 위해) GM 공포를 정치적 쟁점으로 삼으면서, GM 곡식 분야를 망쳐 놓았다.[99] 언론은 이를 신나게 즐겼다.

2010년 영국은 더 이상 GM 기술의 선두 주자가 아니다. 까다로운 규제로 GM 작물의 재배는 상업적으로 경제성이 맞지 않게 되었고, 주요 농화학회사들은 모두 영국을 떠났다. 영국에서 상업적으로 GM 옥수수 재배에 대한 허가를 얻는 데 성공한 유일한 회사인, 독일 기업 바이엘크롭사이언스(BayerCropScience) 사가 2004년에 철수하였다.[100] 허가증에도 불구하고 규제의 벽을 처리할 수 있는 것은 아무것도 없었으며, 단순히 돈의 손실이 너무 크다고 바이엘 사는 말하였다.

바이엘 사만 유일하게 손해를 본 것은 아니다. GM 대실패의 결과로 영국 농부들은 6억 파운드의 손실을 입었다고 추정하고 있다.

연구 목적으로 작물을 재배하는 것 또한 어렵게 되었다. EU에서 현장 실험 규정을 발표했기 때문이다. 예를 들어 2008년 리즈 대학교는 타드캐스터(Tadcaster) 근처 농장에 400개의 GM 감자를 심었다. 이 장소의 위치가 환경식품농무부(the Department for the Environment, Food and Rural Affairs) 웹사이트에 올라오자, 활동가들은 감자를 2주 만에 전부 뿌리째 뽑았다.

박스 17.14 활동: 창의적 글쓰기

소집단 참여자들은 아래의 생명공학 이용 주제 중 한 가지를 선택하여, 대중적인 신문기사를 써 본다.

(i) 유산된 태아로부터 인공 정자나 난자 이용(10장)
(ii) 인공 자궁 개발(10장)
(iii) 새로운 종을 창조하는 유전적 강화의 가능성(14장)
(iv) 자연에서 알려지지 않은 유기체를 만들기 위한 합성생물학 이용(16장)
(v) 차고 생물학자들의 합성생물학 이용(16장)
(vi) 배양육
(vii) 지구온난화를 피하기 위한 구름 씨앗(21장)

참여자들은 6장을 참고해야 한다.

최근 들어 다가오는 식량위기에 대한 사람들의 인식이 대두되면서 영국 정부는 영국 내 GM 산업을 회복시키려는 태도를 취하기 시작하였다.[101] 2010년에 마침내 노리치(Norwich)에 있는 세인스베리 연구소(Sainsbury Laboratory)에 GM 감자에 대한 현지 실험을 수행하도록 허가가 났다.[102]

비록 이러한 시험이 지속되도록 허용하고 성공한다 하더라도 유전공학이 회복되기에는 아직 멀다. 최근의 한 연구는 영국 국민의 90%가 여전히 GM 식품에 적대적이며, 저널리스트 데이비드 아로노비치(David Aaronovitch)가 지적한 것처럼 'GM free(유전자변형이 없는 음식)'가 여전히 영국 전역에서 상품의 질을 나타낸다고 보고하였다.[103] 그러나 일부에서는 적대심이 약화되어 가는 조짐도 있다. 영국의 가장 큰 슈퍼마켓 체인 중 하나인 테스코(Tesco)는 최근에 'no GM police'[104]를 검토하였으며, 두서너 개의 다른 슈퍼마켓 체인도 시범적으로 따르고 있다.

전 세계 대중의 인식

GM 식품에 대해 대중들이 적개심을 가지는 것은 비단 영국에서만은 아니다. 2002년 잠비아는 인구 1천 4십만 명의 1/4이 기아에 허덕임에도 불구하고, 미국 정부가 원조하는 GM 식품 2만 7천 톤을 거절하였다.[105] 이에 대해 폭동이 일어났을 때, 잠비아의 농업부 장관은 '잠비아가 강제로 GM 옥수수를 받아들이도록 하기 위해 식량 폭동을 일으켰다'며 서구의 기부자들을 고소하였다. 잠비아 대통령 레비 음와나와사(Levy Mwanawasa)는 다음과 같이 말하였다.

'단순히 사람들이 배고프다는 것이 그들에게 독을 주며, 본질적으로 건강에 해로운 음식을 줄 수 있는 이유가 될 수는 없다.'[106]

잠비아 대통령이 GM 식품에 대해 유럽 활동가에게 배우지 않고서는 GM 식품이 본질적으로 건강에 해롭다는 개념을 가지게 되었으리라고 생각하기 어렵다.[107]

영국의 선임 수석과학자인 데이비드 킹(David King)은 이에 대해 아프리카의 질병은 유기농 제품을 선호하며 GM 식품을 반대하는 서구 박애주의자들에게 큰 책임이 있다고 주장하였다.[108] 킹은 유기농 음식은 아프리카가 감당할 수 없는 호사이며, 현대 농업기술은 그들의 문제를 해결할 수 있는 유일한 방법이라고 주장하였다. 영국 식품기준청(Britain's Food Standards Agency)의 선임 의장인 로드 크렙스(Lord Krebs)는 2009년 토론에서 다음과 같이 말하였다.

'모든 GM 대실패의 도덕적 비극은 유전자변형에 대한 유럽인의 지나친 깔끔함을 아프리카에 적용하였다는 사실에 있다.'[109]

미래에는 식량위기가 단순히 식량부족에 의해서가 아닐 것임을 잊어서는 안 된다. 수입되든, 국내에서 생산되든, 혹은 식량원조로 제공되든, 아프리카와 다른 개발도상국의 정치적 상황은 식량의 공정한 분배에 도움이 되지 못한다.

이러한 많은 국가들의 사회기반시설 역시 도움을 주기에 힘든 상황에 있다. 만약 도로 상황이 좋고, 식량을 운송할 수단이 있으며, 식량 운송이 안전하고, 식량을 분배하는 공직자가 부패하지 않았다면 효과적으로 식량을 분배할 수 있을 것이다. 일부 나라들은 이러한 조건의 어떤 것도 갖추지 못하고 있다.[110]

박스 17.15 활동: 토론

참여자들은 다음 발제에 대해 토론한다.

의원들은 GM 기술이 국제 식량위기에 대한 최선의 해결책이라고 믿는다.

GM에 대한 대중의 이미지가 극적으로 바뀌지 않는 한, GM 기술이 세계 식량위기를 해결하는 데 도움이 될 것이라는 생각이 헛되다는 것은 분명해 보인다.[111]

요약

이 장에서 우리는 지구의 식량위기를 피하거나 줄일 수 있는 수단으로 GM 기술의 사용을 고려해 보았다.

- 식량안보와 그 네 가지 요소에 대해 살펴보았다.
- 에너지안보와 바이오연료를 위한 곡식 재배를 위해 토지를 사용하는 것에 대해 알아보았다.
- 인구 증가, 도시화, 기후변화, 토지 이용 변화를 포함한 세계 식량위기에 기여하는 요소에 대해 학습하였다.
- 세계 식량위기를 피하거나 줄일 수 있는 방법을 살펴보았다.
- 배양육에 대한 혐오 반응이 합리적인지에 대해 고려하였다.
- 식량위기를 줄이기 위해 GM 기술을 이용하는 것에 대한 찬반 입장을 살펴보았다.
- 영국과 유럽의 많은 사람들이 왜 GM 기술에 반대했는지에 대해 알아보았다.
- GM 기술에 대한 정책, 매체, 대중 인식의 중요성을 인지하였다.

더 생각해 볼 문제

우리가 결국 식량안보에 성공할 것이라고 생각하는가, 아니면 멜서스가 옳다고 생각하는가?

충분한 식량이 없는 세계에서 연료 보급용 작물을 재배하기 위해 땅의 용도를 전환하는 것이 정당한가?

모든 사람들이 2,500칼로리를 섭취할 수 있도록 충분한 식량이 재배되고 있음에도, 왜 그렇게 많은 사람들이 굶주리고 있는가?

주요 곡식이 너무 비싸서 일어나는 식량폭동에 대해 정부는 어떻게 대응할 수 있는가?

유기농법이 세계 식량위기에 대한 해결책을 제시할 수 있는가? 아니라면 그 이유는 무엇인가?

현대적 농업 기술은 왜 환경에 재앙이 되고 있는가?

관행농법 기술은 기후변화에 영향을 주는 탄소 배출을 지속적으로 줄여 식량위기를 줄이거나 피하는 데 도움을 주는 방향으로 변화될 수 있는가?

식량위기를 대처하는 데 있어 GM 기술의 주된 이익은 무엇인가?

GM 기술에 의존하여 세계 식량위기에 대처하는 데 주요한 어려움은 무엇인가?

영국의 GM 기술에 대한 대중의 인지도가 왜 그렇게 형편없는가? 이처럼 좋지 않은 인지도가 세계의 다른 곳으로 전파될 가능성은 없는가?

GM 기술에 대한 유럽인의 좋지 못한 인지도에 언론매체가 담당했던 역할은 무엇이었는가?

대중의 관점에서 GM 기술의 부활을 위해 무엇이 선행되어야 하는가? 여기서 과학자들은 어떤 역할을 해야 하는가?

대중의 의지에 대해 단순히 반응하는 것에 반대하면서, 정부가 대중의 관점에서 GM 기술을 다시 회복시키려 하는 것이 타당한가?

추가 활동

지역 슈퍼마켓에 연락해서 그들이 GM 식품 또는 식품 안에 있는 GM 성분에 관한 방침을 가지고 있는지 물어본다.

근처의 식당 중 몇 퍼센트 정도가 GM 성분을 사용하지 않는다는 사실을 공지하는지 알아본다. 한 식당에 연락하여 그 방침에 대한 이유를 물어본다.

자신이 일하거나 공부하고 있는 건물에서 음식을 공급하는 사람을 찾아본다. 관리자에게 접근하여 GM 식품 방침에 대해 물어본다.

짝을 지어 생명공학 발전에 대한 뉴스 기사를 찾고 그 기사가 기술에 대해 합리적으로 표현했는지 판단해 본다. 그리고 자신의 답변에 대한 이유를 제시한다.

지역 신문사의 기록물 보관소를 확인하고, GM 식품 위기에 대해 어떻게 보도했는지 살펴본다. 그러한 보도가 타당하다고 생각하는가?

'senseaboutscience' 웹사이트에서 GM 기술 부분을 살펴본다(http://www.senseabout-science.org.uk/index.php/site/project/16/).

GM 식품 캠페인을 벌이는 자연법당(Natural Law Party)의 웹사이트를 살펴본다(http://www.btinternet.com/~nlpwessex/Documents/gmoquote.htm).

주석

1 http://www.bionetonline.org/english/content/ff_cont3.htm. Four examples of genetically engineered crops from Bionet.org.
2 http://news.bbc.co.uk/1/hi/health/7404268.stm. The BBC on links between obesity and the food crisis.
3 http://www.supermarket.co.uk/news/2010/Aug/staple-food-prices-up-59-per-cent-inthree-years-97424050.html.
4 http://www.thaindian.com/newsportal/world-news/900-mn-indians-live-on-less-than-2-a-day_10059330.html.
5 http://www.pediatriconcall.com/nutrition/malnutrition.asp.
6 http://latimesblogs.latimes.com/babylonbeyond/2010/08/egypt-fears-of-a-crisis-afterrussias-wheat-export-ban.html.
7 http://www.irinnews.org/Report.aspx?ReportId=77608.
8 http://news.bbc.co.uk/1/hi/in_depth/7361945.stm. A BBC report on global food shortages.
9 http://www.rnw.nl/africa/article/cameroon-food-prices-changing-eating-habits. An update on food distribution in Cameroon 2 years after the riots.
10 http://www.biofuelsdigest.com/blog2/2008/01/16/indonesian-food-riots-spread-forcegovernment-to-declare-emergency-as-rising-soybean-prices-fuel-unrest/.
11 http://www.youtube.com/watch?v=xhI-FSKgTfs. A You Tube video of food queues in Egypt.
12 http://speakingofmedicine.plos.org/2010/08/12/russian-fires-could-result-in-a-globaldisaster%E2%80%94another-food-crisis/.
13 http://news.sky.com/skynews/Home/World-News/Pakistan-Floods-Threaten-Deadly- Food-Crisis-As-Asif-Ali-Zardari-Awaits-Talks-With-David-Cameron/Article/201008115676590?f=rss.
14 http://news.bbc.co.uk/1/hi/world/africa/7325733.stm.
15 http://news.bbc.co.uk/1/hi/in_depth/world/2008/costoffood/default.stm. A BBC report on the recession and the food crisis.
16 Malthus, T.R. (1798) An Essay on the Principle of Population.
17 http://www.worldmapper.org/display.php?selected=11.
18 http://www.ipu.org/splz-e/food.htm.
19 http://www.who.int/trade/glossary/story028/en/.
20 http://www.stanford.edu/group/FRI/indonesia/documents/foodpolicy/chapt1.fm.html.
21 An unpublished report written for the World Bank and reported in the *Guardian* at: http://www.guardian.co.uk/environment/2008/jul/03/biofuels.renewableenergy.
22 http://news.bbc.co.uk/1/hi/world/europe/7435439.stm. A BBC report on the impact of biofuels on food production.
23 *New Scientist*, 2 October 2003.
24 http://www.independent.co.uk/news/science/world-oil-supplies-are-set-to-run-out-fasterthan-expected-warn-scientists-453068.html.
25 http://biofuel.org.uk/history-of-biofuels.html.
26 http://www.geographyteachingtoday.org.uk/ks3-resources/resource/you-are-what-you-eat/biofuels-exploiting-farmland-and-the-natural-environment/. A GCSE teaching resource for land-use change.
27 http://www.bbc.co.uk/bloom/actions/biofuels.shtml.

28 http://www.guardian.co.uk/lifeandstyle/2010/jul/18/vegetarianism-save-planetenvironment. A *Guardian* article listing 10 ways going vegetarian can help save the planet.
29 In this chapter I have used pounds and acres rather than the usual SI units, but the oldfashioned measures give nice round numbers for discussion so I have left them in!
30 The *Guardian* on whether vegetarianism will save the planet: http://www.guardian.co.uk/lifeandstyle/wordofmouth/2010/feb/24/vegetarianism-save-planet-safran-foer.
31 http://www.timesonline.co.uk/tol/life_and_style/health/features/article3894871.ece. A *Times* article on in vitro meat.
32 *Tissue Engineering*, 29 June 2005.
33 http://www.guardian.co.uk/environment/2010/aug/16/artificial-meat-food-royal-society.
34 http://www.hplusmagazine.com/articles/bio/eight-ways-vitro-meat-will-change-our-lives.
35 http://www.peta.org.uk/. The PETA website.
36 http://thebovine.wordpress.com/2010/02/08/vat-grown-meat-getting-closer-to-reality-aspeta-offers-million-dollar-prize-for-commercially-viable-test-tube-meat/.
37 *Times*, 9 May 2008. Is in vitro meat the future?
38 http://news.bbc.co.uk/1/hi/sci/tech/2017094.stm.
39 http://news.bbc.co.uk/1/hi/health/8174482.stm. A BBC report on the health benefits of organic food.
40 http://www.food.gov.uk/foodindustry/farmingfood/organicfood/.
41 Dangour, A. D., Lock, K., Hayter, A. et al. (2009) Nutrition-related health effects of organic foods: a systematic review. *American Journal of Clinical Nutrition*, 29 July.
42 http://www.soilassociation.org/News/NewsItem/tabid/91/smid/463/ArticleID/97/reftab/57/t/Soil-Association-response-to-the-Food-Standards-Agency-s-Organic-Review/Default. aspx.
43 http://www.senseaboutscience.org.uk/index.php/site/other/384. A 'senseaboutscience' report on the debate about organic food.
44 http://library.wur.nl/WebQuery/wurpubs/338840.
45 http://www.independent.co.uk/news/world/africa/organic-farming-could-feed-africa-968641.html.
46 UNCTAD/UNEP (2008) *Organic Agriculture and Food Security in Africa*. New York: UNCTAD/UNEP.
47 http://news.bbc.co.uk/1/hi/in_depth/6496585.stm.
48 http://www.global-greenhouse-warming.com/agriculture-and-climate-change.html.
49 http://www.vision.org/visionmedia/article.aspx?id=21824.
50 http://science.howstuffworks.com/environmental/earth/oceanography/dead-zone.htm. A Howstuffworks report on 'dead zones'.
51 http://www.telegraph.co.uk/earth/agriculture/farming/6828878/Britain-facing-food-crisisas-worlds-soil-vanishes-in-60-years.html. The Telegraph on the loss of soil.
52 Harvey, G. (2008) *The Carbon Fields: How Our Countryside Can Save Britain*. Carlsbad, CA: Grassroots.
53 http://www.chinadaily.com.cn/china/2008-06/24/content_6790223.htm.
54 http://defrafarmingandfoodscience.csl.gov.uk/.
55 http://www.guardian.co.uk/science/blog/2009/jan/23/gm-crops-genetically-modified-food-crisis. A Guardian report of a debate on whether GM technology could sole the world food crisis.

56 http://www.guardian.co.uk/environment/gm. The Guardian resources on GM technology.
57 http://www.timesonline.co.uk/tol/news/science/article7023718.ece.
58 http://www.uvm.edu/~uvmpr/?Page=article.php&id=1617.
59 http://www.nature.com/nature/debates/gmfoods/gmfoods_frameset.html. A Nature debate on the pros and cons of genetic modification.
60 http://www.nerc.ac.uk/research/issues/geneticmodification/selective.asp. A Natural Environment Research Council account of genetic modification.
61 http://www.leeds.ac.uk/news/article/339/new_research_to_decode_the_genetic_secrets_of_prolific_potato_pest.
62 http://www.lifescientist.com.au/article/48780/nz_team_creates_high-protein_gm_milk/.
63 http://www.goldenrice.org/. The Golden Rice Project website.
64 http://www.newscientist.com/article/dn18049-us-fda-says-omega3-oils-from-gm-soya-aresafe-to-eat.html.
65 http://biocassavaplus.org/.
66 Gordon, B. (2007) Manganese nutrition of glyphosate: resistant and conventional soybeans. *Better Crops*, Vol. 91(4), 12-13.
67 IAASTD (2008) Agriculture at a crossroads: synthesis report (v. 7). Science and Technology International Assessment of Agricultural Knowledge.
68 http://www.independent.co.uk/environment/gm-new-study-shows-unborn-babies-couldbe-harmed-522109.html.
69 http://www.newscientist.com/article/dn8347-gm-pea-causes-allergic-damage-inmice.html.
70 http://www.informaworld.com/smpp/content~db=all~content=a907625853.
71 http://www.food.gov.uk/safereating/. The Food Standards Agency guidelines on food safety.
72 http://www.newstatesman.com/environment/2010/01/nuclear-power-lynas-greens. http://www.sciencemuseum.org.uk/antenna/futurefoods/debate/debateGM_CIPsafety.asp. The Science Museum: resources on the safety of GM food.
73 http://www.sciencemuseum.org.uk/antenna/futurefoods/debate/debateGM_CIPenv.asp. The Science Museum on GM and the environment.
74 http://www.telegraph.co.uk/earth/earthnews/3349308/Prince-Charles-warns-GM-cropsrisk-causing-the-biggest-ever-environmental-disaster.html. The Prince of Wales' worries about GM and the environment.
75 http://www.dailymail.co.uk/news/article-1244824/Fears-grow-study-shows-geneticallymodified-crops-cause-liver-kidney-damage.html.
76 http://www.timesonline.co.uk/tol/news/world/us_and_americas/article604820.ece.
77 http://extension.missouri.edu/p/IPM1030.
78 http://www.actionbioscience.org/biotech/sakko.html.
79 Nuffield Council on Bioethics (1999) *Genetically Modified Crops: The Ethical and Social Issues*.
80 http://www.independent.co.uk/news/science/gm-researchers-created-virus-as-dangerousas-tb-678799.html.
81 http://www.gmo-compass.org/eng/news/stories/458.issue_contradictory_results_biosafety_studies.html.
82 http://www.globalissues.org/article/194/terminator-technology.
83 http://news.bbc.co.uk/1/hi/sci/tech/465222.stm.
84 http://news.bbc.co.uk/1/hi/talking_point/468270.stm. A BBC report on a debate between Greenpeace and Monsanto.

85 http://www.reuters.com/article/idUSN087196620100108.
86 http://www.bbc.co.uk/news/10136310. A report from the BBC on GM seeds in India.
87 http://www.monsanto.co.uk/.
88 http://openlearn.open.ac.uk/mod/oucontent/view.php?id=398604&section=3.1. An Open University resource on GM food and the 'Pusztai Affair'.
89 http://www.bbc.co.uk/dna/h2g2/A156511&clip=1. A BBC report on 'Frankenstein Food'.
90 http://www.edie.net/news/news_story.asp?id=1541.
91 http://news.bbc.co.uk/1/hi/england/bristol/3596383.stm.
92 http://www.greenpeace.org.uk/media/press-releases/mcdonalds-to-ban-meat-milk-andeggs-from-gm-fed-animals.
93 http://www.cardiff.gov.uk/content.asp?Parent_Directory_id=2865&nav=2869,3047,3065,4732#6. Cardiff Council's food policy statement including the banning of GM ingredients.
94 http://news.bbc.co.uk/1/hi/uk_politics/298731.stm.
95 http://www.healthwatch-uk.org/awardwinners/bernarddixon.html.
96 http://news.bbc.co.uk/1/hi/sci/tech/346651.stm.
97 http://www.guardian.co.uk/education/2008/jan/15/academicexperts.highereducationprofile. A 2008 *Guardian* interview with an 'unrepentant' Pusztai.
98 http://news.bbc.co.uk/1/hi/sci/tech/371353.stm.
99 http://news.bbc.co.uk/1/hi/uk/397633.stm.
100 http://news.bbc.co.uk/1/hi/sci/tech/3584763.stm.
101 http://www.guardian.co.uk/environment/2010/jan/06/gm-food-revolution-governmentscientist.
102 http://www.bbc.co.uk/news/10254905.
103 http://www.timesonline.co.uk/tol/comment/columnists/david_aaronovitch/article7036900.ece.
104 http://www.foodmanufacture.co.uk/Business-News/Tesco-boss-prepares-for-GM-u-turn.
105 http://news.bbc.co.uk/1/hi/world/africa/2371675.stm.
106 http://news.bbc.co.uk/1/hi/world/europe/3826261.stm.
107 http://www.scidev.net/en/agriculture-and-environment/opinions/taking-onbiotechnology-the-african-way.html.
108 http://www.guardian.co.uk/science/blog/2009/jan/23/gm-crops-genetically-modifiedfood-crisis.
109 http://www.foodmanufacture.co.uk/Business-News/Tesco-boss-prepares-for-GM-u-turn.
110 http://www.foe.co.uk/resource/media_briefing/food_crisis.pdf.
111 http://news.bbc.co.uk/1/hi/sci/tech/474978.stm. A BBC report on the 'Pusztai Affair'. http://newsforums.bbc.co.uk/nol/thread.jspa?forumID=7490&start=30&edition=1&ttl=20100825124528.

더 읽어 볼 것과 유용한 웹사이트

Allan, S. (2002) *Media, Risk & Science (Issues in Cultural and Media Studies)*. Maidenhead, UK: Open University Press.

Ingram, J., Erickson, P. and Liverman, D. (2010) *Food Security and Global Environmental Change*. Oxford: Earthscan Ltd.

Rosillo-Carre, F. and Johnson, F. (2010) *Food versus Fuel: An informed introduction to biofuels*. London: Zed Books.

http://www.ncl.ac.uk/peals/research/completedprojects/gmjury.htm. A website from PEALS (Policy, Ethics and the Life Sciences, describing its Citizens' Jury on GM crops).

http://www.citizenshipfoundation.org.uk/main/page.php?199. A debate resource from the UK's Citizenship Foundation.

http://www.foodsecurity.ac.uk/. Useful information from Global Food Security.

18 생명 소유권: 누가 생체물질의 주인인가

Bio-ownership: who owns the stuff of life?

목표

- 헨리에타 렉스와 과학에 대한 렉스의 특별한 기여에 대해 살펴본다.
- 렉스의 세포로부터 창출된 이윤을 공유할 도덕적 권리가 렉스에게 있는지 여부에 대해 고찰한다.
- 존 무어와 충분한 정보에 의한 동의의 필요성을 숙고한다.
- 구체적 · 상업적으로 조직을 사용하는 것에 대해 충분한 정보에 의한 동의 개념을 살펴본다.
- 구체적으로 조직을 이용하는 것에 대한 동의를 이해하기 위해 영국 스캔들(UK scandal)을 조사한다.
- 생물다양성 조약의 맥락에서 생물자원수탈과 생물자원보호의 개념을 알아본다.
- DNA와 생물학적 자원의 특허에 대한 최근의 역사에 대해 학습한다.
- 생체물질이 특허를 받을 수 있는지 여부에 대해 숙고한다.

18세기 외과의사들은 이발외과의 조합(Company of Barber Surgeons)[1]에서 교육을 받았는데, 이곳은 정부에 의해 사형당한 범죄자들의 시체에 대해 합법적 접근이 허용된 유일한 곳이다. 많은 사설 해부학 교실은 묘지 도굴꾼이나 신선한 시체를 제공하기 위해 사람을 살해한 버크(Burke), 헤어(Hare)[2]와 같은 사람들이 제공한 것을 아쉬운 대로 사용하였다.

정부 당국은 사회에 대한 서비스 때문에 묘지 도굴꾼(살인자가 아닌 한)의 행위를 눈감아 주었다. 그 당시 '충분한 정보에 의한', '진실한' 또는 '적절한' 동의의 개념은 알려져 있지 않았다.

HeLa 세포

1951년에는 이것이 꽤 흔한 사건이었다. 그 해 10월, 다섯 아이를 둔 31세 여성 헨리에타 렉스(Henrietta Lacks)가 볼티모어 존스홉킨스 대학교의 유색인종 병동에서 자궁경부암으로 사망하였다. 그 병원의 의사 조지 게이(Georgy Gey)[3]는 20년 동안 연구실에서 의학 연구에 사용할 인간 세포를 배양하기 위해 시도와 실패를 반복하고 있었다. 게이는 모든 자궁경부암 환자의 조직 샘플을 받았다. 따라서 헨리에타 렉스의 세포도 곧 그에게 왔다.

그녀의 세포는 생존 상태였다. 뿐만 아니라 생존 상태에서 더 나아가 매 24시간 동안 완전한 세대를 재생산하였다. 이는 인간의 몸 밖에서 인간 세포를 성장시키고 재생산한 첫 번째 사건이다.

세포들은 이후에도 그렇게 성장 분열하였다. 5천만 톤 이상의 헨리에타 세포(HeLa 세포로 알려진)가 그녀가 죽은 후에도 자라고 있다. 6만 편이 넘는 과학 논문에서 그 세포를 이용했음을 밝혔다(매일 10개의 연구가 추가되고 있다).[4] 수백만 달러가 그 뒤를 이어 사용되고 있고, 수천 개의 과학 관련 직업이 생겼으며, 수억 명의 환자들이 그 활용으로 혜택을 받고 있다. 2009년에는 이 세포와 관련해 검토해야 할 11,000건의 특허가 있었다.

HeLa 세포로 소아마비 백신이 만들어졌고, IVF 기술이 발견되었으며, 헤르페스, 플루(독감), 백혈병, 파킨슨병, 혈우병에 대한 약이 개발되었다. 항암제와 유방암의 치료제인 타모시펜(tamoxifen)도 HeLA 세포 덕분에 만들 수 있었다. HeLA 세포는 항상 복제되는 첫 세포이며, 항상 매핑되는 첫 번째 유전자를 보유한다.

암과 같은 것임에도 불구하고, HeLa 세포는 분열하고 에너지를 생산하며, '연결되어 있고', 단백질을 생산하며, 유전자를 발현하고, 조절한다. 그것은 호르몬과 독소에 취약하며, 얼리거나 방사능 처리를 할 수 있다.[5] 헨리에타가 사망한 후 30년 동안 그녀의 세포는 그녀를 사망에 이르게 한 자궁경부암 백신을 생산하는 데 이용되었으며, 독일의 바이러스 학자 하랄트 추어 하우젠(Harald zur Hausen)에게 노벨상을 안겨 주었다.

박스 18.1 사실에 입각한 정보: 헨리에타 렉스

조지 게이의 연구 조수인 마리 큐비첵(Mary Kubicek)은 헨리에타 렉스가 부검실에 누워 있는 동안 그녀에게서 보다 많은 세포를 추출하라는 요청을 받았다. 헨리에타의 얼굴에서 시선을 회피한 마리는 헨리에타의 발톱에 빨간 매니큐어가 발라져 있음을 알았다. "난 정말로 졸도할 것 같았어요" 그녀는 말하였다. "오, 하나님! 그녀는 진짜 사람이었어요. 나는 그녀가 화장실에서 발톱을 칠하며 앉아 있는 것을 상상하기 시작했고, 우리가 늘 가지고 일했고 전 세계에 보냈던 세포들이 살아 있는 그녀에게서 나왔다는 것을 처음으로 깨달았습니다."

Skloot, R. (2010) *The Immortal Life of Henrietta Lacks*. London: Macmillan, pp. 90–91.

헨리에타 렉스의 세포는 불멸이며 엄청난 가치를 지니고 있다. 여러분은 헨리에타 렉스와 어린 나이에 엄마 없이 남겨진 그녀의 다섯 아이들이 어떻게 되었는지 의문을 가질 것이다. 혼자서 돌봐야 할 너무나 많은 아이들과 함께 남겨진, 헨리에타의 젊은 남편에게는 무슨 일이 일어났을까?

이 지점에서 이야기는 당혹스럽게 전개된다. 2010년 4월이 되어서야 헨리에타는 버지니아의 알려지지 않은 무덤에 묻히게 되었다. 그녀의 아이들 중 하나인 엘리(Ellie)는 15세에 메릴랜드의 흑인 정신병원에서 사망하였으며, 지금까지 살아 있는 그녀의 다른 아이들은 건강보험을 지불할 능력이 없다.

수년에 걸쳐 가족들은 어머니의 세포에 관한 소식을 아주 조금씩 듣게 되었다. 그러나 최근 베스트셀러가 된 헨리에타 렉스의 삶을 기록한 책[6]의 저자 레베카 스클르트(Rebecca Skloot)[7]는 그들이 의학 연구를 위해 흑인들을 납치하는 백인 '밤의 의사들(night doctors)'에 관해 들었던 이야기를 떠올리며, '공포, 노여움, 오해의 안개 속에서 살았다'고 주장하였다. 2009년이 되어서야 마침내 그녀의 살아 있는 자녀들 중 두 명이 처음으로 HeLa 세포를 보기 위해 실험실에 갔다. 헨리에타의 딸 데보라(Deborah)는 말하였다.

> "솔직히 말해 과학을 상대로 화낼 수는 없어요. 왜냐하면 과학은 사람의 삶에 도움을 주고, 그게 없으면 엉망이 될 테니까요. 하지만 거짓말을 하지는 않겠어요. 난 건강보험 혜택이 조금만 있었으면 좋겠어요. 어머니의 세포를 이용해서 만든 약을 위해 매달 그 모든 돈을 지불할 수는 없어요."[8]

렉스 가족의 불만은 어머니의 세포로 벌어들이는 많은 돈이, 단지 그들에게 돌아오지 않는다는 사실 때문만은 아니다.

그들은 또한 1976년 암에 대해 검사한다는 말을 믿고 유전학자 빅터 매커식(Victor MaKusick)[9]에게 혈액 샘플을 준 것 때문에 화가 났다. 매커식은 논문 「HeLa 세포의 유전적 특징」을 발표했는데, 거기에서 그는 어떤 검체에서도 HeLa 세포를 분별할 수 있는 DNA의 43개 유전자 표식 목록을 보고하였다. 이 논문에서 헨리에타의 이름이 그대로 사용되었으며, 남편, 첫째 아이, 둘째 아이 등으로 그녀의 가족이 서술되었는데, 이는 오늘날 매우 심각하게 여겨지는 기밀유지 위반에 해당한다.

이것이 헨리에타의 사생활 보호를 침해한 유일한 사례는 아니다. 1986년에 저널리스트 마이클 골드(Michael Gold)는 『세포의 음모: 한 여성의 불멸의 전설과 그것이 일으킨 스캔들』[10]이라는 책을 출판하였다. 이 책에서 골드는 헨리에타 렉스의 부검을 소름끼치도록 세밀하게 묘사하였다. 그가 헨리에타 렉스의 의학적 기록에 접근하였다는 것이다. 헨리에타 가족 어느 누구도 그 기록을 공개하는 데 허락한 적이 없으며, 요청받은 적도 없었다.

유감스러운 이야기 속에서 유일한 특이 요소인, 과학적 연구와 인간애에 대한 HeLa 세포의 놀라운 가치를 인지하는 것은 매우 중요하다. 아무도 그녀나 그녀의 가족에게 세포의 사용이나 의무기록 공개에 대해 동의를 얻지 않았다는 것은 그 당시 드문 일이 아니었다. 무엇을 했고 왜 했는지에 대해 아무도 설명하지 않았다는 것 역시 특이하지 않았다. 그 당시 의사와 환자 관계는 달랐다. 의사는 전지전능하며, 아버지와 같고, 신과 같으며, 환자는 존

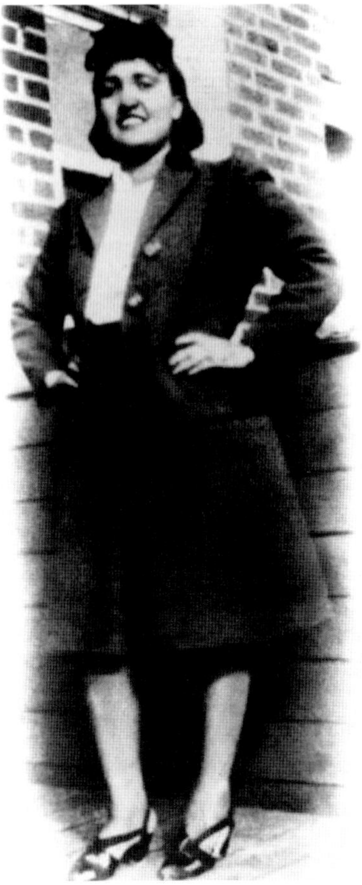

그림 18.1 ▨ 헨리에타 렉스, 그녀에게서 HeLa 세포의 이름이 유래되었다. 미국 볼티모어에 있는 그녀의 집 앞에 서 있는 모습. © Obstetrics & Gynaecology/Science Photo Library.

경을 보이고 복종하였다.

그래도 헨리에타 렉스나 그녀의 가족이 도덕적으로 헨리에타 렉스의 세포로부터 얻은 이익을 공유할 자격을 갖추었는지 여부를 물어보는 것은 흥미롭다. 만약 그들에게 자격이 있다면, 연구에 사용되는 생물학적 검체(bio-specimens)를 제공한 우리들에게 이것이 함의하는 것이 있는지 역시 물어볼 수 있을 것이다.

Mo 세포주

캘리포니아 대학교의 운영회에 반대한 환자 존 무어(John Moore)에 의해 길고도 복잡한 법적 절차가 시작된 후, 1988년에 이 질문에 대한 한 가지 해결책이 제시되었다.[11] 1976년 존 무어는 모발상세포 백혈병(hairly cell leukemia)을 진단받았다. 비장의 일반적 무게는 200g 정도인데, 그의 비장 무게는 6kg이 넘었다. 무어의 동의로 비장은 제거되었다.

무어의 의사인 데이비드 골드(David Golde)[12]는 수술 전 무어의 혈액에 이상이 있다는 것을 알았다. 그 혈액에는 면역계를 관할하는 림포카인 단백질을 비정상적으로 많이 생산하는 드문 형태의 T림프구가 들어 있었다. 비장절제술 후 골드 박사는 무어의 비장에서 조직을 얻었으며, 1979년에 그의 연구 동료인 셜리 콴(Shirley Quan)과 함께 헨리에타 렉스의 세포에서 만들어진 불멸의 세포주와 같은 종류인 존 무어의 세포를 복제하였다. 그들은 1979년 Mo 세포주에 대한 특허권을 신청하였고, 1984년에 특허권을 획득하였다.

이 세포주는 여러 가지 제품을 만드는 데 사용되었는데, 가장 대표적인 것이 과립구 대식세포 콜로니 자극 인자(granulocyte-macrophage colony-stimulation factor, GM-CSF)로, 백혈구를 만드는 데 도움을 주며, 에이즈 치료에 사용하기 위해 연구되고 있는 물질이다. 골든, 콴 그리고 캘리포니아 대학교는 유전자연구소(Genetic Institute), 산도스 제약회사와 계약을 맺었다. Mo 세포주의 가치는 수십억 달러로 추정되었다.

그 사이 수년 동안 존 무어는 골드 박사의 요청으로 수차례 UCLA 의학센터에 갔으며, 더 많은 생물학적 검체를 제공하였다. 그러나 그는 점차 의심이 들었다. 그는 여러 번 조직으로부터 재정적 이윤을 얻을 수 있는지를 물어보았다. 무어는 대답을 듣지 못하였다. 그러나 1983년에 그는 서명해 달라는 한 서식을 받았는데, 이것이 형식상의 절차임을 확신하였다. 이 서식은 그의 조직에서 개발될 수 있는 어떠한 결과물에 대해 그의 모든 권리와 상속인의 권리를 포기할 것을 요구하였다. 무어는 서명을 하지 않았고, 존 무어의 세포에서 만들어진 결과물에서 나온 특허를 알아낸 변호사와 상의하였다.

무어는 대학을 고소하였다. 그는 그의 세포에 대한 대학의 사용이 '개조(conversion: 누군가의 소유물이 부당하게 처리되거나 다른 사람의 이용을 위해 전환되어 합법적인 소유자에게 손해가 되는 것)'하는 것이라고 주장하였다.[13] 그는 또한 대학의 세포 이용에 대한 충분한 정보에 의한 동의를 제공받지 못하였다고 주장하였다. 그리고 그는 골드 박사가 선량한 관리자의 의무(fiduciary duty: 환자인 무어의 이익을 위해 행동해야 하는 의무)를 위반하였다고 주장하였다.

캘리포니아 상급법원은 무어의 세포가 대학에서 골드와 콴이 세포를 사용하던 때에 그에게 속해 있지 않았다는 근거로 그의 '개조' 주장을 거부하였다. 비장절제술 전에 동의서에 서명한 것을 근거로, 무어가 자신의 조직에 대한 소유권을 포기한 것이라고 결정을 내렸다. 그가 그것을 소유하지 않았기 때문에, 골드와 콴에 의해 개조될 수 없는 것이다.[14] 그러므로 캘리포니아 상급법원에 따르면 존 무어가 수술에 동의하는 서식에 서명한 것은 무어가 그 수술에서 제거된 조직의 사용에 대해 되풀이하여 말하거나, 이익을 얻을 수 있는 모든 권리를 포기한 것이다.[15]

만약 무어가 상업적 목적으로 그의 조직을 사용하는 것에 대해 명시적으로 동의하지 않았다면, 그러한 목적으로 조직을 사용한 의사에게 도덕적 잘못이 있다는 반론이 즉각적으로 제기되었다. 이러한 주장은 의사가 다음 상황에서 조직을 사용하는 것이 도덕적으로 부적절하다고 제시한다.

(i) 명시적 동의에서 받은 것 외의 다른 목적
(ii) 상업적 사용에 대해 명시적 동의가 없는 어떠한 상업적 목적

이 두 가지 주장의 함의를 살펴보자.

(i) 구체적 사용에 대한 동의

헨리에타 렉스나 그녀의 가족이 자궁경부암 백신을 개발하기 위해 그녀의 세포를 사용하는 데 동의하였다고 가정해 보자. 그녀의 세포들은 이 목적을 위해 쓰였을 것이다. 또한 우주에서의 무중력 효과와 모기의 짝짓기 습관을 연구하기 위해서도 세포들이 이용되고 있다.[16] 1951년에는 렉스의 세포를 이와 같은 곳에 사용할 것이라고 예측하는 것은 불가능하였다. 그러므로 그녀나 그녀의 가족에게 그와 같은 목적이나, 그것이 사용된 다른 무수한 목적에 대해 구체적인 동의를 얻는다는 것은 불가능한 것이다.

만약에 법이나 전문가적 행동강령에서 그와 같은 구체적인 동의를 요구한다면, 이것은 연구 프로젝트를 계획하고, 새로운 기술을 이용할 수 있을 때 사용하기 위해 보관되어 있는, 조직의 접근성에 좌우되는 상당수의 과학 연구를 심각하게 방해할 것이다.

연구자들이 항상 검체를 제공한 사람이나 그들의 가족에게 되돌려 줄 수 있으며, 조직을 다른 용도로 사용할 때 명시적 동의를 받아야 한다는 것을 제안할 수도 있다. 이것은 검체에 대한, 그리고 누가 그 파일을 관리하고 업데이트하는지에 대한 모든 세부 내용을 요구한다. 또한 조직의 새로운 사용이 발견될 때마다 가족에게 연락하여 그들의 동의를 얻는 데 관리자들의 시간과 노력이 들 것이다. 특히 익명성을 보장하였다면, 이는 엄청난 비용이 드는 행정적 부담이 될 것이다.

하지만 이러한 일은 가치 있지 않을까? 의사와 과학자들이 조직을 이용하기 위해 허락을 구하는 것은 사람들에게 무척 중요하다. 조직 사용에 대해 연구자들을 고발했던 많은 사람들과 면담한 스클루트(Skloot)는 다음과 같이 말하였다. "그들은 계속해서 말하고 또 말하였다. 만약에 우리에게 요청을 하였다면 우리는 승낙했을 것이라고"

이러한 어려움에 대한 한 가지 대안은 동의서식에 조직을 다른 목적(또는 비상업적 목적)에 이용하는 데 동의하는, 개방 동의의 일부를 포함하는 것이다. 많은 사람들이 개방(아직 정해지지 않은) 사용에 대해 서명하는 것에 만족감을 느낀다. 왜냐하면 그들은 이타적으로 다른 사람을 도울 수 있는 연구에 기여하기를 원하기 때문이다.

박스 18.2 활동: 소집단 토론

소집단 참여자들은 조직의 구체적 사용을 언급하는 동의서 서식의 필요성에 대한 찬성과 반대 입장을 논의해야 한다.

집단별로 조사하여 보고하고, 논의 후 전체 집단에 공개해야 한다.

(ii) 상업적 사용에 대한 동의

캘리포니아 상급법원은 대학이 그의 조직을 부당하게 개조하였다는 존 무어의 주장을 기각하였다. 그러나 그들은 골드 박사가 무어에 대한 선량한 관리자의 의무를 위반하였다는 무어의 주장을 받아들였다. '선량한 관리자의 의무'는 한 사람이 다른 사람의 최선의 이익에 따라 행동해야 할 도덕적 혹은 법적인 의무를 가질 때 존재한다.

법원은 골드 박사에게 조직을 가져가는 데 있어 존 무어의 충분한 정보에 의한 완전한 동의(fully informed consent)를 확보해야 하는 선량한 관리자의 의무가 있다고 주장하였다. 존 무어의 조직에서 재정적 이익을 얻는다는 것을 무어에게 알리지 않았을 때, 그는 그 의무를 위반한 것이다. 충분한 정보에 의한 완전한 동의를 획득하기 위해 법원은 골드 박사가 '연구든 경제적인 것이든 판단에 영향을 줄 수 있다면, 환자의 건강과 무관한 개인적인 이익'조차도 공개해야 한다고 주장하였다.

이러한 판결은 의사의 선량한 관리자의 의무에 대한 정확한 본질을 불분명하게 하였다. 만약 의사가 제약회사의 주식을 소량 가지고 있고, 그 회사가 마침내 환자의 검체를 이용한 연구에서 이윤을 얻게 되었다면, 이것을 검체의 재정적 이익으로 생각할 수 있을까? 환자의 조직을 취할 당시에 의사가 상업적 이용에 대한 생각이 없었다면 어떻게 되는가? 나중에 상업적 목적(환자에게 돌려 줄 최소한의 것이 없는)으로 그것을 이용할 수 없다면? 많은 사람들은 의학 연구를 위해 조직을 사용하는 것에 기꺼이 동의하는데, 재정적 이익을 위해 사용되는 것을 보았을 때도 그럴 수 있을까?

어쨌든 제약회사의 목적은 직접적으로 인류에게 이익을 주는 것이 아니다. 주주들에게 이익을 주는 것이다. 대개 인류에 이익을 줄 수 있는 것에 한하여 그들은 성공적으로 주주에게 이익을 줄 것이다. 물론 항상 그런 것은 아니다. 왜 환자들이 그들의 조직을 주주의 이익을 위해 기부해야 하는지, 심지어 이것의 부작용이 인류에게 이익이 되는 것인지? 왜 그들은 자신의 조직으로부터 일부 개인적 이익을 얻으면 안 되는지? 헨리에타 렉스와 존 무어 둘 다 그들의 조직으로 다른 사람들이 수백만 달러를 버는 동안 한 푼도 받지 못하였다는 것이 도덕적으로 납득될 수 있는가? 만약 검체를 경제학적으로 가치가 있다고 검증된 유일한 상황에서 얻는다면, 환자는 이익을 공유할 수 있을까?

어려움은 다시 관리상의 문제가 될 것이다. 거대한 이익이 한 개인의 조직으로 만들어졌다고는 할 수 없다. 수많은 개인이 수익성을 상승시키는 조직을 기증한 사례는 매우 흔하다. 모든 개인을 추적하는 것을 생각해 보자. 개개인의 사례에서 수익금을 정당하게 분배하는 작업을 한다고 생각해 보자. 이러한 작업은 비용이 많이 들고, 회사가 그와 같은 거대한 진보를 이루는 데 필요한 연구나 개발을 단념하지 않을까?

또 다른 어려움은 이러한 조항이 조직으로 돈을 벌 가능성에 대해 환자의 관심을 끌 것이라는 데 있다. 환자가 더 좋아지도록 돕기보다는 의사들이 그들에게서 이익을 얻기 원한다고 생각하여 의사에 대한 불신을 유도하게 되는 것은 아닐까? 환자가 그들의 조직세포에 대해 더 나은 가격을 주장하는 부적절한 협상이 초래되지는 않을까? 다른 수백 명의 혈액과 함께, 의학적 진보를 이루는 데 사용된 혈액을 제공한 한 개인에게 '적절한' 할당이란 무엇일까? 동의 서식에 있는 개방된 조항을 상업적 이용에 대한 동의를 포함하는 것으로 이해해야 하는가? 또는 이것이 환자에 대한 선량한 관리자의 의무를 위반한 것인가?

박스 18.3 활동: 역할극

참여자들은 4명씩 무리를 지어 검체를 얻기 위해 동의서를 받는 의사, 검체가 돈이 될 수 있다는 것을 인지한 환자, 환자의 배우자, 병원 관리자 사이의 상호작용에 대한 역할극을 수행한다.

역할극을 준비하는 데는 20분의 시간을 할당한다.

이러한 고려사항은 흥미로운 질문을 제기한다. 만약 의사가 헨리에타 렉스나 존 무어와 같이, 의학 연구에 매우 가치가 있으며, 그래서 잠재적으로 인류에 가치가 있는, 그러나 자신의 건강 외에 다른 목적으로 조직을 사용하는 것에 대해 동의하지 않는 생물학적 검체 제공자를 우연히 만나면 어떻게 될 것인가? 의사가 이에 대해 스스로 포기해야 하는가? 이 사람들에게 압력을 가할 의무는 없는가? 예를 들어 의사가 조직 제공을 강제하기 위해 그와 같은 사람을 법정에 데려가는 것이 도덕적으로 허용될 수 있을까? 조직 사용에 대한 동의에 따라 치료하는 것이 허용될 수 있을까?

이러한 상황에서 자신의 목적으로 대우받아야 한다는 그 사람의 권리가 최대 다수의 최대 행복을 산출하려는 욕망과 어떻게 일치될 수 있을까(4장 참조)?

박스 18.4 활동: 브레인스토밍

헨리에타 렉스의 세포처럼 잠재적으로 가치가 있는 세포를 가졌으나, 자신의 안녕을 제외하고는 어떠한 목적으로도 그것을 사용하기 원하지 않는 사람들에게 어떤 일이 일어날 수 있을지 떠오르는 생각들을 이야기해 본다.

올더헤이 병원 사건

영국에서는 연구 목적을 위해 생물학적 검체(biospecimen)를 제공하는 사람들로부터 구체적 사용(상업적 사용이 아니라 하더라도)에 대한 동의가 필요하다. 이러한 상황은 논란이 된 신체 일부 보유와 관련된 중대한 사건에서 초래된 직접적 결과이다.

1999년 리버풀의 올더헤이 병원[17]에 1988년에서 1996년 사이 병원에서 사망한 아기와 아기의 몸에서 나온 수천 개의 장기가 문자 그대로 비축되었다는 것이 밝혀졌다. 그 아이들의 부모는 검시에 동의하였으나, 장기 보유에는 동의하지 않았다. BBC에 따르면 아이들의 장기가 병원에 보관되어 있다는 것이 알려졌을 때, 자신의 아이가 포함되었는지 알기 원하는 부모로 전화 교환대가 마비되었다고 한다.[18]

안네트 그림스(Annette Grimes)는 40년 전에 그녀가 묻었던 아기에게 심장, 폐, 식도가 없었다는 것을 알게 되었다. 올더헤이 병원이 자넷 다콤브(Janet Dacombe)의 아들 제임스(James)의 장기를 하나씩 돌려 주어 그녀는 세 번의 장례식을 치렀다. 파울라 오리어리

(Paula O'Leary)의 11개월 된 아들이 1981년 뇌출혈로 사망한 후, 그의 심장과 다른 신체 부위 36개가 보관되었다.

2001년 마지막 조사서인 레드펀 조사서(Redfern Enquiry)[19]에서는 800명의 아이들에게서 얻은 2,080개의 장기들이 낙태나 사산된 3,575명의 태아와 함께 보관되어 있다고 발표하였다. 2010년 1월에 리버풀 알턴 묘지(Allerton Cemetery)에서 조직과 장기 그리고 가족이 찾지 않는 태아들을 위한 마지막 장례식이 있었다. 그리고 동시에 이들은 기념공원으로 헌정되었다.[20]

올더헤이 사건의 결과로 영국 수석 보건 공무원인 리암 도날슨(Liam Donaldson)의 주도하에 아이들의 장기 사용에 대한 조사가 착수되었다. 조사 결과 영국 전역에 있는 병원과 학교에 10만 5천 개의 장기가 보관되어 있다고 보고되었다. 이 조사에서는 검시 과정에서 장기와 조직을 제거하는 것에 대해 충분한 정보에 의한 동의를 확보해야 한다는 주요한 법률 개정을 제안하였다.

사건의 중심에는 네덜란드의 병리학자이자, 유아 돌연사의 전문가이며, 1988년에서 1995년까지 올더헤이 병원의 선임 병리학자였던 딕 판 펠젠(Dick van Velzen)이 있었다.[21] 레드펀 조사서에 따르면 그는 검시를 받는 모든 아이들로부터 모든 장기를 적출하는 비윤리적 · 불법적 행위를 조직적으로 명령하였다. 그는 변론에서 병원이 그에게 검시를 제대로 할 시간, 자원을 처리할 시간과 자원을 허용하지 않았다고 말하였다. 그는 언젠가 자신의 마음에 들게 끝마칠 것이라는 희망으로 장기를 수집하였다. 그의 표현에 따르면, '아이들은 너무나 소중해서 아이들을 도울 수 있는 모든 단편적 정보를 이용하지 않은 채 죽게 할 수는 없었다'.[22] 그럼에도 불구하고 그는 2005년 의료인 등록(medical register)에서 제명되었다.[23] 『영국 의료 저널(*British Medical Journal*)』에 따르면 판 펠젠의 행위는 2004년 인간 조직에 관한 법에 직접적인 영향을 미쳤다.[24]

이 법안은 인간 조직의 보관과 사용에 대해 기본이 되는 동의를 만들었다. 인간 조직을 보관하는 해부학 교실과 박물관 같은 기관에 면허를 발급하는 HTA(Human Tissue Authority)가 이것을 관리한다.[25] 이 법은 다음과 같은 행위를 불법으로 본다.

- 동의 없이 인간 조직을 제거, 보관, 이용하는 것
- 동의 없이 DNA를 확보하고 검사하는 것
- 장기 밀매
- 보고되지 않은 목적을 위해 조직이나 장기를 보관하는 것[26]

이 법안이 시행되자 왕립 병리학자 협회의 부회장 피터 퍼네스(Peter Furness)[27]는 비록 법안에 관하여 좋은 점들이 있지만 면허를 받는 것은 비용이 많이 들며, 시간 소모적이고, 복잡하며, 지나치게 관료적일 것이라고 말하였다. 이 법은 수년 동안 시행되고 있다. 많은 사람들은 조건의 엄격함과 특히 진술된 목적에 한하여 조직과 장기를 보관할 수 있다는 필요요건이 의학 연구에 상당한 장애물이라고 생각한다.

박스 18.5 사실에 입각한 정보: 「인체 조직에 관한 법 2004」에 대한 시각

2010년 7월 9일에 영국의 새로운 연립정부는 웹사이트를 발족하였고, 불필요하여 폐지해야 할 법과 규정을 정하는 데 대중이 참여하도록 하였다.

다음은 7월 1일에 투고된 것이다.

'「인체 조직에 관한 법 2004」 폐지

HTA는 올더헤이 병원의 장기 보관 사건에 대한 반응으로, 의심할 여지 없는 훌륭한 의도에서 도입되었다. 그러나 대부분의 규정이 어떤 것에 대한 무릎반사처럼 도입되었기 때문에, 이것은 매우 부정적인 의도하지 않은 결과를 가져왔다.

HTA는 합법적으로 임상 연구에 종사하는 대부분의 사람들에게 악몽이 되었다. 심지어 하나의 혈액 검체를 얻는 데에도 HTA의 규제를 받아야 하며, 연구자와 윤리 위원회는 전혀 해가 없는 절차에서도 HTA에 부합하는지 알기 위해 엄청난 시간을 낭비한다.

그 법을 폐지한다고 올더헤이 사건이 반복되지는 않을 것이다. 의료 전문직은 장기 보관에서의 쟁점을 잘 인지하고 있으며, 전문직 규범은 비슷한 일이 재발하는 것을 허용하지 않을 것이다. 그러나 법을 폐지하는 것은 합법적인 임상 연구의 부담을 크게 줄이는 것이며, 질병을 치료할 수 있는 방법을 찾도록 하는 의학의 진전에 그만큼 중요한 부분이 된다.'

15분 후에 답글이 올라왔다.

'의과대학 학생으로서, 나는 진심으로 위의 의견에 동의합니다. 의대에서 우리는 해부 실습을 합니다. HTA는 우리의 수업 관리자가 해야 할 것 외의 요식체계를 더하였고, 실습 동안 피험자에 대한 존경보다는 법을 어기는 것에 대한 두려움을 불러일으켰습니다.

다시 말하면, 수업 첫날부터 지속적인 경고들이 불필요한 유언비어를 조금 넘어 더해졌습니다. 이미 존중과 존엄의 문화가 의과대학 학생, 스태프, 그리고 학교 안에 강하게 내재하고 있는데 말입니다.'[28]

마이클 피츠패트릭(Michael Fitzpatrick)[29]은 올더헤이 사건에 대한 대응으로, 정부가 의학 진보를 위해 구분해야 할 필요가 있는 인체에 대한 두 가지 태도를 합쳐 버렸다고 주장하였다. 첫 번째는 신체에 대한 대중의 인식이며, 두 번째는 의학적 접근법(approach of medical science)에 대한 것이다.

피츠패트릭의 주장에 따르면, 전자는 우리의 '살아 있는 몸에 대한 자기도취적 강박을 사체에 대한 병적인 집착'으로 확장한다. 이는 장기 자체를 사람을 구성하는 중요한 부분으로 바라보며, 그것을 몸의 통합된 부분으로 여기면서 장기의 상징적 연관성을 숙고한다. 피츠패트릭의 주장에 따르면 이러한 태도는 의례를 갖추어 사체를 존중하는 동정과 애도가 필수적인 장례식장에 매우 적합하다.

박스 18.6 사실에 입각한 정보: 군터 폰 하겐스

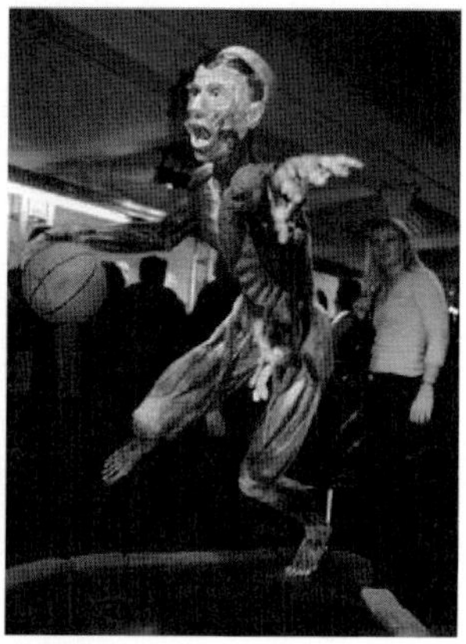

군터 폰 하겐스(Gunther von Hagens)[30]는 인체를 플라스틱화하는 것으로 유명한 해부학자이다. 먼저 그는 시체로부터 지방과 체액을 제거하고, 플라스틱으로 그것을 대체하였다. 그러고 나서 살아 있는 듯한 다양한 자세로 인체를 전시하였다(그림 18.2).

하겐스의 전시는 논란이 되고 있다. 때때로 그가 배치한 몸의 자세(예를 들어 베를린 전시회에서는 사랑을 나누고 있는 것처럼 두 몸을 배치하였다)가 논란이 되는데, 그가 인체에 대해 적절한 존경을 표하지 않는다고 여겨지기 때문이다. 2002년에 그는 170년 동안 영국에서 중단되었던 대중 앞에서의 해부를 시연하였다.

그림 18.2 ■ 운동 중인 농구선수의 플라스티네이션. © Photolibrary.com.

피츠패트릭이 말한 신체에 대한 의학적 접근법은 상당히 다르다. 이는 신체를 더 큰 중요성을 지니지 않은 전체 장기의 부분들이 통합된 생물학적 시스템으로 보는 것으로, 기능적인 면에서 냉철하게 보는 것이다. 피츠패트릭의 주장에 따르면, 조심스럽고 은밀한 병리학 실험실의 세계에서 인체에 대해 가져야 할 적절한 태도는 분리되며 객관화된 관점이다. 피츠패트릭에 따르면, 병리학자의 세계가 항상 감추어졌던 것은 대부분의 사람들이 그것을 혐오스럽다고 생각하는 바로 그 이유 때문이지, 부적절한 어떤 것이 그곳에서 벌어지기 때문이 아니다.

신체에 대한 과도한 대중의 인지는 신체를 해부해야만 하는 사람들의 활동에 방해가 될 것이라는 피츠패트릭의 생각은 거의 정확하다. 올더헤이 사건에서처럼 대응하는 것에 대해, 피츠패트릭은 사실상 정부가 장례식장에 적절한 태도를 병리학 실험실에 적용할 것을 고집한다고 주장하였다. 이것 또한 옳을까?

박스 18.7 활동: 창의적 글쓰기

참여자들은 신체를 해부하는 데 장례식장의 태도를 취할 것을 요구받는 병리학자의 생활 속 하루를 묘사하는 1,000단어 정도의 짧은 에세이를 작성한다.

토론을 자극하기 위해 가장 잘 작성된 글을 낭독한다. 장례식장에서의 어느 정도의 태도가 실험실에 적합한지에 대해 논평해야 한다(예: 의과대학 학생이 인체 장기를 가지고 캐치볼을 하는 것이 허용 가능한가?).

생물자원탐사와 생물자원수탈

모든 사회 구성원은 마땅히 자신의 것이라고 믿는 어떤 것을 누군가가 가져 갔을 때 잘못되었다고 느낄 수 있다. 이러한 공동체는 존 무어와 같이 법정을 통해 그들이 자각한 권리를 추구하는 것에 반대하지 않는다(박스 18.8).

박스 18.8 사실에 입각한 정보: 멕시코 노란콩 특허권

멕시코 농부들은 수년 동안 미국에 마이오카바 노란콩(mayocaba yellow bean)을 수출하고 있었는데, 그때 콜로라도 출신의 농부 래리 프록터(Larry Proctor)가 일부를 사서 키워 추수한 후 다음 세대의 작물을 재배하였다. 현재 그는 회사인 POD–NERS를 통해 Enola Bean(그의 부인의 이름을 땀)이라는 이름으로 마이오카바에 대한 특허를 냈고, 1999년 4월에 특허번호 5,894,079를 받았다.

그러고 나서 POD–NERS는 미국에 있는 모든 멕시코 콩 수입업자에게 만약 그들이 미국에서 이 콩을 판다면 로열티를 지불해야 한다는 경고의 편지를 보냈다.

거의 모든 회사가 콩 수입을 중단하였다. 멕시코 시날로에 있는 The Agricultural Association of Rio Fuerte의 콩수출 판매가 90% 하락되었다. 최대 2만 2천 명의 멕시코 농부들이 여기에 영향을 받았을 것이다.

2000년 12월 국제열대농업센터(International Center for Tropical Agriculture, CIAT)는 생물다양성조약(Convention on Biological Diversity)에 의해 인정된 유전자 자원에 대한 멕시코의 자주적 권리를 위반하였다고 주장하면서 POD–NERS 사의 특허권에 이의를 제기하였다.

2009년 미연방 고등법원은 POD–NERS 사의 특허권이 유효하지 않다고 판결하였는데, 이는 콩이 불법적으로 유용되어서가 아니라, 특허된 상품이 제품화에서 '진보적 단계(non–obvious step)'를 거쳐야만 하는데, 그 기준에 부합되지 않았다는 이유에서였다. 법원은 누구든지 콩으로 할 수 있는 것을 래리 프록터가 했을 뿐이라고 주장하였다.

그러나 POD–NERS 사는 특허권이 폐지되기 전까지 10년 동안(일반적 특허권의 절반 기간) 특허권을 가지고 있었다.[31]

가이아나 후손의 민속생물학자인 콘래드 고린스키(Conrad Gorinsky)[32]는 수개월 동안 아마존의 와피샤나(Wapishana) 부족[33]과 지내면서 그들의 삶의 방식을 배웠다. 이 부족은 출혈을 멈추게 하고, 감염을 예방하며, 유산을 유발하기 위해 녹심목과의 견과에서 나온 격자를 오랫동안 사용하고 있었다. 숲을 떠난 후 고린스키는 녹심목에서 분리한 활성 비스벤질 아이소퀴놀린 알칼로이드(bisbenzylisoquinoline alkaloids)에 특허를 내고, 이를 루펀유닌(rupununine, 그가 자란 마을의 이름을 땀)이라고 불렀다. 그는 이것이 암과 에이즈 치료에 이용될 수 있다고 주장하였다.[34]

와피샤나 부족은 고린스키가 그들에게 오랫동안 속해 있었던 지식을 훔쳤고, 개인적 이익을 위해 지식을 사용하고 있다고 생각하였다. 사실상 그들은 고린스키가 자원을 실제 발견하고 개발한 사람들에게 보상도 하지 않고 유전자 자원과 원주민의 지식을 상업적으로 개발한 생물자원수탈자라고 주장하였다.

생물자원수탈(biopiracy)은 최근에 나온 용어이다. 이는 주로 생물자원탐사(bioprospecting)라는 용어와 대조된다.[35] 둘 다 활동적으로 지역을 순회하고, 바이오샘플(생물 표본)을 취하며, 이익을 산출하기 위해 다른 나라로 가져가는 것과 관련되어 있다. 일부에서는 이 두 단어가 상호 호환적이라고 믿는다. 다른 이들은 생물자원수탈은 도덕적으로 받아들일 수 없는 반면, 생물자원탐사는 도덕적으로 받아들일 만하다고 생각한다.

생물자원탐사(덜 경멸스러운 용어를 사용한)는 최근까지 길고도 존중할 만한 역사를 가지고 있다. 예를 들면 찰스 다윈(Charles Darwin)은 비글호를 타고 생물자원탐사를 하였다. 그는 단순히 흥미로운 것은 무엇이든지 취했고, 그것을 본국으로 가져왔다. 다윈이 생물자원수탈자였을까?[36] 빅토리아 시대에 식물학자들의 노력으로 런던 근처 큐(Kew)에 있는 왕립 식물정원이 채워졌다.[37] 우리들 대부분은 현재 생물자원수탈자라고 하는 사람들의 노고 덕분에 우리 땅에 오게 된 식물로 채워진 정원을 가지고 있다. 이러한 사람들은 물론 그들이 잘못된 일을 하였다고 생각하지 않는다. 또한 그 당시의 기준으로는 잘못한 것이 아니다. 뿐만 아니라 그들의 노고로 인류 이해의 총합이 크게 확장되었으며, 많은 경우 의학의 돌파구로 이어졌다는 것은 의심의 여지가 없다.

고린스키 역시 그가 잘못하였다고 생각하지 않았다. 그는 아마존이 도서관과 같고, 그 부족의 사람들은 사서라고 주장한다. 그는 도서관은 파괴되고 있고(21장에서 살펴볼 화전과 벌목으로), 사서들이 대량 학살되고 있다고 생각한다. 그는 스스로를 특허화한 지식의 구세주로 여긴다.[38] 고린스키는 '효과적으로 식물 자원을 국영화하는' 리우 데 자네이로(Rio Janeiro)의 지구정상회담(the Earth Summit)[39]에서 조인된 1993년 생물다양성 조약[40] 때문에 생물자원수탈자라는 낙인이 찍혔다고 주장한다. 그는 이것이 현재 거대 제약회사와 결탁한 정부에게 통제권을 주는 것으로, 제약회사가 숲을 마음대로 쓰는 대신 값싼 약을 얻는다고 주장하였다. 그는 이 모든 것이 생물다양성 조약의 보장과 서구 환경론자들의 지지 때문이라고 주장한다. 고린스키는 그것에 포함된 생물다양성 조약과 수탈 방지법(anti-piracy laws)은 '숲의 사람들과 그들의 지식을 보호하기 위해 사용되는 것이 아니라', '그것을 파괴하기 위해 이용된다'고 하였다.

국경 안에 속한 식물과 다른 생물학적 물질에 대한 국가의 자주적 권리가 1993년 생물다양성 조약에서 처음으로 인지된 것은 사실이다.[41] 그때까지 이러한 자원은 인류의 공동 유산으로 여겨졌던 것이다. 그러나 그와 같은 권리를 인식한 지점은 국가들이 허가 없이 생물학적 자원이나 지식을 가져가는 것이 위법이라는 새로운 법을 제정하는 것을 가능하게 하였다. 현재 특정한 나라에 속한 생물학적 자원을 이용하기 원하는 개인 또는 조직은 이러한 자원에 접근하기 위해 그 나라의 정부와 동의된 보상을 가지고 협상해야 한다. 이러한 협상은 '접근 및 이익 공유 협정(Access and Benefit Sharing Agreements, ABAs)'을 만들어 냈다.[42] 충분한 정보에 의한 동의 개념이 ABAs의 근거가 되었다. 받아들일 만하다고 여겨지는 보상에 대한 교환으로 국가는 그 자원의 사용에 동의한다. 그와 같은 보상에는 보호, 교육과 연구, 장비와 재료의 기부, 토착민(원주민)과 지역사회에 대한 원조, 선취 수수료, 지불 이정

표, 로열티가 포함될 것이다. 생물다양성 조약에 합의한 국가들은 ABAs의 도움으로 그들이 진술한 목적을 달성하길 희망한다.

'자원과 기술에 대한 모든 권리를 고려하면서 유전적 자원에 대한 적절한 접근에 의해, 관련된 기술의 적절한 이전에 의해, 그리고 적법한 자금에 의해 생물학적 다양성을 보전하고 그 요소들을 지속 가능하게 이용하며 유전적 자원 사용에서 비롯된 이익을 공정하고 형평성 있게 공유하는 것'[43]

생물다양성 조약에 근거한 동의는 풍부한 생물다양성을 가진 나라에서 그들의 천연자원 사용에 대해 보상을 요구하고, 허가 없이 자원을 밀수한 사람을 처벌하는 합법적 장치를 확실하게 탄생시켰다.

다른 한편, 이러한 동의는 '모든 식물과 동물, 그리고 가장 작은 미생물에 이르기까지 모든 유전자와 특성은 잠재적으로 특허화할 수 있으며, 따라서 상업적 소유권과 이윤을 위해 이용할 수 있다'는 관점을 동일하게, 의심할 여지 없이 가능하게 하였다.[44] 존 비달(John Vidal)은 영국 『가디언(*Guardian*)』 지에 기고한 글에서[45] '극도로 복잡한 특허법'에 대한 사람들의 이해가 유일한 경계가 된다고 하였다. 변리사에 큰 합법적 예산을 들이는 회사들이 주로 그것을 가장 잘 이해한다고 그는 지적한다. 또한 정부도 그렇다고 덧붙였다.

우리가 분명하게 예상할 수 있는 것은 풍부한 생물다양성을 가진 나라의 정부가 그들이 가진 생물학적 자원을 너무 싸게 팔지 않을 것이고, 협상에서 국경 안에 있는 것들로 상당한 이익을 얻으려 한다는 것인데, 생물다양성 조약은 과학의 진보를 돕는 생물자원탐사의 일종으로 일관되게 허용함으로써, 이러한 나라와 도시에 정당성을 보장해 준다. 그러나 이러한 정당성을 보장하는 것의 대가는 생물학적 자원이 인류의 공동 유산이 아니라 정부의 독립된 소유물이며, 정부가 그에 대한 접근을 허가하는 것이라는 개념을 받아들이는 것이다.

박스 18.9 활동: 토론

거주자들은 1993년 생물다양성 조약이 숲의 사람들과 그들의 지식을 보호하기보다는 파괴한다고 생각한다.

참여자들은 준비할 시간이 필요하며, 발의에 대해 찬성 팀과 반대 팀을 구성한다. 일부 참여자들은 스스로 그들이 선호하는 입장에 반대하는 주장을 하는 자신을 발견할 것이며, 이를 일부러 반대 입장을 말하는 연습으로 여겨야 한다.

생체물질의 소유권

생물학적 자원이 인류의 공동 유산이라는 개념이 지난 30년 이상 심한 타격을 받고 있다. 이것은 1972년부터 1980년 사이에 제너럴 일렉트릭(General Electric) 사에서 근무한 유전공학자 아난다 차크라바티(Ananda Chakrabarty)[46]가 미국 법정에서 싸운 법적 투쟁으로 거슬러 올라간다. 1972년에 차크라바티는 원유를 분해하여 생물적 환경 정화에 이용될 잠재력이 있는 유전적으로 변형된 박테리아(*Pseudomonas* sp.)를 발견하여 특허를 신청하였다.[47] 박테리아는 자연의 산물이라는 근거로 차크라바티의 신청은 처음에 거부되었다. 이 판결은 특허 항소법원에 의해 뒤집혔고, 그에 대해 특허 및 상표에 대한 미국 위원 시드니 다이아몬드(Sidney Diamond)는 이 새로운 판결을 뒤집기 위해 상급법원에 소송을 냈다. 1980년 미국 상급법원은 박테리아는 자연의 산물이어서 특허의 대상이 될 수 없다기보다는 인간의 작업에 의해 유전적으로 변형되었다는 근거로 5 대 4의 표결로 차크라바티의 손을 들어 주었다.[48]

박스 18.10 사실에 입각한 정보: 특허

발명가가 특허권을 받을 때, 정해진 일정 기간(일반적으로 20년) 동안 발명품으로부터 이익을 얻을 수 있는 독점적인 권리를 부여받는다. 그는 스스로 사업을 할 수 있으며, 비용을 받고 다른 사람이 그의 발명품을 이용하도록 허가할 수 있다.

특허권은 제품, 과정 또는 제품 생산의 사용에 부여될 수 있다. 특허권은 발명품이 (i) 새롭고 (ii) 뻔하지 않으며 (iii) 유용하고 (iv) 도덕과 공공질서에 위배되지 않는다고 여겨져야만 승인될 수 있다.

발명자가 그의 발명품에 대해 완전히 설명할 수 있어야만 특허권을 신청할 수 있는 조건이 된다. 이러한 설명은 공문서이며, 다른 발명자들이 이용할 수 있는 발명품에 대한 기술적 정보를 보장한다.

특허권 신청에서 가장 중요한 부분은 발명가가 만든 '주장'이다. 이는 발명품을 설명하며, 특허 침해가 발생했는지 여부를 결정하는 데 사용된다.

특허권에는 두 가지 이점이 있다.

(i) 특허권은 발명가들의 독창성과 투자에 대한 보상이다.
(ii) 특허권은 기술적 정보가 공공영역에 있음을 확인시킨다.

만약 특허가 유용하지 않다면, 발명가는 제품과 그 제품으로부터의 이윤을 보호하기 위해 비밀유지에 의존해야 할 것이다. 따라서 공익에 기여하지 않게 되는 것이다.[49]

1990년에 인간 유전체의 지도화가 시작되었다. 인간 게놈 프로젝트(Human Genome Project, HGP)는 결과물을 모든 사람들이 인터넷에 접속하여 자유롭게 이용하도록 한 공적 기금으로 수행된 벤처 사업이었다.[50] 동시에 크레이그 벤터(Craig Venter)가 소유한 셀레라 제노믹스(Celera Genomics)[51] 또한 유전체를 배열하여 DNA 염기배열을 알아내고 있었다. 셀레라 제노믹스는 HGP에 의해 공적으로 만들어진 정보를 자신의 데이터베이스에 포함시켰다.[52] 그리고 밝혀낸 유전자에 대해 특허권을 신청하였다.

유전자는 분명히 발명품이 아니라고 생각되었고, 셀레라의 신청은 거부될 것으로 예상되었다. 그러나 그렇지 않았다. 셀레라는 유전자를 분리하는 것에서, 그들이 특허가 될 수 있는 방법으로 그것에 가치를 부여하였다고 주장하였다. 이러한 주장은 받아들여졌다. DNA 자체(비록 분리되었거나 정제된 DNA라 할지라도)가 특허를 얻을 수 있는 생물학적 자원에 속하게 되었다.

이는 특허신청의 폭증을 유도하였다. 기관들은 특허를 받기 전에 유전자가 무엇을 하며, 유전자가 어떤 상업적 이용이 있는지를 알게 될 때까지 마냥 기다릴 수 없었다. 그들은 유전자를 분리해 내자마자 특허를 내었다. 이것은 유전자와 관련된 진단검사나 치료법을 개발하는 일을 실질적으로 수행하는 회사들이 유전자 배열을 컴퓨터화하여 보다 더 쉽게 유전자를 분리하고 그것을 처리하는 것 외에 아무것도 하지 않는 회사에 엄청난 수수료를 지불해야 한다는 것을 의미한다. 이는 전체 유전자에 대한 특허가 아니다. 특별한 조건에서 표지자로 작용할 수 있는 부분적 유전자 배열(발현 유전자 단편, expressed sequence tag)[53]과 단독 염기쌍(single base-pair differences, SNP)[54]에 특허가 발행되었다. 단지 인간 유전자뿐만 아니라 동식물 유전자와 부분적 유전자 배열도 특허를 받았다. 차크라바티의 형질변환 박테리아 모델에 대한 유전공학 기술 또한 특허를 받았다.

박스 18.11 활동: 브레인스토밍

발명품이 특허권을 받기 위해서는 자연에서 일어나지 않는 새로운 것이어야 한다. 일반적인 맥락에 대해 유전자를 분리하여 유전자 배열을 밝혀낸 사건이 이 조항을 만족하는 것처럼 보인다. 참여자들은 이러한 모델에서 아래의 것들이 참신한 것이 될 수 있는 방법을 생각해 보자.

- 물
- 중력
- 인간의 눈
- 유리

참여자들은 그들이 제시한 발명품이 이미 특허로 등록되었는지 알아보기 위해 이미 등록된 특허들을 검색할 수 있어야 한다.

특허권에 대한 열기는 개인 영역에 국한되어 있지 않았다. 정부는 곧 대학에서 만든 것과 같이 그들이 밝혀낸 것에 특허권을 내는 신규사업 중심의 전문회사를 시작할 수 있도록 하였다.[55] 대학은 개인 연구소에서 하는 것처럼 이런 방식으로 많은 돈을 벌었다. 2000년까지 특허권이 과도한 비율로 신청되었다. 2000년 10월에 영국의 제네워치(GeneWatch) 사는 전체 또는 부분적 인간 유전자에 대해 승인되거나 계류 중인 126,672개의 특허를 기록하였으며, 한 달 후 161,195개가 되었다.[56] 이는 한 달 동안 약 27% 혹은 34,500개가 증가한다는 것을 보여 준다. 이러한 추세는 1990년대와 2000년대에도 지속되었다. 2010년까지 인간 유전자의 20%가 일부 회사에 의해 사적으로 소유될 것이라고 예측되었다. 더 나아가 이들 특허의 일부는 극히 광범위해졌다. 예를 들어 유전자를 분리한 회사는 그 유전자의 모든 가능한 사용에 특허권을 가지고 있어 사실상 유전자와 다음 20년 동안 그것을 이용해서 하는 모든 것에 소유권을 가지게 되었다.

이는 반대 없이 일어난 일이 아니다. 이 기간 동안 조직과 개인이 '생체물질(stuff of life)'에 대한 특허에 반대하는 사례를 만들기 위해 노력하고 있다. 공통된 반대 의견은 다음과 같다.

(i) 특허를 받은 제품과 과정의 상당수가 발명에서 요구되는 기준, 특히 신규성과 진보성을 제대로 충족하지 못한다.
(ii) 특허받은 유전자를 이용한 연구에 관련된 비용이 연구를 단념시키게 하는데, 특히 단일 유전자 배열(single gene sequences)은 여러 가지 방법으로 특허를 받아 복수의 로열티를 지급해야 하기 때문이다.
(iii) 연구에 착수하기 전에 특허에 대해 조사해야 하며, 가끔 발생할 수 있는 법적 분쟁 때문에 비용이 증가한다.
(iv) 보건의료는 소비자에게 전달된 비용에 영향을 받을 것이고, 그래서 진단검사와 치료 비용이 상당히 증가할 것이다.
(v) 연구 결과의 노출 경로로 특허 기록물이 신문 기사를 대신하고 있다.[57]

사람들(실제로 나라들)이 보건의료에 대해 터무니 없이 높은 가격을 제시하여 배척되는 것은 19장에서 개발도상국 환자에 대한 제약특허의 영향을 통해 살펴볼 것이다.

조만간 유전자 공유지(genetic commons)에 대한 사유화의 적절성에 대한 반발이 있을 것으로 보인다.[58] 2010년에 이러한 징조가 나타나기 시작하였다. 두 가지 판결이 있었는데, 둘 다 특허에 대한 다이아몬드와 차크라바티 판결에 대조되는 사례로 일종의 랜드마크가 될 것으로 여겨진다. 이 판결은 분자병리학협회 대 미국 특허상표국 사건[59]과 몬산토 대 세페트라 사건에서 내려진 결정이다.[60]

BRCA1과 BRCA2에 대한 특허

1994년 민간사업 자금 22만 달러, 다양한 공동 단체로부터의 보조금, 그리고 유방암의 유전적 기질에 대한 연구를 위한 공적 기금을 사용하여 미리어드 제네틱스(Myriad Genetics)[61]는 BRCA1 유전자를 조합하는 뉴클레오티드(nucleotide) 배열을 밝혀냈다. 이들은 BRCA2 유전자[62]와 함께 이에 대한 특허를 받았고, 그것을 사용하여 유방암 위험 증가와 연관된 변이를 검사할 수 있는 유전자 검사 BRACAnalysis를 개발하였다. 그 검사는 1996년에 시작되었다. 2009년에 미리어드 사의 3억 2천 6백만 달러 수입의 대부분이 분자진단(molecular diagnostic)에서 나왔다고 하였다.[63] 그 검사는 현재 1회 검사당 3,150달러로 매우 비싸기 때문에 많은 여성들이 이용할 수 없다. 비록 검사 비용의 90%가 보험 적용을 받는다고 미리어드 사가 말하였고, 연구자들이 비용을 물지 않고 검사함에도 불구하고 말이다. 이것이 사실일지라도, 연구자가 검사받은 여성에게 그 결과를 알려 주는 것은 허용되지 않고 있다. 만약 특허권이 없다면, 물론 덜 비싸고 민감도와 특이도가 더 높은 검사가 개발되었을 것이다. 특허권이 있기 때문에 이것은 불가능하다. 미리어드 사가 미국에서 가지고 있는 것과 맞먹는 유럽 특허권을 신청하였을 때, 신청한 것의 일부가 기각되었고, 다른 것에 대한 주장에도 제약이 있었다. 그렇다고 하더라도 미리어드 사의 특허는 유방암 검사에 있어 효과적인 독점권을 주었다.

그러나 2010년 3월에 미국 연방 지방법원 판사인 로버트 스위트(Robert Sweet)는 미국 내에서 미리어드가 가진 특허권의 일부를 무효화하였다.[64] 그는 자연에서 발견되는 것으로부터 '현저하게 다른 특성'을 가진 생산품이 특허가 될 수 있는 조건이라고 주장하였다. 그는 정제된 뉴클레오티드의 배열이 일정하다면, 환자의 DNA에서 변이를 감지하기 위해 정제된 DNA 서열을 이용하는 것이 가능하다고 지적하였다. 그는 바로 그 사실이 정제(또는 분리) 과정이 정제된 DNA가 새롭다는 주장을 스스로 정당화하지는 못한다고 주장하였다. 그와 같은 배경에서 스위트 판사는 DNA 서열 그 자체에 대해 미리어드 사가 얻어 낸 생산품 특허를 무효화하였다.

미리어드 사의 염기서열 사용에 대한 특허권을 바꾸면서, 스위트 판사는 미리어드 사의 특허권에는 정제된 DNA를 환자의 DNA와 비교하는 과정이 포함된다고 지적하였다. 스위트 판사의 주장에 따르면 비교 과정은 '추상적 정신 과정'이다. 그와 같은 것은 '변형 단계와 무관하기 때문에 특허가 될 수 없다'고 그는 주장하였다. 이 판례에서 스위트 판사는 이전 상급 법원의 사례에서 결정된 선례인 빌스키 판례(In re Bilski) 사건에 의존하였다.[65] 이 사건은 DNA 사용에 대한 것이 아니라, 상품 거래에 있어 연계매매의 위험에 대한 것이다. 그 사건의 판사 역시 특허로 사용되기 위해 변형 단계가 필요하다고 판결을 내렸다.

2011년 3월 미국 연방 사법부는 스위트 판사의 판결을 옹호하였다.[66] 이는 지난 20년 동안 승인된 많은 특허를 무효화시키는 법률을 촉발시켰다. 유전자를 분리하거나 정제하는 데 전적으로 기반을 둔 생산품 특허와 '추상적 정신 과정'에 온전히 의존하는 과정 또는 사용 특허는 번복될 수 있었으며, 2010년도의 유전학 풍경은 극적으로 바뀌게 되었다.

박스 18.12 활동: 인터넷 조사

빌스키(Bilski) 사건에서 판결이 번복되었는지 여부를 알아보고, 만약 그렇다면, 이것이 미리어드 사건 항소로 연결되는지 여부를 찾아본다.

이것과 검색엔진에 'Patenting the Stuff of Life'를 입력해 검색한 결과를 이용하여, 분리된 유전자 염기서열 특허에 관한 찬성과 반대 사례를 구성해 본다.

'Round-up ready' 형질에서의 특허

몬산토 사는 미국과 유럽 양쪽에서 제초체 글리포세이트에 내성을 가지는 콩의 특성에 대해 특허를 가지고 있었다. 농부들은 이러한 특성을 이용하여 콩 작물에 영향 없이 제초제로 잡초를 죽일 수 있다. 그러나 아르헨티나는 몬산토 사의 특허권을 인정하지 않았고, 몬산토 사는 특허권에 기반하여 회사의 종자로 자란 콩을 아르헨티나로부터 수입을 하는 사람들 누구든 고소할 수 있는 권리가 있다고 주장하였다. 2006년 몬산토 사는 아르헨티나로부터 콩을 수입한 네덜란드의 한 회사를 고발하면서 실행에 옮겼다.

그러나 2010년 6월 유럽재판소의 법무감 파올로 멘고지(Paolo Mengozzi)는 몬산토 사의 주장을 기각하였다.[67] 그의 판결 근거는 몬산토 사가 특허받은 형질이 아르헨티나에서 네덜란드로 가져온 콩에서 글리포세이트 내성에 대한 용도로 사용되지 않았다는 것이다. 사실 멘고지의 판결은 추정상 위반 상황이 일어났다는 주장의 맥락에 대해 실제로 특허에 기술된 방법으로 형질(trait)이 사용되는 것은 몬산토 사의 특허 사용 조건이라고 하였다. 이것은 음식에서 콩의 DNA를 추출하여, 글리포세이트 저항력을 부여하는 데 이용된다 할지라도, 음식물로 있는 상태에서는 그 기능이 일어나지 않는다는 의미이다.

다시 이 판례는 의미심장한 함축을 지닌다. 유럽재판소는 항소에 대해 최고 법정이기 때문에, 이 판결은 번복되지 않을 것이다. 또한 이것은 DNA에서의 특허 의미에 관한 상당한 함의를 지닐 것이다.

박스 18.13 활동: 소집단 발표

참여자들은 소집단으로 나누어 DNA 특허 사례에 찬성 또는 반대하는 발표를 준비한다. 특허권의 본질에 대해서는 박스 18.10에서 도움을 얻을 수 있다.

2010년 5월 크레이그 벤터(Craig Venter)가 신시아(Synthia)를 만드는 데 사용한 방법을 특허로 신청하였을 때, 이러한 특허의 열기가 아직 끝난 것이 아님을 분명히 확인할 수 있었다. 신시아는 스크래치(scratch)로부터 합성생물학 기술을 이용해 만든 유기물이다(박스 16.3 참조). 중요한 것은 벤터가 신청한 특허권이 단지 신시아 자체에만 해당되는 것이 아니었다는 것이다. 특허권은 신시아를 만드는 데 사용된 방법을 포괄하는 것이다.[68] 공적으로 지원된 인간 게놈 프로젝트의 리더 중 한 명인 존 설스턴(John Sulston)은 만약 특허가 승인된다면 벤터는 합성생물학 기술에 대한 독점권을 실질적으로 가지게 될 것이라고 하였다.[69] 아마도 주어진 방법에서 생체물질 특허의 가능성에 대해 현재 진행되는 방식을 보면, 벤터의 특허권은 기각되거나 적어도 그 주장에 제약이 있을 것이다. 하지만 우리는 상황을 지켜 보아야 한다.

박스 18.14 활동: 집단 토론

참여자들은 신시아에 대해 인터넷 검색을 하거나 박스 21.18을 찾아본 후, 집단을 지어 세계 최초의 스크래치로부터 만들어진 유기체의 발견을 인정하면서, 벤터에게 타당하게 수여할 수 있는 특허권에 대해 논의한다. 특별히 벤터가 신시아를 만드는 데 사용한 방법 전반에 대해 특허권을 받을 수 있는지 여부를 논의한다.

요약

이 장에서는 생명 소유권에 대한 윤리적 · 사회적 함의를 살펴보았다. 우리가 다룬 구체적 내용은 다음과 같다.

- HeLa 세포 및 세포 사용에 대한 보상으로 헨리에타 렉스가 가지는 도덕적 권리의 규모에 대해 알아보았다.
- 존 무어 사건과 충분한 정보에 의한 동의 개념에 관한 판결의 함의에 대해 학습하였다.
- 올더헤이 병원의 장기 보유 사건과 관련 법, 인체 조직을 사용하는 과학 연구에 대한 법의 결과에 대해 알아보았다.
- '일상적 삶'에서 대하는 것 외에 의학에서 인체에 대한 태도를 갖추는 것이 중요한지 여부에 대해 살펴보았다.
- 1993년 생물다양성 조약과 국가의 생물학적 자원에 자주적 권리를 부여하는 것에 대해 찬성과 반대 의견을 논의하였다.
- 생물자원수탈과 생물자원탐사의 개념을 습득했으며, 그것이 응용되는 것을 살펴보았다.
- 특허, 다양한 특허권의 종류, 특허권으로 인해 발생하는 주장의 중요성을 학습하였다.
- 다이아몬드 대 차크라바티 사건에서 촉발된 DNA 특허의 폭주에 대해 살펴보았다.
- 생체물질의 특허 가능성에 대한 찬성과 반대 입장을 알아보았다.
- 유전자 특허 시대가 끝나가고 있는지 여부에 대해 의문을 가져 보았다.

더 생각해 볼 문제

헨리에타 렉스의 가족이 그녀의 세포 사용에 대해 보상을 받아야 한다고 생각하는가?

동의 서식에 검체가 쓰여질 구체적 용도에 대한 모든 내용을 포함해야 하는가?

동의 서식에 제공한 조직 검체에서 발생하는 이윤에 대한 어떠한 주장도 포기할 것을 명시해야 하는가?

사체에 대한 지나치게 감성적인 태도가 영국의 「인체 조직에 관한 법 2004」에 영향을 미쳤는가?

다윈은 생물자원탐사자인가, 생물자원수탈자인가? 어떤 차이가 있는가?

1993년 생물다양성 조약은 토착민을 보호할 것인가, 아니면 착취를 용이하게 할 것인가?

유전자 분리는 발견이라기보다 창조라고 하기에 충분한가?

특허는 창조성을 보상하기 때문에 좋은 것인가, 아니면 의학 연구의 비용을 높이기 때문에 나쁜 것인가?

만약 한 기관이 콩 종자의 특정한 형질을 소유하고 있다면, 이것이 종자에서 얻을 수 있는 모든 생산품의 소유를 의미하는 것인가?

추가 활동

레베카 스클루트(Rebecca Skloot)의 책 『헨리에타 렉스의 불멸의 삶(*The Immortal Life of Henrietta Lacks*)』을 읽고 존스홉킨스 대학교가 헨리에타 렉스의 가족에 대해 돌봄의 의무를 가지는지 여부를 논의해 본다.

헨리에타 렉스와 그의 가족에 관한 글을 쓰고, 연극을 준비해 본다.

지역 병원이나 메디컬 센터에 찾아가 생물학적 검체를 얻기 위해 그들이 어떻게 충분한 정보에 의한 동의 문제를 다루는지 물어본다. 그 동의가 개방된 동의 구절을 포함하는지, 또는 상업적 사용 구절을 포함하는지 그들의 동의서를 살펴본다.

올더헤이 병원 사건을 검색해 본다. 그 사건의 중심에 있는 의사(판 펠젠 교수)에 관해 더 자세히 찾아본다. 누군가가 말한 것처럼, 그가 부당하게 시달렸다고 생각하는가, 아니면 그가 정당한 대우를 받았다고 생각하는가?

생물자원수탈자로서 다윈에 관해 짧은 이야기를 써 본다.

1993년 생물다양성 조약에 관해 더 많이 조사해 본다. 그것이 좋은 것인지, 아니면 나쁜 것인지 스스로에게 물어본다.

현재 DNA 서열에서 특허 신청을 알아본다. 특허권에서 발생되는 주장에 대해 자세히 살펴본다. 특허권을 신청하는 개인 또는 기관에 의해 이루어진 투자를 살펴볼 때, 이러한 요구들이 정당화될 수 있는지 물어본다.

자신이 유방암 가족력을 지닌 여성이라고 상상해 본다. 자신의 유전자가 발현될 가능성이 있는지 여부를 알 수 있는 검사에 관심을 가지게 될 것이다. 자신이 해야 할 다음 단계가 무엇인지 인터넷에서 찾아보고, 검사에 얼마나 많은 비용이 드는지 문의해 본다.

미리어드 제네틱스와 BRCA 유전자 또는 신시아의 특허 적용과 관련하여 더 자세히 알아본다.

주석

1 http://www.bbc.co.uk/dna/h2g2/brunel/A885062.
2 http://www.scotshistoryonline.co.uk/burke.html.
3 http://www.pittmag.pitt.edu/mar2001/culture.html.
4 http://www.guardian.co.uk/world/2010/apr/04/henrietta-lacks-cancer-cells.
5 http://www.telegraph.co.uk/science/7845119/The-Immortal-Life-of-Henrietta-Lacks-abittersweet-legacy.html.
6 Skloot, R. (2010) *The Immortal Life of Henrietta Lacks*. London: Macmillan.
7 http://video.pbs.org/video/1494660650/. An interview with Rebecca Skloot.
8 Skloot (2010).
9 http://www.nytimes.com/2008/07/24/health/24mckusick.html. Obituary for Victor McKusick from the New York Times.
10 Gold, M. (1986) *A Conspiracy of Cells: One Woman's Immortal Legacy and the Medical Scandal it Caused*. New York: State University of New York Press.
11 http://forhealthfreedom.org/Publications/Informed/WhoOwns.html.
12 http://www.universityofcalifornia.edu/senate/inmemoriam/davidwgolde.htm. A tribute to Dr David Golde from the University of California
13 http://en.wikipedia.org/wiki/Conversion_(law).
14 Hartman, R.G. (1993) Beyond Moore: issues of law and policy impacting human cell and genetic research in the age of biotechnology. *Journal of Legal Medicine*, 14(3):463-477.
15 http://ohsr.od.nih.gov/info/sheet6.html. NIH guidelines for obtaining informed consent.
16 http://magazine.jhu.edu/2010/06/immortal-cells-enduring-issues/.
17 http://www.alderhey.nhs.uk/.
18 http://news.bbc.co.uk/1/hi/1136723.stm.
19 http://news.bbc.co.uk/1/hi/uk_politics/1144454.stm.
20 http://news.bbc.co.uk/1/hi/england/merseyside/8486721.stm.
21 http://news.bbc.co.uk/1/hi/health/1154181.stm. A BBC interview with Dick van Velzen.
22 http://www.independent.co.uk/life-style/health-and-families/health-news/dutch-hospitalto-sack-alder-hey-doctor-soon-689827.html.
23 http://news.bbc.co.uk/1/hi/england/merseyside/4112232.stm.
24 http://www.bmj.com/cgi/content/full/330/7506/1464-a.
25 http://www.opsi.gov.uk/acts/acts2004/ukpga_20040030_en_1.
26 http://www.open2.net/historyandthearts/philosophy_ethics/practical-ethics.html. An EthicsBites podcast about the problems of obtaining informed consent.
27 http://www.rcpath.org/resources/pdf/faq_hta-sep07.pdf. Q&A on the Human Tissue Act 2004 from the Royal College of Pathologists.
28 http://yourfreedom.hmg.gov.uk/repealing-unnecessary-laws/human-tissue-act.
29 http://www.spiked-online.com/Printable/000000005482.htm.
30 http://www.bodyworlds.com/en/gunther_von_hagens/life_in_science.html.
31 http://ipsnews.net/news.asp?idnews=42449.
32 http://www.williams.edu/go/native/hero_or_pirate.htm.
33 http://www.native-languages.org/wapishana.htm.
34 http://www.guardian.co.uk/science/2000/nov/15/genetics2.
35 http://www.kahea.org/gmo/pdf/bioprospecting_people.pdf.
36 http://www.actionbioscience.org/biodiversity/gollin.html.
37 http://www.kew.org/.

38 http://www.flutrackers.com/forum/showthread.php?t=8594.
39 http://www.iisd.ca/biodiv/cbdintro.html.
40 http://www.un.org/esa/earthsummit/.
41 http://www.springerlink.com/content/uv6mq62u5206531l7/.
42 http://www.ukabc.org/ukabc6.htm.
43 http://www.cbd.int/.
44 http://www.guardian.co.uk/science/2000/nov/15/genetics2.
45 http://www.guardian.co.uk/science/2000/nov/15/genetics2.
46 http://www.uic.edu/depts/mcmi/faculty/chakrabarty/index.htm.
47 http://www.ornl.gov/sci/techresources/Human_Genome/elsi/patents.shtml. Everything about patents from the Human Genome Project.
48 http://www.answerbag.com/q_view/1995649.
49 http://academic.regis.edu/kgleason/Lectures/Bioethics%20Case%20Studies%201.ppt. A presentation on patents. Harris, T. (2001) How Patents Work. HowStuffWorks.com. http://www.howstuffworks. com/patent.htm.
50 Lander, E. S., Linton, L. M., Birren, B. et al. (2001) Initial sequencing and analysis of the human genome. *Nature*, 409(6822), 860 – 921.
51 https://www.celera.com/.
52 Venter, J.C., Adams, M.D., Myers, E.W. et al. (2001) The sequence of the human genome. *Science*, 291(5507), 1298 – 1302.
53 http://www.ncbi.nlm.nih.gov/About/primer/est.html.
54 http://www.ncbi.nlm.nih.gov/About/primer/snps.html.
55 http://www.telegraph.co.uk/finance/yourbusiness/6860386/Tracking-50-top-universityspin-out-companies.html.
56 http://www.genewatch.org/uploads/f03c6d66a9b354535738483c1c3d49e4/Patenting_Genes_A4_Version.pdf.
57 Human Genome Project Information: http://www.ornl.gov/sci/techresources/Human_Genome/elsi/patents.shtml.
58 The Nuffield Council for Bioethics (2002) The ethics of patenting DNA: a discussion paper.
59 http://richarddawkins.net/articles/5418-the-gene-patents-case-association-for-molecularpathology-et-al-v-united-states-patent-and-trademark-office-et-al.
60 http://www.eplawpatentblog.com/eplaw/2010/03/eu-monsanto-v-cefetra.html.
61 http://www.myriad.com/.
62 http://www.cancer.gov/cancertopics/factsheet/Risk/BRCA.
63 Kesselheim, A. and Mello, M. (2010) Gene patenting: is the pendulum swinging back? *New England Journal of Medicine*, 362,1855 – 1858.
64 http://www.project-syndicate.org/commentary/dickenson2/English.
65 http://www.wlf.org/publishing/publication_detail.asp?id=2108.
66 http://www.genomicslawreport.com/index.php/tag/supreme-court/.
67 http://ec.europa.eu/avservices/services/showShotlist.do?out=PDF&lg=En&filmRef=69030.
68 http://www.etcgroup.org/en/node/665.
69 http://topnews.net.nz/content/24439-scientists-venter-and-sulston-odds-again-oversynthia-patenting.

더 읽어 볼 것과 유용한 웹사이트

Gold, E. (1996) *Body Parts: Property Rights and the Ownership of Human Biological Materials.* Washington DC: Georgetown University Press

Koepsell, D. (2009) *Who Owns You? The Corporate Gold Rush to Patent Your Genes (Blackwell Public Philosophy Series)*. Oxford: Wiley Blackwell.

Robinson, D. (2010) *Confronting Biopiracy.* Oxford: Earthscan Ltd.

http://www.beep.ac.uk/content/162.0.html. A useful case study from the Bioethics Education Project.

http://www.idebate.org/debatabase/topic_details.php?topicID=32. Debating guide on gene patenting.

http://www.nuffieldbioethics.org/go/ourwork/humanbody/introduction. The Nuffield Council for Bioethics on human bodies used for research.

http://www.ornl.gov/sci/techresources/Human_Genome/elsi/patents.shtml. Everything about patents from the Human Genome Project.

19 인간적 정의: 선진국과 개발도상국

Human justice: the developed and developing worlds

목표

- 인간을 대상으로 하는 실험을 통제하는 국제적인 규제에 대해 살펴본다.
- 사전 동의를 얻는 것과 관련된 문화적인 어려움을 알아본다.
- 임상시험 동안 대상자에 대한 간호 기준이 국제적 혹은 지역적 기준에 관련되어야 하는지에 대해 고찰한다.
- 지적 재산권과 특허권의 본질에 대해 생각한다.
- 지적 재산의 보호와 개발도상국의 공중보건 사이의 갈등을 살펴본다.
- 이식과 연구를 위한 인간 장기와 조직의 심각한 부족에 대해 학습한다.
- 인간 장기와 조직의 암시장, 특히 선진국 부유층과 개발도상국 빈민 사이의 거래에 대해 숙고한다.
- 인간 장기와 조직의 거래가 합법화되어야 하는지 스스로에게 물어본다.

만약 우리가 자유롭게 인체에 대한 실험을 할 수 있다면 우리가 배울 수 있는 것은 많다. 우리가 획득한 지식과 함께 실행될 수 있는 이득을 상상해 보자. 그러나 결과가 수단을 정당화시킨다고 생각하지 않는 한, 엄격한 윤리적 기준에 부합되지 않는 인체 실험은 용납되지 않는다.

불행하게도 우리는 도덕적으로 용납되지 않는 행동이 행해지는 것을 막을 수 없다는 것을 알고 있다. 인간 대상 실험의 경우, 나치 의사인 요제프 멩겔레(Josef Mengele), 헤르타 오베르하우저(Herta Oberhauser), 칼 클라우베르그(Carl Clauberg)는 조금도 도덕에 관해 신경쓰지 않았다.[1] 멩겔레는 5세 정도의 어린 쌍둥이에게 마취 없이 실험을 하였다. 상처에 대한 연구를 위해 오베르하우저는 독일군들이 입은 상처에 민감한 물질을 계속해서 닿게 하였고, 그러고 나서 상처를 목재, 톱밥, 녹슨 못, 흙과 유리조각들로 문질렀다. 클라우베르그의 관심은 생식에 있었다. 그는 '환자들'의 성기를 두 X선 기계 사이에 세웠다. 그들이 받은 방사선 화상은 성기를 불구로 만들었고 그들은 독가스로 살해되었다.

이들과 다른 많은 나치 의사들은 1933년부터 1945년 사이에 가장 끔찍한 만행적 실험을 시행하였다. 연합군의 승리 후, 23명의 나치 의사들은 뉘른베르크 재판[2]을 받게 되었다. 15명의 피고가 유죄 판결을 받았고 그중 7명은 교수형, 8명은 종신형에 처하였다. 그를 찾기 위한 국제적인 노력에도 불구하고, 요제프 멩겔레는 달아났다. 그는 파라과이와 브라질에서 35년 동안 자유롭게 살다가 1979년에 뇌졸중으로 사망하였다.[3]

나치 의사들의 활동이 너무 끔찍했기 때문에 인간을 대상으로 한 향후의 모든 실험을 통제하기 위해 뉘른베르크 강령이 고안되었다. 박스 19.1에서 뉘른베르크 강령의 첫 번째 원칙을 찾을 수 있다.

박스 19.1 사실에 입각한 정보: 뉘른베르크 강령 제1원칙

'대상자의 자발적 동의는 절대적으로 필요하다. 이것은 실험에 개입된 사람이 반드시 동의할 수 있는 법적 능력을 가져야만 하는 것을 의미한다. 이는 어떠한 힘의 요소의 개입, 사기, 기만, 협박, 도가 지나친 제한 조건이나 강제적인 형태 없이 선택의 자유를 행사할 수 있는 상황에서 이루어져야 한다. 그리고 대상자가 이해하고 결정을 내릴 수 있을 정도로 충분한 지식과 실험의 주된 문제 요소에 대한 이해를 가져야 한다. 이 후자의 요소는 대상자에 의한 긍정적인 판정의 수용 전에, 실험이 실행되는 방법 및 수단을 포함한 그 실험의 본질, 목적 및 지속 기간이 공지되어야 한다는 것이다. 모든 불편과 위험을 합리적으로 예상할 수 있어야 하고 실험에 참여함으로써 자신의 건강 또는 성격에 영향을 미칠 수 있음을 예상할 수 있어야 한다.

동의의 질을 확인할 의무와 책임은 시작, 지시 또는 실험에 참여하는 각 개인에 달려 있다. 이는 다른 사람에게 위임할 수 없는 개인의 의무와 책임이다.'[4]

1964년 헬싱키 선언은 제18회 세계의사총회[5]에서 채택되었다. 이것은 뉘른베르크 강령을 확정하고 더 확대시켰다. 헬싱키 선언은 여러 번의 개정 이후 건강에 관련된 연구 윤리에서 가장 중요한 지침으로 간주되고 있다.

하지만 놀랍게도 나치 의사의 행동에 대한 국제적인 분노에도 불구하고, 뉘른베르크 강령과 헬싱키 선언의 원칙은 악명 높은 터스키기(Tuskegee) 매독 연구[6]를 수행한 사람들에 의해 완전히 무시되었다. 이 연구는 1932년에 시작되었고 1972년 연구가 신문 보도로 노출되기까지 40년간 계속되었다.[7] 이 연구는 600명의 흑인 남성 고혈압 환자들과 399명의 매독 환자들을 대상으로 시행하였다. 이들은 자신들이 '나쁜 피'를 가졌다고 들었다. 그들은 무료 의학 검사, 식사 및 매장 보험에 대한 대가로 검사를 받고 '치료'를 받는 것에 합의하였다.

이 사람들은 실제로, 심지어 페니실린이 유통된 1947년 이후에도 그들의 상태를 치료받지 못하였다. 1940년에 연구진은 대상자 중 50명이 징병위원회에 의해 치료받는 것을 막았다.[8]

이 연구를 실행하는 연구자의 생각을 추측하는 것은 흥미롭다. 그들은 뉘른베르크 재판을 모르고 있었다고 할 수 있을까? 그들은 뉘른베르크 강령의 관련성을 염두에 두지 않았을까? 그들은 그것이 자신에게 적용되지 않는다고 생각했을까? 그들은 연구 대상인 흑인들을

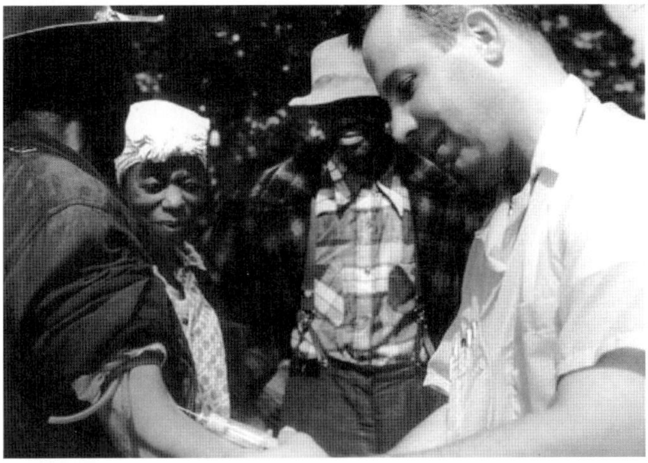

그림 19.1 ■ 터스키기 매독 연구. Credit: The US National Archives and Records Administration (www.archives.gov).

중요하게 생각하지 않았을까? 그들의 연구가 도저히 용납될 수 없다는 것을 무시한 것은 무엇으로 설명될 수 있을까?

박스 19.2 활동: 웹 검색과 짝 토론

이 연구에 대한 사실을 발견하기 위해 검색엔진에서 '터스키기 매독 연구'를 검색한다. 그리고 파트너와 함께 참여한 연구자들의 사고방식을 유추해 본다.

그들이 알고 있음에도 자신의 행동이 도덕적으로 비열한지 신경을 쓰지 않았다고 생각하는가?

그들은 자신의 연구 결과가 수단을 정당화시킬 수 있다고 스스로 확신했을까?

연구 결과가 연구자들과 나치 의사들이 사용한 수단을 정당화할 수 있다고 생각하는가?

여러분은 같은 종류의 도덕적 해이에 관한 죄를 범하지 않을 것이라고 생각할 수 있다. 하지만 여러분은 확신하는가? 1961년 스탠리 밀그램(Stanley Milgram)이라는 심리학자는 나치 전범 아돌프 아이히만이 자신은 '명령에 따랐다'면서 자신을 방어하는 것을 들었을 때 권위에 대한 순종에 관심을 갖게 되었다.[9] 밀그램은 시간당 4.5달러를 주는 일에 40명을 모집한다는 광고를 하였다. 그는 사람들을 '충격 발생기' 앞에 앉혔다. 스위치에는 '가벼운 충격', '보통 충격', '심각한 충격'이라고 적혀 있었고 위쪽에는 'XXX'라고 되어 있었다. 15V 단계에서 충격은 30V에서 시작하여 450V까지 주어졌다.

참여자들은 '학생'이 잘못된 답을 말할 때마다 그들에게 충격을 주어야 하였다. 오답을 더 많이 말할수록 충격의 세기는 더 세졌다. 배우들이 학생의 역할을 연기하였다. 그들은 충격이 주어졌을 때 심장이 아프다고 벽을 치며 나가고 싶다고 호소하였다. 300V의 충격을 받은 후 '학생들'은 질문에 대답하지 못하였다. 참여자들은 이를 오답으로 처리하고 다음 단계의 충격으로 넘어가라는 주문을 받았다.

대부분의 사람들은 밀그램 실험의 참여자들이 중간 정도 단계에서 멈추고 나왔을 것이라고 생각한다. 하지만 사실상 참여자의 65% 정도인 26명이나 가장 심각한 충격을 주는 단계까지 모두 수행하였다. 정신이 혼미하고 화난 감정을 호소하면서도 그들은 '반드시 계속해야 합니다' 또는 '계속하십시오'라는 명령에 계속해서 복종하였다. 14명의 참여자들만이 최고 수준에 도달하기 전에 중단하였다. 이러한 결과는 지속적으로 복제되고 있다. 아직도 자신이 어떠한 비윤리적인 일도 하지 않을 것이라고 확신하는가?

박스 19.3 활동: 집단 토론

밀그램의 실험과 실험이 나타내는 결과, 그리고 이를 통해 다음의 필요성에 대해 우리가 배우는 것을 토론해 보자.

(i) 사람들이 자신의 행동에 대한 개인적인 도덕적 책임을 가질 필요성
(ii) 인간에 대한 연구를 수행하는 사람들에 의해 준수되는 윤리적 기준을 모니터링할 필요성

인체 대상자에 대한 실험 지침

인간을 대상으로 한 실험의 윤리에 대한 지침과 조언은 세계적으로 공유된다. 뉘른베르크 강령과 헬싱키 선언뿐만 아니라 서로 다른 상황에서 동일하게 적용되는 다수의 지시와 규칙이 있다. 예를 들어 임상시험을 계획할 때, 연구자 또는 후원자들은 다음 사항을 참조할 수 있다.

- 국제 지침이나 규칙
- 유럽연합 규정
- 국가의 법률이나 지침
- 제약업계가 후원하는 규정이나 지침
- 기관 자금에 의해 생성된 지침
- 제도적 지침
- 특정 질병에 관한 지침
- 자문 기관의 추천[10]

연구자와 후원자가 만족시켜야 하는 많은 조건들이 있어 당연히 '피로감'이 시작될 수 있다. 윤리적 검토는 옳은 일을 하려는 우리의 소망에 의해 요구되는 제약이라기보다 과학의 목적을 발전시키기 위해 개인적인 위험을 감수하는 사람들에 의해 과학에 가해지는 부담처럼 보이는 것으로 시작할 수 있다.

물론 지침의 또 다른 목적은 소송에 대한 위협으로부터 연구자들을 보호하는 것이다. 1974년 터스키기 연구 참여자들에게 1,000만 달러가 지급되도록 합의되었다. 그 일환으로 미국 정부는 모든 살아 있는 참가자, 아내, 미망인과 자식에게 평생 의료 및 건강 혜택과 장례 서비스를 약속하였다. 2010년 16명의 자손들이 여전히 이 합의로부터 혜택을 받고 있다.

터스키기 합의는 36년보다 더 이전에 만들어졌다. 현재까지도 사람들은 더 많은 소송을 제기하고 있다. 제약회사 머크(Merck)에 대해서도 문제가 발견되었다.[11] 1990년대 후반에 진통제, 특히 관절염의 통증 치료제로 허가된 바이옥스(Vioxx)는 역사상 가장 많이 처방된 의약품 중 하나였고 전 세계적으로 80만 명이 이 약을 복용하였다. 2004년 바이옥스의 복용이 심혈관 질환의 위험을 크게 증가시킨다는 상관관계가 명확해지기 시작하였다. 2007년 머크 사는 44,000명의 건강문제가 발생하기 전에 적어도 바이옥스 30회 분을 받았던 것을 증명한 미국 신청자들에게 48억 5천만 달러를 지불하라는 법원의 명령을 받았다.[12]

이것이 끝이 아니다. 2010년 멜버른 호주 연방 법원은 심장마비로 2003년부터 일을 할 수 없게 된 59세 그램 피터슨(Graeme Peterson)에게 머크 사가 172,300파운드를 지불하도록 판결하였다.[13] 600명 이상의 다른 호주인들이 머크 사에 약 3억 달러의 비용 청구소송을 할 것으로 예상되며, 영국을 포함한 다른 국가의 변호사들이 관심을 가지고 이를 지켜보고 있다.[14]

인체의 위험에 있어서 윤리적 검토의 중요성을 인지하지 않는다면, 인간에 비윤리적인 실험을 한 기관의 평판이 떨어지는 것은 말할 필요도 없고 소송에 대한 거대한 잠재적 비용 또한 고려해야 할 것이다.[15]

박스 19.4 활동: 에세이 쓰기

연구자와 후원자가 참고할 만한 지침 목록에 대해서 생각해 보고 다음 항목에 1,000단어 분량의 글을 써 보자.

윤리 검토로 인해 과학 연구에 지나치게 많은 비용과 시간이 소요되는 부담이 감소되어야 한다.

에세이에서 윤리적 검토의 부담이 감소하는 것뿐만 아니라 인체를 보호하는 것과 연구자를 소송으로부터 보호하는 것 또한 줄어들 수 있다는 점을 고려해야 한다.

최근 인간에 대한 연구

비용 및 복잡성에도 불구하고 아직 인간 대상에 대한 실험을 피할 수 있는 가능성은 없다. 컴퓨터 시뮬레이션, 인체 조직과 동물에 관한 연구만이 우리가 할 수 있는 전부이다. 박스 19.5는 신약 승인을 얻기 위해 필요한 테스트 단계에 대한 내용이다.

박스 19.5 사실에 입각한 정보: 약물검사 과정

실험 단계의 약물은 컴퓨터 시뮬레이션, 조직검사, 시험관 실험을 통해 검사된다.[16]

이후 동물실험을 거친다(우리는 20장에서 이에 대한 도덕적 수용을 논의해야 한다).

그 다음으로 약물은 임상시험의 세 단계를 거쳐야 한다.

1단계: 15~30명의 건강한 지원자를 대상으로 부작용과 안전성에 대해 테스트한다.

2단계: 약물의 표적이 되는 상태의 100명 미만의 지원자를 대상으로 부작용과 효과에 대해 테스트한다.

3단계: 약물의 표적이 되는 상태의 100~1,000명 이상의 지원자를 대상으로 약물에 대한 전체 정보에 대해 테스트한다.

약물이 성공적으로 임상시험의 세 단계를 모두 통과하면 그 약물은 사용이 허가된다. 하지만 아직 또 다른 단계가 남아 있다.

4단계: 약물의 장기적 효과를 모니터링한다.

이러한 실험의 필요성은 최근 독일 제약회사인 테 제네로(Te Genero)를 대신하여 파락셀(Paraxel)에 의해 영국에서 이루어진 약물 실험에서 증명되었다. 류마티스 관절염과 백혈병에 사용되는 소염제 TGN 1412에 대한 이 실험은 처참히 잘못되었다. 6명의 건강한 젊은 남성은 노스위크파크 병원(Northwick Park Hospital)에서 개최된 1단계 임상시험 참여로 각각 2,000파운드를 받았다. 이러한 돈의 지불은 유인책으로서가 아닌 '합리적인 비용'에 대한 지불을 허용하는 지침에 근거하였다.[17]

적정 용량의 약물 복용 후 얼마 지나지 않아 첫 번째 피험자가 심한 두통을 호소하였다. 그는 잠시 후 자기가 타들어 가고 있다고 호소하며 셔츠를 벗었다. 그 후 곧 다른 피험자들도 같은 증상을 호소하였다. 모든 사람들이 구토 증상을 보였다. 위약을 투여한 두 명을 제외한 모든 피험자가 잠재적으로 치명적인 면역 반응을 나타내는 '사이토카인 발작'을 겪고 있는 것이 바로 명확해졌다. 치료하는 동안 피험자들의 모든 백혈구는 사라졌다. 아무도 사망하지 않았지만 모두가 암을 비롯한 다발경화증과 루푸스, 그리고 아이러니하게도 류마티스 관절염과 같은 자가면역질환에 걸릴 위험성이 높아지게 되었다.

이처럼 심각한 경우는 드물다. 그러나 자연스럽게 이러한 경우들만 언론에 보도된다. 이는 약물 임상시험 참여의 위험성에 대한 신념에 영향을 주고 제약회사들이 지원자를 모집하기 어렵게 만든다. 영국에서 1971년에서 2000년 사이에 시행된 암 환자들에 대한 333개의 임상시험에서 1/5 정도가 원래 계획했던 지원자 수의 25%에도 못 미치는 인원밖에 모집할 수 없었던 사례로 보아 심지어 환자들도 참여하기를 꺼린다는 것을 알 수 있다.[18]

그러나 최근에 제약회사들은 이러한 현상을 피할 수 있는 방안을 찾아냈다. 개발도상국에서 임상시험을 하는 경우 지원자가 부족하지 않을 것이라는 사실이 명백해졌다. 이 인식은 개발도상국에서의 임상시험 산업을 주도하고 있다. 뉴잉글랜드 의학전문지에 게재된 한 논문은 미국의 가장 큰 20개 제약회사에 의해 시행된 임상시험의 1/3이 개발도상국에서 이

루어지고 있다고 보고하였다.[19]

개발도상국의 임상시험

인도는 임상 연구를 하기에 특히 매력적인 장소이다. 인도는 15,000여 개 병원과 영국 또는 미국에서 교육을 받고 현역으로 활동하고 있는 50만 명 이상의 의사들을 보유하고 있다. 이들 대부분은 영어를 사용한다. 또한 인도는 11억 명의 인구가 살고 있으며 그들은 대부분 '순진'하다(약물을 한 적이 한 번도 없을 정도로). 대부분 문맹이기도 하다. 신문이 그들에게 허용되어 있지만 그들은 신문을 읽을 수 없다.

더 중요한 것은 인도의 물가가 싸다는 것이다. 제약회사는 인도에서 임상시험을 함으로써 50%의 비용을 절감할 수 있다. 인도에서 임상시험을 실시하면 연구에 필요한 시간 또한 줄일 수 있다. 절약한 시간으로 특허가 만료되기 전에 약을 판매할 수 있는 시간을 연장하여 회사의 수익을 증가시킨다. 의약품을 개발하기 위해 80만 달러에서 12억 달러까지(특허에서 승인까지) 비용이 발생하기 때문에 약을 판매할 수 있는 3개월의 추가적 시간에서 발생하는 10만 파운드의 추가 이익은 매우 유용하다. 2012년까지 임상시험의 5%가 인도에서 시행되며 300만 명의 인도 사람들이 그 시험에 동참하게 될 것이다.[20]

물론 비용효과적으로 임상시험을 실시하고자 하는 연구자들에게 천국과 같은 곳이 인도만은 아니다. 아프리카, 남미, 동남아시아 국가들도 유사한 혜택을 제공한다. 대부분의 저소득 국가와 중산층 국가들은 제약회사가 일자리, 투자 및 공중보건과 같은 이익을 가져오는 임상시험을 자신의 나라에서 시행하도록 장려하기 위해 촉각을 곤두세우고 있다.

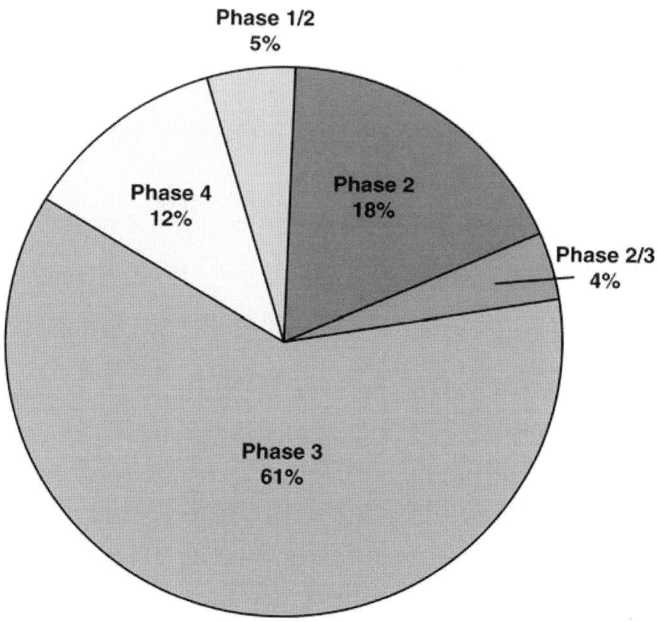

그림 19.2 ■ **인도의 임상시험 증가.** From Kermani, F. (2008) Quick Guide to Clinical Trials. Rockville, MD: BioPlan Associates, Inc., with permission.

그러나 '큰 제약회사'가 개발도상국에서 임상시험 기회를 받아들이려는 열망에 대한 우려도 있다. 제약회사가 위에 열거한 혜택을 활용하고자 하는 것은 당연하다. 하지만 평판이 좋지 않은 혜택도 있다.

우리는 개발도상국의 많은 잠재적 피험자들이 한 번도 약물을 복용해 본 적이 없다는 점에서 '순진하다'고 이미 언급하였다. 그들은 또한 다른 면에서도 순진함이 관찰되고 있다. 그들은 문맹일지도 모르고 임상시험이나 윤리적 평가에 대해 모를 수 있으며 매우 가난해서 무상의료, 비용, 제공되는 기타 혜택에 더 민감할 수 있다. 또한 그들은 일이 잘못되더라도 소송에 의지할 것 같지 않다.[21]

2006년 영국 BBC는 주요 제약회사가 후원한 임상시험에 참여했던 일부 환자를 추적하기 위해 인도에 간 폴 케니언(Paul Kenyon)이 제작한 다큐멘터리를 방영하였다.[22] 케니언은 후원자의 국가에서는 수용될 수 없는 것으로 여겨지는 방법으로 여러 임상시험이 이루어졌다는 충격적인 증거를 발견하였다.

사전 동의

인간을 포함하는 실험에 대한 모든 지침에서 중심이 되는 것은 피험자들이 그들의 참가에 대해 자의적 사전 동의를 해야 한다는 요구 사항이다. 이는 4장에서 살펴본 칸트의 용어집에서 그러한 대상자들이 연구를 수행하는 사람들의 목적에 대한 수단이 아니라 목적 자체로 다루어지도록 보장한다.[23]

물론 완전한 사전 동의라는 개념은 달성하기 어려운 이상적인 것이다. 아무도, 심지어 연구자들까지도 연구 프로젝트에 대해 모든 것을 알지는 못한다. 특히 연구 과정에서 무슨 일이 일어날지에 대해서는 아무도 알 수 없다. 따라서 1995년부터 동의는 충분한 정보 제공보다는 진정성이 있어야 한다고 제안되었다. 생명윤리에 관한 너필드 위원회에 의해 도입된 진정한 동의의 개념은 연구진이 동의의 부족을 발견해서 제거하는 데 주의를 기울여야 하고 강압, 사기, 조작, 고의적으로 잘못 설명하는 것, 자료적 사실과 이해관계의 상충에 대한 공개의 부족을 피하도록 해야 한다.[24]

그러나 케니언이 촬영했던 대부분의 대상자는 무슨 일이 벌어지고 있는지에 대해서 거의 알지 못했다고 주장하였다. 나중에 적절한 동물시험이 이루어지지 않은 것으로 판명된 M4N이라는 약물이 주입되고 난 후에 마비된 한 대상자는 그가 마취제를 맞고 있다고 생각했다고 말하였다. 또 다른 대상자는 의료혜택이 없는 국가에서 무료로 약물을 제공받을 수 있다는 것에 기뻐서 단순하게 흰색 가운을 입은 사람에게 순종하였다. 그는 그가 정신병 약물의 임상시험에 참여하고 있다는 것을 전혀 몰랐다.

이 환자들은 어떠한 의미 있는 방법으로도 동의하지 않은 것으로 보인다. 더 나아가서 어떠한 관점에서도 진정한 동의를 얻고자 그들에게 동의 여부를 물었다고 보이지 않는다.

문맹이고, 교육을 받지 못하였으며, 의사에 대한 경외감에 의해 위압당하고, 연구를 시행하는 사람들이 사용하는 언어가 아닌 다른 언어로만 소통이 가능하며, 문화적인 이유로 늘 다른 사람이 자신의 행동을 결정하는 데 익숙한 사람들로부터 진정성 있는 사전 동의를 받는 것은 어려운 일이라고 지적할 수 있다. 또한 매우 가난하고 의료서비스에 접근하기 힘든 사람들에게 무엇이 '유인'으로 간주되는지 결정하기 어렵다는 지적도 정당할 수 있다.

그러나 진정성 있는 사전 동의 요구의 중요성은 이러한 어려움이 무시될 것이 아니라 극복될 것을 요구한다. 그러한 대상자들은 점차 세계화되는 세상에서 중요한 것으로 여겨지는 소송을 이차적 고려대상으로 생각하지도, 경제적 능력도 없는 것 같다.

박스 19.6 활동: 소집단 활동

3명 또는 4명이 한 조가 되어 다음 경우에 연구자들은 피험자들로부터 진정성 있는 동의를 받았는지에 대해 깊이 생각해 보자.[25]

(i) 말라위에 있는 병원은 의식이 완전하지 않은 아이들에게 응급 허용으로 아르테수네이트(artesunate) 좌약을 투여할 것을 아이들의 어머니로부터 동의를 구하였다.

(ii) 케냐에서 사용되는 영어로 된 동의서를 케냐어로 번역한 동의서에는 몇 가지 주요 용어에 대한 오역이 포함되어 있다.

(iii) 인도에서 로타바이러스 백신의 시험에 대한 동의서는 9페이지의 긴 내용에 기술적 정보에 대한 내용이 많은 몫을 차지하였다.

(iv) 멕시코의 국가 규정에는 참가자와 증인 2명의 서명이 한 양식에 기록된 경우에만 그 동의가 유효하다고 지적하고 있다. 첫 번째 증인은 일반적으로 연구원이지만, 여성의 경우 두 번째 증인은 대체로 그 여성의 고령의 남성 친척이 된다.

각각의 경우에 자신이 답변한 이유를 말해 보자. 만약 진정성 있는 동의를 얻기에 어려운 상황이었다고 생각한다면 어떻게 그 어려움을 극복할 수 있을지에 대해서도 생각해 보자.

진정한 동의를 얻는 문제는 개발도상국에서 실시된 연구에만 제한되지 않는다. 그러나 개발도상국에서 시행된 연구와 관련된 몇몇 윤리적인 어려움은 선진국에서는 발생되지 않는 문제이다. 그중 하나는 대조군에게 제공되는 치료의 표준과 관련되어 있다.

치료의 표준

모든 과학적으로 훌륭한 임상시험의 새로운 중재는 어떠한 조정도 받지 않은 대조군을 포함해야 한다. 조정에 의한 효과는 대조군과 조정을 받은 피험자들을 비교함으로써만 측정될 수 있다. 그러나 개발도상국에서 시험이 시행될 때 대조군에 대한 연구자들의 책임 문제가 발생한다. 대조군의 사람들은 어떤 표준 치료를 받을 자격이 있는가? 연구에 참여하도록 설득하는 것 이상으로 그들에게 치료를 제공하지 않는 것은 연구자들에게 허용 가능한가? 더 나아가 치료적 표준을 제공하는 것은 그들의 의무인가?

이에 대한 대답은 헬싱키 선언의 32절에 있다.

'새로운 중재의 이익, 위험, 부담, 효과를 최근에 입증된 최선의 중재와 비교하여 시험해야 한다.'

하지만 이 요건은 모호하다. 연구자는 대조군에게 세계적으로 사용 가능한 최근에 입증된 최선의 중재를 제공해야 하는 것인가, 아니면 국지적으로 사용 가능한 최근에 입증된 최선의 중재를 제공해야 하는 것인가?[26]

이 모호함은 중요하다. 예를 들어, 에이즈 연구에서 대조군에게 세계적으로 최선의 최신 중재를 제공하는 것이 요구된다면, 이는 서부에서 에이즈 환자들에게 제공되는 고활성 항레트로바이러스 치료(HAART) 제공을 포함할 것이다. 이 비용은 막대하다. 대조군에게 국지적으로 최선의 최신 중재를 제공하는 것이 요구된다면 비용이 훨씬 저렴할 것이다. 그 비용은 아무것도 아닐지도 모른다.

이 모호함은 1997년 뉴잉글랜드 의학전문지에 게재된 한 논문이 개발도상국에서 시행된 주산기 에이즈 감염 예방을 위한 AZT에 대한 대규모 임상시험이 비윤리적이었다고 주장하면서 큰 뉴스로 떠올랐다.[27] AZT는 미국에서 1994년 이래 최선의 입증된 치료방법이라는 사실에도 불구하고 저자들은 그 시험이 위약대조시험이었음을 지적하였다. 따라서 저자에 따르면 그들은 헬싱키 선언을 위반한 것이다.

우리가 헬싱키 선언의 32절을 세계적으로 사용할 수 있는 최선의 최신 입증된 표준으로 해석하는 경우, 이 논문의 저자가 옳다는 것이 분명하다. 그러나 우리가 32절을 오직 국지적으로 최선의 최신 입증된 표준으로 해석하는 경우, 저자의 말은 옳지 않다. 1997년에 임신 여성으로부터 태아에게로 에이즈균이 감염되는 것을 막을 수 있는 국지적 방법은 없었다.[28]

국지적 표준으로는 대조군의 여성이 실험이 시행되지 않았을 때보다 더 악화되지는 않았다. 논문의 저자 루리와 울프는 참가자들이 악화되지 않았다 할지라도 그러한 임상시험은 미국에서 비윤리적인 것이라고 주장하였다. 그들은 왜 이것이 개발도상국에서 허용 가능한지를 물었다. 이는 우리를 위한 기준, 그들을 위한 또 다른 기준이라는 이중 기준의 대표적 경우가 아닌가?

어떤 이들은 연구자들로 하여금 세계적으로 최선의 최신 입증된 치료를 제공하도록 하는 것이 개발도상국 사람들에게 특히 도움이 될 수 있는 임상시험이 시행되지 않게 할 수도 있다고 제시한다. 예를 들어, 보다 효과적일 수 있는 치료를 기존의 국지적 치료법과 비교하기 위한 어떤 실험도 32절의 해석에서는 제외된다.

이러한 이유로 대다수의 헬싱키 선언 적용에 대한 지침은 입증된 효과적인 중재가 지역적으로 가능하지 않은 곳이나 비용을 부담할 수 없는 경우에 최선의 최신 국지적 치료법의 사용이 허용될 수 있다고 말한다.[29] 많은 이들은 이것이 32절의 해석을 지나치게 모호하게 하고, 연구자와 그들의 후원자에게 이기적으로 윤리적 지침을 해석하도록 너무 많은 재량권을 준다고 믿기에 이 지침에 대해 불편함을 느낀다.

박스 19.7 활동: 집단 토론

임상시험에서 이중 기준을 적용하는 것은 잘못이라고 생각한다.

참가자들은 그들이 생각하는 입장이나 배정된 입장을 옹호하는 논쟁을 하게 될 것이다.

임상시험 후

임상시험이 끝난 후 발생하는 일들을 고려해 볼 때 비슷한 문제가 발생한다. 예를 들어 참가자들이 임상시험을 하는 중에 무료로 건강관리를 받아 왔다거나 특정 유형의 치료를 받았을 경우, 이 연구는 이러한 혜택을 시험이 끝난 후에도 지속적으로 제공해야 하는가? 만약 그렇다면 얼마나 오래 제공해야 하는가? 이는 후원자들로 하여금 임상시험을 아예 시작하지 않는 것을 고려할 만큼 비싼 비용이 들 수도 있다.

이 문제는 특히 개발도상국에서 임상시험을 시행할 때 그 나라에서 감당할 수 없는 약물을 테스트하는 것을 도덕적으로 허용할 수 있는가에 대한 질문을 야기한다. 예를 들어 에이즈에 대한 약물을 아프리카에서 테스트하고 이 약물을 소수의 아프리카 국가에서만 감당할 수 있는 비용에 거래하는 것은 허용 가능한가?

HAART는 1996년에 허용 가능해졌다. 이는 에이즈의 발병을 지연시키는 데 효과적인 항레트로바이러스 조합 치료이다. 2000년까지 이 약물의 사용은 선진국에서 에이즈 환자의 사망률을 84%까지 감소시켰다.[30] 그러나 보건당국은 이에 대한 비용으로 연간 1인당 10,000~15,000달러를 사용하였다. 이는 중간소득 국가에서조차 보건당국의 예산을 훨씬 넘는 비용이다. 제약회사는 그들이 약을 개발하는 데 수백만 달러를 지출했기 때문에 높은 가격을 매기는 것이 정당하다고 주장하였다. 그들은 그들에게 낮은 가격을 유지하도록 강요한다면 새로운 약물을 개발할 수 없을 것이라고 지적하였다.

다른 이들은 대형 제약회사들이 인류의 건강보다 그들의 이익을 앞세우고 있다고 주장하였다. 이들의 주장은 사하라 사막 이남의 아프리카에서 에이즈가 유행 수준에 이르렀기에 특히 신랄하였다. 코피 아난(Kofi Annan) 유엔 사무총장에 따르면 아프리카에서 일어났던 모든 전쟁으로 인한 사망자보다도 더 많은 수의 사람들이 1999년에서 2000년 사이에 에이즈로 사망하였다. 2000년도에 약 2,400만 명의 아프리카인들은 바이러스에 감염되었고 그들 중 대부분이 2010년 전에 사망할 것으로 예상되었다. 2000년도에 약 6,000명의 아프리카인들이 매일 사망하였고 11,000명이 감염되었다.[31]

제약회사의 이익 보장과 가난한 이들의 건강 보장 사이의 긴장은 2001년에 최고조에 달하였다. 인도 제약회사 시플라(Cipla)[32]는 삼중요법 항레트로바이러스제를 역설계하여 복제(generic) 의약품을 만들어 냈다.[33] 이 복제 의약품은 대형 제약회사가 특허로 판매한 브랜드 의약품과 생물학적으로 동등하였다. 그러나 이는 1인당 연간 350달러의 비용만 들었다. 시플라의 행위는 개발도상국에서 에이즈 치료제의 가격을 급락하게 하는 가격 전쟁을 발생시켰다.[34]

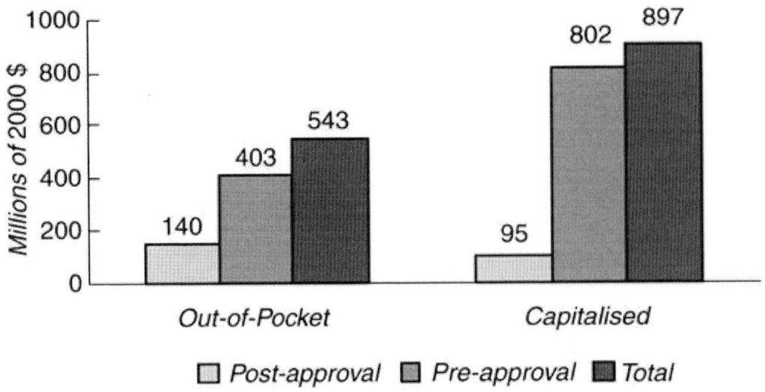

그림 19.3 신약을 위한 신약 승인 비용과 기존 약물에 대한 개선 비용당 총 손실금과 이익금. DiMasi, J.A., Hansen, R.W. and Grabowski, H.G. (2003) The price of innovation: new estimates of drug development costs. *Journal of Health Economics*, 22(2).

제약회사들은 격분하였다. 물론 역설계 약물을 준비했던 제약회사는 더 싸게 약물을 팔 수 있었다. 그 회사는 약을 생산하는 데 8억 2백만 달러의 비용을 들이지 않았다. 그들은 약물을 개발하는 데 필요한 과학자의 급여와 안전성과 효능 테스트를 하기 위해 필요한 수백만 달러를 지불하지 않았다. 또 그들은 개발에 수백만 달러가 소요되는 데도 불구하고 실패할지도 모르는 위험을 무릅쓰지도 않았다. 대형 제약회사들의 견해가 일리가 없는가?[35]

물론 주요 제약회사들이 가격을 내릴 경우에도 그들이 약물을 훨씬 더 판매할 것이기 때문에 그들은 여전히 이익을 얻을 것이다. 그러나 대형 제약회사들은 그렇게 생각하지 않았다. 2001년 39개의 제약회사들은 에이즈로 인한 사망을 막고자 복제 의약품을 생산하고 수입하는 것을 법적으로 쉽게 만든 것에 대해 남아공 정부를 기소하려고 시도하였다.

그들의 작업은 실패하였다. 그것은 국제적인 항의를 야기하였다.[36] 전 세계적으로 30만 명의 서명을 받아 청원이 만들어졌다. 이들은 세간의 이목을 끌었고 수주간 국제적으로 주요 뉴스거리가 되었으며, 대형 회사들은 물러섰다.

현재 복제 의약품은 개발도상국에서 에이즈 치료를 위한 선택 약물이다. 2003년에는 나미비아와 르완다에서 에이즈 환자의 1% 미만이 항레트로바이러스 치료를 받았다. 2007년에는 복제 의약품의 구매 가능성으로 인해 각각 88%와 71%가 되었다. 2008년에 UNAIDS는 다음과 같이 주장하였다.

'항레트로바이러스 치료 범위의 급속한 성장은 최근 세계 보건 역사에 큰 성공 사례 중 하나에 해당한다. 10년 전까지만 해도 항레트로바이러스 약물이 소득이 높은 국가에서 에이즈 사망률과 이환율의 급격한 감소에 기여했음에도 불구하고 이러한 생명보존 약물을 저소득 국가에서 구매할 수 없어 아마도 수십 년 동안은 널리 사용할 수 없을 것으로 추정되었다.'[37]

그러나 이것이 계속될 것인지에 대한 우려가 있다. 국제무역협정을 생각해 보자는 이유는 이것이 의약품의 비용에 영향을 미치기 때문이다.

TRIPS: 무역 관련 국제 재산권

제약회사가 효과적인 새로운 치료를 찾았을 때 TRIPS(trade-related international property rights) 협정[38]에 따라 특허를 낼 수 있다. 세계무역기구(WTO)에 의해 작성되어 모든 회원국에 구속력을 갖는 이 협정은 1995년에 효력이 발생하였다. 그것은 국제적인 일련의 규칙 아래 모든 지적 재산권을 제공하고 148개 회원국은 나머지 국가들의 지적 재산권을 보호할 것이 요구된다. TRIPS는 그 자체가 법이라기보다 각 회원국의 법률에 의해 적용된다. 하지만 국가가 TRIPS를 적용하는 법을 창안하는 데 실패한 경우 WTO는 무역제재로 이를 처벌할 수 있다.

제약회사가 TRIPS에 따라 신약에 대한 특허를 얻었을 때 이 특허는 특허기간 동안 독점적으로 그 약물로부터의 모든 이익을 받을 권리를 보장한다. 특허기간은 보통 20년이다.

TRIPS가 도입되었을 때, 대부분의 고소득 국가들은 이미 TRIPS을 적용할 수 있는 재산권법을 갖고 있었다. 하지만 여러 개발도상국의 경우엔 그렇지 않았다. 새로운 입법의 필요성을 인정하는 것에서 서로 다른 국가들이 TRIPS를 구현하는 데까지 서로 다른 시간 척도를 가질 것임이 합의되었다. 선진국의 경우 1년이 허용되었고(1996년까지), 개발도상국의 경우 5년이 주어졌으며(2000년까지), 최빈국의 경우 11년이 주어졌다(2006년까지).

2001년 시플라(Cipla)가 삼중요법 항레트로바이러스제의 복제 의약품을 만들어 냈을 때 인도는 아직 TRIPS를 이행하지 않았었다. 이는 시플라가 세 개의 회사가 가진 세 개의 다른 항레트로바이러스 약제를 한 개의 약물로 결합하는 특허를 무시할 수 있게 하였다. 이로 인해 치료 체제는 크게 간략화되었고, 냉동에 대한 빠른 준비가 없는 국가에서 사용하는 것은 더 실용적이 되었다. 이것은 바이러스에 내성이 생기는 확률을 최소화하고 약물이 적절하게 사용되도록 하는 가능성을 높였다.

그러나 2006년 TRIPS 협정은 인도, 브라질, 태국 등 여러 나라에서 복제 의약품을 생산하면서 효과를 보기 시작하였다. 이것은 일차적 에이즈 치료제에는 아무런 영향을 미치

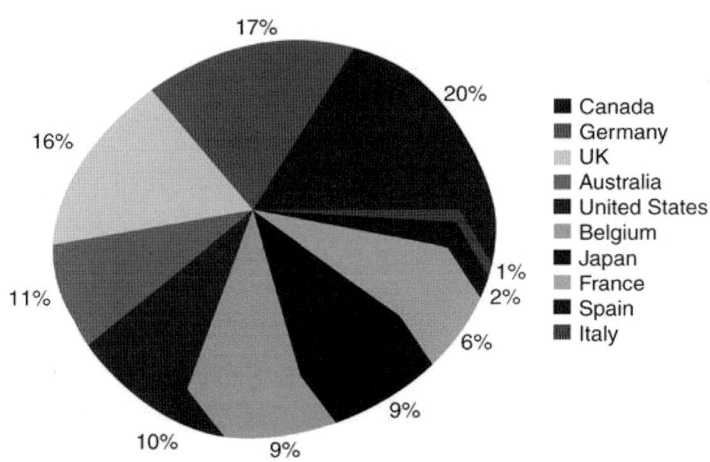

그림 19.4 1999년 전체 시장에서 복제 의약품의 비율
http://www.themedica.com/articles/2009/04/the-us-generic-drugs-industry.html.

지 않았다. 이들은 특허에서 이미 벗어나 있었다. 그러나 이는 이차 약물에 큰 영향을 미쳤다. 이차 약물은 일차 약물에 저항이 있을 때 또는 환자가 일차 약물에 민감할 때 필요하였다. HIV 양성인 사람들의 최대 15%까지 그들이 치료를 시작한 후 4~5년 이내에 일차 약물에 바이러스 내성을 보였다.

복제 의약품을 생산하는 여러 국가들은 이차 약물에 대한 특허가 이차 약물의 비용에 큰 영향을 미치고 있다는 것을 알아야 한다. 개발도상국에서는 이를 감당할 수 없다. 다시 말해 개발도상국 사람들은 이러한 약물 중 대다수가 그들의 나라에서 시험되었음에도 불구하고 차선책을 선택해야 하는 반면에, 선진국 사람들은 가장 좋은 가격에 약물을 살 수 있다.

2001년 시플라의 복제 의약품 생산에 의해 시작된 가격 전쟁과 같은 또 다른 가격 전쟁이 필요하다. 그러나 TRIPS 아래 어떻게 가격 전쟁이 시작될 수 있겠는가?

이는 불경기에 발생한다. 서부의 경제위기는 여러 국가들로 하여금 그들의 원조 예산을 절감하도록 자극한다. 2010년 5월 Médecins Sans Frontières는 2008년 이후로 PEPFAR, 세계은행, UNITAID와 같은 주요 국제자금 기관과 국제기금 기부자들이 에이즈 치료에 대한 기부를 줄이거나 철회하는 것을 경고하기 위해서 '멈출 때가 아니다. 아프리카에서 에이즈 치료의 차이가 벌어지고 있다'라는 제목의 보고서[39]를 발표하였다.[40]

무언가가 필요하다. 하지만 무엇을 할 수 있는가? 우리는 TRIPS을 폐지해야 하는가? 그래야 한다면 연구와 개발에 수백만 달러를 쏟는 제약회사에게 어떤 것이 동기가 될 것인가? 개발도상국에 대한 TRIPS의 효과를 경감할 수 있는 어떠한 방법이 있는가?[41]

박스 19.8 활동: 창의적 글쓰기

자신이 큰 제약회사의 홍보 책임자라고 가정해 보자. 내일 CEO는 라디오에서 복제 의약품과 자사의 약물 가격을 비교하는 인터뷰를 하게 될 것이다.

CEO를 위해 그가 할 수 있는 주장을 포함한 브리핑 서류를 작성해 보자.

2001년 첫 번째 위기에서 TRIPS의 영향을 경감시킬 수 있다는 가능성이 생겼다. 도하 협정(DOHA Agreement)[42]은 회원국에 고소의 위험 없이 복제 의약품에 안전하게 접근하도록 보건 비상상태의 국가들을 위해 TRIPS가 제공하는 융통성을 전부 사용할 것을 선언하였다. 또한 회원국들이 보건 비상사태가 있을 때 국가가 스스로 결정할 수 있도록 허락하였다. 이러한 상황에 처한 국가는 TRIPS 협정 회원국일지라도 복제 의약품의 수입 또는 제조를 허용하는 두 가지 유형의 라이선스 중 하나를 확보할 수 있다.

자발적 라이선스(voluntary licence)는 특허를 보유하고 있는 회사의 요청에 따라 발행될 수 있다. 그러나 이 회사들은 많은 돈을 잃으면서 협상은 길어지고 유쾌하지 못한 방향으로 갈 수 있다. 성공은 이익보다 건강을 우선시하는 제약회사의 의지에 따라 달라진다.

강제 라이선스(compulsory licence)는 특허 보유자의 동의 없이 '건강 비상사태'에 직면한 모든 국가에게 발행될 수 있다. 그러나 강제 라이선스는 매우 복잡하면서 제조 또는 수입할 수 있는 약물의 양이 굉장히 제한적이다. 이 방법을 택하는 국가에 대해서 무역회사들은 무역에 제한을 둔다.

TRIPS은 어떠한 융통성을 갖지만 그것을 사용하는 데 있어서 단점을 무시할 수 없다. 따라서 2010년대에는 생명을 구할 수 있는 약물이 국가에서 시험되었음에도 불구하고 수백만 명의 개발도상국 사람들이 치료가 가능한 질병으로 죽었다는 것을 알리는 것이 불가피해 보인다.

박스 19.9 활동: 토론

참여자들을 집단으로 나눈 후 다음 안건에 대해 찬반토론을 한다.

이 제안은 공중보건이 이익보다 더 중요하다고 주장한다. TRIPS 협정은 폐지되어야 한다.

참여자들은 의견을 정리할 시간을 갖는다.

안건에 찬성하는 참여자들은 연구와 개발이 특허권 없이 어떻게 보상받을 수 있는지 고려해야 한다.

안건에 반대하는 참여자들은 어떻게 개발도상국 사람들에게 공평한 의료서비스를 보장할 것인지 고려해야 한다.

이제 선진국 국민들이 개발도상국 국민들을 착취한다고 판단되는 또 다른 예에 대해 살펴보자.

인간의 장기와 조직 매매

영국의 장기이식 대기자 명단에는 거의 8천여 명의 사람들이 등록되어 있다. 2009년 3,513명의 장기이식 대기자는 1,853명의 기증자로부터 장기이식을 받았다. 그러나 약 1천 명의 사람들은 장기를 기다리는 동안 사망하였다. 우리가 이식 가능한 장기의 수를 늘려야 할 필요가 있다는 것은 분명하다. 그러나 오히려 장기기증자들은 줄어들고 있다. 건강관리의 발전과 교통안전 개선의 성공이 이를 더 감소시키고 있다.

박스 19.10 활동: 소집단 활동

세 환자는 가능한 한 빨리 심장 이식이 필요한 상황이다. 특이하게 심장은 모두에게 이식 가능하다. 하지만 예산에 따라 그들 중 한 사람만이 수술을 받을 수 있다. 안타깝지만 수술을 받지 못한 사람들은 사망하게 될 것이다.

세 환자는 다음과 같다.

- 5세 데이지 시몬즈(Daisy Simmonds). 데이지는 선천성 심장결함이 있는데, 최근에 증세가 매우 심해졌다. 또한 심장결함과 함께 낭성섬유증을 앓고 있다(이는 이 아이가 서른 살 이후까지 살 수 있는 가능성이 없다는 것을 의미한다). 데이지의 부모와 네 명의 형제자매들은 데이지의 건강에 대해 매우 심란해하고 있다.
- 43세 제임스 트로잔(James Trojan). 제임스는 건강한 삶을 살아오지 않았다(그는 골초에 운동을 하지 않았고 의학적으로 비만은 아니었으나 굉장히 뚱뚱하였다). 또 그는 수술을 받게 된다면 이러한 것들을 개선할 것이라고 주장했지만 의사들은 이에 대해 비관적이었다. 제임스는 결혼했고 15세의 아이가 있으며 정규직 일자리를 갖고 있다.
- 61세 힐러리 플레이테(Hilary Playter). 힐러리는 건강하고 그만큼 건강한 67세의 남편과 함께 사는 활동적인 연금 수령자이다. 그녀는 세 명의 손주와 여섯 명의 증손주가 있고 그들은 모두 힐러리를 무척 사랑한다.

집단의 대변인을 정하고 누가 수술을 받아야 할지 결정한다. 또 첫 번째 사람이 수술 전에 사망할 경우에 누가 두 번째 사람이 되어야 하는지 결정한다.

당시 영국에서는 장기기증을 위해 '옵트인(사전 동의한 사람만 장기를 기증할 수 있는 방식)' 제도[43]가 적용되고 있었다. 죽은 후에 장기를 다른 사람에게 기증하고 싶다면 NHS 장기기증자 명단에 등록해야 하였다. 2009년 3월 31일 16,124,871명은 장기기증자 카드를 받았다. 그러나 그들의 가족은 기증을 거부할 수 있었다. 몇몇 사람들은 이를 허용하면 안 된다고 주장하고 있다. 그러나 의사들은 상반된 의견을 보인다. 유족들에게 그들이 동의하든 안 하든, 사랑하는 사람의 장기(심장, 폐, 신장, 췌장, 각막)를 가져간다고 말할 때 그들이 얼마나 충격적일지 상상해 보자.

장기기증은 '옵트아웃' 제도[44]에 의해 증가될 수 있다. 이 제도는 그 사람이 기증할 것을 완강히 거부하지 않는다면 장기기증을 하는 것에 동의하는 것으로 가정한다. 이러한 제도가 갖추어진 국가들은 훨씬 많이 이식이 진행된다. 그러나 이는 사람들이 자신의 몸에 어떠한 일이 일어나는지 결정할 권리를 위반하는 것이 아닌가? 일부 사람들은 이것이 절도와 마찬가지라고 주장한다. 가족들이 결정권을 가져야 하는가? 스페인 의료진들은 가족이 반대하지 않을 수 있도록 적극적인 조치를 취한다. 오스트리아에서는 가족의 동의를 필요로 하지 않는다. 영국에서는 이 문제에 대해 논란이 계속되고 있다.[45]

영국에서는 수년 동안 살아 있는 가족 구성원이 장기를 기증하는 것이 허용되었다. 하지만 이제는 살아 있는 기증자가 가족 구성원이어야 할 의학적 이유가 없다. 이타적 기부가 최근 합법화되었으며, 2009년에 17건의 사례가 있었다. 그러나 이타적 기부가 우리의 기도에 대한 답은 아닌 것 같다. 미국 국립보건원은 장기기증 등록자의 수를 증가시키려는 캠페인을 진행하고 있다. 우리는 10장에서 기증자 생식세포의 공급을 늘리기 위한 캠페인에 대해 살펴보았다.

박스 19.11 활동: 개인 성찰/토론

아래 웹사이트를 살펴보자.

http://www.timesonline.co.uk/tol/life_and_style/health/article5151526.ece

그런 다음 영국(또는 자신의 국가)이 '가정된 동의' 제도로 바꿔야 하는지에 대해 생각해 보자.

이 주제에 대한 토론을 하고 싶다면 'Debating Matters' 사이트가 도움이 될 것이다.

http://www.debatingmatters.com/topicguides/topicguide/organ_donation/

미래의 전망

자연스럽게 생명공학은 대안을 찾기 위해 열심히 노력하고 있다. 이미 도움이 되고 있거나 곧 도움이 될 희망이 있는 몇 가지 방법이 있다.

인공 장기: Kharagpur 인도 기술 연구소의 생물의학공학자인 수조이 굽타(Sujoy Gupta)는 1,500파운드의 비용 정도밖에 들지 않은 바퀴벌레의 해부에서 영감을 받아 인공심장을 개발하였다.[46]

장기 복구: 2009년 12월 낭성섬유증으로 고통받고 있던 제임스 핀레이슨(James Finlayson)은 기증 당시 못쓰게 된 폐를 이식받았으나 산소를 공급하는 용액이 폐에 펌프되는 '관류'에 의해 복구되었다.[47]

여분의 장기 복제: 우리는 인간복제가 핵 공여자들에게 '여분의 장기'를 제공할 수 있다는 사실을 7, 8장에서 보았다. 최근 법률은 이 기술이 시행되는 것을 금지한다.[48]

이종이식: 영국에서 돼지 바이러스가 인간에게 옮을 수도 있다는 공포 때문에 인간과 동물 간의 이종이식은 금지되고 있다. 멕시코에서 돼지 췌도세포를 이용한 시험이 성공적으로 시행되었다.[49]

미래는 좋아 보이지만, 그동안 사람들은 계속해서 죽을 것이다.

장기 암시장

앞선 내용을 통해 짐작할 수 있듯이 인간의 장기에 대한 암시장은 번성하고 있다. 장기를 살 여유가 있는 사람들은 보통 개발도상국의 누군가로부터, 또는 서부의 사람들로부터 간단하게 장기를 산다.[50] 세계보건기구(WHO)는 매년 세계적으로 이식된 70,000개의 신장 중 1/5이 암시장에서 거래된 것으로 추정한다. 이란만이 사람의 장기에 대한 무역을 합법화하였다.

박스 19.12 활동: 인터넷 검색

인터넷을 검색하여 신장의 시가가 얼마인지 알아본다. 이 돈을 얻기 위해 자신의 신장을 팔 수 있겠는가?

개발도상국의 장기 암시장으로부터 장기를 받는 것은 위험하다. 2002년 버밍햄에 있는 퀸 엘리자베스 병원에서 29명의 환자가 외국 암시장을 통해 신장을 이식받았다. 그 중 50%의 신장이 제대로 작동하지 않았다. 10명의 환자는 사망하였다.[51] 하지만 장기 암시장은 사라지지 않을 것으로 보인다. 죽어가는 상황에 처했을 때 사람들은 살기 위해 모든 기회를 찾으려고 할 것이다. 그러나 일부는 이러한 거래를 합법화하는 것이 우리가 가지고 있는 많은 문제점을 해결할 것이라고 주장한다.

10장에서 우리는 인체의 상품화와 관련된 윤리적 문제에 대해 살펴보았다. 이러한 논쟁은 인간의 장기를 거래하는 것을 합법화하자는 제안에도 적용된다. 개발도상국에서 대리모를 위해 돈을 지불하는 것이 그들을 부당하게 이용하는 것인지에 대해 고려해 보았던 부분도 참고할 수 있다.

철학자 자넷 래드클리프 리차드(Janet Radcliffe-Richards)는 장기의 합법적 거래가 개발도상국 사람들로부터 착취될 것이라는 생각에 반대한다. 윤리 논쟁에 대한 인터뷰에서 나이젤 워버튼(Nigel Warburton)은 장기거래의 합법화에 대해 다음과 같이 주장하였다.

'착취되는 사람을 단지 그가 생각하는 최선의 선택으로부터 보호하기 위해 노력하는 것은 소용없다. 착취 관계를 맺는 사람은 그것을 통해 무언가를 얻는다. 우리는 그들이 더 많은 것을 얻기 원한다.

우리는 최소한의 임금 또는 무언가를 교환하는 것을 막아야 한다. 거래가 불법이라면 우리는 이것을 제한할 수 없다. 거래를 불법으로 만드는 것은 단지 이를 감추게 만드는 것이 되고, 이로 인해 우리는 연루된 사람들을 보호할 수 없게 된다.

착취를 막기 위해 이 전체 과정을 금지한다면 착취하는 사람들은 잡을 수 있지만 착취당한 사람들에게 혜택을 주는 것은 아니다.'[52]

예를 들어 우리가 한 신체에 대해 공정하게 미리 정해진 가격으로 장기를 사고팔 수 있는 자격을 전 세계 시장에 보급한다고 상상해 보자. 아마도 이 신체의 수술은 심지어 선진국에 의해 보조될 수 있을 것이다. 그러면 장기들은 자유롭게 그것을 원하는 누구에게든지(그들이 어디에 살든) 제공될 수 있을 것인가? 가난한 사람을 포함해 이식이 필요한 모든 사람에게 장기를 확보하는 것이 가능하게 할 뿐만 아니라, 선진국이 많은 돈을 절약할 수 있게 한다.

영국에서는 1년 동안 한 투석 환자에게 평균 30,800파운드의 비용이 들며, 총 21,000명의 투석 환자가 있다. 이는 NHS 금액의 3%를 차지한다. 반면에 이식은 1인당 17,000파운드의 비용이 들고 이식 후에 필요한 약품에 대해서는 연간 1인당 5,000파운드의 비용이 든다. 따라서 다음 해에 이식환자 1인당 절약된 돈은 25,800파운드이다. 2008년과 2009년에 2,497건의 신장이식이 실시되었고 매해 NHS는 5천 30만 파운드를 절약하였다.[53]

이러한 거래를 통해 장기를 파는 것으로부터 가난한 사람들의 운명을 바꿀 수 있고 선진국과 개발도상국의 많은 생명을 구할 수 있다. 또한 우리는 건강관리에 대한 비용을 절약할 수 있다. 그러나 우리의 도덕적 의무는 어디에 있는가? 우리는 국가적 또는 국제적 인간 장기 시장을 지지해야 하는가,[54] 아니면 이러한 거래에 대한 반대가 지나치게 강한가?[55]

박스 19.13 활동: 에세이 쓰기

인체 장기에 관한 세계 시장이 어떻게 움직일지 연구를 실시해 보자. 그리고 이 시장에 반대하거나 찬성하는 의견을 1,500단어로 써 보자.

이로써 생명공학과 선진국, 개발도상국 사이의 관계에 의해 발생하는 윤리적 · 사회적 문제에 대해 살펴보았다.

요약

이 장에서 우리는 생명공학의 발전이 선진국과 개발도상국의 관계에 어떤 영향을 주는지에 대해 생각해 보았다.

- 뉘른베르크 강령과 헬싱키 선언에 대해 알아보았고, 인체를 이용한 연구와 관련된 강령에 대해 인식된 '부담'을 살펴보았다.
- 개발도상국에서 시행되는 임상시험의 매력적인 요소에 대해 학습하였다.
- 사전 동의서와 진정성 있는 동의의 중요성, 그리고 그것을 확보하기 위한 과정에서 발생할 수 있는 문화적 차이에 대해 학습하였다.
- 개발도상국에서 시행하는 임상시험의 대조군에게 낮은 수준의 치료를 제공하는 것이 도덕적으로 허용 가능한 것인지에 대해 생각해 보았다.
- 복제 의약품의 생산이 2000년대 개발도상국의 혁신적인 건강관리에 얼마나 영향을 미치는지에 대해 살펴보았다.
- TRIPS 실행이 개발도상국의 미래 건강에 미치는 위협을 알게 되었다.
- TRIPS가 없다면 제약회사들은 신약의 연구와 개발에 필요한 자금을 만들기 위해 더 열심히 이익을 창출해야 한다는 것을 학습하였다.
- TRIPS는 개발도상국이 의료의 새로운 위기에 대처할 수 있을 만큼 충분히 융통성이 있는지에 대해 고려해 보았다.

- 이식을 위한 장기의 부족과 이것이 가져온 암시장의 번창에 대해 살펴보았다.
- 사람의 장기 거래와 관련해 국가적 또는 국제적 합법화를 찬성하는지, 반대하는지에 대한 논쟁을 고려해 보았다.

더 생각해 볼 문제

인체와 관련된 연구가 윤리적 검토에 너무 많은 중점을 두고 있다고 생각하는가?

개발도상국의 사람들로부터 진정한 동의를 확보하는 것이 가능하다고 생각하는가?

의료서비스가 부족한 나라의 가난한 사람을 임상시험 참여에 유인하는 것을 막는 것이 어떻게 가능할 것인가?

우리가 대조군에게 빚진 치료의 의무에 대하여 이중 기준이 없다면 제3세계 사람들에게 혜택이 발생하는 여러 임상시험이 실행되지 않을 것이다. 이것이 사실인가?

2000년대 선진국의 의료적 혁명은 무엇이었는가? 왜 현재의 의료 위기에는 같은 해결책이 해당되지 않을 것처럼 보이는가?

약물에 대한 특허와 이익이 허용되지 않는다면 왜 제약회사는 8억 2백만 달러를 지출하며 약물을 개발해야만 하는가?

인간의 장기에 대한 국제무역을 합법화하는 것은 도덕적으로 허용 가능한가? 그렇지 않다면 어떤 방법으로 이식을 위한 장기공급을 증가시킬 수 있는가?

추가 활동

인도에서 임상시험을 시행하는 것이 공정한지에 대한 논쟁을 준비하기 위해 Debating Matters의 주제 가이드를 이용해 본다.
http://www.debatingmatters.com/topicguides/topicguide/clinical_trials_in_india/

지역 대학과 접촉하여 인체 연구에 대한 그들의 정책을 물어본다.

자신이 밀그램의 실험에서 명령에 복종했던 사람 중 한 사람이라고 상상하고 이를 통해 무엇을 배우게 되었는지 500단어로 작성해 본다.

인터넷에서 최근에 인간을 대상으로 한 비윤리적 연구의 사례를 찾아본다.

신약 개발 비용에 대해 조사해 본다. 선진국과 개발도상국의 신약 개발 비용을 비교해 본다.

미래에는 장기를 복제하는 일이 당연하다는 가정하에 이야기를 써 본다.

지역 병원과 접촉하여 장기이식 관련 정책에 대해 물어본다.

주석

1 http://www.auschwitz.dk/doctors.htm.
2 http://nuremberg.law.harvard.edu/php/docs_swi.php?DI=1&text=overview. Resources on the Nuremberg Trials from Harvard University.
3 http://www.mengele.dk/.
4 http://www.cirp.org/library/ethics/nuremberg/.
5 http://www.wma.net/en/30publications/10policies/b3/index.html.
6 http://www.scribd.com/doc/20983187/IVMS-The-Tuskegee-Syphilis-Experiment.
7 http://www.cdc.gov/tuskegee/timeline.htm.
8 http://www.cdc.gov/tuskegee/timeline.htm.
9 http://www.experiment-resources.com/stanley-milgram-experiment.html.
10 http://www.nuffieldbioethics.org/fileLibrary/pdf/HRRDC_Follow-up_Discussion_Paper001. pdf, p. 4.
11 http://www.youtube.com/watch?v=k8IYKCkXXvY. A YouTube video of the questioning of Harvard's Dr Aaron Kesselheim on how the dangers of Vioxx would never have come to light without lawsuits filed by injured patients.
12 http://www.nytimes.com/2007/11/09/business/09merck.html.
13 http://www.pharmalot.com/2010/03/merck-loses-vioxx-case-in-australia/.
14 http://www.independent.co.uk/news/world/australasia/vioxx-ruling-gives-hope-forpayouts-to-british-lsquovictimsrsquo-1917042.html.
15 There is no intention to suggest thatMerck was conducting experiments that were unethical.
16 www.clinicaltrials.gov/ct2//info/understand.
17 http://news.bbc.co.uk/1/hi/health/4808090.stm. A BBC Q&A on drug trials in the light of the TGN1412 disaster.
18 www.york.ac.uk//inst/crd//CRD_reports//crdreport31&32_summ.pdf.
19 http://content.nejm.org/cgi/content/full/360/8/816.
20 http://www.wired.com/wired/archive/14.03/indiadrug.html.
21 http://www.timesonline.co.uk/tol/news/world/asia/article4568717.ece. 49 babies die in Indian drug trial.
22 http://news.bbc.co.uk/1/hi/programmes/this_world/4924012.stm.
23 http://www.research.umn.edu/consent/. Tutorial on informed consent from the University of Minnesota.
24 http://www.nuffieldbioethics.org/fileLibrary/pdf/HRRDC_Follow-up_Discussion_Paper001.pdf.
25 Case studies adapted from http://www.nuffieldbioethics.org/fileLibrary/pdf/HRRDC_Follow-up_Discussion_Paper001.pdf.
26 http://news.bbc.co.uk/1/hi/health/736138.stm.
27 Lurie, P. and Wolfe, S. (1997) Unethical trials of interventions to reduce perinatal transmission of the human immunodeficiency virus in developing countries. *New England Journal of Medicine*, 337, 853-856. http://content.nejm.org/cgi/content/short/337/12/853.
28 http://www.nih.gov/news/pr/nov96/niaid-27.htm.
29 e.g. CIOMS 2002, EGE 2003, NCOB 2002.
30 Porter, K., Babiker, A., Bhaskaran, K. et al. (2003) Determinants of survival following HIV-1 seroconversion after the introduction of HAART. *The Lancet*, 362(9392), 1267-7124.

31 Brown, L.R. (2000) HIV epidemic restructuring Africa's population. *World Watch Issue Alert*, 31 October.
32 http://www.cipla.com/.
33 http://www.who.int/trade/glossary/story034/en/index.html.
34 http://www.avert.org/generic.htm.
35 http://news.bbc.co.uk/1/hi/health/medical_notes/a-b/537714.stm.
36 http://www.independent.co.uk/news/business/news/protest-in-britain-as-drugcompanies-sue-south-african-government-694706.html.
37 http://data.unaids.org/pub/GlobalReport/2008/jc1510_2008_global_report_pp129_158_en.pdf, p. 136.
38 http://www.wto.org/english/tratop_e/trips_e/trips_e.htm#WhatAre.
39 http://allafrica.com/download/resource/main/main/idatcs/00020144:b44d98cae7f2989732ea70 aaa0489f98.pdf.
40 http://www.healthgap.org/resources.htm. Information about funding from HealthGap.org.
41 http://www.bbc.co.uk/blogs/africahaveyoursay/2010/07/should-antiretrovirals-be-ahu.shtml. A BBC Africa 'Have your Say' site on ARV drugs.
42 http://www.wto.org/english/thewto_e/minist_e/min01_e/mindecl_e.htm.
43 http://www.uktransplant.org.uk/ukt/how_to_become_a_donor/how_to_become_a_donor.jsp.
44 http://www.organdonation.nhs.uk/ukt/newsroom/statements_and_stances/statements/opt_ in_or_out.jsp.
45 http://www.dh.gov.uk/en/Publicationsandstatistics/Publications/PublicationsPolicyAndGuidance/DH_090312.
46 http://www.timesonline.co.uk/tol/life_and_style/health/article6859344.ece. http://www.guardian. co.uk/science/2008/oct/28/artificial-human-heart-trial-2011. http://www.dailymail.co.uk/health/article-1306134/Artificial-corneas-restore-sightpartially-blind-patients-grown-lab.html?ito=feeds-newsxml.
47 http://news.patient.co.uk/newspaper.asp?ss=10&pc=10985.
48 http://science.howstuffworks.com/environmental/life/genetic/cloned-organ-transplant.htm.
49 http://www.newscientist.com/article/dn2722-pig-cell-transplants-cure-diabetes.html.
50 See: http://www.timesonline.co.uk/tol/life_and_style/health/article6850879.ece.
51 http://www.timesonline.co.uk/tol/news/uk/health/article731183.ece.
52 http://www.open2.net/ethicsbites/organ_transplants.html.
53 http://www.uktransplant.org.uk/ukt/newsroom/fact_sheets/cost_effectiveness_of_transplantation.jsp.
54 http://jme.bmj.com/content/29/3/142.full. The *Journal of Medical Ethics* on trade in human organs.
55 http://www.swissinfo.ch/eng/swiss_news/Cracking_down_on_organ_trafficking.html?cid= 24668630.

더 읽어 볼 것과 유용한 웹사이트

Goodwin, M. (2006) *Black Markets: The Supply and Demand of Body Parts.* Cambridge: Cambridge University Press.

Macklin, R. (2009) *Against Relativism: Cultural Diversity and the Search for Ethical Universals in Medicine.* Oxford: Oxford University Press.

Osewe, P. et al. (2008) *Improving Access to HIV/AIDS Medicines in Africa: Trade-related Aspects of Intellectual Property Rights Flexibilities: Assessment of Trade-related Utilization (Directions in Development).* New York: World Bank.

http://debatepedia.idebate.org/en/index.php/Debate:Human_Organs,_Sale_of. Debatepedia guide to a debate on trading human organs.

http://www.debatingmatters.com/topicguides/topicguide/Developing_Countries_and_clinical_trials/. Debating Matters Topic Guide on clinical trials in developing countries.

http://www.idebate.org/debatabase/topic_details.php?topicID=24. Resources for a debate about generic AIDS drugs in developing countries.

Section 6

자연에 대한 우리의 의무 Our duties to nature

20 인간 이외의 동물: 지각, 이성, 동물의 권리

Non-human animals: consciousness, rationality and animal rights

목표

- 동물이 지각이 있는지, 이성적인지 알아본다.
- 동물을 이용하는 데 의무론자가 도덕적인 제한을 가할 것인지 고려한다.
- 동물을 반드시 공리주의적인 계산법으로 헤아려야 하는지 성찰한다.
- 동물이 권리를 가지는지, 만약 그렇다면 어떤 종류의 권리인지 살펴본다.
- 종(種)차별주의가 인종주의나 성차별주의만큼 나쁜지 알아본다.
- 동물이 인간을 위해 좋은 실험 모형인지 성찰한다.
- 동물의 도덕적 지위가 연구 목적의 동물 이용에 어떤 영향을 미치는지 살펴본다.
- 동물 권리 실천주의가 과학적 연구에서의 동물 이용에 대한 대중적 인식에 어떤 영향을 미치는지 고려한다.

박스 20.1 사실에 입각한 정보: 영국에서의 연구용 쥐의 이용

동물 권리 실천주의자들의 활동 때문에 1970년대부터 2000년대까지 동물을 이용한 연구는 지속적으로 감소하였다. 유전학 연구의 붐은 이러한 감소에 역행하였다.

쥐는 특히 연구를 위해 유용한데, 왜냐하면 쥐의 30,000개 유전자의 99%가 인간 유전체에 직접적으로 대응되기 때문이다.

2003년까지 이미 유전자가 변형된 3,000가지의 쥐 변종이 있었다. 2020년까지 300,000가지의 변종이 생길 것으로 예측되어 왔다.[1] 수백 마리의 쥐가 생식에 필요하다. 하지만 필요한 돌연변이를 발생시키지 못해서 많은 쥐들이 도살된다.

영국에서는 유전 연구로 해마다 수백만 마리의 생쥐가 이용된다고 추산한다. 어떤 이들은 쥐가 지금은 기관의 고유한 기능을 위해 일상적으로 주문되는, 종이 클립이나 볼펜과 같은 '카탈로그에 들어 있는 상품'에 지나지 않는다고 지적하기도 한다.[2]

동물의 도덕적 지위

여러분은 아마 다음 성경 구절에 익숙할 것이다.

'하느님이 그들에게 복을 주시며 이르시되 생육하고 번성하여 땅에 충만하라, 땅을 정복하라, 바다의 고기와 공중의 새와 땅에 움직이는 모든 생물을 다스리라 하시니라.' – 창세기 1:28

최근까지 인간이라는 동물은 이 권고를 곧이곧대로 받아들여 왔다. 인간이 아닌 동물을 식량으로, 피복으로, 스포츠와 레크리에이션 용도로, 엔터테인먼트 용도로, 그리고 반려 용도로 사용할 권리를 당연하게 생각해 왔다. 우리의 생활을 그토록 쾌적하게 만들어 온 과학적 발전의 다수가 인간이 아닌 동물들을 희생시켜 이루어졌다.

인간이라는 동물이 인간이 아닌 동물에 대한 지배권을 가진다고 해도 동물을 함부로 다룰 수 있는 도덕적 자격에 이르지는 못한다. 오늘날 성서가 지도해 줄 것을 기대하는 사람들은 지배보다는 관리를 강조하는 구절에 의존하는 경향이 있다.[3]

(인간이라는 동물에 대비하여) '인간이 아닌 동물'이라는 말은 우리 역시 동물이라는 사실을 강조한다. 리처드 도킨스(Richard Dawkins)는 이것을 다음과 같이 설명한다.

'당신이 남부 소말리아의 인도양 해변에 북쪽을 바라보며 서 있다고 상상해 보라. 당신은 왼손으로 당신 어머니의 오른손을 잡는다. 차례로 어머니는 그 어머니인 할머니의 손을 잡는다. 할머니는 증조할머니의 손을 잡고 계속 이런 식으로 이어진다. 그 행렬은 해변 위쪽으로, 건조한 관목지 안으로, 케냐 국경선이 있는 서쪽으로 이어진다.'[4]

'인간과 침팬지의 공통 조상에 이르기 위해 얼마나 멀리 가야 하는가?'라고 도킨스는 묻는다. 그의 대답은 이렇다. 그 거리는 300마일(약 483km) 이하이다. 우리의 공통 조상은 케냐 산의 동쪽에 서 있다. 공통 조상의 오른손을 잡고 있는 딸로부터 우리의 혈통이 유래한다. 공통 조상의 왼손을 잡고 있는 딸로부터 침팬지의 혈통이 유래한다.

그러므로 인간 이외의 동물은 동물이고 우리 인간은 동물이 아니라는 주장을 근거로 동물 이용을 정당화할 수 없다. '인간 이외의 동물' 이용과 '인간이라는 동물'이라는 표현은 우리에게 이것을 상기시킨다. 그럼에도 불구하고 간결성을 위해 우리는 '인간'과 '동물'이라는 표현을 쓸 것이다. 다만 우리의 동물적 본성을 잊지 않겠다는 약속을 바탕으로 삼을 것이다. 이것과 일관되게 우리의 의문은 우리의 목적을 성취하기 위해 동물에게 고통을 가하는 것이 도덕적으로 허용 가능한지 여부이다.

동물의 의식

철학자 데카르트(Descartes)[5]는 (악명 높게) 동물은 고통을 느끼지 않으며 전혀 의식이 없다고 주장하였다. 이러한 주장을 할 때 데카르트는 인식론적 주장(동물이 고통을 느끼는 것을 우리가 어떻게 아는지에 관한 주장)을 하는 것은 아니다. 그는 동물이 고통을 느끼지 않는다는 취지의 형이상학적 주장을 하고 있는 것이다(인식론과 형이상학 사이의 구별을 위해서는 2장을 참조한다).

데카르트에게 어떤 대상이 의식이 있음을 가리키는 조건은 그 대상이 이성적이어야 한다는 것이다. 동물이 이성적임을 부정하면서 그는 그들의 의식도 부정했던 것이며, 따라서 쾌락이나 고통을 느낄 수 있는 능력도 부정했던 것이다.[6]

박스 20.2 사례연구: 동물의 감정

나이 든 침팬지였던 도로시(Dorothy)가 죽었을 때, 사나가-용 침팬지 구조 센터(Sanaga-Yong Chimpanzee Rescue Centre)의 직원들은 다른 모든 침팬지들이 보는 앞에서 장례식을 치렀다. 그들은 울타리 주변에 몰려 와서 조용히 줄을 지어 손을 서로의 어깨에 얹은 채 서서 지켜보았다(그림 20.1).

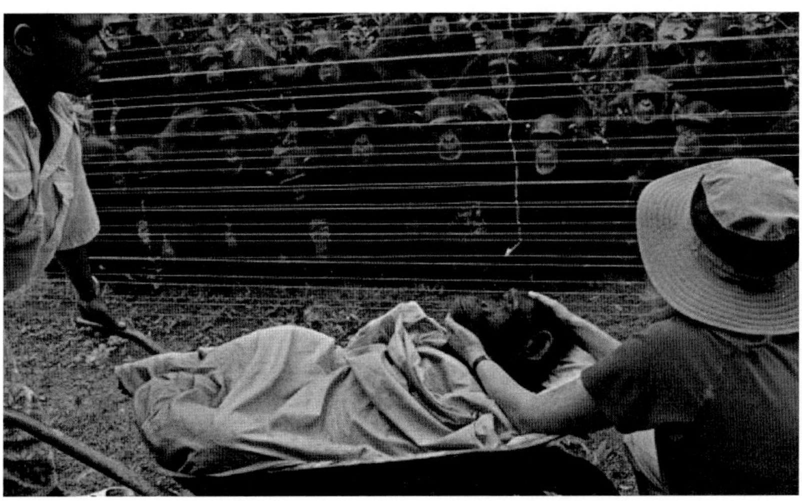

그림 20.1 ■ 사나가-용 침팬지 구조 센터에서 도로시와 다른 침팬지들
© Monica Szczupider/National Geographic My Shot/National Geographic Stock

여러분은 동물이 고통을 겪지 않는다는 데카르트의 믿음이 혐오스럽다고 생각할지 모른다. 그러나 혐오스러울 수 있는 믿음이란 존재하지 않는다. 믿음에 근거한 행동이 혐오스러울 수 있지만, 믿음 그 자체는 단지 믿음일 뿐이다. 여러분은 더 이성적으로 데카르트의 믿음이 오류라고 생각할지도 모른다. 하지만 만약 여러분의 주장을 동물의 행동에 근거하여 내세우더라도 의인화라는 비난을 받을지도 모른다. 동물들이 우리가 행동하는 것처럼 행동한다고 해서 우리가 세계를 경험하는 것처럼 그들도 필연적으로 경험하는 것은 아니라는 것이다.

박스 20.3 활동: 웹 검색

일차시각겉질(primary visual cortex)이 없는 원숭이들은 시각적으로 경험하는 것이 없음에도 불구하고 마치 볼 수 있는 것처럼 행동한다.

이 현상은 '맹시(blindsight)'라 불린다. 동물들이 마치 의식이 있는 것처럼 행동하더라도 그들이 의식이 있다고 믿을 결정적 이유가 되지 않음을 맹시 현상이 입증한다.

'맹시'를 검색엔진에 입력하고 그것에 대해 더 많은 것을 알아보자. 다음 신문 기사에서 시작할 수도 있을 것이다.

http://www.timesonline.co.uk/tol/news/science/article5385633.ece.

더 많은 것에 대해 알게 되면, 동물이 '자동장치'라는 데카르트의 믿음을 맹시 현상이 뒷받침하는지 여부에 대해 짝을 지어 토론해 본다.

인간들도 맹시를 '경험한다.' 그러므로 다른 인간이 세상을 우리처럼 경험하는지에 대해서도 확신할 수 없다. 이러한 인식론적 어려움은 '타인의 마음'이라는 문제로 알려져 있다.

박스 20.4 철학적 배경: 타인의 마음이라는 문제

스스로에게 다음과 같이 물어본다. 오직 나만이 세상을 경험하므로 타인은 세상을 경험하는 것처럼 행동하는 자동장치일 뿐이라고 가정할 수 있을까?

거의 확실히 '그렇다'고 대답할 것이다. 우리는 결국 타인의 마음을 결코 경험할 수 없고, 우리에게 보이는 것은 모두 그들의 행동일 뿐이다. 설령 그들의 행동이 그들에게 마음이 있다는 증거를 우리에게 제공해도, 그 증거는 결정적이지 않다.

타인의 마음이라는 문제에 대한 진술은 마음이 사적인 영역이어서 그 내용이 오직 내성(introspection)을 통해서만 알려진다는 가정에 근거한다. 오늘날에는 철학자들이 이에 의문을 품는다.

하지만 데카르트는 자신의 의식 내용을 알고 있는 자아인 '내'가 없다면 그 어떤 의식도 존재하지 않는다고 믿었다. 이것에 근거하여, 그리고 오직 인간만이 자의식을 지닌다는 믿음에 근거하여, 데카르트는 동물이 자동장치라고 믿는다.[7]

그러나 타인의 마음이라는 문제는 우리가 도덕적 차원에서 동물을 어떻게 다뤄야 하는지에 대한 문제에 답하는 데 적절하지 않다. 다른 인간이 고통을 겪고 있는지 우리가 확신할 수 없다 해도, 그들이 고통을 겪고 있으리라 가정해야 할 도덕적 의무가 우리에게 있다. 그리고 동물은 우리 인간과 진화의 역사를 공유하고, 비슷한 방식으로 행동하며, 유사한 생리학적 구성을 지니므로 그들이 비슷한 경험을 갖는다고 가정하는 것 역시 합당해 보인다.

동물의 선호

동물의 경험을 헤아릴 수 있는 유일한 방법은 우리 자신이 그들의 입장이 되어 보는 것이라고 여전히 주장할지도 모른다. 이는 대단히 비과학적이다.

그러나 동물의 행동에 관한 과학인 동물행동학은 동물들이 고통을 겪는지 그들에게 '물어볼' 수 있다는 주장이 합리적임을 보여 준다. 동물은 자신의 선호에 '가치'를 부여하도록 훈련될 수 있다. 예컨대 먹이를 얻거나 충격을 피하기 위해 손잡이를 누르거나, 원판을 쪼거나, 큰 고리를 헤엄쳐 통과하는 것이다. 무언가를 얻기 위해 노력하는 동물의 자발성으로부터 이 '무언가'가 동물에게 얼마나 가치 있는 것인지 우리는 결정할 수 있다.

예를 들어 매리언 스탬프 도킨스(Marian Stamp Dawkins)[8]는 암탉들에게 두 가지 서로 다른 환경(배터리 우리와 밖에서 달리기)을 제공하였다. 닭들은 두 가지 모두 볼 수 있었고 둘 중 어느 쪽으로도 자유롭게 걸어갈 수 있었다. 대다수의 닭들은 밖에서 달리기를 선택하였다. 처음에 밖에서 달리기를 선택하지 않았던 닭들은 두 번째 또는 세 번째 시기에 선택하였다(아마 배터리 우리가 친숙한 환경이었기 때문이었을 것이다). 도킨스는 이것이 암탉들은 배터리 우리보다 밖에서 달리기를 선호하였다는 주장을 객관적으로 정당화하는 것이라고 주장하였다. 이러한 작업은 시달림(고통)에 관한 중요한 정의를 도출하였다.

'동물의 시달림(고통): 동물들은 무언가를 빼앗겨서 그것을 얻기 위해 매우 노력할 때, 또는 기회가 주어져 탈출하려고 극심히 노력하는 조건 속에 놓일 때 시달린다(고통을 받는다).[9]

동물들이 고통을 겪는다고 가정하는 것이 합리적이기 때문에, 그리고 그들을 고통스럽게 만드는 것이 무엇인지 결정할 수 있는 객관적 방법들이 있기 때문에, 우리는 이제 다시 그들에게 고통을 가하는 것이 도덕적으로 정당화될 수 있는 것인지 물을 수 있다.

의무론과 동물의 권리

동물의 처치에 대한 도덕적 수용 가능성에 대하여 의무론이 말해 줄 수 있는 것들에 대해 우선 고려해 볼 수 있을 것이다. 의무론자들의 주장을 상기하고 싶다면 4장을 참고한다.

직접적 의무와 간접적 의무

칸트는 동물 학대가 잘못이라고 말한다.[10] 하지만 이것은 동물들이 가혹하게 다뤄지지 않을 권리를 갖기 때문인 것은 아니다. 칸트에 따르면 동물은 권리를 갖지 않는데, 왜냐하면 목적 그 자체인 존재만이 권리를 갖기 때문이다. 어떤 존재가 목적 그 자체가 되려면 필요한 조건은 그 존재가 이성적이어야 한다는 것이다. 그런데 동물은 이성적이지 않다고 칸트는 말한다.

우리 자신에 대한 직접적 의무가 동물에 대한 간접적 의무(동물 학대를 하면 우리는 스스로를 비인간적으로 만들기 때문에 동물을 학대하지 말아야 함)를 발생시키기 때문에 동물 학대는 그르다고 칸트는 말한다. 우리가 동물을 학대하지 말아야 하는 것은 우리 자신을 위해서이다.

동물의 이익

철학자 조엘 파인버그(Joel Feinberg)[11]는 칸트의 입장이 동물에 대한 태도를 사물에 대한 태도와 잘못 동일시한다고 주장하였다.[12]

예컨대 우리는 타지마할을 파괴하지 말아야 할 의무를 지니지만, 이것이 타지마할에 대한 의무라고 주장하는 사람은 없을 것이라고 파인버그는 말한다. 타지마할에게 중요한 일은 아무 것도 없으며, 그것을 보호해야 할 우리의 의무는 타지마할 그 자체를 위한 의무가 아니다. 타지마할은 목적을 갖지 않는다.

그러나 동물에게 중요한 일은 있다고 파인버그는 말한다. 동물은 유정(有情)의 존재이다. 그들은 쾌락과 고통을 경험한다. 그러므로 동물은 그들 스스로를 위해 보호받을 만하다. 파인버그에 따르면, 동물에 대한 우리의 의무는 직접적이다.

여러분은 타지마할을 위해 유산을 남길 수는 없지만 여러분의 고양이에게는 남길 수 있다는 점을 지적하면서 파인버그는 자신의 주장을 강화시킨다. 여러분의 자녀들은 반대하겠지만 여러분의 유언에 따라 그 고양이는 돈에 대한 권리를 갖는다. 자녀들이 유언에 대항한다면 법정은 고양이를 대변할 변호사를 선임할 것이다. 이렇게 하여 법정은 여러분의 고양이에 대한 직접적 의무에 따라 행동하고 있는 것으로 보인다.

파인버그에 따르면, 사물에 대한 우리의 의무는 우리 자신에 대한 간접적 의무에 불과하지만, 동물에 대한 우리의 의무는 그들의 유정성 때문에 이것(간접적 의무) 이상이다. 이 때문에 동물이 설령 권리를 가진다고 할 수 없다 해도 이익은 가질 수 있다고 파인버그는 말한다.

박스 20.5 활동: 개념 분석

칸트와 파인버그는 동물이 이성적이지 않으므로 권리를 가지지 않는다는 데 동의한다. 하지만 파인버그는 그들이 유정의 존재이기 때문에 이익을 가질 수 있다고 믿는다.

이러한 생각을 '필요충분조건'이라는 용어를 사용하여 표현할 수 있는가?

정답: 칸트와 파인버그에게 어떤 존재가 권리를 갖기 위한 필요충분조건은 그 존재가 이성적이어야 한다는 것이다. 파인버그에게는 어떤 존재가 이익을 갖기 위한 필요충분조건은 그 존재가 유정의 존재여야 한다는 것이다.

동물의 이성

칸트의 논리가 잘못이라는 데 다른 이들은 동의한다. 그들은 동물이 이성적이지 않다는 칸트의 주장에 의문을 표한다.

오직 인간만이 이성적이라는 생각은 인간이 동물이라는 인식에 모순된다고 우리는 생각할 수 있다. 오직 인간만이 이성적이라는 생각은 우리를 동물과 상당히 다르게 만들고 그들로부터 우리를 구별한다. 이성은 정도의 문제라고 생각하는 것이 더 현실적이지 않은지 우리는 생각할 수 있다. 그래서 인간은 아마 동물보다 더 이성적이거나, 인간은 동물과는 다른 방식으로 이성적이지만, 이것이 동물은 전혀 이성적이지 않음을 의미하지 않는다. 설령 인간의 추론이 동물의 추론보다 우월하거나 적어도 다른 것임을 수용하더라도, 동물이 전혀 추론을 할 수 없다고 우리가 주장해야 할 필요는 없다.

그러나 우리의 관심을 끄는 이성의 능력이란 그것을 지닌 자에게 목적 그 자체라는 지위를 부여하는 능력이다.

이성과 인간성

철학자 로저 스크러튼(Roger Scruton)[13]은 동물이 설령 이성적이라 하더라도 그것이 목적 자체가 되기에 합당한 방식은 아니라고 말한다. 그는 이 때문에 인간이라는 조건, 인간이기 위한 잠재력을 가진다는 조건, 또는 최소한 인간이 될 수 있는 몇몇 가능성이라는 조건이 필요하다고 말한다.[14]

스크러튼은 인간이 아닌 사람이 있는지 혹은 있을 수 있는지 여부는 경험적인 질문임을 인정한다. 하지만 증거는 이것을 반박한다고도 말한다. 인간이 된다는 것은 협상할 수 있고 타협할 수 있으며, 다른 사람과 함께 합의에 도달할 수 있는 것과 같은 의미이다. 이렇게 하여 사람들은 '도덕적 공동체'를 창조하며, 그 안에서 각 개인은 타인에게 의존함에도 불구하고 그 자신이 선택한 삶을 영위할 수 있다. 오직 인간만이 이러한 종류의 공동체를 창조할 수 있다. 왜냐하면 이러한 공동체의 근거는 이성적 대화이기 때문이라고 스크러튼은 말한다.

어떤 입장에 대해 좋거나 나쁜 이유들을 인식할 수 있고, 양보할 준비가 되어 있으며, 합의에 따라 실천하기 위해 자유로이 의무를 받아들일 수 있고, 의무에 경의를 표하여 행동할 수 있는 모든 집단의 바탕에는 이성적 대화가 있다.

스크러튼은 개에게 권리를 허용해야 한다고 제안하는 것은 어떻게 살아야 하는지 결정하는 데 개가 인간과 동등하거나 동등할 수 있다고 제안하거나 또는 우리가 개와 합의를 할 수 있고 개가 그 합의를 어길 때 지키게 할 수 있음을 제안하는 것과 같다고 말한다. 그것은 개에게 의무를 부과하거나, 단지 개의 욕구를 바꾸기 위해서만이 아니라 개가 개의 의무 이행에 실패했기 때문에 개를 벌하는 것이 이치에 맞다고 제안하는 것이다.

그러나 이는 이치에 맞지 않다. 개가 도덕 공동체의 명예 회원 이상의 존재가 되기에는 정신적 능력이 부족하다. 개에게 또는 다른 동물에게 그들이 이해하지도, 이해할 수도 없는 의무를 부과하는 것은 도덕적으로 허용 불가능하다고 스크러튼은 말한다.

그러므로 스크러튼도 칸트처럼 동물에게 권리를 부여하지 않는다. 하지만 파인버그처럼 동물의 유정성 덕분에 동물은 이익을 가질 수 있으며, 그 이익은 우리에게 그들에 대한 직접적인 의무를 부여한다고 스크러튼은 믿고 있다.

박스 20.6 활동: 집단 토론

이 집단은 동물이 설령 이성적이어도 권리를 부여받기에 합당한 방식으로 이성적인 것은 아니라고 믿고 있다.

참여자들은 그들 자신의 견해를 선택하거나, 특정한 입장을 할당받을 수 있다.

참여자들은 토론이 시작되기에 앞서 스크러튼의 논증에 익숙해질 필요가 있다. 그리고 설령 동물이 권리를 가지지 못한다 해도 그들이 가지는 이익이 있으므로 그들을 학대하지 말아야 한다는 것을 상기해야 한다.

의무론적 권리

의무론자인 톰 리건(Tom Regan)[15]은 칸트와 파인버그 그리고 스크러튼과 달리, 유정성이 동물의 이익 보유를 인정하는 데 충분하며, 동물이 목적 그 자체인 존재이므로 충분히 권리를 가질 수 있다고 믿고 있다. 리건에게 동물이 유정의 존재라는 사실은 동물에게 인간과 같은 도덕적 지위를 부여한다(박스 7.2에서 도덕적 지위에 대한 간단한 논의를 참고한다).[16]

박스 20.7 활동: 논증 평가

동물이 권리를 갖는다는 주장에 대한 리건의 논증은 논리학 책의 형식으로 다음과 같이 나열될 수 있다.

전제 1: 쾌락과 고통을 느낄 수 있는 존재는 모두 이익을 갖는다.

전제 2: 이익을 갖는 존재는 모두 본래적으로 귀중하다.

전제 3: 본래적으로 귀중한 존재는 모두 불가침의 권리를 갖는다.

전제 4: 동물은 쾌락과 고통을 느낄 수 있다.

결론: 동물은 불가침의 권리를 갖는다.

이것은 건전한 논증인가(5장의 '건전성'에 대한 정의를 참고한다)? 만약 그렇지 않다면 무엇이 문제인지 확인하라.

참고: 어떤 존재가 무언가에 대해 이해관계를 가지고 있고, 그것이 그 존재에게 중요하다면 그 존재는 이익을 얻을 수 있다. 여러분은 여러분을 가르치는 교사가 좋은 교사가 되면 이익을 얻을 수 있고, 여러분의 개는 여러분이 친절해지면 이익을 얻을 수 있다.

어떤 존재가 그 자체로 귀중하다면, 즉 다른 무언가를 얻기 위한 수단으로 귀중한 것이 아니라면 그것은 '본질적으로' 귀중하다. 사랑은 본질적으로 귀중하지만, 돈은 단지 수단적으로 귀중하다.

'불가침'의 권리는 취소될 수 없다(그것을 취소함으로써 얻을 수 있는 이익에 의해서도).

정답: 논증은 타당하지만 그 모든 전제가 참인지는 명확하지 않다. 그래서 그것은 명확하게 건전하지는 않다.

그러므로 목적 그 자체인 존재는 이성적이어야만 하며 권리를 위해 이성이 요구된다는 의무론자의 일반적인 주장에 리건은 반대한다. 하지만 권리는 절대적이고 불가침의 것이라는 그의 믿음에서 그가 의무론자라는 사실이 드러난다. 우리 자신의 목적을 위한 수단으로만 동물을 다루는 것은 도덕적으로 혐오스럽다.

박스 20.8 활동: 논증 분석

박스 20.7에서 설명한 것처럼 리건의 논증에 대하여 데카르트, 싱어, 파인버그 그리고 스크러튼은 모두 반대한다. 어떤 근거에 의해 그것을 반대할지 생각해 본다.

정답: 데카르트는 전제 4에 반대할 것이다. 싱어는 전제 2에 반대할 것이다(공리주의자들은 본질적 가치를 가지는 것은 행복이라 믿는다). 파인버그는 전제 2 또는 전제 3에 또는 그 둘 모두에 반대할 것이다. 스크러튼은 전제 3에 반대할 것이다.

동물의 권리 보유라는 것은 동물이 우리 인간과 똑같은 권리를 가진다는 것을 함의하지는 않는다. 남성들에게 낙태할 수 있는 법적 권리를 주는 것이 무의미한 것과 마찬가지로 개에게 투표권을 주는 것도 무의미하다고 리건은 말한다. 그러나 동물은 우리의 목적을 위한 한낱 수단으로 이용되지 않을 권리를 가진다.

동물에 관한 리건의 관점을 사회가 채택한다면 동물에 대한 우리의 태도에 엄청난 전환이 요구될 것이다. 예를 들어 우리가 인간을 과학적인 목적으로 이용하려 들지 않는 한, 같은 목적으로 동물을 이용하는 것은 더 이상 가능하지 않을 것이다. 뿐만 아니라 (그들의 동의 없이) 그들을 먹는 것도 불가능할 것이며, 스포츠나 레크리에이션 용도로 그들을 이용하거나 애완용으로 기르는 것도 불가능할 것이다.

태도에 있어서 이러한 변화에는 엄청난 불편이 따를 것이다. 하지만 도덕적 명령은 도덕적 명령이다. 왜냐하면 그것을 지키는 것이 불편하다고 해서 취소되지는 않기 때문이다.

박스 20.9 활동: 브레인스토밍

동물이 목적 그 자체이고 불가침의 권리를 가진다면 우리가 동물에게 또는 동물과 함께 할 수 없게 될 것이 무엇인지 참여자들은 집단을 이루어 브레인스토밍을 수행한다.

공리주의와 동물의 권리

유정성이 권리를 위해 충분하다고 믿는 점 때문에 리건은 의무론자 중에서는 남다르다. 유정성이 권리를 위해 충분하다고 여길 가능성이 더 높은 쪽은 공리주의자(공리주의자는 도덕이 의존하는 받침대가 이성보다는 유정성이라고 생각한다)일 것이라고 우리는 생각할 것이다. 1970년대에 '동물 해방' 운동을 시작했던 사람은 공리주의자인 피터 싱어(Peter Singer)[17]였다.[18] 이에 대해 읽기 전에 4장의 공리주의에 관한 설명을 상기해 볼 수 있다.

싱어를 따라 동물들이 쾌락과 고통을 경험한다는 것을 받아들이면, 우리가 어떤 행동이 최대 다수의 최대 행복을 산출하는지 결정할 때 동물을 (쾌락과 고통의 주체로서) 고려해야 한다는 요구가 도덕적으로 부과된다.[19]

의무론적 '목적'으로 도출되는 권리와 (공리주의적 계산으로) 고려될 수 있는 권리는 같지 않다. 의무론자들이 인식하는 불가침의 권리를 공리주의자들은 인식하지 못한다(7장 참조). 공리주의적 견지에서 동물의 권리를 받아들인다 해도 동물 이용이 최대 다수의 최대 행복을 산출한다는 것을 우리가 동물을 고려할 때도 확신하는 한, 우리는 어쨌든 동물을 이용하는 데 도덕적으로 자유롭다.

확실히 동물이 중요하다고 해도, 동물이 인간만큼 중요한 것은 아니라고 우리는 요구할 것이다. 우리가 갖고 있는 희망과 공포를 동물들은 갖고 있지 않고, 미래를 전혀 고려하지 않으며, 그들의 인생 계획은 우리의 것처럼 뒤엎어질 수 없다. 그들에게는 심지어 인생 계획 자체가 없다. 그러므로 동물의 이익을 인간의 이익과 동등하게 여길 이유는 없다.

싱어는 이에 반대한다. 동물의 고통과 쾌락이 다르다는 사실은 그들의 고통과 쾌락을 경시할 수 있는 이유가 되지 않는다고 그는 말한다. 만약 동물들이 인생 계획을 갖지 않는다는 사실이 벌을 받지 않고 그들을 살해할 수 있음을 의미한다면, 결국 벌을 받지 않고 유아 또한 죽일 수 있다. 흑인과 여성의 고통은 백인 남성의 고통과 마찬가지로 중요하며, 동물의 고통은 인간의 고통과 마찬가지로 중요하다고 싱어는 말한다. 그 밖의 다른 생각은 종차별주의[20]이며, 인종차별주의나 성차별주의만큼이나 도덕적으로 허용 불가능하다.

박스 20.10 활동: 역할극

이 활동의 목적을 위하여 참여자들은 자신이 공리주의자라고 가정해야 하며, 짝을 이루어 육식을 정당화할 수 있는지 또는 그렇지 않은지에 대해 토론해야 한다.

10~20분간 소요될 토론 후에 참여자들은 그들의 견해를 발표할 수 있어야 하며, 특히 그들의 견해가 바뀌었는지 말할 수 있어야 한다.

도덕철학과 동물에 대한 대우

도덕철학자들은 비록 다음과 같이 서로 다른 이유 때문이기는 하지만, 우리가 동물을 다룰 때 도덕적 제약이 있다고 믿는 점에서 의견이 일치한다.

칸트: 우리는 우리 자신을 야만화하지 말아야 할 직접적 의무를 가지며, 이 직접적 의무는 동물을 학대하지 말아야 할 간접적 의무를 발생시킨다.

파인버그와 스크러튼: 유정의 존재로서 동물은 이익을 가지며, 이것이 그들에 대한 직접적 의무를 발생시킨다.

리건: 유정의 존재로서 동물은 목적 그 자체인 존재가 지니는 불가침의 권리를 갖는다.

싱어: 유정의 존재로서 동물은 공리주의적 계산에서 쾌락과 고통의 주체로서 고려될 권리를 갖는다.

유덕한 사람이 동물을 어떻게 다루는지 묻는다면 그 역시 동물의 유정성이 동물을 다루는 데 있어서 도덕적 제약을 발생시킬 것이라는 점을 고려할 것으로 보인다.

박스 20.11 활동: 토론의 초점

남아프리카의 심장이식 분야 개척자인 크리스티안 버나드(Christiaan Barnard)는 다음과 같이 쓴 적이 있다.

> '분리되었지만 이웃한 우리 안에 살았던 두 마리의 수컷 침팬지가 있었고, 그중 한 마리를 심장 공여자로 사용하였다. 수술 준비를 위해 한쪽 우리 안에서 침팬지를 잠들게 했을 때, 다른 한 마리가 요란하게 끊임없이 울어댔다. 잠든 침팬지를 수술실로 옮겼을 때, 다른 한 마리는 비통하게 울었고 며칠 동안 크게 낙심하였다. 그 사건은 나에게 깊은 인상을 주었다. 나는 다시는 그런 민감한 피조물로 실험하지 않겠다고 맹세하였다.'[21]

로저 스크러튼은 다음과 같이 쓰고 있다.

> '어떤 행동은 그것이 수행되려면 어느 정도의 무감각이 요구될 정도로 괴로움을 준다. 무감각한 사람에 의해서만 저질러질 수 있는 행동은 행해져서는 안 된다.'[22]

버나드가 했던 일이 오직 무감각한 사람에 의해 행해질 수 있을 것이라는 사실을, 버나드가 묘사한 '깊은 인상'이 암시한다고 생각하는가? 덕윤리학자라면 이 사례는 그것을 도덕적으로 용납할 수 없게 만든다고 말할 것이다. 이에 동의하는가?

하지만 우리가 리건에 동의하지 않고, 목적 그 자체의 지위를 동물에게(또는 최소한 일부 동물에게) 부여하지 않는다면, 이러한 도덕적 제한은 우리의 동물 이용을 금하지 않는다. 그 도덕적 제한은 단지 우리가 자신을 야만화하지 말아야 할 것, 동물의 이익에 위배되게 행동하지 말아야 할 것, 공리주의식 계산으로 동물의 고통과 쾌락을 고려할 것을 요구한다. 이 도덕적 제한이 동물과의 상호작용에 주는 함의는 무엇인가?

박스 20.12 활동: 유인원 프로젝트와 훌륭하고 선량한 사람들의 위원회

1993년에 피터 싱어와 이탈리아 철학자 파올라 카발리에리(Paola Cavalieri)는 유인원을 위하여 '생명, 자유, 그리고 고문 금지'의 권리를 지키기 위한 유인원 프로젝트를 시작하였다.[23] 유인원은 지능적인 존재이고 사람과 같은 강한 감정을 지니고 있으므로 그런 권리를 가진다고 그들은 주장한다.[24]

이 활동은 참여자들에게 다음과 같은 출전 지시 조건을 가지고 하나의 위원회 구성을 요구한다.

- 유인원들에게 권리를 부여하는 것에 찬성하거나 반대하는 논증 평가하기

다음 임원이 임명되어야 한다.

- 의장
- 서기

참여자들은 토론 전에 연구를 할 수 있도록 시간을 배정받아야 한다. 박스 20.3, 박스 20.4, 박스 20.7이 도움이 될 수 있다.

연구 목적의 동물 이용에 관한 도덕성

우리의 목적을 위해 흥미로운 질문 하나는 이러한 제약이 연구 목적의 동물 이용과 양립하는지 여부이다.

물론 많은 연구들은 동물에게 불리한 영향을 주지 않는다. 예를 들어 자연 서식지에서 자연스레 행동하는 동물을 관찰하고자 하는 연구의 성공 여부는 동물의 경험이 평소와 같은 것이냐에 달려 있다. 유전자가 변형된 양이나 염소가 인간의 단백질이 함유된 젖을 생산하는 것도 나쁘지 않은 것으로 보인다. 어쨌든 그들은 젖을 생산할 테니까 말이다. 동물을 '생물 반응기'로 사용하는 것이 동물을 비하하지 않는다면, 그러한 절차는 동물의 고통이라는 근거로 반대될 수 없다.[25]

하지만 연구는 대개 자비롭지 않다. 간혹 우리는 동물이 고통을 당할지 확신할 수 없다(예: 알려진 돌연변이 유도물을 임의의 돌연변이를 낳도록 동물에게 투여하게 될 때). 그 밖의 경우에는 동물이 가벼운 고통 내지 가혹한 고통을 받을 것이라는 것을 확신할 수 있다. 이용된 동물 거의 모두가 결국 살해되리라는 것을 우리는 안다. 그러한 고통에 대한 허용을 우리가 어떻게 정당화할 수 있단 말인가?

우리가 무감각하지 않는 한 이것이 우리 자신을 야만화하지 않을 것이라고 논증할 수 있을 것이다. 우리가 동물에게 양질의 먹이와 주거를 제공하고, 그들을 놀라게 하거나 학대하지 않으며, 그들의 선호가 일반적으로 충족된다고 가정하면, 그리고 우리의 실험이 의학뿐만 아니라 수의학에도 기여한다고 가정하면, 이것이 그들의 이익에 부합한다고 말할 수도 있다.

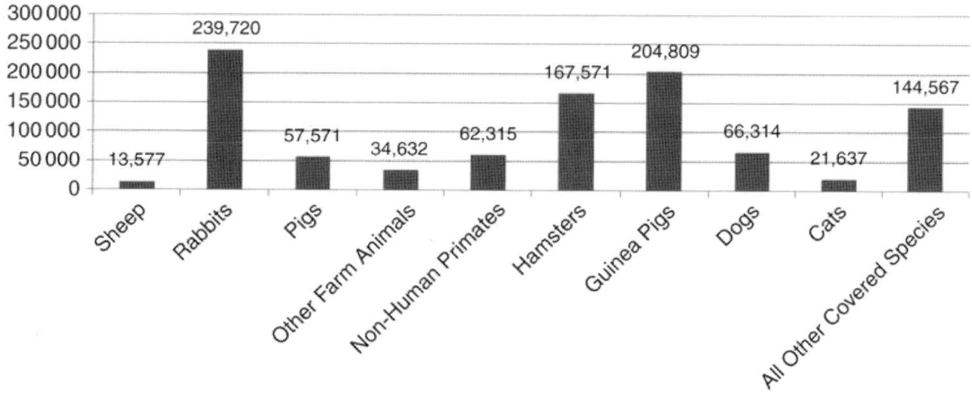

그림 20.2 2006년 연구를 위해 이용된 동물에 대한 미국 정부의 통계
http://speakingofresearch.com/facts/statistics/

더욱이 최대 다수의 최대 행복의 계산에 관해서라면, 입장이 정해진 것처럼 보인다. 1988년 동물을 이용하는 연구에 관한 백서에서 미국의사협회(American Medical Association)는 다음과 같이 주장하였다.

'항생제와 백신으로부터 항우울제(anti-depressant drugs)와 장기이식에 이르기까지 20세기 의학에 있어서 모든 진보는 직접적 또는 간접적으로 실험실의 실험에서 동물 이용을 통해 이루어져 왔다.'[26]

인류의 엄청난 고통이 동물 이용에 의해 경감되어 왔다. 이용되는 동물이 겪게 되는 고통을 감안하더라도 동물을 이용하면서 우리가 최대 다수의 최대 행복을 증진시킨다고 생각하는 것은 합당해 보인다.

박스 20.13 사실에 입각한 정보: 이종 장기이식

19장에서 서술된 장기 부족은 돼지를 장기의 출처로 이용함으로써 경감될지도 모른다.[27] 하지만 현재까지도 돼지의 장기를 이식받는 사람에게는 '초급성(hyperacute)' 거부반응이 나타난다. 또 다른 걱정거리는 돼지의 바이러스가 인간에게 감염될 가능성이다. 이를 피하기 위해 무균 돼지 품종으로 개량해야 할 수도 있다.[28]

이것은 돼지의 복지 문제를 야기할 것이다. 예를 들어 그 돼지들은 제왕절개를 통해 분만되고 격리되어 길러지는데, 이는 매우 사교적인 동물인 돼지에게 특히 스트레스를 주는 상황이 된다.

만일 이종 장기이식이 가능해지면 현재 연구를 위해 이용되고 있는 동물의 수는 줄어들 것이다.

예를 들어 1994년에만 약 9,200개의 신장이 필요하였다(1,744건의 신장이식이 수행되었고, 4,970명이 대기자 명단에 있으며, 줄잡아 2,485명은 대기자 명단이 요구하는 엄격한 조건을 충족시키지 못하였다). 물론 필요한 것은 신장뿐만이 아니다. 또한 장기만 필요한 것도 아니다. 우리는 세포와 조직도 필요하다.

이것이 허용 가능한지 결정하기 위해 목숨을 건지게 될 사람들의 행복과 함께 수백만 마리 돼지의 행복이 공리주의적 계산에 포함되어야 한다.

하지만 입장이 정해졌다고 간주하기 전에 과학적 연구를 위한 동물의 이용이 유익한 결과를 가져오지 않는다는 취지의 주장을 검토해 보자.

동물 연구의 과학적 타당성

다음과 같은 이유에서 우리는 동물을 이용한 연구가 과학적으로 유용하고 동물에 대한 우리의 도덕적 의무에 부합한다고 생각하는 경향이 있다.

(i) 동물은 우리와 충분히 유사해서 그들이 우리를 위한 실험 모델로서 행동할 수 있다는 것이 합당하다고 생각할 수 있다.
(ii) 과학의 역사는 동물이 인간을 위한 실험 모델로서 과학적으로 유용하다는 것을 보여준다.

휴 라폴레트(Hugh LaFollette)와 닐 생크스(Niall Shanks)[29]는 위의 두 주장이 모두 거짓이라고 강력하게 말한다.

(i) 동물-인간의 유사성

다음과 같은 두 가지 그릇된 믿음이 동물이 인간을 위한 좋은 실험 모델이라고 생각하게끔 사람들을 오도한다고 라폴레트와 생크스는 말한다.

(i) 기능적 유사성이 인과관계의 유사성을 보장한다는 믿음
(ii) 계통발생적인 연속성이 인과관계의 유사성을 함축한다는 믿음[30]

예를 들면 많은 동물들이 혈액에 산소를 공급하기 위해 어떤 메커니즘을 진화시켜 왔으므로, 이러한 기능을 수행하기 위해 사용하는 인과관계의 메커니즘도 비슷할 것이라 가정하게끔 첫 번째 믿음이 오도한다고 라폴레트와 생크스는 말한다. 그러나 라폴레트와 생크스가 지적하는 것처럼, 기관지를 둘러싼(peribronchial) 조류의 폐는 포유류가 가지고 있는 기포의 폐와 매우 다르다. 기능의 동일성은 기능 근저의 인과관계 메커니즘의 동일성을 함의하지 않는다.

계통발생적인 연속성이 유사한 기능 근저에 있는 인과관계 메커니즘의 유사성을 함의한다고 두 번째 믿음이 오도한다. 인간은 계통발생적으로 쥐보다 돼지에 더 가깝지만 석탄산을 대사시키는 방식(80%는 황산화 반응에 의해, 12%는 글루코로니데이션(glucoronidation) 접합 반응에 의해)은 돼지(글루코로니데이션 접합 반응을 통해 95%)보다는 쥐(황산화 접합 반응을 통해 45%)와 더 비슷하다고 라폴레트와 생크스는 지적한다.

기능 근저에 있는 인과관계의 메커니즘에 대해서 동물이 인간을 위한 좋은 모델이라는 것을 확신할 수 있는 유일한 방법은 기능 그 자체의 유사성에 주목하여 동물실험에만 의존하는 것이 아니라 인간에 대한 실험을 실행하는 것이라고 라폴레트와 생크스는 말한다. 그런데도 동물실험은 인간에 대한 실험을 필요 없게 한다고 가정한다.

라폴레트와 생크스에 따르면 동물들 사이의 명백한 기능적 유사성은 동물이 가설적 유사 모델(hypothetical analogical models, HAMS)로서 유용할 것이라고 예측한다. 예를 들면 원자에 대한 행성 모형이나 왓슨이 DNA 구조에 대한 그의 아이디어를 구성하도록 도와준 나선 계단 모형과 비슷한 것이다. 그러한 모델들은 그 다음에 (인간에 대해) 테스트할 수 있는 가설을 만드는 데 도움이 된다. 동물실험이 성공한 많은 경우는 가설적 유사 모델(HAMS)로 동물을 이용한 데서 비롯된다고 그들은 말한다.

그러나 생물의 복잡성, 체계와 하위 체계가 독립적으로 진화하는 방식, 그리고 그 둘이 상호작용한다는 사실을 감안하면, 동물은 인과관계의 유사 모델(causal analogue models, CAMS)로는, 즉 병이나 어떤 상태를 산출하고 이끌어 가는 인과관계 메커니즘을 조사하기 위한 모델로는 좋은 것 같지 않다고 라폴레트와 생크스는 말한다. 동물실험이 실패하는 많은 경우는 (라폴레트와 생크스에 따르면 종종 보고되지 않는다고 한다) 동물을 인과관계의 유사 모델로 잘못 사용한 데서 비롯될 수 있다.

라폴레트와 생크스는 그들의 주장을 뒷받침하기 위해, 인과관계의 유사성이라는 잘못된 가정에 근거하였기에 실패해 온 수많은 연구를 인용한다. 그러한 증거는 동물로부터 인간을 추리하는 것이 연구자들이 생각하는 만큼 좋은 근거를 갖는 것이 아님을 보여 준다고 그들은 말한다.

하지만 확실히 동물 연구가 잘못된 믿음에 근거한 것이라면 그것이 지금껏 그토록 성공적일 수 없지 않겠는가 하고 우리는 생각할지도 모른다.

(ii) 동물을 이용한 연구의 역사

'인간의 수명을 늘리고 건강을 증진하는 데 중재의학은 상대적으로 작은 역할만을 수행해 왔다는 증거가 상당히 많다'고 라폴레트와 생크스는 말한다. 그들의 주장을 뒷받침하기 위해 다음과 같이 『랜셋』을 인용한다.

> '영국과 다른 나라에서 공동체의 복지를 증진하는 데 있어 과학적인 의학의 모든 진보보다도 공중위생을 위한 입법과 그와 관련된 수단이 더 많은 역할을 하였다.'[31]

그들은 일부 수치도 제시한다.

> '1900년부터 1950년까지(많은 의료 처치 방법과 백신이 출현하기 전) 미국에서 기대 수명은 43% 증가하였다. 1950년 이후로 수명은 7.4% 증가하였다. 1950년 이후로 자동차 사고로 인한 사망률이 20% 남짓 감소해 왔기 때문에, 그것이 기대 수명 증가의 대부분을 설명해 준다.[32]

그러나 설령 우리가 이것을 받아들인다 하더라도, 우리는 확실히 '중재의학(interventionist medicine)'이 엄청난 성공을 거두어 왔음을 부인할 수 없지 않는가?

그것은 성공을 어떻게 평가하느냐에 달려 있다고 라폴레트와 생크스는 말한다. 문헌 조사와 역사에 보고된 성공을 대조함으로써 평가할 수 없다고 그들은 경고한다. 그러한 자료는 매우 적은 실험 표본을 나타내는 공표된 데이터를 제시하는 경향이 있고, 독자들의 구미에 맞도록 편집자에 의해 선택되어 제공되는 경향이 있다.

더욱이 실험의 실패는 심각할 만큼 실제보다 적게 보고된다. 어떤 연구자가 시간과 노력을 들여 쥐를 조사함으로써 에이즈의 특성을 규명하려고 시도한다면, 그래서 쥐들에게는 에이즈가 발병하지 않았음을 발견한다면, 이것이 잘 언급되지 않는 경향이 있다고 그들은 지적한다. 마지막으로 그들은 다음과 같이 주장한다.

'많은 의료 역사가는 그들이 보고하는 학문 분야의 구성원들이다. 생체해부가 이 학문 분야에서는 필수적이므로 그 역사 기록이 성공을 종종 강조한다고 해서 놀랄 필요는 없다.[33]

동물 연구는 사람들이 믿는 만큼 과학적으로 유용한 것과 거리가 멀고, 우리는 자주 동물에게 과학적으로 불필요한 고통을 야기하고 있다고 라폴레트와 생크스는 믿고 있다. 연구를 위해 동물 이용을 허용하는 것조차 동물에 대한 우리의 의무에 부합할 수 있다. 그러나 라폴레트와 생크스가 옳다면 현재 동물 이용 사례가 모두 도덕적으로 용납될 수 있는 것은 아니다.

과학적 연구를 위해 동물 이용 대신 활용할 수 있는 대안

연구를 위한 동물 연구에 불만스러워 하거나 동물을 이용하는 많은 사례를 도덕적으로 받아들일 수 없는 사람들은 과학자들이 동물 이용을 대신하는 대안에 대해 충분히 주의를 기울이지 않는다고 제안한다.[34] 현재 쓸 수 있는 대안에는 다음과 같은 것이 있다.[35]

- 동물 전신 대신 세포 배양으로 실험하기
- 컴퓨터 모델 이용하기
- 인간 자원자 연구하기
- 역학 연구 이용하기

이러한 대안이 연구 목적의 동물 이용을 대치할 수 있다고 바로 받아들일 수 있는 사람은 거의 없을 것이다. 그러나 동물에 대한 우리의 의무 때문에 분명히 우리는 더 많고 더 좋은 대안을 성실히 찾아봐야 한다.

박스 20.14 활동: 조사와 토론

참여자들을 두 집단으로 나눈다.

첫 번째 집단: 동물 이용이 의학에 있어 우리가 생각하는 것만큼 유용한 것은 아니라고 믿는 사람들의 논증을 조사해야 한다.

두 번째 집단: 의학에 있어 성공적인 동물 이용에 관해 조사해야 한다.

두 집단은 모두 다음의 논쟁 주제에 대해 그들의 주장을 개진할 준비를 해야 한다.

우리 집단은 의학에 있어 동물 이용이 최대 다수의 최대 행복을 증진하지 않는다고 믿는다.

동물 이용의 도덕적 허용 가능성

어떤 동물 이용이 도덕적으로 허용 가능하다는 주장을 정당화하려면 특정 동물 이용에 대한 많은 질문에 답해야 한다. 개략적으로 우리는 다음과 같은 사항을 확인해야 한다. 첫째, 그것을 수행하는 사람들을 야만화하지 않을 것이다. 둘째, 그것은 이용되는 동물들의 이익에 부합된다. 셋째, 그것은 최대 다수의 최대 행복을 증진할 것이다. 그러한 지식을 획득하려면 올바른 질문을 하고 만족스러운 대답을 해야 한다. 박스 20.15에 현재 영국에서 시행 중인 규제 체제를 수록하였는데, 이 규제 체제는 이러한 방식에 의존한다.

박스 20.15 사실에 입각한 정보: 영국에서의 동물 보호

특히 과학적 연구에서 동물의 복지에 대해 영국에서 이루어진 접근법은 '세 가지 원칙(3Rs)'에 근거한다.[36] 이것은 어떤 '과정'(동물에 대한 실험)이 허가되기 전에 (그리고 모든 과정은 반드시 허가를 받아야 한다) 다음과 같은 세 가지 질문에 대해 대답할 것을 요구한다.

- 정교화(Refinement): 동물의 고통을 줄이기 위해 그 과정을 더욱 정교하게 할 수 있는가?
- 축소(Reduction): 덜 고통받을 것 같은 종류의 동물로 바꾸거나, 더 적은 수를 이용할 수 있는가?
- 대치(Replacement): 동물을 이용하지 않고 우리의 목표를 성취할 수 있는가?[37]

과정이 허가되기에 앞서 이 질문에 대한 답은 모두 '아니오'이어야 한다.

더욱이 각 과정은 다음과 같은 조건에서만 수행될 수 있다.

- 그 동물을 다루는 과정을 수행하도록 면허를 받은 개인에 의해서(예를 들어 식별 목적으로 개구리의 발가락을 자르도록 훈련되지 않았다면 그 누구도 식별 목적으로 개구리의 발가락을 자를 수 없다)
- 연구를 위해 동물을 사육하고 이용하도록 인가되고 동물의 복지에 대한 모든 규제를 만족시킬 수 있는 기관에서(훈련을 받은 사람이 동물의 필요와 선호에 일치하게 먹이와 거처할 곳을 주고 돌보고 있다는 것을 증명할 수 없다면 어떤 기관도 인가를 받을 수 없다)

종사하는 사람들이 알맞게 훈련되었다는 점과 기관이 올바르게 운영되고 있다는 점, 그리고 세 가지 원칙(3Rs)이 엄밀하게 고려되고 있다는 점이 충족될 때에만 내무성으로부터 인가를 받는다.[38]

어떤 동물의 이용에 대해서든 우리가 던져야 할 질문은 그 실험 과정뿐만 아니라 그 과정 전후에 동물이 어떻게 보호되는지에 대해서도 행해져야 한다. 만약 동물을 포획하고 운반하며 훈련시키는 방법이 그들을 괴롭힌다면, 이는 중요하다. 만약 그 동물이 사회적인데 개별적으로 격리된다면, 이는 중요하다. 만약 그 동물이 놀기 좋아하는데 장난감을 주지 않는다면, 이는 중요하다. 만약 그 동물이 서투르게 도살된다면, 이는 중요하다. 어떤 동물이 우리 수중에 들어오는 순간부터 풀려나거나 도살되는 순간까지 불필요한 고통을 유발하지 말아야 할 우리의 의무에 부합된다는 것을 확실하게 하기 위해 동물에 대한 대우는 정밀하게 조사되어야 한다.

고통이 필연적인 것인지 여부가 항상 분명하지는 않을 것이다. 예를 들어 임의의 돌연변이를 낳도록 동물에게 돌연변이 유도 물질을 투입하거나 부작용을 알아보기 위해 동물을 이용해 약물 테스트를 할 때 어떤 고통이 야기될 것인지 말하는 것은 가능하지 않다. 실패로부터 많은 것을 배울 수 있으므로 실험 목표의 성취 실패가 자동적으로 동물의 불필요한 고통으로 이어지지 않도록 할 수 있을 것이다. 그러나 우리는 너무 많은 실패를 원하지 않을 것이며, 따라서 성공의 기회를 생각해야 한다. 때로는 과정으로부터 기대되는 효용이 높은 실패 위험성을 정당화할 정도로 큰 것이어야 할 것이다.

설령 우리의 질문에 답하는 것이 항상 쉬운 것은 아니라 하더라도, 중요한 것은 그 질문들이 던져진다는 점이다. 과학적 연구를 위한 우리의 동물 이용이 정당화된다고 우리가 확신할 수 있는 것은 오직 모든 과정에 대해 질문을 던지는 것에 의해서, 그리고 그 질문에 대한 만족스러운 대답을 확신하는 것에 의해서 가능하다.

박스 20.16 활동: 정당한 질문 규명

영국 국가생명윤리심의회(National Council of Bioethics)에서 제공한 것을 수정한 다음 사례연구를 참여자들은 읽어야 한다. 그 다음 이러한 동물 이용이 도덕적으로 허용 가능한지 결정하기 위해 어떤 질문에 대답할 필요가 있는지 결정해야 한다.

> 이 독특한 과정은 18개월 된 마카크(macaque) 원숭이들을 이용한다. 목표는 운동겉질 안의 뇌세포 집단의 활동 상태가 어떻게 특정한 손과 손가락의 움직임을 제어하는지 이해하는 것이다.
>
> 연구가 시작되기 전에 원숭이들은 훈련을 받는다. 그리고 그들의 두개골과 뇌의 3차원 정밀 검사를 실시한다. 이 과정은 기록이 이루어질 두뇌 영역의 정확한 설정을 가능하게 한다.
>
> 한 마리의 원숭이가 훈련을 받으면 머리를 속박하는 장치와 기록 상자가 직경 3mm의 뼈 나사못 구멍 네 개에 의하여 부착된다. 그 장치와 상자는 두개골 안의 구멍을 통해 실에 꿰어져 두개골 내부에 보호된다. 그것은 무게가 150g, 직경 10cm, 두께 1mm의 금속 링으로 구성되어 있다. 신경세포와 근육의 활동을 기록하기 위해 전극 또한 삽입된다.
>
> 그 과정이 진행되는 동안 두개골에 나사못으로 고정된 링을 강철 의자에 부착된 금속 원판에 연결함으로써 원숭이는 구속된다. 원숭이는 턱과 몸을 움직일 수 있지만, 단일 신경세포의 활동을 안정적으로 기록하기 위해 머리는 움직일 수 없게 된다.
>
> 이식된 기록 상자를 통과하여, 원숭이의 두뇌 안으로 많은 요소로 이루어진 미세 전극이 삽입된다. 그 전극들은 컴퓨터에 연결되고, 원숭이의 팔과 손의 근육 활동을 기록하는 장치에도 연결된다.
>
> 그 다음 원숭이에게 엄지손가락을 움직이도록, 그리고 두 개의 손잡이를 손가락으로 꽉 쥐도록 명한다. 일단 어떤 하나의 신경계통 영역과 손의 움직임 사이의 연계에 대하여 충분한 데이터가 획득되면, 전극은 두뇌의 다른 영역에 삽입된다.

3시간 동안 지속되는 연구 과정이 매주 3회에서 5회 진행된다. 18개월이 넘은 원숭이로부터 한 마리당 100~200개의 신경세포를 완전히 분석할 수 있다.

실험 절차의 마지막에 원숭이는 다시 깨어날 수 없도록 강한 마취에 빠지게 된다. 이것을 통해 연구자는 전극의 위치를 확인할 수 있다.[39]

정답: 다음은 꼭 답해야 할 폭넓은 질문이다. 폭넓은 질문 각각에는 더 구체적인 많은 질문이 놓여 있으며, 그 질문들은 토론에서 제기될 수도 있다. 묻게 될 많은 질문에 대한 대답은 원래의 사례연구에서 발견될 것이다.[40]

(i) 이 실험에서 영장류를 사용해야만 하는가? 영장류가 아닌 덜 예민한 동물을 사용해도 좋지 않겠는가?
(ii) 이용되는 원숭이의 수를 줄일 수 없을까? 다른 수단으로 우리의 목표를 성취해도 좋지 않겠는가?
(iii) 실험 또는 실험 내의 활동이 원숭이의 고통을 줄이도록 정교화되었는가?
(iv) 이 실험으로부터 어떤 이익을 얻을 수 있는가?
(v) 그 이익에 수반되는 위험이 있는가?
(vi) 이 실험의 목표를 성공적으로 달성할 가능성은 어떠한가?
(vii) 이 실험은 현존하는 연구를 되풀이하는가?
(viii) 실험 전후에, 그리고 가능한 한 실험 도중이라도 원숭이의 선호를 만족시켰는가?
(ix) '내부 고발자'의 보호 수단이 적소에 존재하는가?
(x) 직원은 원숭이의 고통에 감정적으로 민감한가?
(xi) 원숭이 이용에 반대하는 강력한 직관을 짓밟고 있는가?

연구 목적의 동물 이용에 대한 대중의 인식

1970년대[41] 이후 동물 해방 운동의 일부에서는 불법적인(폭력적인) 활동을 벌였는데, 그 부정적 결과 중 한 가지는 동물을 이용하는 연구자들로 하여금 '비밀리에(때로는 문자 그대로 지하에서[42])' 활동하도록 조장해 왔다는 것이다. 생계를 걱정해서, 심지어는 생명을 잃을까 두려워서, 연구자들은 그들의 활동에 대해 대중의 엄밀한 조사를 받는 데 주저해 왔다.[43]

이 결과는 동물 연구에 대한 대중의 승인에 도움이 되지 않았다. 그러한 연구에 정당화가 필요하다는 생각을 연구자들이 거부하고 오만함을 가지고 있기에 이러한 투명성의 부족이 유발된다고 많은 이들은 의심한다. 그러한 의심은 동물의 권리에 관한 극단주의자들에 의해 남용된다.

동물의 권리를 주장하는 활동가들의 비밀 조사가 다양하게 이루어진 결과, 동물 연구의 상황은 진척이 되지 않았다. 이들 중 일부는 결국 대중의 불법 행위, 고소, 면허 취소로 이어졌다.

박스 20.17 사례연구: 동물 남용에 대한 비밀 조사

1996년 헌팅던 생명과학원(Huntingdon Life Sciences)에 기자가 잠입하였다. 그는 직원 한 명이 붙잡고 있는 비글 한 마리를 다른 한 명이 주먹으로 치는 장면을 촬영하였다.[44] 개들을 '잔인하게 위협한' 혐의를 인정한 두 직원은 1911년의 동물보호법에 따라 기소되었고 해고되었다.

생체해부 반대 국가협회(National Auti-Vivisection Society)는 채링 크로스와 웨스트민스터 의학교(Charing Cross and Westminster Medical School)에 대하여 1994년부터 1995년까지 비밀 조사에 착수하였다.[45] 그들은 내무성에 보고서를 제출하였다. 조사 결과 '동물 도살 시 승인된 방법을 적용할 때의 불법 행위와 중앙의 관리 부족 실태'가 발견되었다. 직원을 다시 훈련시키고 동물 보호를 위한 설비를 바꿀 때까지 그 학교에 대한 연구 목적의 동물 사육 허가가 취소되었다.[46]

이러한 결과로 기관[47]에서는 투명성을 높이기 위한 조치를 시작하고 있다. 예를 들어 헌팅던 생명과학원은 국회의원뿐만 아니라 학교, 대학 그리고 지역사회에서 방문할 수 있도록 하는 프로그램을 시작하였다. 그들은 또한 연구 목적의 동물 이용에 관한 텔레비전 다큐멘터리를 여러 편 제작하는 데 협조하였다. 너필드 생명윤리 심의위원회는 정보의 자유가 토론하는 데 필수적임을 지적하면서, 그러한 주도적 조치들을 다음과 같이 환영하였다.

> '연구 관계자들의 적절한 안전 수준을 조건으로 하여, 국민이 동물 연구의 종류, 특정 연구 프로젝트에서 이용되는 동물의 수와 종, 고통과 괴로움에 관하여 관련된 동물에게 예상되는 결과, 그리고 그 작업이 의도하는 이익에 대한 자세한 정보를 알 수 있도록 하는 것이 바람직할 것이다.'[48]

도움이 될 또 다른 방법은 내부 고발을 촉진하고 보상하는 조치이다. 동물을 이용하는 기관에 고용된 사람들이 동물 남용(의도적이든 아니든)을 보고하도록 장려하고, 그에 대해 보상을 받는다면, 그러한 남용은 허용 불가능하다는 중요한 메시지를 보내는 셈이다.

박스 20.18 활동: 브레인스토밍

동물을 이용하는 연구에 대한 대중의 인식을 과학자들이 변화시킬 수 있는 방법에 대해 참여자들은 브레인스토밍을 해야 한다.

참여자들은 실험 찬성 모임(Pro-Test)에 대해 읽고 준비할 수도 있을 것이다. 실험 찬성 모임은 동물 권리 실천주의자들이 대중적 논쟁에서 강한 영향력을 발휘하는 것에 낙담한 16세의 로리 파이크로프트(Laurie Pycroft)에 의해 시작된 집단이다(아래 웹사이트 참조).

http://www.pro-test.org.uk/.

우리는 과학에 대한 대중의 인식이 중요하다는 것을 다른 곳에서도 고찰하였다(17장 참조). 과학에 의한 동물 이용에 대해 대중이 가지는 인식은 다음과 같은 이유로 특히 중요한 영역이다. 동물 처우에 관한 공지가 불러올 역효과를 과학이 확실히 피할 수 있는 유일한 방법은 동물에 대한 의무에 따라 생활하는 것이고 또 그렇게 하는 것을 보여 주는 것뿐이다.

요약

이 장에서 우리 자신의 목적을 위한 동물 이용의 도덕적 허용 가능성에 대해 고찰해 보았다. 특히 우리는 다음과 같은 사항을 살펴보았다.

- 동물에게는 의식이 없다는 데카르트의 주장을 고찰하였다.
- 동물의 선호를 명확히 할 수 있는 객관적 수단을 합리적으로 주장할 수 있음을 살펴보았다.
- 특히 다음과 같은 동물 이용에 관한 의무론적 입장에 대해 성찰해 보았다.
    - 동물을 학대할 때 우리 자신을 야만스럽게 만든다는 칸트의 주장
    - 동물은 유정의 존재이기에 이익을 갖는다는 파인버그의 주장
    - 동물이 사람은 아니지만, 그들의 이익은 그들에 대한 처우에 제약을 가한다는 스크러튼의 주장
    - 동물은 목적 그 자체라는 리건의 주장
- 싱어의 공리주의적 입장과 그의 '동물 해방 운동'의 전개에 관해 학습하였다.
- 리건에 의해 부여되는 동물의 권리와 싱어에 의해 부여되는 동물의 권리가 어떻게 다른지 성찰하였다.
- 사람들이 생각하는 만큼 동물실험이 과학적으로 타당한 것은 아니라는 주장을 검토하였다.
- 동물을 죽이는 것이 그들의 이익에 부합할 수 있는지 질문하였다.
- 연구에서 동물 이용에 대한 대안을 살펴보았다.
- 유인원 프로젝트에 대해 알아보았다.
- 연구를 위한 동물 이용에 대해 가지는 대중의 인식과 동물 권리 실천주의에 관해 성찰하였다.

더 생각해 볼 문제

동물이 쾌락과 고통을 경험할 수 있다고 생각해야 하는 이유는 무엇인가? 이것에 반대할 수 있는 어떤 이유들이 있는가?

쾌락과 고통을 경험할 수 있는 것이라면 무엇이든 본질적으로 가치 있다는 것에 우리는 동의해야 하는가? 만약 그렇다면 우리는 동물에 절대적인 권리를 부여해야 하는가?

공리주의적 계산에서 동물의 이익은 인간의 이익보다 덜 중요하다는 생각에 찬성하거나 반대하는 이유가 있는가?

종차별주의가 정말로 인종차별주의나 성차별주의만큼 도덕적으로 허용 불가능한가?

우리의 동물에 대한 의무는 인간에 대한 간접적 의무인가, 아니면 바로 동물 자체에 대한 직접적 의무인가? 이것이 중요한가?

과학적 연구를 위한 동물 이용에 대해 덕윤리학자는 무엇을 말해야 할 것인가?

동물의 적절한 이용에 관한 세 가지 서로 다른 의무론적 관점에 대해 서술할 수 있는가?

일정한 절차를 위해 동물을 이용하는 것에 대해 공리주의자가 거절할만한 조건은 무엇인가?

추가 활동

동물에 대한 실험을 수행하는 기관 근처에 있거나 그곳으로 여행할 수 있다면, 그 시설에서 안내를 받으며 관람을 할 수 있는지, 또는 그곳의 동물 복지에 대하여 연구자와 인터뷰할 수 있는지 알아본다.

가족과 친구들을 대상으로 연구 목적의 동물 이용에 대하여 여론 조사를 수행해 본다.

자신의 국가에서 동물 연구에 대한 법령을 시행할 책임이 있는 정부 부서에 편지를 쓴다. 편지에 그들이 시행하고 있는 법령이 동물의 불필요한 고통을 경감시키고 있는지 물어본다.

자신의 국가에서 동물 권리를 주장하는 기구에 편지를 쓴다. 편지에 국가에서 동물에 관한 연구를 규제하는 법령이 허용할 수 없는 동물 이용을 왜 막지 않는지 물어본다.

고기를 일주일 동안 먹지 않도록 시도한다. 채식주의에 대한 경제적인 사례를 조사하고, 윤리적인 사례도 고찰해 본다. 일주일이 다 지날 때쯤 왜 채식주의자가 되기로 (혹은 되지 않기로) 결심했는지 500단어로 써 본다.

주석

1 Abbot, A. in *Nature*, 432, 541
2 http://www.understandinganimalresearch.org.uk/resources/videos_library/details/265/mice_ in_medical_research/.
3 http://iowa.sierraclub.org/icag/2004/1104quotes.pdf.
4 Dawkins, R. (1993) Gaps in the mind. In P. Cavalieri and P. Singer (eds), *The Great Ape Project*. New York: St. Martin's Griffin, pp. 81–87.
5 http://renedescartes.com/.
6 http://www.iep.utm.edu/anim-eth/#SH1c. Descartes' views on animals from the *Internet Encyclopedia of Philosophy*.
7 http://plato.stanford.edu/entries/other-minds/. The *Stanford Encyclopedia of Philosophy* on other minds.
8 http://users.ox.ac.uk/~snikwad/. Marian Stamp Dawkins' webpages.
9 Stamp Dawkins, M. (2006) Scientific basis for assessing suffering in animals. In P. Singer (ed.), *In Defence of Animals*. Oxford: Blackwell, p. 28.
10 http://www.people.fas.harvard.edu/~korsgaar/CMK.FellowCreatures.pdf. A philosophical essay on Kant's view of animals. Accessible to non-philosophers.
11 http://www.nytimes.com/2004/04/05/us/joel-feinberg-77-influential-philosopher.html. An obituary of Joel Feinberg in the New York Times.
12 Feinberg, J. (1980) The rights of animals and unborn generations. In J. Feinberg (ed.), *Rights, Justice, and the Bounds of Liberty: Essays in Social Philosophy*. Princeton, NJ: Princeton University Press, pp. 159–84, at 166–7 [essay first published in 1974].
13 http://www.roger-scruton.com/. Roger Scruton's website.
14 Scruton, R. (2000) *Animal Rights and Wrongs*. London: Claridge Press.
15 http://www.animalsvoice.com/TomRegan//regan.html.
16 Regan, T. (2004) *The Case for Animal Rights*. Berkeley, CA: University of California Press. Also Regan, T. (2007) *Defending Animal Rights*. Champaign, IL: University of Illinois Press.
17 http://www.princeton.edu/~psinger/. Peter Singer's webpages.
18 http://www.utilitarian.org/texts/alm.html. The Animal Liberation Movement. Singer, P. (1995) *Animal Liberation*. London: Pimlico.
19 http://www.philosophybites.libsyn.com/category/Peter%20Singer. Peter Singer on human uses of animals for Philosophy Bites.
20 http://www.bbc.co.uk/ethics/animals/rights/speciesism.shtml. The BBC on speciesism.
21 http://ruralgrocery.com/womenscenter/W.A.R/Animal%20Quotes.pdf.
22 http://ruralgrocery.com/womenscenter/W.A.R/Animal%20Quotes.pdf, p. 76.
23 http://www.youtube.com/watch?v=30DOJZHg4qA. A video on the Great Ape Project.
24 http://www.utilitarian.net/singer/by/200605-.htm.
25 http://cfhs.ca/info/genetic_modification_of_livestock/.
26 AMA (1988) The use of animals in biomedical research: the challenge and response. AMAWhite Paper, p.16.
27 http://news.bbc.co.uk/1/hi/sci/tech/425120.stm. The BBC on xenotransplantation.
28 http://www.pbs.org/wgbh/pages/frontline/shows/organfarm/etc/faqs.html.
29 Lafollette, H. and Shanks, N. (1995) Two models of models in biomedical research. *The Philosophical Quarterly*, 45(179), 141–160. http://www.hughlafollette.com/papers/two.models.of.models.pdf.

30 Lafollette, H. and Shanks, N. (1997) *Brute Science: Dilemmas of Animal Experimentation.* London: Routledge.
31 The Lancet, August 1978, p. 354.
32 Lafollette, H. and Shanks, N. (1995) Utilising animals. *Journal of Applied Philosophy*, 12(1), 13–25.
33 Lafollette and Shanks (1995) Utilising animals.
34 http://www.nc3rs.org.uk/downloaddoc.asp?id=1013.
35 http://www.aboutanimaltesting.co.uk/new-technologies-alternatives-animal-testing.html.
36 http://www.nc3rs.org.uk/landing.asp?id=2. The National Association for the 3Rs (NA3Rs).
37 http://www.nc3rs.org.uk/page.asp?id=7. An explanation of the three Rs.
38 Animals (Scientific Procedures) Act 1986.
39 Adapted from Box 5.4 of *The Ethics of Research Involving Animals*, the Nuffield Council of Bioethics, 1996.
40 Case study adapted from Box 5.4 of The Ethics of Research Involving Animals,
the Nuffield Council for Bioethics, 1996.
41 http://news.bbc.co.uk/1/hi/england/7795558.stm.
42 http://www.the-scientist.com/blog/display/55764/.
43 http://news.bbc.co.uk/1/hi/uk/6610429.stm.
44 http://www.independent.co.uk/news/uk/politics/the-laboratory-huntingdon-lifesciences-702932.html.
45 http://www.navs.org.uk/about_vivisection/27/42/336/.
46 Adapted from Box 2.5 of *The Ethics of Research Involving Animals*, the Nuffield Council of Bioethics, 1996.
47 http://news.bbc.co.uk/1/hi/health/7721919.stm. A BBC report on Oxford University's animal labs.
48 *The Ethics of Research Involving Animals*, the Nuffield Council of Bioethics 1996, p. 29.

더 읽어 볼 것과 유용한 웹사이트

DeGrazia, D. (2002) *A Very Short Introduction to Animal Rights.* Oxford: Oxford Paperbacks.
Gluck, J., DiPasquale, P. and Orlans, F. B. (eds) (2000) *Applied Ethics in Animal Research: Philosophy, Regulation and Laboratory Applications.* West Lafayette, IN: Purdue University Press.
Orlans, F. B., Beauchamp, T. L., Dresser, R., Morton, D. B. and Gluck, J. P. (2008) *The Human Use of Animals: Case Studies in Ethical Choice.* New York: Oxford University Press USA.
Singer, P. (2005) *In Defense of Animals: The Second Wave.* Oxford: Wiley Blackwell.

http://www.debatingmatters.com/topicguides/topicguide/animal_experimentation/. A topic guide with resources from Debating Matters.
http://www.nuffieldbioethics.org/go/ourwork/animalresearch/introduction. The ethics of research involving animals, the Nuffield Council of Bioethics 1996 (also see: http://www.nuffieldbioethics.org/education/education-teaching-resource-useanimals-research).
http://www.philosophybites.libsyn.com/jeff_mc_mahan_on_vegetarianism. A discussion of vegetarianism by philosopher Jeff McMahon.

21 생물과 무생물 환경: 지구라는 우주선

The living and non-living environment: Spaceship Earth

목표

- 우리가 환경에 대한 의무가 있다고 믿게 된 이유를 고찰한다.
- 이 의무의 근원에 대하여 숙고한다.
- 환경에 대한 인간의 의무가 다른 도덕이론과 어떻게 다른지 고찰한다.
- 이 의무의 본질을 살펴본다.
- 기후변화의 위협과 그것이 가져온 의무를 살펴본다.
- 기후변화 회의론에 대하여 숙고한다.
- 종의 대량 멸종의 위협에 대하여 숙고한다.

우리가 환경에 대하여 취하는 의무에는 크게 세 가지 입장이 있다.[1]

인간중심주의(anthropocentrism): 인간은 인간 자신에게만 직접적인[2] 의무가 있고, 그 외의 존재는 수단적 가치만을 지닌다.

생물중심주의(biocentrism): 인간은 인간 자신과 다른 생명체에 대한 직접적인 의무가 있으나, 무생물 환경은 수단적 가치에 불과하다.

환경중심주의(ecocentrism): 인간은 인간 자신, 다른 생명체 그리고 무생물 환경에 대한 직접적인 의무가 있다.

많은 사람들이 이러한 입장을 더하거나 가로지르려고 한다. 각각에 대해서 순서대로 살펴보기로 한다.

인간중심주의

인간은 다른 생명체와 마찬가지로 자연을 항상 자원으로만 이용해 왔다. 어떤 이들은 산업혁명 이전에는 인간과 자연이 조화를 이루며 살아 왔으나 산업혁명 이후 우리의 활동은 자연과의 균형을 완전히 무너뜨렸다고 생각한다. 이러한 주장의 후반부는 적어도 우리의 활동이 기후변화와 지구 역사의 여섯 번째 대멸종과 관련이 있다고 말하는 이들을 믿는다면 정당화될 수 있는 것처럼 보인다. 우리는 양 입장을 다음에서 따져볼 것이다.

인간중심주의는 인간의 무분별한 자연 사용 권리를 암묵적으로 용인하였으나, 이런 자연경시가 초래할 결과에 대한 인류의 뒤늦은 인식으로 더 이상 지지를 받을 수 없게 되었다. 여전히 과거의 인간중심주의를 주장하는 사람들이 있지만, 계몽된 인간중심주의(enlightened anthropocentrism)[3]는 우리가 오직 다른 인간에게만 직접적인 의무가 있고, 자연의 다른 부분에는 간접적인 의무를 지닌다는 것을 알아야 한다고 말한다. 이러한 의무는 우리로 하여금 미래 세대를 위해 자원을 충분히 남겨 두는 방식으로 자연을 이용할 것을 요구한다.

박스 21.1 활동: 웹 검색

'책무(stewardship)'와 '환경(environment)'이라는 단어를 자신의 문화권에서 통용되는 종교의 이름과 함께 온라인 검색엔진에 입력한다.

그 종교의 신도들이 계몽된 인간중심주의를 어떻게 정당화하는지 확인해 보고, 조사한 후 성찰해 보자.

철학자 윌리엄 그레이(William Grey)[4]는 환경운동가가 되기 위한 필수조건으로 계몽된 인간중심주의 관점을 받아들이는 것이 반직관적으로 제기되어 왔다고 말한다. 그는 오직 이 관점에서만 인간의 활동이 지구에 피해를 끼치는 것처럼 보일 수 있다고 이야기한다. 예를 들면, 공룡의 멸종을 야기한 재난은 모든 종의 85%를 전멸시켰다.[5] 그러나 이는 단지 하나의 사건에 지나지 않는다. 모든 종에게 멸종이란 다른 종이 번영하도록 길을 닦아주는 것에 불과하다.

그레이에 따르면 우리의 근심거리는 우리의 활동이 우리와 우리에게 의존하고 보살핌을 받는 모든 종에 대해서 지구가 더 이상 살기 부적합한 곳이 되는 것이다. 그레이는 우리가 우리 자신을 동일시하지 않는다면, 행성이 지속할 수 있는 옳고 그른 방식은 없다고 말한다. 이는 어떤 종은 진화하지만 다른 종은 그렇지 않고, 기후가 너무 뜨겁거나 차갑거나 하는 데 좋고 나쁨을 따질 수 없는 것과 같다.

박스 21.2 활동: 토론거리

인간중심주의적 입장을 받아들이는 것은 우리가 지구에 피해를 주는 존재라는 주장의 필요조건인가?

참여자는 짝이나 집단을 지어 이에 대해 토의해 본다.

생물중심주의

세 가지 생물중심주의적 입장이 있다.

온건 생물중심주의(mild biocentrism): 도덕적 관점에서 이성을 가진 생명체가 중요하다.

중도 생물중심주의(moderate biocentrism): 도덕적 관점에서 의식이 있는 생명체가 중요하다.

급진 생물중심주의(radical biocentrism): 도덕적 관점에서 모든 생명체가 중요하다.

첫 두 입장, 온건 생물중심주의와 중도 생물중심주의는 바로 앞 장에서 다루었다. 이 장에서는 마지막 입장인 급진 생물중심주의에 대해서만 다루기로 한다.

급진 생물중심주의

급진 생물중심주의자들은 도덕적 관점에서 모든 생명체가 중요하다고 주장한다. 이것이 만약 사실이라면 인간은 이성을 가진 인간과 의식을 가진 생명체뿐만 아니라 지네, 개미, 거미, 홍합, 선충, 바다 민달팽이, 옥수수, 꽃양배추, 장미, 나무좀, 호장근, 그리고 HIV 바이러스(만약 바이러스가 생명체라면)에게도 직접적인 의무를 지게 되는 것이다. 그렇다면 어떤 이유로 이러한 것들까지도 도덕적 관점에서 중요한 것으로 받아들여야 하는가?

폴 테일러(Paul Taylor)[6]는 생명은 오직 그 자신만의 것이기 때문에 개별 생명체를 '삶의 목적론적 중심(teleological-centre-of-life)'이라고 주장한다. 테일러에 따르면, 생명은 자신만의 수단을 지니면서 이해관계가 있고, 따라서 그들 자신 안에 목적이 있다.[7] 톰 리건(Tom regan)처럼 테일러 또한 이해관계를 가지고 있는 것은 목적을 가진 존재가 되기에 충분하다고 생각했으나 의식의 존재(이성은 고려하지 않고)를 필요조건으로 보는 견해에는 동의하지 않았다. 그가 생각하기에 이해관계를 가지고 있는 것만으로도 살아 있다는 것에 대한 충분조건이 성립한다.

이것을 이해하기 위한 방법으로 장미가 꽃을 피우게 하기 위해 우리가 양분과 물을 공급해 주는 상황을 가정해 보자. 양분과 물을 주지 않으면 장미는 시들어 죽고 말 것이다. 장미에게는 살기 위해 선택하는 상태와 죽기 위해 선택하는 상태가 있는 것이다. 테일러에게 있어서는 이 경우 양분을 잘 공급하고 물을 잘 주는 것이 생명에 있어 중요한 요건이다. 이것은 주관적인 이해관계가 아니다. 문자 그대로, 장미는 영양분과 물을 공급받는 것에 대하여 개의치 않지만 그것은 여전히 이해관계이다.

박스 21.3 활동: 개인 성찰

우리가 만약 의식이 없고, 이성도 없는 존재에 이해관계를 허용한다면, 이것은 낙태나 치료를 위한 복제와 같은 도덕적 문제에 영향을 미치게 되는가?

우리는 급진 생물중심주의가 너무나 많은 존재에 도덕적 지위를 확대하는 것에 반대하고 싶어 할 수도 있다. 그것을 포용하려면 배아뿐만 아니라 난자, 정자 심지어 HIV 바이러스와 같은 바이러스도 그 자체로 목적이 있다고 믿어야 한다. 우리는 또한 우리의 배고픔과 무관하게, 그것 자체로 목적이 있는 객체를 먹는 것을 어떻게 정당화할 수 있을지 생각해야 할지 모른다.

그러나 공리주의자가 더 큰 행복을 추구하기 위해 불행이 발생하는 것을 정당화할 수 있는 것처럼, 급진 생물중심주의자도 생명을 증진시키기 위해 생명을 앗아가는 것을 정당화한다. 급진 생물중심주의자는 행복보다는 생명을 위한 우리의 행동의 결과 속에서 드러나는 본질적 가치를 중시한다. 우리는 앞에서 다양한 유형의 결과주의자를 고찰해 보았다. 급진 생물중심주의자는 결과주의자이다. 이는 우리의 행동에 대해 급진적인 함의가 있다. 예를 들면 우리가 생존하기 위해 고기를 먹는 것이 필요하다는 것은 논쟁의 대상이 되지 않는다. 오히려 고기를 먹음으로써 포화지방의 해로운 영향으로 대가를 치르게 된다. 채식주의자가 되지 않고서는 급진 생물중심주의자가 되기는 어려울 것이다.

그래서 급진 생물중심주의자는 굶어 죽지는 않을 것이다. 또한 급진 생물중심주의자는 사람의 생명을 대가로 HIV 바이러스를 보존하도록 강요당하지 않을 것이다.

더 나아가 생명은 그 자체로 본질적 가치를 갖고 있다는 생각에서 흥미로운 부분이 있다. 우리가 다른 행성에 무인 탐사선을 보낼 때 가장 관심 있게 찾는 것은 어떤 형태이든 생명의 존재이다. 그러나 만약 모든 생명이 본질적 가치가 있다면, 자연 속에서 우리의 지위에 대한 인식은 극적으로 바뀌어야 할 것이다. 인종차별과 성차별주의에서처럼, 태도에서의 이러한 급진적 변화가 도덕적으로 요구될 것이다.

박스 21.4 활동: 짝 성찰

만약 우리가 싱어(Singer)의 삶의 질이 중요하다는 생각(13장 참조)에 동참한다면, 이는 우리가 급진 생물중심주의자가 될 수 없음을 의미하는가?

환경중심주의

환경중심주의자는 도덕적 지위에 대한 그의 설명에 있어 급진 생명중심주의자보다 훨씬 더 관대하다. 그는 개별적인 생물체가 중요할 뿐만 아니라 전체의 생태계와 종이 중요하다고 믿는다. 어떤 환경중심주의자는 도시, 마을, 오페라 하우스, 그리고 축구경기장 같은 인위적 환경도 중요하다고 믿는다. 환경중심주의자에게는 열대우림, 산 그리고 개울도 인간처럼 본질적 가치를 지닌다.

환경중심주의자의 주된 어려움은 이러한 주장에 동기를 부여하는 것이다. 우리가 의식이 있거나 이성이 있는 생명체에 본질적 가치를 부여하는 성향이 있다 하더라도 건물에 대해서는 말할 필요도 없고 산, 개울, 사막 그리고 숲에 그러한 본질적 가치를 부여하는 것은 망설이게 될 것이다.

이 주장에 동기 부여를 하기 위해 많은 시도들이 있었다. 예를 들어 구딘(Goodin)[8]은 롤스톤(Rolston)[9]에 이어 모든 생태계는 그것을 만든 역사적 과정의 자연스러움 때문에 본질적 가치가 있다고 주장한다. 6장에서 살펴본 우리의 논쟁은 무엇이 도덕적으로 선한지에 대해서는 자연스러워지는 것이 필요하지도 않고 충분하지도 않다는 주장을 약화시킨다. 결국 지진은 자연스럽고 병원은 그렇지 않다는 것이다.

로드맨(Rodman)은 내적 자기지시 및 자율규제와 같은 자기생산(autopoiesis)[10] 능력을 가진 존재는 본질적 가치가 크다고 주장한다.[11] 폭스(Fox)는 '반응적 응집력(responsive cohesion)'이 건조된 환경도 본질적 가치가 있다는 것을 증명하는 열쇠[12]라고 제시하였다(그것이 반응적 응집력을 지니는 한, 즉 그러한 방식으로 구조화되면, 그 구성 요소는 서로에 대해서 유연하게 반응한다).[13]

이러한 입장은 명백히 자연 그 자체이며 자율규제적이고 반응적 응집력이 있는 지구가 무엇이 살고 죽는지와 상관없이 본질적 가치가 있다고 주장한다. 그러나 우리는 왜 자연스럽고 자율규제적이며 반응적 응집력이 있는 상태가 본질적 가치가 크기 위한 충분한 상태여야 한다고 받아들여야 하는가? 논쟁적으로 HIV 바이러스는 이러한 모든 조건을 충족시키지만, 과연 그것이 본질적 가치가 있다고 말할 수 있는가?

환경중심주의자들의 주장에 동기 부여할 수 있는 또 다른 방법은 모든 것은 다른 모든 것과의 관계로 구성된다고 주장하는 것이다. 이것은 개인을 으뜸으로 바라보려고 하는 우리의 직관적 욕구가 잘못되었다고 주장한다. 개인은 관계의 네트워크에서 '결절(node)'에 불과하다. 그것은 관계를 으뜸으로 친다. 이것을 이해하는 한 가지 방법은 거미줄을 생각하는 것이며, 거미줄의 한 부분에 가해진 극히 미세한 충격이라도 다른 부분에 영향을 끼치기 마련이다.

이런 주장은 아르네 네스(Arne Naess)[14], 알도 레오폴드(Aldo Leopold)[15], 리처드 러틀리(Richard Routley)[16] 그리고 제임스 러브록(James Lovelock)[17] 같은 '심층생태운동(deep ecology movement)'의 선구자들에 의해 제시되었다.[18] 아르네 네스와 같은 심층생태학자들은 지구가 살아 있는 시스템과 유사하다고 믿었고, 제임스 러브록 같은 이들은 지구 전체가 하나의 살아 있는 시스템이라고 주장한다. 심층생태학자들에게는 어떤 것의 파괴도 모든 것에 영향을 미친다.

심층생태학은 오염과 자연고갈에 대해 투쟁하는 '표면적 생태학(shallow ecology)'에 대항한다. 이 차이는 인간중심주의, 생물중심주의, 환경중심주의를 가로지른다. 예를 들면 제임스 러브록은 지구가 살아 있는 시스템이라고 믿고 있기 때문에 환경중심주의자라기보다는 생물중심주의자로 간주될 수 있다.

박스 21.5 활동: 사고 실험: 최후의 인간

대재앙으로 인해 지구에 오직 한 생명체(한 사람)만이 살아 남게 되었다고 상상해 보자. 이 사람은 죽어가고 있다.

이 사람은 자신의 마지막 행위로 지구를 파괴한다.

대답을 듣고자 하는 질문: 그가 잘못된 행동을 하였는가?

만약 자신의 직관이 그가 어떤 잘못을 하였다고 한다면, 지구 자체가 그것이 유지시키는 생명체와 무관하게 그 자체로 가치가 있다고 말할 수 있는가? 그렇지 않다면 어떻게 이러한 직관을 설명할 것이가?

'최후의 인간 논쟁(The Last Man Argument)'이라 불리는 이 사고 실험은 1973년 한 학회에서 논의를 유발하기 위하여 리처드 러틀리(Richard Routley)에 의해 고안된 것이다.

환경윤리

인간의 즉각적인 필요가 마치 인류이기 위해 유일한 것처럼 받아들여지는 것이 논의된 적은 없다. 예를 들어, 그것은 무생물 환경에 인간이 의무(간접적인 것 포함)가 있다고 믿는 환경중심주의자나 모든 생명체에 의무(물론 간접적인 것 포함)가 있다고 믿는 급진 생물중심주의자가 되기 위해 필요한 것도 아니다.

그러나 이러한 의무를 구분하는 것은 단순한 문제가 아니다. 환경과 인간의 상호작용의 결과로 인간에게 미치는 직접적 영향을 고려하는 것이 우리에게 필요한 유일한 것일지라도 우리는 여전히 환경이 어떻게 작용하는지, 인간이 사용하는 자원과 환경 내에서 인간 행동의 영향을 탐구할 필요가 있다.

물론 이 모든 궁금증은 경험적 질문이다. 환경윤리에서 과학과 철학은 우리가 어떻게 행동해야 할 것인지 명확히 하기 위해 함께 노력해야 할 것이다.

이 장의 나머지 부분에서는 어떻게 환경에 대한 우리의 의무가 우리의 행동에 영향을 미치고 생명과학기술이 어떤 도움이 되는지(혹은 방해가 되는지) 살펴보기 위하여 환경윤리의 두 가지 문제, 기후변화와 종의 멸종에 대해 살펴볼 것이다.

기후변화

지구의 기후는 과거에도 수차례 변화를 겪었다.[19] 지구의 편심과 자전축 기울기 그리고 태양을 돌고 있는 지구에 미치는 세차운동의 변이인 '밀란코비치 순환(Milankovitch cycles)'[20] 때문에 기후변화는 지속될 것이다. 한때 극지방에 빙하가 없었던 적도 있고 유럽을 비롯한 아시아, 심지어 아프리카 일부 지역에도 빙하가 존재하던 때가 있었다. 그만큼 기후변화가 새로운 것은 아니다.[21]

그러나 현재 진행 중인 기후변화는 새로운 것이다. 이러한 변화는 틀림없이 우리 인간에게 책임이 있을 것이다. 산업혁명 이후, 적어도 선진국의 경제는 화석연료(fossil fuels)[22]인 석탄, 가스 그리고 석유(oil)[23]를 연소시켜 발전하였다. 인간의 열대숲(이산화탄소를 흡수하는 역할을 하는)[24] 파괴와 더불어 연료를 사용함으로써 배출되는 물질은 지구 대기의 온난화 효과를 가져왔다고 여겨지고 있다. 이 현상은 우려할 만한 수준으로 지구의 평균 기온을 상승시켰다.

어떻게 이것이 이루어지는지 살펴보기 위해서 우리는 소위 '온실효과'라는 것을 이해할 필요가 있다.

온실효과

지구 대기는 마치 온실처럼 적정 기온을 유지하기 위해 지구에 도달한 태양열을 보존하는 기체로 둘러싸여 있다. 이 기체들은 수증기, 메탄, 이산화탄소, 산화질소 등을 포함한다.

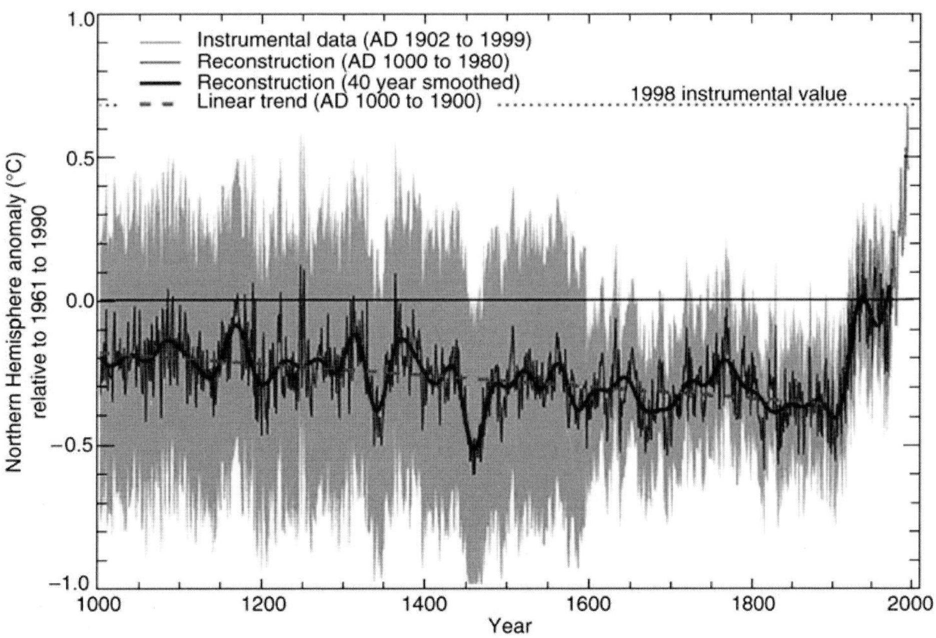

그림 21.1 기후변화가 산업화의 결과임을 제시하는 소위 '하키 스틱' 그래프

IPCC Third Assessment Report - Climate Change 2001. UNEP/GRID-Arendal.

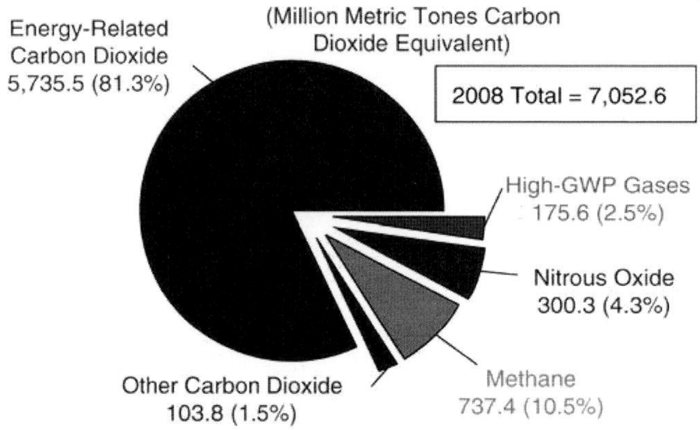

그림 21.2 ▩ 기체별 미국 온실가스 배출 현황(2008). Source: Emission of Greenhouse Gases in the United State Report, US Energy Information Administration (2008).

그런데 인간 활동은 이러한 일부 온실가스, 특히 이산화탄소의 농도를 급격히 증가시켜 온실효과를 강화하는 결과를 초래하였다.[25]

지구 대기층에 더 많은 양의 태양열이 남게 되었고, 지구 온도는 증가하게 되었다. 연구에 따르면, 지구의 평균 온도는 지난 100년간 0.75% 상승하였다. 만약 인간 활동이 이대로 지속된다면 머지않아 대재앙을 유발할 정도의 온도 상승을 야기하게 될 것이다.

지구온난화(global warming)[26]는 이미 해수면을 10cm 이상 상승시켰다.[27] 빙하뿐만 아니라 영구 동토층 그리고 만년설이 녹아 더 많은 물이 대양으로 흘러 들어가게 만들었으며,[28] 바다는 육지보다 더 많은 열을 흡수하여 지구의 수위를 높이는 결과를 초래하였다. 위성 이미지로 살펴보면, 북극의 해빙은 1978년에 비해 30%가량 감소했고, 잠수함 측정 결과 얼음 덮개의 두께도 감소했음을 보여 준다.[29]

박스 21.6 사실에 입각한 정보: 지구온난화의 증거

기온 상승: 지구 온도는 지난 세기에 비해 0.75℃ 증가하였고, 2000~2009년은 기록상 가장 기온이 높은 10년간이었다.

강우 패턴의 변화: 지구의 습윤 지역에는 비가 더 많이 내렸고, 건조 지역은 오히려 비가 더 적게 내렸다.

습도: 표면과 위성 관측에 따르면, 대기 중의 습기가 과거 20~30년 전에 비해 증가하였고, 이는 더 많은 물이 강우량으로 떨어짐을 의미한다.

해양 온난화: 지난 50여 년에 걸쳐 대서양, 태평양 그리고 인도양의 온도가 증가한 것으로 관측되었다. 이는 태양 활동이나 화산폭발 혹은 해류의 변화에 의한 것은 아니다.

염도: 대서양은 아열대 위도의 바닷물 증발로 염도가 높아졌다. 고위도 지역에서는 장기간 빙하가 녹고 강우량이 증가하여 염도가 낮아졌다고 추측된다.

해빙: 북극 해빙의 여름 최소 크기는 10년마다 600,000km^{2}씩 감소하고 있으며 이는 대략 마다가스카르의 크기와 비슷하다.

남극 지역: 1978년부터 시작된 위성 관측에 따르면 남극의 해빙은 조금씩 증가하고 있다. 이것은 온실가스 증가와 오존층의 감소라는 두 가지 현상의 조화로 인한 결과이다. 이러한 현상은 로스해(Ross Sea)에서는 증가하고 아문센-벨링스하우젠해(Amundsen-Bellingshausen Sea)에서는 감소하는 지역적 차이를 보이기도 한다.[30]

세계 인구의 절반가량(15억 명)이 해안지역에 살고 있다.[31] 해수면의 급격한 증가로 물이 범람하여 사람이 살 수 없는 지역이 대규모로 늘어나게 될 것이다.[32] 이러한 해수 범람은 동아시아의 어촌 마을만의 문제가 아니라 런던, 뉴욕, 시드니, 도쿄 같은 도시에도 영향을 미칠 것이다. 영국 정부 과학청(British Government's Office for Science)은 잉글랜드 남동쪽 지역으로부터 덤프리스(Dumfries), 갤러웨이(Galloway), 노섬벌랜드(Northumberland) 그리고 포위스(Powys)에 위치한 도시로의 주민 이주를 상정해 보기도 하였다.[33] 이런 대규모 이주는 이전에도 있었지만 런던과 같은 도시로부터의 이주는 드물었다.

해수 온도의 증가는 허리케인, 토네이도, 기타 기상이변을 빈번하고 강력하게 만들었다. 그뿐 아니라 해류의 변화를 방해하고 특정 지역은 더욱 덥거나 건조하게 만들었다. 또 강과 호수는 말라 대기의 건조를 초래했고 산불[34]과 특정 지역의 기근까지도 불러왔다.

최근 시베리아 대륙붕에서 기존 측정치의 100배에 달하는 수천 제곱 마일에 이르는 메탄층이 발견되었다.[35] 영구 동토층의 수백 톤에 이르는 메탄층은 영구 동토층을 녹이는 즉각적인 우려를 낳기도 한다. 이는 지구온난화를 매우 가속화시킬 것이다. 메탄은 이산화탄소보다 더욱 강력한 온실가스이기 때문이다.

기후변화 '부정'

모두가 지구온난화가 진행되고 있다고 믿지는 않으며, 많은 사람들이 기후변화가 우리에게 영향을 미친다는 것을 부인하고 있다.[36]

미국인의 47%, 중국인의 37%, 영국인의 26%에 달하는 사람들이 지구온난화를, 세계발전을 저해시키기 위한 환경보호단체의 음모라고 믿고 있다. 예를 들면, 『데일리메일(*Daily Mail*)』의 칼럼니스트 멜러니 필립스(Melanie Phillips)는 다음과 같이 말한다.

'지구온난화는 컴퓨터 모델링에 기초를 둔 나쁜 과학(bad science)와 반서구(anti-western) 이데올로기의 거대한 사기극이며… 서방 세계 속 선의의(well-meaning) 여론 대다수는 그것을 거짓말 덩어리와 선전일 뿐이라고 믿고 있다.'

세계의 많은 과학자들이 환경보호단체의 손아귀에 놀아나서 기후변화와 지구온난화 음모에 가담하였다는 것인데, 그렇게 여기기는 어려워 보인다.

그러나 다른 사람들은 그들 눈으로 직접 목격한 증거에 걱정스러워 하고 있다. 북반구에서 지난 두 번의 겨울은 유난히 혹독했으며 많은 사람들이 이것이 지구온난화와 배치되는 현상이라고 믿고 있다.

그러나 이것은 날씨(weather)와 기후(climate)를 혼동한 것이다.[37] 날씨는 한 번 혹은 상대적으로 짧은 기간 동안의 기온과 강수량(바람, 비, 진눈깨비, 눈) 같은 것으로 표현할 수 있다. 날씨는 매일 그리고 매시간 심지어 매분 변화하기도 하는데, 날씨 변화는 우리의 바비큐 파티나 피크닉 같은 것들만 방해할 뿐이다.

반면 기후변화는 지구 표면 전반에 걸친 평균온도 변화에 영향을 미친다. 이러한 기후변화는 태양열뿐 아니라 태양에 의해 뜨거워진 지구 표면의 71%에 해당하는 해류에도 영향을 미쳐 적도를 거쳐 극지방까지 세계 곳곳에 순차적으로 작용한다.

1992년 이래로 대서양의 열염분순환(thermohaline circulation)[38]은 1/3까지 그 속도가 느려졌다. 컴퓨터 모델링에 따르면 이 현상은 지속될 것이라고 한다. 만약 북서유럽의 기온이 3~4% 정도 낮아지면,[39] 겨울은 매우 추워질 것이다.[40] 이것은 지구온난화의 결과라 할 수 있다. 또한 이 현상 자체가 다시 지구온난화를 가속화시킨다. 어느 쪽이든, 지구온난화가 기후변화에 영향을 준다는 생각에는 일관성이 있다.

어떤 이들은 지구온난화를 부정하지는 않지만, 그것이 인간에게 책임이 있다는 것은 부인하기도 한다. 기후변화는 인간 행동의 결과가 아니라 자연과정의 내 · 외적인 요인(태양의 불규칙 활동과 같은)에 의해 발생한 것이라고 바츨라프 클라우스(Václav Klaus) 체코 공화국 대통령은 주장하기도 하였다.[41]

해들리 기상센터, 에든버러 대학교, 멜버른 대학교와 캐나다 빅토리아 대학교의 선임 과학자들의 최근 연구에 따르면, 자연변이에 의한 지구온난화에 해당하는 기후변화 가능성은 5% 정도에 불과하다고 하였다.[42] 2007년 기후변화에 관한 정부간 협의체(Intergovern-mental Panel on Climate Change, IPCC)는 100건이 넘는 논문을 평가하였다. 압도적인 다수가 인간 활동이 기후변화에 영향을 미친다는 명백한 증거를 발견하였다고 하였다.[43]

이런 점을 고려할 때, 왜 많은 사람들이 해들리 기상센터의 최고 책임자인 존 호튼(John Houghton)의 '그들을 보다 가난하게 만들거나 더 이상 비행하지 못하도록 만들 것이라는 어떤 거짓이나 제정신이 아닌 말을 믿게 하기 위해 기후변화는 강압수단이 되었다.'는 말을 믿는 것인가?[44]

과학은 과학자가 아닌 이들이 이해하기에 어려운 것일까? 사람들은 지금까지 편안히 유지되었던 자신들의 삶의 방식을 바꿔야 한다는 것을 받아들이지 못해서 그러한가?[45] 아니면 과학자들이 과학적 근거를 효과적으로 설명하지 못해서인가?[46] 혹은 정부가 사람들을 변화시키기 위한 설득에 실패해서 그러한가?[47] 그것도 아니라면 이 모든 것이 결합되어 나타난 현상인가?[48]

박스 21.7 활동: 연구와 논의: 기후변화 회의론

최근 기후변화에 대한 회의론이 증가하고 있다. 이에 대한 세 가지 이유는 다음과 같다.

(i) 기후변화를 연구하는 과학자들 사이에 전 세계 온도가 내려갔다는 연구를 제한하도록 권하는 이메일이 유출되었다.
(ii) 과학잡지 『뉴사이언티스트(*New Scientist*)』의 히말라야 산맥의 빙하가 2035년에 모두 녹을 것이라는 그릇된 주장을 유엔 보고서가 발표하였다. 인도의 한 과학자에 의해 작성된 이 논문은 훗날 저자와의 전화통화를 통해 그가 이 주장을 입증하는 어떤 증거도 갖고 있지 않음이 밝혀졌다.
(iii) 잉글랜드의 해들리 기상센터에서 웹사이트에 육지-기반 온도 기록을 발표하였을 때, 블로거들은 즉시 수많은 오류를 발견하였다.

참여자들은 기후변화 회의론에 대한 위의 세 가지 이유에 대해 연구해 본다. 그리고 아래 질문에 대해 토의하고 에세이를 쓴다.

1. 기후가 변화하고 있고 우리가 책임져야 한다는 주장에 대한 과학적 증거는 무엇인가?
2. 지구온난화에 인간 활동보다 더욱 큰 영향을 미치는 원인은 무엇인가?
3. 우리가 원인이라고 주장하는 그 증거는 얼마나 적절한 것인가(얼마나 많은 과학자들이 그것을 확인하였는가, 이 과학자들의 신뢰성은 높은가, 다른 형태의 증거가 서로 뒷받침하고 있는가)?
4. 위의 세 가지 이유는 왜 이러한 증거들을 훼손하는가?
5. 유전자변형식품에 대한 논쟁과 기후변화에 대한 논쟁을 비교함으로써 얻을 수 있는 교훈은 무엇인가?
6. 기후는 변하고 있지 않다는 생각, 혹은 기후변화에 인간이 책임이 없다는 생각에 대하여 과학자들의 투쟁으로 무엇이 해결될 수 있는가?

만약 기후가 변화하고 있다면 그것은 우리 삶의 방식을 위협할 것이다. 우리가 이를 피할 수 있다면, (지구 자체가 아니더라도 미래 세대를 위해서) 도덕적 의무를 다하는 것이 합리적으로 여겨진다.

기후변화에 대한 예방, 완화 혹은 순응

기후변화로 인한 충격의 예방 및 완화를 위해 우리가 수행해야 할 세 가지 대응 방식은 다음과 같다.

(i) 온실효과를 유발하는 배출 물질을 줄이기 위해 노력해야 한다.[49]
(ii) 온실효과의 진행 과정을 약화시키는 지구공학(geo-engineering)을 적극 도입해야 한다.[50]
(iii) 기후의 변화를 받아들이고 적응해야 한다.[51]

탄소발자국 줄이기

만약 온실효과의 심화로 지구온난화가 야기되고 있다면, 우리는 그것을 진행시키는 가스 배출을 줄이거나 가스가 치명적으로 작용하기 전 잡아 둘 방법을 찾아야 할 것이다. 화석연료의 사용을 멈추고 좀 더 친환경적인 방법을 강구해야 한다.

차를 이용한 쇼핑, 비행기를 이용한 파리여행[52] 혹은 페루산 아스파라거스 구매,[53] 열대우림을 파괴하는 정원용 가구를 들이는 일[54] 등 우리 행동부터 변화해야 한다.

행동 변화

작은 변화로는 충분치 않다. 아마 휘발유나 디젤 같은 화석연료를 직접적으로 사용하는 형태나 일부 화석연료를 사용하고 전기모터를 이용하는 간접적인 형태 혹은 초기 형태의 바이오연료를 사용하는 형태 등 모든 자동차 사용을 중단해야 할 것이다.[55] 확실한 것은 비행연료 측면에서 고비용을 초래하는 면대면을 하지 않고 글로벌 비즈니스를 수행하는 것이다.[56] 우리는 또한 식단에 대해서도 재고해야 한다. 적어도 제철 음식 또는 지역 내 생산 먹거리를 섭취해야 하며 더 나아가서는 우리 모두 채식주의자가 되어야 한다.

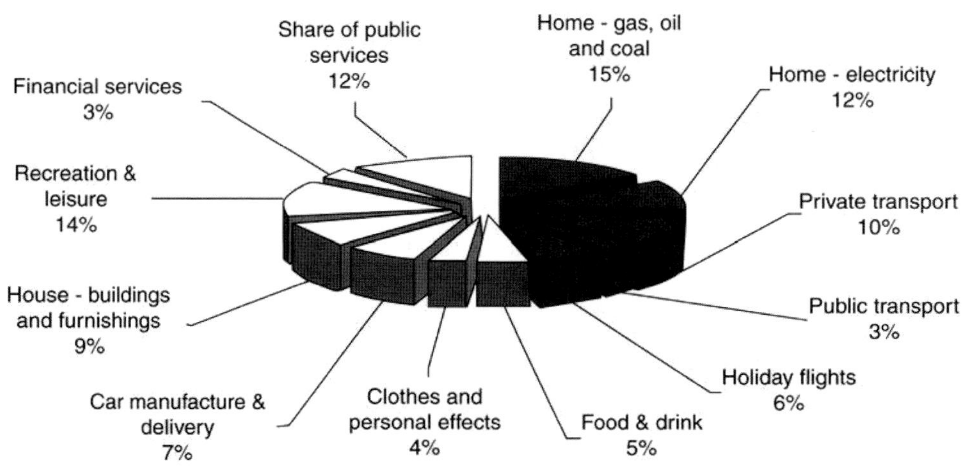

그림 21.3 ■ 선진국에서 사람의 탄소발자국을 구성하는 주요 요소
Courtesy of www.carbonfootprint.com.

> **박스 21.8 활동: 창의적 글쓰기**
>
> 화석연료를 사용하지 않는 삶에 대해 500~1,000단어 분량의 글을 쓴다.

물론 누구도 변화를 좋아하지 않기 때문에 어려운 일이다. 특히 우리의 생활이 불편하다고 인지하게 되면 변화는 더욱 어렵다고 보아야 한다. 이번 한 번만 차를 이용한 쇼핑, 이번 한 번만 휴일의 해외여행, 이번 한 번만 구운 양고기 즐기기 같은 것들은 스스로를 설득시키기 쉽다. 그리고 이런 방식으로는 차이를 만들 수 없다. 당연히 지금 이대로라면 개인의 이러한 행동은 많은 차이를 만들 수 없다. 만약 모두가 이처럼 스스로를 설득시키는 생각을 한다면 기후변화에 대한 이와 같은 접근 방식은 희망이 없다.

박스 21.9 활동: 개인 성찰

자신이 생각하기에 한 사람이 행한 것은 무해하지만, 다수가 같은 활동을 했을 때 해로운 활동에는 무엇이 있는가?

사람들의 행동이나 활동이 환경에 해를 끼치지 않게 하기 위해 우리는 어떻게 그들을 설득시킬 수 있는가?

4장에서 논의했던 이론들이 위의 질문에 답이 될 수 있다고 생각하는가?

이러한 변화가 정말로 필수적이라는 사실을 수많은 사람들에게 설득하는 작업은 국가가 이용할 수 있는 종류의 수단(교육이나 세금)을 사용할 때에만 이룰 수 있는 것처럼 보인다. 매체 역시 중요한 역할을 수행한다. 최근에 나온 몇몇 다큐멘터리(예를 들면 선댄스 영화제에서 개봉한 「*The End of the Line*」[57])는 진지한 인식 제고에 성공했으며, 기후변화에 대해 찬성하고 대항하는 경우를 진지하게 검토하는 '에듀테인먼트' 프로그램,[58] 보드 게임,[59] 스마트폰의 '앱'[60] 등도 마찬가지이다.

박스 21.10 사실에 입각한 정보: 배기 배출 감소를 위한 '배기권 거래제'

정부는 배기 배출 감소를 촉구하기 위해 (i) 설정 기간 동안 일정 지역에서 배출할 수 있는 온실가스량 법적 제한 설정 및 (ii) 다양한 회사에 허가증을 팔거나 부여해 전체 배출량 중 협의된 지분만큼을 배출하도록 허락하는 방법을 사용할 수 있다.

만약 그 회사의 배출량이 예상했던 것보다 높다면 허가증은 사라질 것이다.
이후 회사는 다음 세 항목 중 하나를 시행해야만 한다.

(i) 배출을 줄인다.
(ii) 예상치보다 배출을 적게 한 회사로부터 허가증을 구매한다.
(iii) 가난한 나라의 개발에 투자해 크레디트를 딴다(예: 숲에 식물을 심거나 친환경 기술을 도입하는 식).

허가증과 크레디트는 주식이나 지분처럼 거래된다. 만약 가격이 올라간다면 이것들은 더욱 비싸질 것이고 회사에 인센티브를 더 부여할 것이다.

그러나 만약 가격이 떨어진다면 크레디트를 구매하는 비용이 더 저렴해지며, 재생 가능한 에너지에 투자하기보다는 석탄을 계속 사용할 것이다. 유럽에서는 현재 13유로를 지불해 1톤의 이산화탄소를 배출할 수 있다.

이 시장에 대해 또 다른 반직관적 부작용이 존재한다. 영국 철강 제작자인 코러스(Corus)는 최근 철강

공장 중 하나를 해체하였다. 이는 이 회사가 더 이상 허가증을 필요로 하지 않으며 거대한 수익을 위해 허가증을 팔 수 있음을 의미한다.

하지만 유럽 이산화탄소 크레디트 제도[61]에 대한 최근의 평가는 이것이 그간 커다란 성공이었음을 증명한다. 3년이라는 기간 이상 3억 톤의 GHG 배출을 감소시켰다. 이는 영국의 연간 총 배출량의 절반과 동등한 양이다.

이러한 제도가 개발을 지지함과 동시에 전 세계적으로 배출을 줄이는 기능을 할 수 있을까?

대체에너지의 원천

정부가 도움을 줄 수 있는 방법 중 하나는 대체에너지의 원천에 대한 과학적 연구에 투자하는 것이다.[62] 화석연료가 고갈되어 가면서, 심지어 소위 말하는 '기후변화를 부정하는 사람' 조차 이러한 시도를 지지하게 되었다.

과학자들은 파도,[63] 바람,[64] 태양[65]을 통해 에너지를 얻기 위해 노력하고 있다. 17장에서 보았듯이 농작물로부터 연료를 얻고자 했던 첫 번째 시도는 완전한 성공을 거두지 못했지만, 쓰레기나 조류를 연료로 바꾸거나 지속 가능한 원천을 통해 만들어진 전기를 이용해 움직이는 자동차를 생산하는 노력은 계속되고 있다.

불행하게도 우리가 현재 고려 중인 대체에너지 원천이 우리의 필요를 충족시킬 것 같지 않다. 예를 들면 독일의 에너지 연구소(The Institute for Energy Research)는 최근 독일의 재생 에너지 정책이 경제를 자극하고 환경을 보호하거나 에너지안보를 증대시키는 장기적 약속을 거의 보여 주지 못하고 '엄청난 지출'로 결론이 났음을 인식하였다.[66]

박스 21.11 사실에 입각한 정보: 풍력 에너지

영국에서 종종 가장 아름다운 풍경으로 불리는 수많은 풍력 발전 단지는 측정된 최대 출력 결과값에 기초해 건축 허가를 받았다.

불행하게도 영국의 에너지 규제 기관인 Ofgem에 따르면 어떤 풍차도 최대 출력 결과값을 100% 생산해 낼 수 없다. 가장 현실적인 최대 출력 측정값은 50%이다. 하지만 수많은 풍차가 25~30% 정도, 즉 절반에도 못 미치는 양을 생산하고 있으며, 때때로 10% 이하로 떨어지기도 한다. 풍력 발전의 생산에는 이미 극도로 많은 비용이 들기 때문에, 이러한 낮은 결과는 풍력 발전에 심각한 비용 문제를 추가하고 있다.

원자력 에너지는 막대한 도움을 줄 수 있다.[67] 하지만 사람들은 원자력을 무서워한다. 원자력 에너지를 생산하는 데 사용된 과정이 무기 또한 생산할 수 있다는 것이 부분적인 이유이고, 스리마일 섬[68]과 체르노빌[69]에서의 사고, 일본 후쿠시마를 덮친 쓰나미와 지진으로 인해 발생한 환경 재해[70] 역시 그 이유에 해당한다.

히로시마[71]와 체르노빌의 조합, 특히나 최근의 테러리즘은 강력한 혼합체이다. 하지만 멕시코 만 지역 심층수 시추 장치에서 발생한 폭발[72]로 인해 발생한 재앙적인 환경적 충격은 환경 재해를 일으킬 수 있는 것이 원자력 에너지뿐만이 아님을 증명한다. 하지만 원자력 에너지를 기후변화와의 싸움에 이용하고자 한다면, 먼저 홍보 정책에서 변신을 거듭해야 할 것이다.

흥미롭게도 2011년 일본에서 엄청난 규모의 지진과 쓰나미로 인해 발생한 잠재적 재해, 그리고 후쿠시마 원자로에 이것이 미친 영향은 환경 운동가인 조지 몬비엇(George Monbiot)이 원자력에 대한 그의 입장을 바꾸도록 만들었다. 그는 현재 원자력 에너지를 지지한다. 그는 원자로에 가해진 손상으로 인해 드러난 재해의 잠재성을 인정하면서 다음과 같이 언급한다.

'하지만 우리가 아는 선에서 아직 누구도 치사량을 넘어서는 방사능에 노출되지 않았다. 원자력 에너지는 받을 수 있는 온갖 혹독한 테스트를 받아 왔고, 사람과 이 행성에 끼치는 영향은 작았다.'[73]

핵분열 대 핵융합

오직 핵분열만이 환경에 위협이 될 수 있다. 핵분열이 우리가 가진 모든 문제를 해결하기를 바라는 과학자들이 존재한다. 만약 투입한 것보다 더 많은 에너지를 생산하는 방법을 발견한다면 핵융합은 더 값싸고 청정하며 친환경 에너지의 원천을 공급해 세계에 바닷물 정도(그리고 바닷물을 사용 가능한 에너지로 전환하는 산업 공정)의 원료를 공급할 것이다. 이를 위해 34개 국가가 프랑스 까르다르슈(Cardarache)에 있는 국제 열 핵융합 실험로(ITER)에 투자하는 데 함께 참여해 왔다. 이 프로젝트의 건설 기간 10년 동안 130억 유로의 비용이 들 것으로 추산된다. 하지만 이 돈이 '핵융합은 수십 년 동안 미래의 에너지였으며 앞으로도 항상 그럴 것이다!'라고 외치는 원자력의 원천에 기반해 있을 것이라 믿는 과학자들도 존재한다.[74]

박스 21.12 활동: 발표

참여자들을 소규모 팀으로 나눈다. 이 팀에서 해야 할 일은 지구온난화에 대한 하나의 대안으로 핵 연료의 위상을 다시 확립하기 위한 전략을 만들 것을 정부로부터 의뢰받은 PR회사의 입장에서 생각하는 것이다. 전략을 개발할 때, 아래와 같은 사항을 고려한다.

(i) 원자력에 대한 대중의 우려(핵무기로 사용될 수 있는 위험성과 원전 사고의 가능성)
(ii) 청정 에너지에 대한 세계의 요구

각 팀은 일주일 동안 전략을 만들고, 10분 분량의 발표를 준비한다.

개발도상국을 위한 정의

온실가스 배출을 조절하여 기후변화에 대응하고자 하는 방식의 또 다른 주요한 문제는 많은 개발도상국에서 이 방식을 불평등하다고 인식한다는 점이다. 인도,[75] 중국,[76] 그리고 브라질[77]과 같이 이제 막 발전을 시작한 나라의 입장에서는 선진국이 자국이 위로 올라가는 길을 막는 것처럼 보일 것이 분명하다. 선진국은 마치 화석연료가 무한정 공급될 것처럼 이를 사용하였다. 이제 선진국은 개발도상국에게 '지속 가능한' 발전을 추구해야 한다며 온실가스의 배출을 극단적으로 줄이라고 요구하고 있다. 이미 선진국이고 부국인 나라들이 먼저 탄소 배출량을 큰 폭으로 줄여야 한다고 역설하는 것은 당연하지 않은가?[78]

선진국이 화석연료를 방만하게 사용한 것이 이 위기의 원인인데도, 과연 선진국이 개발도상국과 제3세계에 그들의 발전을 위태롭게 하면서까지 온실가스 배출을 줄이라고 요구할 수 있는 것인가?

박스 21.13 활동: 집단 토론

탄소 배출량을 줄일 때 마주해야 하는 장벽에 대해 생각해 보고, 가능하다면 어떻게 이런 장벽을 없앨 수 있을지 고민해 본다.

지구공학

기후변화에 대한 완전히 다른 접근인 지구공학은 환경을 계획적이고 대규모로 조작하는 방식을 취한다.[79] 아래에 제시된 것은 지금까지 고안된 아이디어의 일부이다.

- 지구와 태양 사이에 거대한 우산을 설치하는 것
- 성층권에 유황입자를 주입하여 대규모의 화산폭발을 흉내내는 것

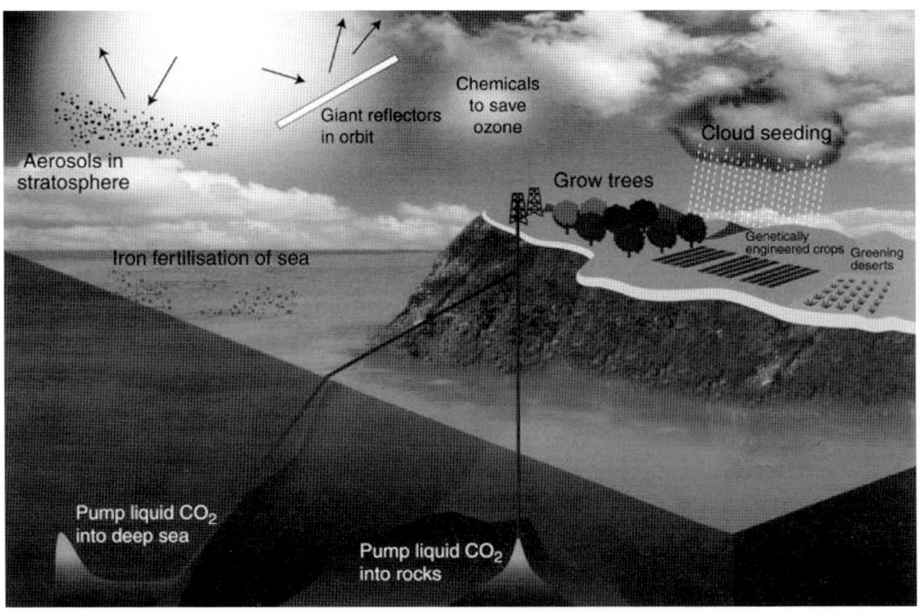

그림 21.4 다양한 지구공학과 탄소저장의 도식 표현. Courtesy of Lawrence Livermore National Laboratory, USA.

- 지구상의 모든 건물의 지붕을 하얀색으로 칠하고, 사막을 알루미늄 호일로 덮는 것
- 우주에 거울을 설치하여 태양광을 반사시키는 것
- 구름에 모립을 살포하여 구름을 더 하얗게, 그리고 태양광을 더 많이 반사하도록 만드는 것
- 플랑크톤을 증식시켜 더 많은 이산화탄소를 소비하도록 하는 것

빌 게이츠는 최근에 '구름 씨 뿌리기(cloud seeding)'의 시험에 필요한 기금을 만들기 위해 30만 달러를 투자하였다. 샌프란시스코의 연구기관인 '실버라이닝(Silver Lining)'에서 시행하는 이 실험은 10척의 배를 투입하여 10,000km^{2}의 바다에서 이루어진다. 바닷물을 미세입자로 전환하는 기계가 개발될 것이며, 이 미세입자들은 대형 깔때기를 통해 구름에 주입된다. 이를 통해 핵의 수가 증가하고, 구름을 하얗게 변화시켜 더 많은 양의 햇빛을 반사시키도록 한다.

몇몇 사람들은 인간의 행동을 변화시키기 어렵다는 것을 고려할 때, 이 구름 씨 뿌리기 프로젝트와 같은 대형 프로젝트가 실제로 온실가스의 배출을 줄이도록 하는 것보다 성공할 가능성이 높다고 판단한다.

환경적 재앙의 가능성

하지만 이러한 지구공학이 대참사를 낳을 수도 있다고 주장하는 사람들도 있다.[80] 예를 들면 자라면서 이산화탄소를 흡수하는 식물성 플랑크톤의 수를 증식시키기 위해 (이는 대기권에서 수십억 톤의 탄소를 제거할 수 있다) 바다에 황화철을 뿌려 댄다면, 이것이 해양 생태계에 어떤 영향을 미칠 것인가? 이는 심해에서 산소를 고갈시키고, 바다를 더 산성화하여 결과적으로는 다수의 서식지를 파괴할 수 있다. 설상가상으로 이는 이산화탄소보다 더 심각한 온실가스인 아산화질소의 배출량이 늘어나는 결과를 낳을 수도 있다.[81]

거버넌스

또 다른 문제는 부유한 국가 중 하나가 독단적으로 당국의 이익이 되는 기온을 설정하기 위해 이러한 기술을 사용할 수도 있다는 두려움에 있다.[82] 러시아나 중국이 지구의 온도를 조절하는 것에 대한 준비가 되어 있는가? 만약 미국이 지구의 온도를 조절한다면 그에 만족할 것인가? 독단적으로 핵무기를 사용할 수 있는 것처럼, 이 위험은 피할 수 없다. 세계는 지금까지는 이 문제에 대해 협상을 해 왔다. 핵무기의 사용만큼 이 협상은 성공적일 수 있을까?[83]

박스 21.14 활동: 집단 토론

참여자들은 지구공학의 여러 방법에 대해 기본적인 조사를 한다. 그리고 온실가스 배출을 줄이려는 시도에 비하여 지구공학이 기후변화에 대한 더 좋은 해결책인지 토의한다.

기후변화에 대한 적응

일부 사람들은 인간이 무한정 새로운 환경에 적응할 수 있으며 무슨 일이 일어나도 그것을 잘 처리해 낼 수 있다고 믿는다. 만약 이것이 우리가 현실에 안주하여 느긋하게 있어도 된다는 것을 의미한다면, 이는 완전히 잘못된 것이다. 하지만 만약 이것이 우리가 기후변화에 적절히 대응할 가능성이 크기 때문에 크게 걱정할 필요가 없다는 뜻이라면, 이는 상당히 옳다.

매트 리들리(Matt Ridley)는 합리적인 낙관이 기후변화의 위협을 받아들이는 가장 좋은 자세라고 믿는다.[84] 그는 특히 생각과 상품 및 서비스를 교환하는 인간의 능력이 '특화'를 가능하게 하며, 그럼으로써 우리가 지난 10,000년간 마주해 온 모든 위협을 무장해제하는 적응 능력을 발생시킨다고 주장한다. 리들리는 우리가 변화를 피할 수 없다는 것을 인정하며, 기후변화에 의해 야기된 새로운 현실에서 살아나갈 방법을 곧 찾을 수 있을 것이라고 믿는다. 석유가 곧 고갈되겠지만, 우리는 난방을 하고 세상을 굴러가게 할 다른 방법을 찾아낼 것이다.

리들리의 낙관은 매력적이다. 그러나 우리가 '두려움'으로 인해 기후변화에 대처할 가능성은 어느 정도일까?

박스 21.15 활동: 사고 실험

철학자 데렉 파피트(Derek Parfit)는 우리의 어머니, 아버지가 만나지 않았더라면 우리가 존재할 수 없듯이, 200년 후 미래의 사람들은 우리가 현재 하는 일로 인해 존재하고 있을 것이라고 말한다.

이는 200년 후의 사람들은 현재 우리가 하는 행동 없이는 존재할 수 없으며, 우리가 그들에게 물려주는 세상이 어떻든 간에 그들은 우리에게 고마워할 수밖에 없음을 의미한다.

질문: 이것이 우리가 행동을 바꾸지 않아도 되는 이유가 될 수 있는가?

종의 멸종

기후변화는 생물다양성(biodiversity)의 상실에 기여하는 이유 중 하나이기 때문에, 몇몇 사람들은 우리가 지구 역사상 여섯 번째 대량멸종의 시기를 겪고 있다고 생각한다.[85] 하지만 우리에게 책임이 있는 것은 이번이 처음이다.

생물다양성을 어떻게 측정할 것인가에 대한 논쟁에도 불구하고, 대부분의 사람들은 500만에서 1,500만 종이 있을 것이라고 추정하며[86] 이 중에서 200만 종 미만이 기술되었다.[87] 심지어 하나의 종 안에서도 유전적 분화는 엄청나다. 여러분이 아는 모든 사람들이 신체적, 심리적, 감정적, 행동적으로 어떻게 다른지 생각해 보자. 이 생물적 분화는 생물군에서 서식지, 생태적 지역, 풍광과 생태계, 개체수와 군집(community)에 이르는 일련의 생태학적 다양성에 의해서도 뒷받침된다. '생물다양성'은 다음 세 가지 요소의 총합이라고 할 수 있다.[88]

- 종의 다양성
- 유전적 다양성
- 생태계의 다양성

미생물부터 코끼리에 이르기까지, 산호초부터 설원까지, 알래스카의 이누이트부터 사하라 이남 아프리카의 부시맨에 이르기까지, 생물다양성은 진화의 원동력이다. 생물다양성은 또한 지구를 뒷받침해 주는 시스템이다. 그것 없이 지구의 공기는 깨끗하지 않고, 물은 맑지 않으며, 토양은 비옥하지 않고, 곡식은 수분되지 않으며, 폐기물은 재활용되지 않는다.

하지만 생물다양성은 심각하게 위협받고 있다. 종이 멸종되는 속도를 측정하는 것은 그 종을 최초로 발견하는 것만큼 어렵다. 하지만 우리는 정상보다 1,000배는 빠른 속도로 종들을 잃고 있으며,[89] 한 시간에 한 종씩 멸종되고 있다.[90]

짧은 시간 내에 시베리아 호랑이는 사라질 것이다.[91] 그리고 북극곰은 죽어가고 있다.[92] 재규어도 마찬가지다.[93] 크고 강한 생명체만 위협받고 있는 것이 아니다. 포유류만 위협에 놓인 것도 아닌데도 불구하고, 우리는 지난 500년간 영국에서만 83종의 포유류를 잃었다.[94] 대구, 오징어, 다랑어와 청새치 같은 바다생물들도 생존을 위한 투쟁에서 패배하고 있다.[95] 나비, 거미, 딱정벌레와 꿀벌을 포함한 곤충과 무척추동물들도 위협받고 있다.[96] 영국에서는 1880년 이후로 총 113종의 새가 멸종되었다.[97] '하나하나 불이 깜박거리며 꺼지고 있다'고 로버트 메이 경(Lord Robert May)이 2001년 자연사박물관에서 한 강연에서 말하였다.

아직 의식이 깨이지 않은 인간중심주의자들은 인간에게 중요한 종이 사라지는 것이 아닌데 왜 이 문제가 그렇게 중요한지 물을지도 모른다.

그러나 이것은 시야가 좁은 것이다. 우리가 중요하게 여기는 종이 직접적으로 위협받지 않더라도, 그 종들이 의존하는 다른 종의 멸종에 의해 간접적으로 영향을 받을 것이다. 예를 들어 벌이 사라져 간다고 하자. 벌이 식물을 수분하지 않는다면, 식물은 죽을 것이고, 이 식물을 섭취하는 모든 생물도 영향을 받을 것이다. 생태계는 상호 의존하는 거대한 그물망이다.

아직 발견되지 못해서, 혹은 인간에게 어떤 영향을 미치는지 아직 알려진 바 없어서 우리가 별로 중요하게 여기지 않거나 의지하지 않는 종도 있다. 예를 들어, 모르핀보다 천 배 가량 더 진통 효능이 좋은 독을 함유한 청자고둥은 최근에서야 발견되었다.[98] 하지만 요즘 수백만의 청자고둥이 껍질을 채취한다는 이유로 죽임을 당하고 있다. 우리가 알기도 전에 멸종되는 생물들로 인해 우리는 얼마나 많은 기회를 놓치고 있는가?

어쨌든 우리는 우리에게 중요한 종들을 잃고 있다. 우리는 북해의 대구를 멸종할 때까지 잡아들였다. 우리의 손자들은 대구의 맛을 영원히 알 수 없을 것이다. 원양산 오징어와 다랑어를 맛볼 수도 없을 것이다. 현대적인 어선들은 레이더를 가지고 다니기 때문에 물고기들이 숨을 곳이 없다. 어선의 가장 큰 그물망은 점보비행기 세 대를 덮을 만큼 크다. 그 그물망은 지나가는 무엇이든지 잡기 위해 배를 따라 해저를 샅샅이 훑는다. 매년 70억 톤의 해파리, 해면, 산호, 거북이, 돌고래 같은 '쓰레기'들이 제쳐 버려진다.[99]

이로 인한 결과는 단순히 식단을 바꿔야 하는 불편함 같은 것이 아니다. 누군가에게 이것은 생계의 상실이다. 포클랜드 제도 주변의 바다에서는 200,000톤의 오징어를 잡는 것이 가능하였다. 하지만 2009년, 오징어는 45톤밖에 잡히지 않았다.[100] 1톤에 650파운드인 포클랜드 제도산 대구 또한 사라지고 있다. 포클랜드 제도의 소득 감소는 심각하다. 캐나다, 영국과 아이슬란드의 수천 명의 어부들은 대구 감소로 생업에서 물러날 수밖에 없었다.

종의 멸종 원인

과거 지구의 대량 멸종 중 적어도 몇 가지는 거대한 유성과의 충돌로 인한 것이라고 생각된다. 하지만 유성과의 충돌은 이번 대량 멸종의 원인과는 거리가 멀다. 기후변화가 우리에게 좋지 않은 영향을 미치듯, 대량 멸종에도 그런 것으로 보인다. 아이러니하게도, 이것은 우리가 지금까지 지구상에 존재했던 모든 종 가운데 가장 성공적인 종이기 때문이다. 우리는 멸종 위기에 놓여 있지 않다.

지구상 인구는 1880년 10억을 돌파하였고, 50년 후에 두 배로 늘었다. 40년 후 1970년에 40억을 돌파하며 다시 두 배로 늘었다. 70년대에는 매년 2%의 비율로 증가하였다. 현재는 1.4%의 비율로 증가하고 있다. 현재 지구에는 대략 60억 명의 인간이 존재한다. 이 사람들은 살 곳이 있어야 하고, 음식과 물, 에너지, 일자리와 제조된 상품이 필요하다. 이 모든 것을 제공하기 위해 필요한 자원은 어마어마하다.

기후변화와 더불어 아래 요인들은 항상은 아니지만 주로 서식지를 파괴하는 활동이라는 점에서 종의 멸종에 영향을 미쳤다고 보여진다.[101]

(i) **도시화:** 2015년까지 세계의 6개 대도시에 각각 대략 2천만 명의 거주자들이 거주하게 될 것으로 예측된다. 우리의 도시와 마을도 함께 성장한다. 이를 위해 땅이 비워지는데, 생존할 수 있을 만큼 빠르게 적응하지 못하는 모든 생물의 서식지는 파괴된다.

(ii) **산업화:** 에너지, 일자리와 제조된 상품에 대한 수요는 물, 공기 그리고 토양오염을 발생시킨다. 예를 들어 폐기물들이 물에 유출되어 수중 생물을 죽일 수도 있으며, 숲을 죽이는 산성비처럼 공장의 굴뚝에서 쏟아져 나올 수도 있다.

(iii) **삼림 벌채:** 우리는 건물을 위한 목재, 연료와 종이를 향한 탐욕 때문에 열대우림을 포함한 숲도 죽이고 있다. 하지만 나무들은 특히 열대우림에서 이산화탄소를 흡수하고 오염물질이 토양으로 스며드는 것을 막아 준다. 게다가 오크나무 한 그루는 400종의 곤충들에게 보금자리가 될 수 있다.

(iv) **조림:** 우리는 상업적 목적으로 나무를 심기도 한다. 다양한 종류의 나무로 숲을 꾸미는 대신에, 우리의 인공숲은 몇 가지 종류의 나무로만 구성되는데, 모두 목재와 종이를 위해 빠르게 벌목되고, 너무 가깝게 식재되어 음지식물만 잘 자랄 수밖에 없다.

(v) **농업:** 현대적인 농업기술은 강도가 세고 단일재배를 하며 토양, 공기, 수질오염의 원인이 되는 살충제와 비료를 과도하게 사용한다(17장 참조).

(vi) **외래종:** 인간에 의해 도입된 많은 외래종들은 번성하며 먹이를 위한 경쟁에서 성공적으로 승리하고 토착종을 멸종시키는 위협이 된다.[102]

(vii) **사냥:** 우리는 가죽, 이빨, 털, 뼈, 살, 껍질 그리고 기타 수많은 것들을 위해 동물을 이용한다. 또한 반려동물이나 과학적 연구를 위해서도 동물을 이용한다. 존속을 염두에 두지 않고 동물을 사냥하거나 교역하면, 우리는 사냥으로 동물을 멸종시킬 위험이 있다.[103]

박스 21.16 사례연구: 습지 꿩의비름

습지 꿩의비름(swamp stonecrop)[104]은 수족관 식물의 역할을 위해 영국에 들어왔다. 그것은 얼마 안 되어 야생에도 퍼져 나갔다. 연못과 수로를 100% 뒤덮으며 카페트를 이루었고, 경쟁 야생생물을 모두 멸종시켰다. 습지 꿩의비름은 영국 수중 생명체들에게 큰 위협이 되었다.

습지 꿩의비름을 처리할 수 있는 제초제는 취득하는 데 꽤 많은 비용이 드는 자격증이 없으면 사용이 금지되어 있다. 기계적으로 이 잡초를 죽이는 것은 통하지 않는다. 그러는 동안 이 꿩의비름은 기하급수적으로 퍼지고 있다.

만약 우리가 여섯 번째 대량 멸종에 책임이 있다면, 그리고 우리가 그것에 대해 무언가를 해야 할 의무가 있다면, 우리는 무엇을 할 수 있을까? 그리고 이에 요구되는 행동에 따르는 윤리적 문제는 없을까?

개체 수 조절

우리는 자녀를 덜 낳을 수 있다. 이미 선진국에서는 가족의 크기를 제한하고 있다. 하지만 많은 개발도상국에서 자녀를 가지는 것은 여전히 미래를 보장받는 유일한 방법이다.

동물원, 사냥 금지 및 자연 보존지역, 보호구역

우리는 이 목적을 위한 지역에 의도적으로 동물 종들을 보존할 수 있다. 이러한 '기관' 입장에서는 인간의 교육과 즐거움은 동물 보존 목적에 비하면 부차적인 것이다. 하지만 보존의 목적이라 하더라도 동물들을 동물원이나 보호소에 가둬 두는 것이 정당화될 수 있다는 것에 모든 사람들이 동의하는 것은 아니다.[105]

박스 21.17 사례연구: 매디퀘 동물보호구역

드와버그(Dwarsberg) 산맥의 자락에 있는 보츠와나 국경 가까이에 남아프리카에서 네 번째로 큰 동물보호구역(75,000헥타르)이 있다. 아프리카에서 가장 큰 동물보호구역의 재도입을 추진하는 피닉스 계획(Operation Phoenix)으로 매디퀘(Madikwe)에는 95개 종 16,000마리의 포유류가 있다.

이것은 코끼리, 버팔로, 코뿔소, 하이에나, 들개와 다양한 영양 떼의 재배치와 관련이 있다.

1993년 이후 적어도 340종의 새, 54종의 파충류, 20종의 개구리와 거미, 그리고 곤충들이 기록되었다. 치타와 들개와 함께 코뿔소, 사자, 버팔로, 코끼리, 표범을 포함한 빅5도 발견된다.

이 보호구역은 지역의 생물다양성 지속을 보장하기 위한 목표에 따라 성공적으로 관리하기 위해 식물군, 동물상, 불, 수문학적 과정, 침식 등 생태계 시스템의 모든 요소를 관리한다.

중요한 부분은 야생에 기반을 둔 관광인데, 이는 보호구역의 목표를 성취하기 위해 가장 금전적으로 이득이 되는 옵션이라고 생각된다.[106]

씨앗 은행

씨앗의 표본을 모으고 저장함으로써 우리는 종이 멸종되더라도 그것을 부활시켜 다시 야생으로 돌려 보낼 수 있을 것이다.[107]

유기농

유기농 농부들은 살충제, 합성 비료, 사료 첨가제나 인간 및 환경에 해로운 것들은 사용하지 않는다. 하지만 이런 이유에서 유기농 음식들은 비싸다. 환경을 보호한다는 이유로 가난한 사람들에게 더 많은 돈을 내게 하는 것이 과연 합리적인가?

법의 제정

많은 정부에서 서식지를 보호하고 멸종 위기종의 불법 거래를 막기 위해 법을 제정하고 있으며, 씨앗 은행이나 자연보호구역 같은 계획에 자금을 조달하고 있다.

생명과학기술과 종의 멸종

혹시 생명과학기술이 구제책이 될 수 있을까? 생명과학기술이 생물학적 다양성의 손실을 피하거나, 심지어는 다양성을 증가시키도록 도울 수 있는 방법이 있다.

유전공학(17장 참조)은 농경에 요구되는 토지를 줄이고 살충제와 비료의 사용을 최소화하는 반면에 농업 생산량을 증가시키는 것을 도울 수 있다.

복제(7, 8장 참고)는 종 내부의 유전학적 다양성을 증가시킬 수는 없을지라도 현존하는 종의 수를 늘릴 수는 있으며, 심지어 투쟁에서 패배해 사라진 동물들을 되돌릴 수 있을지도 모른다.

합성생물학(16장 참조)은 아예 새로운 종을 창조하거나, 생물학적 환경수복의 도움으로 현존하는 종에 대한 위협을 완화시키는 것을 도울 수 있다.

박스 21.18 사례연구와 활동: 집단 토론

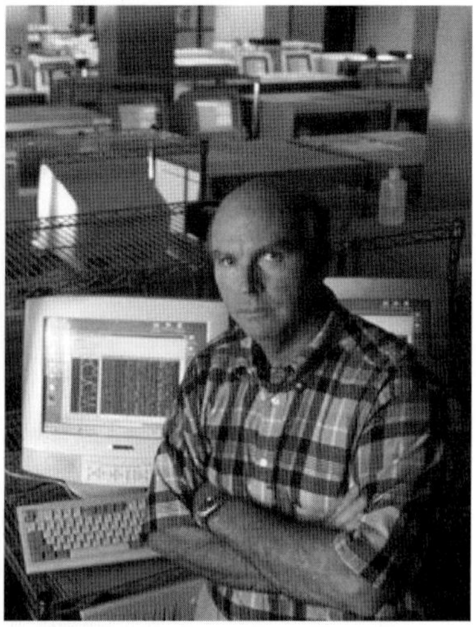

그림 21.5 크레이그 벤터 박사
© Volker Steger/Science Photo Library

2010년 크레이그 벤터(Craig Venter) 박사는 처음으로 합성생물학의 도움으로 인공적인 생물을 창조하였다. '신시아(Synthia)'는 새로운 유전체를 쌓을 '섀시(chassis)'를 만들기 위해 모든 불필요한 유전자들이 제거된 '최소 유기체'가 생산된 후에 만들어졌다. 그런 후에 벤터는 원래 있던 염색체를 제거한 세포에 합성된 염색체를 넣었다.[108]

벤터 박사는 신시아가 조류를 깨끗한 에너지원으로 바꾸고, 백신을 개발하는 데 중요한 역할을 하며, 바다의 오염을 제거하는 것을 도울 수 있다고 생각하였다.

신시아가 자기복제를 하고 폭주할 것을 두려워하는 사람들에 대응하여 그는 모든 유기체들이 추적될 수 있도록 '워터마크'를 삽입하였다. 신시아와 그 자손들이 주어진 서식지 밖에서는 살 수 없도록 '파괴' 코드를 삽입하는 것도 마침내 가능해질 것이다.

참여자들은 신시아의 창조에 대한 찬성과 반대 주장을 숙지한 후에 다음 문제에 대해 토의한다.

신만이 생명을 창조할 수 있다.

이것은 우리가 '부자연스러운 것'으로 치부해 왔던 과학기술을 사용하는 것만이 우리가 행성에 가한 손상을 완화하는 유일한 방법이라는 뜻인가?

요약

이 장에서 우리는 무생물 환경에 대한 우리의 의무와 생명과학기술이 어떻게 도움이 될지에 대하여 고찰해 보았다.

- 서로 다른 환경주의 입장에 관하여 숙고하였다.
- '책무'로부터 지배를 구분하고 그것들을 의식이 깨이지 않은 인간중심주의와 계몽된 인간중심주의에 연결시켰다.
- 어떻게 급진 생물중심주의가 온건 및 중도 생물중심주의와 구별되는지 언급하고 그에 관한 주장을 숙고하였다.

- 환경중심주의와 무생물 환경이 내재적 가치를 갖는다는 주장의 동기를 고찰하였다.
- 기후변화를 부정하는 이들의 견해를 고려하여 기후변화에 대해 알아보고, 어떻게 과학자들이 그들의 사례를 경솔하게 발전시켜 왔는지를 살펴보았다.
- 기후변화에 대하여 우리가 대응할 방식과 생명과학기술이 어떠한 도움이 될지를 고찰하였다.
- 생물다양성과 그 중요성 및 종의 멸종에서 오는 위협을 학습하였다.
- 종의 멸종 원인과 가능한 해법을 고찰하였다.
- 어떻게 과학기술이 종의 멸종에 대한 우리의 대응에 도움이 될 수 있을지를 다루었다.
- 과학이 '신 노릇'을 하는 위험성을 지니는지 여부와 만약 그렇다면 이것이 도덕적으로 받아들여질 수 없는지를 고찰하였다.

더 생각해 볼 문제

인간중심주의가 계몽될 수 있을 것이라고 생각하는가? 환경중심주의가 인간중심주의에 달려 있다는 주장에 대해서는 어떻게 생각하는가?

모든 생명체는 본질적 가치가 있는가? 바퀴벌레조차도 그러한가? 이러한 주장은 어떻게 정당화될 것인가?

무생물 환경이 본질적 가치가 있다고 생각하는가? 어떤 사례를 들 수 있는가?

누군가 환경 윤리는 터무니없는 사고방식의 새로운 유행이라고 주장한다면 그에 대해서 어떻게 말할 것인가?

인간이 전적으로 새로운 생명체를 창조하는 것이 받아들여질 수 있는가?

지구온난화는 인간의 작품인가? 그렇다면 우리는 그것을 되돌리기 위해 노력하거나, 완화시키거나, 혹은 그 문제를 끌어안고 사는 법을 배워야 하는가?

수많은 종이 멸종하는 것이 우리가 수많은 문제를 야기하기 전에 일어났음에도 불구하고 문제가 된다고 보는가?

생물다양성을 보존하기 위한 유전공학의 사용, 복제, 합성생물학이 도덕적으로 허용될 수 있다고 생각하는가?

인간이 '신 노릇'을 하는 것이 도덕적으로 받아들여질 수 없다고 생각하는가?

추가 활동

여러분이 살고 있는 지역에 카풀 또는 차량 공유 클럽이 존재하는지 찾아본다. 없다면 스스로 시작할 생각은 없는가? 어떻게 그것이 이루어질지 생각해 본다.

에너지 공급자가 무료 에너지 측정기를 제공하는지 찾아본다. 그렇다면 하나 구해서 여러분의 에너지 사용을 점검하고 어디에서 그 사용을 줄일 수 있을지 살펴본다.

정원에 퇴비 더미 혹은 벌레 사육장을 마련해 본다. 그리고 연못을 설치한다. 여러분이 끌어들일 수 있는 얼마나 다양한 야생생물이 있는지 살펴본다.

슈퍼마켓에서 사용하는 비닐봉지를 활용할 수 있는 여러 방법을 생각해 본다.

정원에서 눈에 띄는 새에 관한 기록을 작성한다. 새먹이통, 버드피더(bird feeder), 새둥지 박스 등을 설치하고, 벌레에 대해서도 같은 조치를 취해 본다.

양봉에 관한 강좌를 수강하고 벌집을 설치하여 자신만의 꿀을 생산하는 것을 고려해 본다.

침입종이 주변에 출현했는지 여부를 보고 정원에 그것이 나타나는지 주시한다.

국립공원, 야생생물 보호소 또는 동물원을 찾아서 그곳의 보호 노력에 대해서 알아본다.

주석

1 http://www.iep.utm.edu/envi-eth/. The *Internet Encyclopedia of Philosophy* on environmental ethics.
2 For a reminder about direct versus indirect duties see Chapter 20.
3 See Norton, B. (1991) *Towards Unity With Environmentalists*. New York: Oxford University Press.
4 Grey, W. (1993) Anthropocentrism and deep ecology. *The Australasian Journal of Philosophy*, 71(4), 463–475.
5 http://www.firstscience.com/home/articles/origins/death-of-the-dinosaurs_27907.html. On the death of the dinosaurs from First Science.com.
6 http://www.sunypress.edu/p-4109-with-respect-for-nature.aspx. The webpage for Paul Taylor's book *Respect for Nature*.
7 Taylor, P. (1986) *Respect for Nature*. Princeton, NJ: Princeton University Press.
8 Goodin, R. (1991) A Green Theory of Value. In D. J. Mulvaney (ed.), *The Humanities and the Australian Environment*. Canberra: Canberra Australian Academy of the Humanities.
9 Rolston, H. (1975) Is there an ecological ethic? *Ethics*, 85, 93–109.
10 http://supergoodtech.com/tomquick/phd/autopoiesis.html. A definition and account of autopoiesis.
11 Rodman, J. (1983) Four forms of ecological consciousness reconsidered. In T. Attig and D. Scherer (eds), *Environmental Ethics*. Buffalo, NY: Prometheus.
12 Fox, W. (2007) *A General Theory of Ethics: Human Relationships, Nature and the Built Environment*. Cambridge, MA: MIT Press.

13 http://ndpr.nd.edu/review.cfm?id=11543. A review of Fox's book by Andrew Brennen of LaTrobe University.
14 Naess, A. (1973) The shallow and the deep, long range ecology movement. Inquiry, 16. Reprinted in *Sessions* 1995.
15 Leopold, A. (1949) A land ethic. In *A Sand County Almanac*. Oxford: Oxford University Press.
16 Routley, R. (1973) Is there a need for a new environmental ethic? *Proceedings of the 15th World Congress of Philosophy*, 1: 205 – 210.
17 Lovelock, J. (1979) *Gaia: A New Look at Life on Earth*. Oxford: Oxford University Press.
18 http://www.deepecology.org/. The website of the Deep Ecology Movement.
19 http://www.bbc.co.uk/news/10342318. A BBC report on the view that even ancient climate change was linked to CO2.
20 http://geography.about.com/od/learnabouttheearth/a/milankovitch.htm. An account of the Milankovitch cycles.
21 http://news.bbc.co.uk/1/hi/in_depth/sci_tech/2009/copenhagen/8386319.stm. The BBC on the history of the climate on earth.
22 http://www.discoveringfossils.co.uk/fossilfuels.htm. All about fossil fuels.
23 http://news.bbc.co.uk/1/hi/sci/tech/8285247.stm. A BBC history of climate change.
24 http://news.bbc.co.uk/1/hi/world/americas/3499500.stm. The BBC on the rainforests acting as carbon sinks.
25 http://www.bbc.co.uk/climate/evidence/greenhouse_effect.shtml. The BBC on the evidence for the greenhouse effect.
26 http://www.bbc.co.uk/weather/features/global_warming1.shtml. The BBC on global warming.
27 http://www.sciencedaily.com/releases/2009/01/090108101629.htm. Science Daily on the rising sea levels.
28 http://news.sky.com/skynews/Home/World-News/British-Rsearch-Team-Discovers-Greenland-Ice-Caps-Are-Melting-At-An-Accelerated-Rate/Article/201007415674119. A Sky News report on the melting of the ice caps.
29 http://www.nasa.gov/topics/earth/features/arctic_thinice.html. NASA report on the thinning of Arctic ice.
30 http://www3.interscience.wiley.com/journal/123310513/abstract. Stott, P. A., Gillett, N. P., Hegerl, G. C. et al. (2010) Detection and attribution of climate change: a regional perspective. *Wiley Interdisciplinary Reviews: Climate Change*, 1, 192 – 211.
31 http://www.theglobaleducationproject.org/earth/human-conditions.php. Interesting facts about human beings on our planet from the Global Education Project.
32 http://www.bbc.co.uk/news/science-environment-10958760. A BBC discussion of the extent to which climate change is implicated in the disastrous floods in Pakistan in 2010.
33 The Office for Science (2010) Land use futures: making the most of land in the 21st century. Report.
34 http://www.bbc.co.uk/news/science-environment-10919460. The BBC reporting a claim that climate change is implicated in the Russian forest fires of 2010. http://www.livescience. com/6875-russia-wildfires-due-climate-change-scientists.html. A report to the effect that climate change is not implicated in Russia's forest fires.
35 http://www.independent.co.uk/environment/climate-change/exclusive-the-methane-timebomb-938932.html. An *Independent* newspaper report on the release of methane gas from the permafrost.

36 http://www.guardian.co.uk/environment/georgemonbiot/2009/mar/06/climate-change-denierstop-10. A list of 10 'climate change deniers' from George Monbiot.
37 http://www.metoffice.gov.uk/climatechange/guide/. UK Met Office guide to climate change including a distinction between the weather and the climate.
38 http://www.cru.uea.ac.uk/cru/info/thc/. About thermohaline circulation from the Climate Research Unit at the University of East Anglia.
39 http://www.bbc.co.uk/weather/features/science_nature/the_day_after_tomorrow.shtml.
40 http://news.bbc.co.uk/1/hi/sci/tech/4485840.stm. The BBC on the possibility of abrupt climate change.
41 http://www.guardian.co.uk/environment/2009/mar/09/climate-change-deniers. The *Guardian on* Vaclav Klaus' claims.
42 Stott, P. A., Gillett, N.P.,Hegerl, G.C. et al. (2010). Detection and attribution of climate change: a regional perspective. *Wiley Interdisciplinary Reviews: Climate Change*, 1, 192-211.
43 http://www.scientificamerican.com/article.cfm?id=seven-answers-to-climate-contrariannonsense. *Scientific American* responds to climate change denial.
44 http://www.timesonline.co.uk/tol/comment/columnists/guest_contributors/article7061646.ece. A *Times* article on climate change denial.
45 http://www.guardian.co.uk/science/2010/mar/29/james-lovelock-climate-change. James Lovelock claiming humans are too stupid to deal with climate change.
46 http://news.bbc.co.uk/1/hi/sci/tech/8451756.stm. The BBC on the need to end 'climate confusion'.
47 http://www.guardian.co.uk/environment/2009/may/22/hay-climate-change-giddens. Criticism of the government for failing to convince people of the need for change.
48 http://www.beep.ac.uk/content/215.0.html. The Bioethics Education Project on Climate Change including a video from David King, the Chief Science Advisor to the UK.
49 http://www.carbonfootprint.com/. How to reduce one's carbon footprint.
50 http://www.oxfordgeoengineering.org/. A site on geo-engineering from the University of Oxford.
51 http://www.scidev.net/en/features/climate-change-adapting-is-crucial-too.html. An article on adapting to climate change.
52 http://www.seat61.com/CO2flights.htm. Calculating the carbon costs of flying.
53 http://www.dailymail.co.uk/news/article-1277180/Tesco-selling-asparagus-Peru-townfamous-producing-vegetable.html. The *Daily Mail* on the carbon cost of flying in asparagus from Peru.
54 http://www.bbc.co.uk/gardening/today_in_your_garden/ethical_wood.shtml. Rainforest friendly garden furniture.
55 http://www.greencarsite.co.uk/. A comparison of 'green' cars.
56 http://www.accaglobal.com/page/3274981. The global body of professional accountants asking whether the corporate world is doing enough to reduce carbon emissions.
57 http://endoftheline.com/. The End of the Line.
58 http://www.bbc.co.uk/pressoffice/proginfo/tv/wk38/feature_earth.shtml. A discussion of the BBC's programme The *Climate Wars*.
59 http://www.guardian.co.uk/technology/gamesblog/2010/feb/16/pc-games. A Guardian report on a new board game on climate change.
60 http://www.guardian.co.uk/environment/blog/2010/feb/17/iphone-app-climate-change. A *Guardian* report on a new mobile 'app'.

61 Ellerman, A. D., Convery, F. J., de Perthuis, C. et al. (2010) *Pricing Carbon*. Cambridge: Cambridge University Press.

62 http://www.youtube.com/watch?v=r94xoS80ykk . An introduction to renewable energy by podcast from UC Berkeley.

63 http://www.bbc.co.uk/learningzone/clips/wave-power-hydroelectricity-and-wind-farms/475.html. BBC learning zone on wave power.

64 http://www.bbc.co.uk/climate/adaptation/wind_power.shtml. BBC on wind power.

65 http://www.uk-energy-saving.com/advantages-disadvantages-solar-energy.html. A site considering the advantages and disadvantages of solar power.

66 Frondel, M., Ritter, N., Schmidt, C. M. and Vance, C. (2010) Economic impacts from the promotion of renewable energy technologies: the German experience. http://ideas.repec.org/p/rwi/repape/0156.html.

67 http://news.bbc.co.uk/1/hi/sci/tech/4216302.stm. The BBC on nuclear power.

68 http://news.bbc.co.uk/onthisday/hi/dates/stories/march/28/newsid_2734000/2734499.stm. The BBC on Three Mile Island.

69 http://news.bbc.co.uk/1/shared/spl/hi/guides/456900/456957/html/nn1page1.stm. The BBC on Chernobyl.

70 http://www.bbc.co.uk/news/world-asia-pacific-12720219.

71 http://news.bbc.co.uk/onthisday/hi/dates/stories/august/6/newsid_3602000/3602189.stm. The BBC on the dropping of the bomb on Hiroshima.

72 http://www.bbc.co.uk/news/10177716. The BBC on deepwater drilling after the Deepwater Horizon disaster.

73 http://www.guardian.co.uk/commentisfree/2011/mar/21/pro-nuclear-japan-fukushima.

74 http://www.iter.org/http://www.bbc.co.uk/schools/gcsebitesize/science/add_aqa_pre_2011/radiation/nuclearfissionrev1. shtml

75 http://www.guardian.co.uk/environment/interactive/2009/nov/06/oxfam-bangladeshcyclone-aila.

76 http://www.bbc.co.uk/worldservice/documentaries/2009/12/091201_wednesdaydoc_chinagreen.shtml.

77 http://www.scidev.net/en/policy-briefs/brazil-climate-change-a-country-profile.html.

78 http://www.opendemocracy.net/globalization-climatechange/article_252.jsp.

79 http://news.bbc.co.uk/1/hi/sci/tech/8231387.stm.

80 http://www.timesonline.co.uk/tol/news/environment/article6817280.ece.

81 http://news.bbc.co.uk/1/hi/sci/tech/7133619.stm.

82 http://www.oxfordgeoengineering.org/pdfs/geoengineering_quarterly_first_edition.pdf.

83 http://royalsociety.org/Royal-Society-launches-major-study-on-the-governance-ofgeoengineering/.

84 Ridley, M. (2010) *The Rational Optimist: How Prosperity Evolves*. London: Fourth Estate.

85 http://www.telegraph.co.uk/science/dinosaurs/7885635/Earth-hit-by-mass-extinctions-every-27m-years.html.

86 http://environment.uk.msn.com/climate-change/gallery.aspx?cp-documentid=10223754 & imageindex=7.

87 http://www.guardian.co.uk/environment/2009/sep/29/number-of-living-species.

88 http://www.ukbap.org.uk/.

89 http://www.telegraph.co.uk/earth/earthnews/7397420/Worlds-nature-becoming-extinct-atfastest-rate-on-record-conservationists-warn.html.

90 http://www.timesonline.co.uk/tol/comment/columnists/simon_barnes/article7106699.ece.

91 http://www.bbc.co.uk/nature/species/Tiger.
92 http://www.bbc.co.uk/nature/species/Polar_bear.
93 http://www.bbc.co.uk/nature/species/Jaguar.
94 http://www.guardian.co.uk/environment/2010/mar/11/extinct-species-england.
95 http://www.guardian.co.uk/environment/2010/aug/02/census-marine-life-sea.
96 http://news.sky.com/skynews/Home/UK-News/Butterflies-New-Threat-To-Endangered-Insects-In-UK-Countryside/Article/200807315039444.
97 http://www.guardian.co.uk/environment/2010/may/24/honeybees-winter-decline.
98 http://news.bbc.co.uk/1/hi/sci/tech/3207632.stm.
99 http://www.animalaid.org.uk/h/n/CAMPAIGNS/vegetarianism/ALL/652/.
100 http://www.antarctica.ac.uk/press/press_releases/press_release.php?id=3.
101 http://library.thinkquest.org/5736/causes.htm.
102 http://news.bbc.co.uk/1/hi/sci/tech/2730693.stm.
103 http://notes.utk.edu/bio/unistudy.nsf/0/2c2ce274f56bea1185256f8e005f6a31?OpenDocument.
104 http://www.chiltern.gov.uk/site/scripts/documents_info.php?documentID=621&pageNumber=3.
105 http://www.zsl.org/conservation/carnivores-and-people/conservation-support-from-zoos, 40,AR.html. http://www.game-reserve.com/. http://news.bbc.co.uk/1/hi/uk/8658664.stm.
106 http://madikwegamereserve.net/.
107 http://www.guardian.co.uk/environment/2009/oct/15/kew-millennium-seed-bank-hits-target.
108 http://independentsciencenews.org/news/goodbye-dolly-hello-synthia/.

더 읽어 볼 것과 유용한 웹사이트

Keller, D. R. (ed.) (2010) *Environmental Ethics: The Big Questions*. Oxford: Wiley Blackwell.

Specter, M. (2009) *Denialism: How Irrational Thinking Hinders Scientific Progress, Harms the Planet and Threatens Our Lives*. London: Penguin.

Wilson, E. O. (2002) *The Future of Life*. New York: Knopf.

http://plato.stanford.edu/entries/ethics-environmental/. The Stanford Encyclopedia of Philosophy on environmental ethics.

http://www.beep.ac.uk/content/174.0.html. The Bioethics Education Project on biodiversity.

http://www.beep.ac.uk/content/215.0.html. The Bioethics Education Project on climate change.

http://www.metoffice.gov.uk/climatechange/. The UK Meteorological Office on climate change.

22 고찰, 추론, 고려할 점

Reflection, speculation and points to ponder

목표

- 앞에서 읽은 내용을 상기한다.
- 사회적 결정이 미래에 어떻게 영향을 미치는지 추론한다.
- 참여 민주주의에 대해 비판적으로 사고한다.

다른 부분을 읽기 전에 이 장을 먼저 읽을 수도 있을 것이다. 그것은 이 책을 재미있게 읽을 수 있는지 알아볼 수 있는 좋은 방법이 될 수도 있다. 물론 여러분은 이 책의 나머지 부분을 이미 다 읽었을 수도 있다. 그렇다면 이 마지막 장을 읽으면서 지금까지 읽은 모든 것을 종합해 보고, 그것이 자신뿐만 아니라 사회 전체에 유익한 것인지 돌아보게 될 것이다.

우리는 몇 가지 추론을 해 보려 한다. 이 책에서 우리는 많은 쟁점을 다루었다. 우리가 사회적 맥락에서 윤리를 논의한 3장에서 보았듯이 논점이 상반될 때, 즉 똑같이 합리적인 사람들이 다른 결론에 도달할 때 정부는 어려운 결정을 내려야 한다. 그들이 내리는 결정은 사회를 한 방향 혹은 또 다른 방향으로 밀고 갈 것이다. 우리가 다행히 민주적인 사회에 산다면, 의사결정 과정에 참여함으로써 이러한 결정에 영향을 미칠 수 있을 것이다.

그래서 미래에 사회가 어떤 모습일지 보기 위해 이 책에서 우리가 읽은 것과 우리가 논의해 온 쟁점에 대해 내린 결정을 돌아보자. 우리는 세 가지 다른 시나리오를 고려해 볼 것이다. 첫째는 생식과 죽음, 둘째는 전쟁 후유증, 그리고 셋째는 생물정보와 건강에 대해 내린 결정에 초점을 둔 것이다. 각각의 시나리오 후 심사숙고를 촉진하기 위한 질문이 제공된다. 모든 시나리오를 읽고 생각하면서 훨씬 더 일반적인 수준에서 사고를 촉발하고 자극하는 다음 질문을 하게 될 것이다.

- 이러한 상상 사회에서의 삶이 매력적으로 보인다고 생각하는가? 상상 사회에서는 어떤 것이 좋은가? 어떤 것이 싫은가?
- 어떤 결정에 의해 각 시나리오에서 묘사된 대로 사회가 형성되었는가? 다른 결정이 만들어질 수 있었는가? 그 결정이 옳지 않다고 생각한다면, 어떤 결정이 옳은 결정이겠는가?

- 그 시나리오가 현실적이라고 생각하는가? 그렇지 않다면 무엇이 현실화를 막고 있는가?
- 각 시나리오에서 어떤 이미지가 특별히 강한 인상을 주는가? 왜 그런가? 그러한 이미지는 어떤 종류의 정부 결정에서 유래되었는가? 그 결정이 옳다고 생각하는가?
- 불편한 시나리오를 초래하거나 막도록 돕기 위해 지금 할 수 있는 것이 있는가? 무언가를 할 의향이 있는가? 첫 단계는 무엇이어야 하는가?

여러분은 시나리오가 책에서 논의된 윤리적, 사회적 쟁점에 대한 언급을 빠뜨렸다고 생각할지도 모른다. 그렇다면 자신의 시나리오를 써 보자. 여러분이 해야 할 것은 이 책에서 접하는 어려운 결정 일부와 그러한 결정의 가능한 결과를 심사숙고하는 것이다. 상상력을 발휘해 보자.

다음은 우리의 첫 시나리오이다.

시나리오 1: AD 2320

제임스(James)는 깜짝 놀라 잠에서 깼다. 오늘은 그의 122번째 생일이고 그는 자식을 선택하려고 한다. 그는 10시까지 어린이 박물관에 가야 한다. 과거에 만들어 놓았던 각각의 배아에 관해 말하는 것이 직업인, 예스러운 이름의 '조산사'와 2시간 정도를 함께 보낼 생각을 하니 흥분이 되었다.

이러한 배아 중 두 개를 고르기는 쉬운 작업이 될 것이다. 그들은 제임스의 클론(복제)이었다. 어린이 박물관은 장래의 부모에게 그들이 선택하는 혼합체에 클론을 더하도록 제안한다. 요즘에는 아무도 클론이 자신과 똑같이 나올 것이라고 생각할 만큼 단순하지는 않다. 하지만 많은 사람들는 세상에 자신과 닮은 아이를 내 놓는다는 아이디어를 좋아한다.

배아들은 체외수정의 산물로, 각각 제임스의 정자와 인공 난소[1]에서 자란 난자의 결과이다. 제임스는 상품목록에서 난자들을 구입했었다. 요즘은 모든 여성이 출생 시 자신의 생식기관을 제거하며, 자신의 모든 난자를 냉동시킨다. 이는 여성이 '아이 키우는 기간' 동안 무척 성가셨던 '생리'로부터 여성을 해방시켰을 뿐만 아니라 실제적으로 출산할 필요성으로부터도 해방시켰다(인공 자궁 덕분이다!). 오늘날 모든 여성, 그리고 남성은 아이를 가지고 싶을 때 두 명의 허용된 아이를 가질 수 있다(그러나 남성이든 여성이든 250세 이후에는 아이를 가지는 것이 허용되지 않는다). 모든 여성은 사고에 대비하여 여러 개의 여분 난자를 가지고 있었으나 나머지는 시장에 팔았다. 인공 정자는 수년 동안 구할 수 있었다. 그래서 우발적 임신과 실제 임신, 유산, 초경, 폐경과 출산에 기반한 여성 차별과 마찬가지로 무자녀도 과거의 일이 되었다.

장애와 질병(감기처럼 성가신 것 제외) 또한 역사 속으로 희미해졌다. 제임스는 부모가 출산 후 아이가 뭔가 잘못되었다는 말을 듣는 세상을 상상조차 할 수 없다. 배아는 질병과 장애가 없어야만 자궁에 배치되고, 자궁에 문제가 발생하면 태아를 제거하면 된다. 물론 간혹 사고로 장애를 입을 수도 있다. 그러나 2100년의 안락사법 이후 거의 모든 사람들이 빠르고 통증 없이 자신의 생명을 끝낼 수 있게 되었다(또는 그들을 위해 부모가 선택할 수도 있다). 몇 개월 살지 않았고 장애가 걱정되며 만족할 수 없다면, 재빠른 자살이 선호되었다.

제임스는 차이가 긍정적인 것이라고 주장하는 사람들이 있다는 것을 알았지만, 그는 차이를 알지 못하였다. 능력이나 매력에 차이가 전혀 없다. 실제로 모든 사람은 모든 것에 능하였다. 유일한 문제점은 모든 사람들이 자신의 시간 일부를 사회의 '단조로운 일'을 하느라 보내야 한다는 사실이었다. 결국 누군가는 자살을 도와야 하고, 지겨운 행정을 해야 하며 농산물 돔에서 농산물을 돌봐야 하고, 동물 돔에서 동물을 돌봐야 하며, 환경 계수를 모니터링해야 한다. 권력이 주어지는 연간 할당 기간은 2주까지이며, 나머지 시간은 모든 이들이 무엇이든 자신에게 맞는 일을 하였다.

모든 이들은 모든 것에 능했을 뿐만 아니라 매력적이었다. 그들이 죽기로 선택한 날까지(대개 350세쯤) 사람들은 다른 사람을 끄는 능력에 자신 있었다. 갈색 머리, 검정 머리, 노랑 머리 또는 빨강 머리, 갈색 눈, 검정 눈, 녹색 눈, 회색 눈, 파란 눈은 파란 머리와 노란 눈이 보편적으로 선호됨에 따라 신체장애의 길로 들어섰다. 무엇이 상실되었나? 갈색 피부, 흰색 피부, 검은 피부색은……. 글쎄, 제임스는 그것들이 없어졌다고 슬퍼한 사람은 아니었다. 요즘은 모두가 피부색이 녹색이다.

그래서 인종은 더 이상 논쟁거리가 아니다. 이것이 좋은 것이라는 것은 2060~2085년의 처참한 전쟁이 지구와 지구상의 모든 사람들을 거의 파괴한 후에 더 분명해졌다.

전쟁은 인종을 동기화하였다. 이는 아이들이 70년간의 의무교육 기간에 배우는 내용이다. 모든 사람들은 그들이 인종과 같이 가난에 의해서 동기화되었다고 믿었으나, 인종과 가난은 연결되어 있었고 차이는 중요해 보이지 않았다. 어쨌든 가난은 인종과 더불어 제거되었다. GM 기술의 발전으로 인해 이제 모든 이들이 먹고 마실 것이 충분하고, 음식이 영양가 있으며, 그들이 어떤 돔에서 살든 그들의 유전자에 약리적으로 적절하도록 보장하게 되었다.

다행히도 세계 정부는 유전기술과 핵융합에 투자할 만큼 충분한 예지력을 갖고 있다. 우산을 덮기만 하면, 태양의 뜨거운 열로부터 우리를 가려 주고, 제 위치에 있는 돔은 세계의 핵분열 원자로의 용해로 초래되는 방사선으로부터 우리를 보호해 준다. 훨씬 안전하고 싸며, 환경보호적인 핵융합이 가동되면, 우리는 안전할 뿐만 아니라 편안하다. 인종적, 경제적 차이 및 실제 가능한 모든 차이의 해소는 세계를 훨씬 편안한 곳으로 만들 수 있다.

범죄 또한 과거의 일이다. 모든 이의 DNA가 출생 시부터 중앙 데이터베이스에 등록되어 어느 누구도 악행을 들키지 않고 지속할 수 없다. 그러나 그 이전에 어느 누구도 범죄 성향이 없다. 범죄 성향과 관련된 유전자는 오래전에 제거되었다. 가족 제도는 2150년에 폐지되어 모든 어린이의 성장은 아동학대가 불가능한 방식으로 국가에 의해 감독되었다. 범죄행동에 대한 예외가 없으므로 반사회적 행동에 관여한 사람은 누구나 장애인이 되어 그것에 따라 관리되므로, 그들은 곧 살 가치가 없다고 판단한다.

제임스는 2320년은 살기 좋은 시기라고 본다. 또한 아이를 세상에 데려올 좋은 시기이다. 그는 자식을 학수고대하고 있다. 그는 어린이 돔에 있어 본 적이 없다. 어린이 돔은 범죄가 없는 사회에서도 어린이를 양육하는 데 자신의 시간을 헌신하기로 선택하고 적절한 수술을 받은 사람들이 아닌 다른 모든 어른들로부터 격리되어 있는 것이 더 안전한 것으로 여겨졌다. 그는 또한 자식에게 동물 돔(또는 적어도 길들여진 동물이 보이는 동물 돔의 일부)을 보여 주고, 그들과 곡식 돔을 보러 가기를 기대하였다.

그의 아이들이 (놀랍게도 75세에) 어린이 돔에서 나오면(제임스의 눈에는 요즘 아이들이 너무 일찍 성장하는 것 같다), 그는 그들이 원하는 삶을 부여하는 선택을 하도록 이끌고 싶었다. 그래서 그가 350세에 이르면 자신이 충만하고 행복한 삶을 살았다고 느끼며 죽을 날짜를 선택할 수 있을 것이다.

다음은 시나리오 1에 대한 성찰을 자극할 질문이다.

- 어린이 박물관에서 아이를 선택하는 것에 대해 어떻게 생각하는가? 어린이 박물관이 무엇이라고 생각하는가?
- 이 사회의 사람들은 어린이에 대한 유전자를 선택한다. 이것이 현실적이라고 생각하는가? 왜 그런가(그렇지 않은가)? 여러분의 유전자를 자식으로 키우는 것의 장점과 단점은 무엇인가?
- 여성들이 자신의 난자를 냉동 보관하고 출생 시에 생식기를 제거하여 생리와 임신의 필요성을 제거하는 것이 좋은 아이디어라고 생각하는가? 여분의 난자를 판매한다는 아이디어에 대해 만족하는가? 인공 정자에 대한 아이디어는 좋다고 생각하는가?
- 이 시나리오에 따르면, 어른 한 명은 어린이 돔에서 다른 이들에 의해 양육되는 아이를 두 명 가지는 것이 허용된다. 이것이 좋은 아이디어라고 생각되는가? 왜 그런가(그렇지 않은가)?
- 묘사된 사회에는 질병이나 장애가 없다. 그러한 질병이 제거된 것은 좋은 것인가? 우연히 장애를 가지는 사람에게 무슨 일이 생기는가?
- 이 사회에는 자연스러운 죽음이 없는 것 같다. 대신에 사람들은 350세에 죽음을 선택할 수 있다. 이것이 현실적이라고 생각하는가? 왜 사람들은 죽음을 선택하는가? 그 선택이 진실한 것이라고 생각하는가? 여러분은 자신이 죽을 날을 선택하고 싶은가?
- 이 사회의 모든 이들은 거의 모든 것에 능하다. 이것은 모든 이들이 순서대로 사회의 반복적인 일을 해야 함을 의미한다. 어떻게 이런 일이 생길 수 있나? 이것은 좋은 일인가?
- 이 사회의 모든 이들은 매력적이다(매력에 대한 그들의 생각이 우리와 맞지 않지만!). 그들은 똑같지는 않아도 녹색 피부, 파란 머리, 노란 눈을 가져, 모두 매우 비슷해 보인다. 그들은 모두 같은 인종일 것이다. 이것이 어떻게 가능한가? 이것은 좋은 일이라 생각하는가?

- 이 시나리오에 묘사된 세상에는 배고픔이 없다. 왜 그런가? 이런 식으로 배고픔을 제거하는 것이 가능하다면 우리가 하는 것이 좋다고 생각하는가? 그것이 가능할 것이라고 생각하는가?
- 이 사회에는 범죄가 거의 없다. 어떻게 제거되었는가? 범죄를 저지르는 소수자는 어떻게 되는가? 범죄를 제거하는 것이 가능하다면 우리는 범죄를 이런 식으로 제거해야 한다고 생각하는가?
- 이 사회에서 가족 제도는 폐지되었다. 폐지한 이유는 무엇인가? 그것이 가족을 없애는 좋은 이유라고 생각하는가?
- 이 사회의 어린이는 '어린이 돔'에 살며 '적절한 수술'을 받은 사람들에 의해 양육된다. 어떤 종류의 수술이라고 생각되는가? 그것이 왜 필요하다고 생각되는가? 이 수술을 받지 않은 어른이나 부모가 아닌 어른은 어린이 돔에 들어갈 수 없다. 왜 이렇다고 상상되는가? 이것은 좋은 아이디어인가?
- 어떤 환경적 재앙이 이 시나리오의 시기쯤에 세상에 발생한 것 같다. 그것이 무엇이라고 생각하는가? 그것이 왜 발생하였다고 생각하는가? 언급된 치료법은 무엇인가?

이 시나리오를 읽고 살펴본 후, 자신에게 설득이 되지 않는 것이 있을 것이다. 그렇다면 2320년에 세상이 어떨지 상상해 보고 자신의 시나리오를 써 보자.

다음은 우리의 두 번째 시나리오이다.

시나리오 2: AD 2070

두 명의 인간이 있었다. 사라(Sara)는 그림자 속으로 더 웅크렸다. 그녀는 데이먼(Damon)과의 연락이 끊겼지만, 일찍이 그들이 서로 약속한 재회에 대해 확신하고 있었다. 그들은 함께 쓰레기 더미를 뒤지는 것을 좋아하였다. 그것은 안전하지는 않았지만 최소한 서로에게 무슨 일이 생겼는지를 알 수 있었다. 그러나 그들은 따로따로일 때 충분한 음식을 찾을 수 있는 것 같았다. 오늘은 그녀가 운이 좋았다. 다소 샅샅이 뒤지지 않았던 시체의 배낭에서 익힌 콩 통조림을 6개 찾았다. 사라는 두 남자가 폐허가 된 집의 파편 속을 헤집고 다니는 것을 보았을 때 그들을 자기 옆에 두었다. 그녀는 그들이 조준되었다는 것을 알 수 있었다. 그녀는 그들이 '협력자'이길 바라면서 그들에게 인사하고 싶었으나 그러지 못하였다. 그들이 협력자가 아닐 경우 치르게 될 비용이 너무 크기 때문이다.

30분 후, 그 남자들이 빈손으로 떠나는 것을 지켜보며 사라는 그들의 최근 은신처로 급히 떠났다. 데이먼은 그녀의 수확물에 기뻐하였다. 그는 찌그러진 정어리 통조림 하나만 발견했다. 희미한 빛 속에서 그녀는 그의 얼굴에서 마맛자국 같은 표적을 보고 그가 아프다는 것을 알 수 있었다. 그러나 그들은 운이 좋았다. 그들은 생존하였다. 다른 많은 이들이 그렇지 못하였다. 그리고 생존자 대부분이 눈이 멀었고, 오래 생존하지 못하였다.

사라는 가끔 그녀와 데이먼이 다른 이들과 함께 머물기를 바랐다. 그러나 그 규칙은 성가셨다. 스스로 리더라 부르는 집단의 힘에 위압되어 그들에게 질문할 수도 없었다. 사라는 노력했지만 그녀가 싫으면 떠나면 된다고 들었을 뿐이다. 그들은 물론 그녀가 그러리라고 생각하지 않았지만 그녀가 데이먼을 만났을 때, 그들은 서로 격려하고 정해진 규율대로 '협력하기'보다는 위험을 감수하기로 동의하였다. 그들은 규칙이 그들에게 더 맞는 또 다른 집단을 발견하기를 희망하였다. 민주주의 같은 것이 좋을 것이다. 그러나 그러한 집단을 어떻게 찾을 수 있을 것인가? 더욱이 그렇게 하기 위해 음식의 수요는 협력의 형태를 강제하였으나 사라나 데이먼이 찬성할 수 있는 집단은 없었다.

사라는 45세, 데이먼은 49세이다. 스스로 '자유주의자'라 부르는 좀 알려진 '자유 투쟁자' 집단이 천연두 바이러스를 되살릴 목적으로 병이 없는 과학자 집단을 모집하기 시작하였을 때 그들은 10대 중반이었다. 그들은 그것이 어렵다고 생각하지 않았다. 2010년과 2020년의 경제 위기는 실업을 양산하였다. 특히 많은 실업상태의 과학자들이 있었다. 그래서 그들은 경제적 침체기를 극복하고자 하는 소망으로 비용이 들어도 교육을 더 받고자 하였다. 실업자인 박사들이 흔해 빠졌다. 그러한 시기에 다른 이들이 먼저 해고되어야 한다거나 자신의 재능이 무시당하고 있다고 느끼는 사람을 찾는 것은 쉽다.

그러한 사람들에게 부유한 후원자에 의해 제공된 펀드를 주고, 그들의 냉소주의를 지지하며 서로를 고립시키고, 목적에 대해 거짓말을 하며 그들이 홀딱 빠져들게 하는 것은 어렵지 않다. 특히 그들 대부분이 하고 싶어 하는 모든 것이 무슨 문제이든 설정된 대로 해결된다.

물론 오픈소스 웨트웨어와 자원 없이는 불가능했을 것이다. 소아마비, 사지부전증, 우두 바이러스를 되살린 이들의 논문은 귀한 것으로 판명되었다. 2003년에[2] 주요 과학 저널의 편집자들이 보안 적용으로 실험 결과를 기술하는 논문의 방법론적 측면의 공개 출판을 금하는 데 동의했음에도 불구하고, 그러한 논문은 공개적으로 출판되었다.

그들은 치명률이 30%인 천연두를 되살리는 데 만족하지 않고 천연두의 출혈성 형태를 만들었다. 이 형태에서는 특징적인 발진이 점막과 피부에 출혈을 동반한다. 이 형태에서 천연두는 매우 치명적이다. 그것은 전적으로 다른 형태의 천연두처럼 감염성이 있다.

자유주의자의 목적은 서구사회와 대기업, 특히 제약회사에서 통치체제를 없애는 것이었다. 자유주의자의 견해로는 둘 다 인간성에 반하는 범죄이자 사람보다 이익을 추구하는 범죄의 책임이 있었다.

그러나 그들은 큰 실수를 저질렀다. 그들은 9 · 11 테러 이후 비축된 백신이 곧 바이러스를 멈출 수 있다고 확신하였다. 그들은 '올바르게 생각하는' 사람들, 일종의 다른 사람들을 고려하는 사람들이 권력을 쟁취할 수 있게 하는 혼란을 야기하기 원하였다. 그들은 세계 인구의 95%를 죽이는 감염병을 풀어 줄 의도는 아니었다. 그러나 그들이 한 것은 바로 이것이다.

계획 수립 시 그들이 창조한 바이러스의 유전자는 그것에 대항하는 백신이 효과적이지 않다는 사실을 허용하지 않았다.

첫 사망자는 그러한 사건에 대응하기 위해 조정하는 것이 직업인 사람들, 즉 정부와 주 산업체의 수장이었다. 그들로부터 넘겨 받은 사람들이 그 다음에 죽었다. 음식은 가게가 문을 닫기 전에 동나 버렸다. 그들은 처음에는 자신의 집에 머물렀다. 그러나 굶어 죽게 될까 두려워 곧 차로 달려갔다. 그러나 그때 연료가 떨어졌다. 한동안 의사소통이 지속되었으나 휴대폰이 작동하지 않기 시작하였다. 그 후 인터넷이 안 되었다. 리더십 없이 어떤 회사도 오래 관리할 수 없다.

2년 이내 인간성은 대개 '자연 상태'로 되돌아가기 시작하였다. 학교도 병원도 대중 교통 수단도 기능하지 않았다. 유일한 무역은 그들이 더 원하는 다른 것을 위해 잠시 동안 소유물을 교환할 수 있는 개인 간에 이루어진 것이었다. 살 것이 하나도 없었으므로 돈은 가치를 잃기 시작하였다. 지방 정부는 국가 정부의 길을 갔다. 성격이나 힘에 의해서가 아니면 아무도 책임을 지지 않았다. 이제 존재하는 모든 것은 다른 사람들에게 소리치고 싸워 이길 수 있는 독립적인 집단이었다.

사라와 데이먼은 잿더미에서 사회가 재건되기를 진심으로 원하였다. 그러나 그들은 둘 다 현실주의자였다. 교육받은 사람들이 죽기 전에 되지 않으면 결코 일어나지 못할 것이다. 그렇다. 그들이 결합한 집단은 그들이 할 수 있는 한 많은 책들을 보관하는 것을 중요시하였다. 그러나 온기가 지식보다 더 중요하다고 주장하는 사람들에 저항하는 것은 무척 어려웠다.

사라는 떨며 데이먼에게 더 가까이 다가가 웅크렸고, 데이먼이 망을 볼 차례였다. 먹을 풀 이외에 뭔가 더 씹을 게 있는 것은 좋은 일이었다. 그녀의 꿈은 곡식과 야채를 재배하고, 닭, 양, 염소, 소 한두 마리 등을 발견하여 키울 만큼 충분한 땅을 성공적으로 지켜낼 만큼 충분히 강한 집단에서 사는 것이었다. 약간의 신선한 우유가 좋을 것이다.

잠이 덮쳤을 때, 그녀는 최소한 우리는 꿈꿀 수 있다고 생각하였다.

다음은 시나리오 2에 대해 여러분의 사고를 촉진시킬 질문이다.

- 사라는 그녀가 지켜보고 있는 남자들이 협력자들이 아닐까 봐 걱정하는 것 같다. 이것이 의미하는 것은 무엇인가? 사라에게 이것이 왜 중요한가?
- 여러분이 유사한 상황에 혼자 있다면, 여러분이 지켜보고 있는 남자들이 협력자인지 아닌지를 결정하는 방법을 생각할 수 있는가?
- 사라는 자신이 시체의 배낭에서 조리된 콩을 꺼냈다는 사실에 대해 당황한 것 같지 않다. 왜 그렇지 않은가? 이것이 현실적이라고 생각하는가?
- 이 사회는 많은 소집단으로 구성된 것 같다. 왜 이러한가? 이것이 이상적이라고 생각하는가? 이러한 집단의 특성은 무엇인가? 그들은 서로 어떻게 다른가?
- 천연두 바이러스가 퍼지면 시나리오와 같은 효과를 나타낸다고 생각하는가? 아니면 이것이 믿기 어렵다고 생각하는가?

- 우리가 아는 바와 같이 사회가 완전히 해체될 수 있을까? 기술된 이유로는 그렇지 않다면 어떤 다른 이유가 있을까?
- '아무도 책임지지 않는다면' 무슨 일이 생길까? 기술된 것이 아닌 다른 결과를 상상할 수 있는가?
- 과학 논문 일부의 출판이 감시된다면 그러한 상황을 예방하는 데 도움이 될까? 논문의 안전성과 보장성이 감시되어야 하는가?
- 과학 논문 감시의 부정적인 면은 무엇일까?
- 사라와 데이먼은 교육받은 사람들의 죽음에 대해 염려하고 있다. 그들의 염려에 공감하는가?
- 책과 온기 중 선택을 해야 한다면 무엇을 선택할 것인가?
- 잿더미에서 사회를 다시 재건할 수 있다고 생각하는가? 어떻게 할 수 있다고 생각하는가?

이 두 번째 시나리오를 읽고 숙고한 후, 아마 여러분이 납득되지 않는 부분이 있을지도 모른다. 그렇다면 2070년의 세계를 상상해 보고 여러분 자신의 시나리오를 써 보기를 바란다.

다음은 세 번째 시나리오이다.

시나리오 3: AD 2190

초인종이 크게 울렸다. 모든 이들이 한숨지었다. 투약할 시간이다. 한 줄로 서기 시작하였다. 약이 나누어진다. 스티그를 포함한 모든 이들이 자신의 비디오 블로그를 완성하기 위해 각자의 방으로 돌아갔다. 모든 것을 규칙적으로 기록하는 것은 중요하다. 그렇지 않으면 그 약이 잘 작용하고 있는지, 그렇지 않은지를 누가 어떻게 확신할 수 있을 것인가?

스티그는 기니피그처럼 자신의 순서가 끝나기를 기다릴 수 없었다. 이제 3개월 남았다. 그러면 그는 15년 이상 그것을 다시 하지 않아도 된다. 그 후 그는 다른 이들처럼 또 다른 6개월의 복무를 해야 할 것이다.

그것을 피할 방법은 없다. 스티그는 교훈을 얻었다. 사람들이 범죄행위를 저질렀는지 배심원 결정이 요구되던 시절에 사람들은 종종 봉사하지 않고 도망갔다. 정부 파일이 잘 관리되지 않았을 뿐만 아니라 사람들이 자주 호출되지도 않았다. 그들이 호출되면, 그들은 이전의 약속을 호소하면 용서되곤 하였다.

약물 복무에는 그런 기회가 없다. 요즘 정부는 누군가의 시민번호를 입력하기만 하면 바로 그 사람을 찾을 수 있다. 곧 그들은 그가 어디 있는지, 누구와 이야기하고 있는지, 그날 뭘 먹었는지, 최근 그의 건강 상태, 감정 상태까지 알게 될 것이다. 그 사람이 지정된 장소, 지정된 시간에 나타나지 않으면 즉시 발견되어 끌려가게 될 것이다. 그러면 감금시간은 두 배로 늘어날 것이다. 어떤 일도 약물 복무만큼 중요한 것으로 여겨지지 않았다.

스티그는 다소 심한 것 같다고 생각하지만, 그렇다고 예전으로 돌아가고 싶지는 않다. 모든 이가 신약을 시험하기 위해 순서대로 하는 것은 공평할 뿐이다. 어떻게 제약회사가 개발한 약이 효과가 있는지 알 수 있을 것인가? 단순히 충분한 지원자가 없을 뿐이었다.

물론 착취할 제3세계가 더 이상 없는 것은 부인할 수 없이 좋은 것이었다. 약물이 인도나 아프리카의 가난한 사람들에게 다양하게 시험되던 시절이 있었다. 그런 사람들에게는 돈이 지불되지도, 정보가 제공되지도 않았고, 단지 무상 치료를 받는 대가로 약물 시험에 자원하여 고통을 받았다. 그러나 다행히 제3세계의 경제적 호황으로 현재는 전 세계가 부유하다. 어느 누구도 돈이나 의료를 위해 약물을 시험할 필요가 없다.

어떤 이는 동물이 이용되던 시절을 동경하였다. 그러나 이제 더 이상 그렇지 않다. 2150년 이후, 생명권을 포함하여 동물도 권리를 갖게 되었다. 많은 이들이 이러한 권리 보호를 외쳤고, 어느 누구도 함부로 동물의 머리털도 만지려 하지 않았다.

그것이 동물들에게 아주 좋은 것만은 아니었다고 스티그는 생각한다. 애완동물들은 자유로워진 후 대부분 야생생활을 하였다. 곧 자연 도태로 약한 동물은 멸종되었고, 이제 사람은 고양이에게 접근조차 할 수 없으며, 쓰다듬는 것은 생각도 못하게 되었다. 그러다가 동물들은 눈을 잃기도 하였다.

아니다. 요즘 약물 시험의 동물 단계는 세포 배양, 컴퓨터 시뮬레이션, 인간 시험을 선호해서 사라졌다. 그러나 요즘 인간 전 단계는 동물 시절보다 훨씬 좋아졌다. 동물과 달리, 인간은 그들이 약물 시험에 이용될 때 무슨 일이 진행 중인지 알 수 있다. 너무 많은 약물 시험이 잘못되면 정부가 반대하였다. 동물시험 단계의 제거는 안전에 대한 제약회사의 고려에 초점을 두지 않았다.

전반적으로 결과는 훌륭하였다. 제약회사의 도움으로 정부가 많은 재앙을 무마하였다는 소문이 있었지만 요즘 사람들이 훨씬 더 건강해졌다는 것은 부인할 수 없는 사실이다.

예를 들어 아무도 불필요하게 죽지 않는다. 2111년에 심폐소생술 팀이 사라졌다. 만약 심장마비나 뇌졸중이 발생하면 조정실에서 알람이 울리고, 적절한 약물이 투여되며, 필요하면 인간이 출생 시부터 주어진 삽입관을 통해 전기충격이 내적으로 주어져 혈류에 있는 나노기계가 막힌 장소로 달려가 즉시 일에 착수할 것이다. 때로는 아직 소화불량이라고만 생각하고 있을 동안, 왕진 의사는 벌써 도착해 있을 것이다!

'순응'의 아이디어 역시 사라졌다. 약물 투약은 매우 중요해서 개개인의 기억이나 변덕에 맡길 수가 없었다. 어떤 약이 필요하다는 것이 모니터링에 의해 결정되자마자, 정량이 적소 적시에 투여되었다. 어느 누구도 투약을 더 이상 기억할 필요가 없다. 어느 누구도 투약을 거부할 수도 없다. 2125년에는 교육처럼 건강도 의무화되었다.

그러나 의료가 의무화되었다는 것은 놀라운 일이라고 스티그는 생각한다. 이에 있어 제약회사가 큰 도움이 되었다. 그러나 인체 장기와 조직의 대체물 개발 또한 지대한 공헌을 하였다. 모니터가 한 기관의 기능이 실패하기 시작한다는 것을 감지하면 인간의 제대혈이 저장소에서 인출되어 복제가 만들어지고 필요한 것이 무엇이든 성장하는 데 줄기세포가 이용된다. 골격계 문제는 나노기술자와 물리학자가 만든 새로운 물질로 훌륭하게 해결된다.

또한 어느 누구의 건강도 나쁜 생활습관으로 고통받지 않는다. 유전체 지도에 따라 출생 시 무슨 질병과 이상에 약한지 알려져 부모는 자녀가 무엇을 먹는 게 좋은지, 무엇을 먹지 않아야 하는지 즉시 알게 된다. 식료품 제조자는 물질을 첨가하거나 삭제하여 모든 식이에 적합하게 식품을 생산한다. 슈퍼마켓 계산대에서는 사람들의 홍채를 스캔하여 그에게 부적합한 어느 것도 구입하지 못하게 한다. 물론 블랙마켓이 있으나 페퍼로니 대체물이 거의 완벽한데, 왜 굳이 진짜 페퍼로니가 든 피자로 자신의 건강을 위험에 처하게 만드는지 스티그는 이해할 수 없었다.

그러나 건강하다는 것은 큰 혜택이다. 이는 모든 이들이 알고 있다. 정부의 간섭에 흥분하던 사람들은 사라졌다. 그들은 섬에서 홀로 태양 아래 모든 질병에 굴복하며 살았다. 그들의 수명은 짧았고, 그들은 종종 신체장애로 고통받았다. 아니다. 전반적으로 자신의 약물 복무를 참기만 하면 된다고 스티그는 생각하였다. 인생이 완벽하지는 않지만 가능한 최선임에 틀림없지 않은가?

시나리오 3에 대한 여러분의 생각을 자극할 질문은 다음과 같다.

- 이 사회의 시민들은 왜 기니피그가 되는 일을 순서대로 해야 하는가? 이런 일이 일어날 수 있다고 생각하는가? 그렇지 않다면 왜인가?
- 배심원 복무와 약물 복무 간, 의무 교육과 의무 의료 간 유사점이 좋은 것이라고 생각하는가? 그렇지 않다면 왜인가?
- 이 시나리오에서 정부는 여러분에 대한 모든 것을 분명히 알고 있다. 어떻게 이런 일이 발생하는가? 그것에 대해 어떻게 생각하는가?
- 여러분이 약물 복무 수행을 위해 나타나지 않으면 여러분을 잡아갈 것이고 복무 기간은 두 배가 될 것이다. 이런 일이 일어날 수 있다고 생각하는가? 그것에 대해 어떻게 생각하는가?
- 이 사회의 동물들은 생명에 대한 권리를 포함한 권리가 주어졌다. 이것이 기술된 결과를 초래할 것이라고 생각하는가? 그렇지 않다면 왜인가?
- 제3세계의 경제적 어려움은 이 사회에서 사라졌다. 이런 일이 가능하다고 생각하는가? 어떻게 이런 일이 발생하는가? 그것에 대해 어떻게 생각하는가? 이것이 약물 개발에 영향을 미치는가?
- 약물이 인체에 시험되어야 한다면 정부는 약물의 부작용이 생기는 상황을 '무마'하려고 하는가? 이것이 성공할 것 같은가? 왜 그런가(또는 그렇지 않은가)?
- 이 사회에서 약물 순응은 더 이상 논쟁거리가 아니다. '순응'이 무엇인가? 왜 더 이상 논쟁거리가 되지 않는가? 이것이 가능하다면 그것이 좋은 것인가?
- 여러분이 미처 인식하기도 전에 심장마비가 치료된다는 아이디어에 대해 어떻게 생각하는가? 이것이 좋은 것인가? 왜 그런가(또는 그렇지 않은가)?

- 이 사회에서 시민 건강은 지속적으로 모니터링되어 뭔가 이상이 생기면 기계가 즉시 알고 행동한다. 지속적으로 모니터링되는 것은 좋은 것인가?
- 건강 보장을 위해 지속적으로 모니터링되는 것을 참을 수 있다고 생각하는가?
- 여러분에게 좋지 않은 무언가를 사거나 먹을 수 없다는 아이디어에 대해 어떻게 생각하는가? 생활습관에 대한 책임에서 자유로워져 행복할 것인가, 아니면 강요당하는 것에 대해 분노할 것인가?
- 이 사회에는 몇 명의 무법자가 있고 그들은 섬에 살며 감시받지 않는 것의 불리함을 참는 것 같다. 여러분은 이러한 사람들에 합류하고 싶은가? 그렇다면 왜인가?

이 세 번째 시나리오를 읽고 숙고한 후, 아마 여러분이 납득되지 않는 부분이 있을지도 모른다. 그렇다면 2190년의 세계를 상상해 보고 여러분 자신의 시나리오를 써 보기 바란다.

미래에 무슨 일이 일어날지 묘사하는 시도는 종종 빗나가곤 한다. 다음은 웹사이트 '미래에 대한 나쁜 예측 상위 87'[3]에서 발췌한 것이다.

- 1878년 영국 우체국의 책임기술자인 윌리엄 프리스(William Preece)는 '미국인은 전화가 필요하지만 우리는 그렇지 않다. 우리는 많은 우편배달부가 있다'고 하였다.
- 1880년 윌리엄 시먼스(William Siemens)는 에디슨의 전구에 대해 '이처럼 놀라운 발표는 과학의 가치가 없고 진정한 발전에 유해한 것으로 반대되어야 한다'고 말하였다.
- 1883년 켈빈(Kelvin) 왕은 'X선은 장난으로 밝혀질 것이다'라고 하였다.
- 1901년 윌버 라이트(Wilbur Wright)는 '인간은 50년 동안 날지 못할 것이다'라고 말하였다. 그러나 그는 2년 뒤인 1903년 최초로 비행에 성공하였다.
- 1936년 『뉴욕타임스』는 '로켓은 지구 대기를 떠나지 못할 것이다'라고 기사를 실었다.
- 1955년 진공청소기 제조사의 회장인 알렉스 루이트(Alex Lewyt)는 '원자력 진공청소기는 10년 내에 현실이 될 것이다'라고 하였다.
- 1977년 디지털 장비회사의 회장이자 창립자로 대기업용 컴퓨터를 만든 켄 올슨(Ken Olson)은 '어떤 사람도 자신의 집에 컴퓨터를 가지기를 원할 이유가 없다'고 말하였다.
- 1988년 UC 버클리 대학교의 분자생물학 교수인 피터 듀스버그(Peter Duesberg) 박사는 HIV에 대해 '그 바이러스는 매우 호감을 준다'고 말하였다.

물론 개인은 실제로 어떤 것이든 잘못할 수 있다. 하지만 정부는 좀 더 주의해야 한다. 이것이 그들이 논쟁적인 쟁점에 대한 의사결정에 대해 그들에게 충고하는 위원회를 설득하는 이유이고, 그것은 미래에 심각한 영향을 미칠 것이다. 잘못된 결정의 결과로 사회에 생길 수 있는 재앙을 피하는 것은 그러한 위원회의 이용에 의해서다.

그러한 위원회는 거의 언제나 의사결정 과정을 공개 상담에 착수하여 관련된 개인과 조직이 자신의 주장을 제출할 수 있도록 함으로써 시작한다. 그러한 공개 상담에 반응하는 것은 개인으로서의 여러분이 민주주의 의사결정에 영향을 미칠 수 있는 방법 중 하나이다.

사람들이 걱정하는 쟁점에 영향을 미치는 방법이 있다. 다음 몇 가지를 들어 보자.

- 신문에 기고하기
- 청원서 작성하기
- 트위터에 팔로윙 유도하여 고민하는 문제 트윗하기
- 페이스북 시작하기
- 단체 가입하기
- 강연자로 나서기

그러나 이러한 일 중 어떤 것이든 시작하기 전에 자신의 주장을 심사숙고하는 것이 필요하다. 물론 철저하게 생각해 봐야 하는 것이 단순히 개인의 사례를 위한 주장인 것은 아니다. 이 책을 통해 여러분의 사례에 반대되는 주장을 심사숙고해 보는 것도 매우 중요하다고 제시하였다. 스스로 악역을 맡아 반대 입장에 섬으로써 다음을 얻게 될 것이다.

- 자신이 실수하고 있음을 발견할 기회가 될 것이다. 우리 모두는 실수를 한다.
- 주장의 약점을 규명하여 자신의 주장을 강화시키는 기회를 가질 것이다.
- 상대방의 강점을 고려하여 가장 강력한 주장을 구성할 기회를 얻을 것이다.

다른 이들의 주장을 듣는 것 또한 중요하다. 그들은 자신이 생각 못한 논점을 가지고 있을 수도 있다. 주장에서 자비의 이용은 중요하다. 자신의 형편없는 해석의 증거로 상대방의 어리석음과 부정을 다루는 데 있어 자신은 실수할 가능성이 적음을 보장할 수 있다. 자신의 목표는 늘 그가 하는 말은 무엇이든 왜 그렇게 말하는지를 이해하는 것이다. 자신이 이유를 알지 못하면 아직 이해를 못하고 있는 것이다.

생명과학은 빠르게 움직이는 분야이다. 이 책이 출간될 무렵에는 이미 최신 내용이 아닐 수도 있다(그것이 바로 관련 웹사이트가 있는 이유이다). 그러나 논점의 본질은 변하지 않는다. 이 책에서 논점에 대한 규명부터 평가까지 학습한 모든 것은 지금처럼 30년 후에도 여러분에게 유용할 것이다.

우리는 이제 생명과학의 도덕적 · 사회적 쟁점에 대한 조사를 마쳤다. 이 책이 서론에 명시한 목적을 성공적으로 달성하였기를 희망한다. 독자인 여러분에게 다음과 같은 점에서 도움이 되길 바란다.

- 생명윤리의 주요 쟁점과 이에 대해 사람들이 취하는 입장을 이해한다.
- 다른 관점에 대한 찬성과 반대 주장을 평가한다.
- 논점에 대해 자신 있게 토론한다.
- 미래에 일어날 수 있는 쟁점에 대해 생산적으로 생각한다.
- 다양한 쟁점에서 찬반양론을 이해하며 숙고하는 입장을 가진다.

이러한 쟁점과 쟁점에 대한 웹사이트를 통해 최신 소식을 접할 수 있을 것이다. 아무쪼록 이 책을 흥미 있게 읽었기를 바라며, 여러분의 심사숙고에 많은 도움이 되기를 바란다.

주석

1 http://www.sciencedaily.com/releases/2010/09/100914102108.htm.
2 'Statement on Scientific Publication and Security', February 2003, the editors of Science, Nature, and The Proceedings of the National Academy of Sciences together with the America Society for Microbiology. Science, 21 February 2003, 1149.
3 http://www.2spare.com/item_50221.aspx.

INDEX 찾아보기

인명

내용

ㅇ

ㅋ

ㅌ

ㅍ

ㅎ

A

B

C

D

E

F

G